国家卫生和计划生育委员会"十三五"规划教材

全国高等中医药教育教材

供中医学、针灸推拿学、中西医临床医学等专业用

# 诊断学基础

## 第2版

主　编　成战鹰　王肖龙

副主编　闫平慧　姜智慧　黄宪章　朱光泽　刘维琴

编　委（按姓氏笔画为序）

王　玫（北京中医药大学）

王肖龙（上海中医药大学）

文红艳（湖南中医药大学）

古　联（广西中医药大学）

成战鹰（湖南中医药大学）

朱光泽（长春中医药大学）

刘维琴（贵阳中医学院）

闫平慧（陕西中医药大学）

杨继兵（南京中医药大学）

金　涛（上海中医药大学）

周艳丽（黑龙江中医药大学）

姜智慧（辽宁中医药大学）

姚宇红（贵阳中医学院）

高林林（成都中医药大学）

高燕鲁（山东中医药大学）

黄宪章（广州中医药大学）

秘　书　刘惠娜（湖南中医药大学）

人民卫生出版社

**图书在版编目（CIP）数据**

诊断学基础/成战鹰,王肖龙主编. —2版.—北京:人民卫生出版社,2016

ISBN 978-7-117-22495-6

Ⅰ.①诊… Ⅱ.①成…②王… Ⅲ.①诊断学-中医学院-教材 Ⅳ.①R44

中国版本图书馆 CIP 数据核字（2016）第 148146 号

| 人卫智网 | www.ipmph.com | 医学教育、学术、考试、健康，购书智慧智能综合服务平台 |
| --- | --- | --- |
| 人卫官网 | www.pmph.com | 人卫官方资讯发布平台 |

诊断学基础

第 2 版

主　　编：成战鹰　王肖龙

出版发行：人民卫生出版社（中继线 010-59780011）

地　　址：北京市朝阳区潘家园南里 19 号

邮　　编：100021

E - mail：pmph @ pmph.com

购书热线：010-59787592　010-59787584　010-65264830

印　　刷：人卫印务（北京）有限公司

经　　销：新华书店

开　　本：787×1092　1/16　印张：34　插页：4

字　　数：783 千字

版　　次：2012 年 6 月第 1 版　　2016 年 7 月第 2 版
　　　　　2021 年 7 月第 2 版第 7 次印刷（总第 14 次印刷）

标准书号：ISBN 978-7-117-22495-6/R·22496

定　　价：62.00 元

打击盗版举报电话：010-59787491　E-mail：WQ @ pmph.com

（凡属印装质量问题请与本社市场营销中心联系退换）

# 《诊断学基础》网络增值服务编委会

# 修 订 说 明

为了更好地贯彻落实《国家中长期教育改革和发展规划纲要(2010-2020)》《医药卫生中长期人才发展规划(2011-2020)》《中医药发展战略规划纲要(2016-2030年)》和《国务院办公厅关于深化高等学校创新创业教育改革的实施意见》精神,做好新一轮全国高等中医药教育教材建设工作,全国高等医药教材建设研究会、人民卫生出版社在教育部、国家卫生和计划生育委员会、国家中医药管理局的领导下,在上一轮教材建设的基础上,组织和规划了全国高等中医药教育本科国家卫生和计划生育委员会"十三五"规划教材的编写和修订工作。

本轮教材修订之时,正值我国高等中医药教育制度迎来60周年之际,为做好新一轮教材的出版工作,全国高等医药教材建设研究会、人民卫生出版社在教育部高等中医学本科教学指导委员会和第二届全国高等中医药教育教材建设指导委员会的大力支持下,先后成立了第三届全国高等中医药教育教材建设指导委员会、首届全国高等中医药教育数字教材建设指导委员会和相应的教材评审委员会,以指导和组织教材的遴选、评审和修订工作、确保教材编写质量。

根据"十三五"期间高等中医药教育教学改革和高等中医药人才培养目标,在上述工作的基础上,全国高等医药教材建设研究会和人民卫生出版社规划、确定了首批中医学(含骨伤方向)、针灸推拿学、中药学、护理学4个专业(方向)89种国家卫生和计划生育委员会"十三五"规划教材。教材主编、副主编和编委的遴选按照公开、公平、公正的原则,在全国50所高等院校2400余位专家和学者申报的基础上,2200位申报者经教材建设指导委员会、教材评审委员会审定和全国高等医药教材建设研究会批准,聘任为主审、主编、副主编、编委。

本套教材主要特色包括以下九个方面:

**1. 定位准确,面向实际** 教材的深度和广度符合各专业教学大纲的要求和特定学制、特定对象、特定层次的培养目标,紧扣教学活动和知识结构,以解决目前各院校教材使用中的突出问题为出发点和落脚点,对人才培养体系、课程体系、教材体系进行充分调研和论证,使之更加符合教改实际、适应中医药人才培养要求和市场需求。

**2. 夯实基础,整体优化** 以培养高素质、复合型、创新型中医药人才为宗旨,以体现中医药基本理论、基本知识、基本思维、基本技能为指导,对课程体系进行充分调研和认真分析,以科学严谨的治学态度,对教材体系进行科学设计、整体优化,教材编写综合考虑学科的分化、交叉,既要充分体现不同学科自身特点,又应当注意各学科之间有机衔接;确保理论体系完善,知识点结合完备,内容精练、完整,概念准确,切合教学实际。

**3. 注重衔接,详略得当** 严格界定本科教材与职业教育教材、研究生教材、毕业后教育教材的知识范畴,认真总结、详细讨论现阶段中医药本科各课程的知识和理论框架,使其在教材中得以凸显,既要相互联系,又要在编写思路、框架设计、内容取舍等方面有一定的区分度。

**4. 注重传承,突出特色** 本套教材是培养复合型、创新型中医药人才的重要工具,是中医药文明传承的重要载体,传统的中医药文化是国家软实力的重要体现。因此,教材既要反映原汁原味的中医药知识,培养学生的中医思维,又要使学生中西医学融会贯通,既要传承经典,又要创新发挥,体现本版教材"重传承、厚基础、强人文、宽应用"的特点。

**5. 纸质数字,融合发展** 教材编写充分体现与时代融合、与现代科技融合、与现代医学融合的特色和理念,适度增加新进展、新技术、新方法,充分培养学生的探索精神、创新精神;同时,将移动互联、网络增值、慕课、翻转课堂等新的教学理念和教学技术、学习方式融入教材建设之中,开发多媒体教材、数字教材等新媒体形式教材。

**6. 创新形式,提高效用** 教材仍将传承上版模块化编写的设计思路,同时图文并茂、版式精美;内容方面注重提高效用,将大量应用问题导入、案例教学、探究教学等教材编写理念,以提高学生的学习兴趣和学习效果。

**7. 突出实用,注重技能** 增设技能教材、实验实训内容及相关栏目,适当增加实践教学学时数,增强学生综合运用所学知识的能力和动手能力,体现医学生早临床、多临床、反复临床的特点,使教师好教、学生好学、临床好用。

**8. 立足精品,树立标准** 始终坚持中国特色的教材建设的机制和模式;编委会精心编写,出版社精心审校,全程全员坚持质量控制体系,把打造精品教材作为崇高的历史使命,严把各个环节质量关,力保教材的精品属性,通过教材建设推动和深化高等中医药教育教学改革,力争打造国内外高等中医药教育标准化教材。

**9. 三点兼顾,有机结合** 以基本知识点作为主体内容,适度增加新进展、新技术、新方法,并与劳动部门颁发的职业资格证书或技能鉴定标准和国家医师资格考试有效衔接,使知识点、创新点、执业点三点结合;紧密联系临床和科研实际情况,避免理论与实践脱节、教学与临床脱节。

本轮教材的修订编写,教育部、国家卫生和计划生育委员会、国家中医药管理局有关领导和教育部全国高等学校本科中医学教学指导委员会、中药学教学指导委员会等相关专家给予了大力支持和指导,得到了全国 50 所院校和部分医院、科研机构领导、专家和教师的积极支持和参与,在此,对有关单位和个人表示衷心的感谢!希望各院校在教学使用中以及在探索课程体系、课程标准和教材建设与改革的进程中,及时提出宝贵意见或建议,以便不断修订和完善,为下一轮教材的修订工作奠定坚实的基础。

全国高等医药教材建设研究会
人民卫生出版社有限公司
2016 年 3 月

# 全国高等中医药教育本科
## 国家卫生和计划生育委员会"十三五"规划教材
## 教材目录

| | | |
|---|---|---|
| 1 | 中国医学史(第2版) | 主编 梁永宣 |
| 2 | 中医各家学说(第2版) | 主编 刘桂荣 |
| 3 | *中医基础理论(第3版) | 主编 高思华 王 键 |
| 4 | 中医诊断学(第3版) | 主编 陈家旭 邹小娟 |
| 5 | 中药学(第3版) | 主编 唐德才 吴庆光 |
| 6 | 方剂学(第3版) | 主编 谢 鸣 |
| 7 | *内经讲义(第3版) | 主编 贺 娟 苏 颖 |
| 8 | *伤寒论讲义(第3版) | 主编 李赛美 李宇航 |
| 9 | 金匮要略讲义(第3版) | 主编 张 琦 林昌松 |
| 10 | 温病学(第3版) | 主编 谷晓红 冯全生 |
| 11 | *针灸学(第3版) | 主编 赵吉平 李 瑛 |
| 12 | *推拿学(第2版) | 主编 刘明军 孙武权 |
| 13 | *中医内科学(第3版) | 主编 薛博瑜 吴 伟 |
| 14 | *中医外科学(第3版) | 主编 何清湖 秦国政 |
| 15 | *中医妇科学(第3版) | 主编 罗颂平 刘雁峰 |
| 16 | *中医儿科学(第3版) | 主编 韩新民 熊 磊 |
| 17 | *中医眼科学(第2版) | 主编 段俊国 |
| 18 | 中医骨伤科学(第2版) | 主编 詹红生 何 伟 |
| 19 | 中医耳鼻咽喉科学(第2版) | 主编 阮 岩 |
| 20 | 中医养生康复学(第2版) | 主编 章文春 郭海英 |
| 21 | 中医英语 | 主编 吴 青 |
| 22 | 医学统计学(第2版) | 主编 史周华 |
| 23 | 医学生物学(第2版) | 主编 高碧珍 |
| 24 | 生物化学(第3版) | 主编 郑晓珂 |
| 25 | 正常人体解剖学(第2版) | 主编 申国明 |

注:①本套教材均配网络增值服务;②教材名称左上角标有"*"者为"十二五"普通高等教育本科国家级规划教材。

# 第三届全国高等中医药教育教材
## 建设指导委员会名单

10

11

# 前　言

诊断学基础是基础医学过渡到临床医学的"桥梁课",属专业基础课,是中医类本科生的一门必修课。根据"十三五"期间国家中医药人才培养战略和高等中医药教材建设指导原则以及全国高等院校中医药类专业国家卫生和计划生育委员会"十三五"规划教材编写原则和总体思路,我们组织全国14所中医高等院校的专家,在"十二五"规划教材《诊断学基础》的基础上,编写了"十三五"规划教材《诊断学基础》(第2版)。

诊断学基础的内容非常广泛,与诊断有关的均属诊断学基础的范畴。上一版《诊断学基础》的编写思路着眼于复合型、创新型中医药高等人才的培养,坚持"三基"(基础理论、基本知识、基本技能)、"五性"(思想性、科学性、先进性、启发性、适用性)、"三特定"(特定学制、特定专业方向、特定对象)的基本原则。教材编写时突出必需、实用、够用的特色,以临床工作以及中医临床医师成长所必需的知识作为重点内容,教学内容的广度与深度以实用、够用为尺度。

上一版《诊断学基础》出版和使用后,广大师生充分肯定其精编实用特色。

本版《诊断学基础》编写,在传承上一版的思想、风格与框架基础上,突出与"5+3"临床医学人才培养模式的衔接。修订原则强调临床能力的培养。

修订的主要内容包括:第一篇问诊增加问诊的医德要求、重点问诊的方法。常见症状单列一篇,作为第二篇,增加眩晕、抑郁与焦虑等3个症状。第三篇体格检查增加重点体格检查、老年人的体格检查、特殊情况的体格检查。第四篇实验诊断突出临床实用的项目,适当增加新的临床有意义的项目。第五篇器械检查更新了一些心电图概念。第六篇病历与诊断方法增加电子病历与表格式住院病历、循证医学与临床诊断。删减一些价值不大的图片,增加一些质量好、价值大的图片。一些实验室检查做适当精简,临床检验参考值附录从纸质教材中删去,放入网络增值服务。

在湖南中医药大学、上海中医药大学的支持下,经全体编写人员辛勤工作,《诊断学基础》第2版编写得以顺利完成,特此一并致以衷心感谢。

中医药院校西医教材的建设是一项充满挑战的课题,加之诊断学基础涉及的内容很广,虽然在上一版的基础上,编写内容与形式做了很多修订,但难免有不妥之处,恳请广大教师、学生及读者批评指正,以便日后修正。

编者
2016年3月

# 目　录

# 第三篇　体　格　检　查

# 第四篇　实　验　诊　断

## 第五篇　器 械 检 查

## 第六篇　病历与诊断方法

# 绪　　论

　　临床实践,诊断是第一位的。临床疾病繁多,表现多样且具有不确定性,如何从纷繁复杂的疾病表现中建立诊断呢?临床医师通过收集疾病的临床表现来探寻疾病的发病及病理本质,这就是诊断(diagnosis),是通过各种诊断方法对疾病的病因、病理、功能作出准确、完整的判断。

　　公元前3世纪,中国古代医学著作《黄帝内经》就系统论述了望神、察色、闻声、切脉等诊断方法。在国外,公元前5～前4世纪,希腊名医 Hippocrates(希波克拉底)开始用问诊、视诊、触诊及直接听诊作为主要的诊病手段。在文艺复兴运动的推动下,到17世纪,现代医学逐步发展:1676年荷兰人 Leeuwenhoek(吕文虎克)发明了显微镜;1761年奥地利医生 Auenbrugger(奥恩布鲁格)创建了直接叩诊法;1819年法国医生 Laënnec(雷奈克)发明了听诊器,首创了间接听诊法;1828年另一位法国人 Piorry(皮奥里)又创建了间接叩诊法。至19世纪中叶,一套完整的体格检查法业已形成,并沿用至今。与此同时,随着物理、化学、生物学的发展,产生了实验诊断。

　　自19世纪后期以来,随着现代科学与技术的飞速发展,诊断疾病的方法日益增多,不断涌现。19世纪末至20世纪初,荷兰生理学家 Einthoven 发明了心电图描记仪,德国物理学家 Röentgen 发现了X线,并由此而形成了心电图诊断学与放射诊断学,而放射诊断学又为影像诊断学奠定了基础;此外,生物化学、微生物学、病理学、免疫学等实验检查技术也突飞猛进,逐步形成了一门以医学知识为基础,以问诊、体格检查、实验室检查及各种仪器检查为主体,以临床思维方法为指导的疾病诊断体系,即诊断学(diagnostics),是关于疾病诊断的基础理论、基本知识、基本技能及临床思维方法的学科。

## 一、诊断学基础的性质、地位

　　诊断学基础(诊断学)是为修完基础医学课程进入临床医学课程学习的医学生开设的一门必修的临床基础课。目的是通过学习诊断学基础使学生掌握基本的诊断方法及诊断原理,能获取疾病的临床资料,能正确解析疾病临床表现的病理与病理生理本质,从而为学习内科学、外科学等临床各科的疾病诊断奠定基础。因此,诊断学基础是连接基础医学与临床医学的桥梁课程,是临床各科的基础。

## 二、诊断学基础的内容

　　诊断学基础的内容非常广泛,与诊断有关的均属诊断学基础的范畴。其主要内容有问诊、症状学、体格检查、实验室检查、各种仪器检查、病历书写与诊断思维。随着医学的飞速发展、学科的渗透与分化，先进的诊断方法、诊断项目也不断增多，有些诊断学内容已形成独立的学科，如影像学、实验诊断学等（本教材影像诊断归入影像学，实验诊断仍归入诊断学基础）。

（一）问诊

问诊（inquiry）是医生通过系统询问患者或知情者获取病史，将病史资料进行整理分析，做出临床判断的一种诊断方法。问诊是病史采集（history taking）的主要手段，能够了解疾病的发生发展及演变规律。病史结合体格检查可对许多疾病做出初步诊断或为进一步的诊断和检查提供重要线索。

（二）症状学

患者主观感觉的异常或不适称为症状（symptom），如发热、头痛、胸闷、乏力、恶心等。广义的症状还包括体征（sign）。症状是患者机体生理功能异常的反映，如心绞痛反映心肌缺血，劳累性呼吸困难反映心肺功能不全。症状常早于其他客观的临床表现，对疾病的诊断有重要意义。症状学主要论述症状的病因、发生机制、临床表现及诊断思路。

（三）体格检查

体格检查（physical examination）也称物理检查，是医师根据物理原理运用自己的感官或借助简单的检查工具对患者的身体进行系统、全面的检查。体格检查发现的异常称为体征，体征是病理的反映（如肺部叩诊实音反映实变或积液），是诊断疾病的重要依据。体格检查篇详细介绍视诊、触诊、叩诊、听诊、嗅诊等检查方法及检查内容，阐述检查原理、检查结果的分析与判定，解析异常结果与病理的关系，并判断其临床意义。体格检查具有很强的技艺性，需经严格训练才能做到动作轻柔、和谐、准确、娴熟，才能保证检查结果准确。

（四）实验诊断

实验诊断（laboratory diagnosis）是通过物理、化学、生物学和免疫学等实验室检测方法对患者的血液、体液、排泄物、分泌物、组织细胞等标本进行检查，以获得疾病的病原、病理或生理变化等资料，再结合临床进行全面评价分析做出判断的诊断方法。随着现代科学技术的迅速发展以及临床医学与其他学科的相互交叉渗透，实验仪器、实验方法、实验项目日新月异，实验诊断已成为一门独立的学科——实验诊断学。由于疾病的不确定性，病情的动态演变以及实验室前（如标本采集与处理等）、实验室（如仪器、试剂、操作等）、实验室后（如结果书写及报告等）的一些误差或错误都会影响检测结果，所以在解释检测结果时一定要高度重视。学习实验诊断重在掌握实验项目的选择、各项实验检查的诊断原理、参考值及临床意义。解释实验结果时要注意实验诊断方法的灵敏度、特异性、准确度，并应结合其他临床资料进行全面评价分析，作出判断。

（五）器械检查

随着当代科学技术的飞速发展，医学器械检查项目也越来越多，如影像学、心电图、肺功能、内镜、脑电图、肌电图等，其中一些已成为独立学科，如影像学、心电图学、内镜学。临床工作中，器械检查对疾病的诊断起着越来越重要的作用。器械检查篇主要介绍心电图、肺功能、内镜的基本知识，学习时应重点掌握各项检查的应用范围及诊断价值,并逐步学会常用检查方法及结果分析。

（六）病历书写与诊断思维

1. 病历书写　病历是具有法律效力的医疗文件,是临床工作的全面记录和总结,反映了疾病的全过程,也反映医疗质量。病历是确立诊断、制定治疗和预防措施的依据,是临床、教学、科研的可靠素材,也是重要的法律依据。病历书写是临床医师的基本功,学习时应掌握病历书写的格式、内容、规则和要求。

2. 诊断思维　介绍疾病诊断的程序、疾病诊断的思维方法、疾病诊断的基本原则,并简要介绍循证医学与临床诊断。

## 三、诊断学基础的学习要领

诊断学基础的教学与学习应注意以下几个关系:

1. 诊断学基础与临床专业课的关系　诊断学基础属临床基础课,课程的学习目的应有别于临床专业课(如内科学、外科学等),主要是学习疾病的诊断方法与原理,而不是具体疾病的临床诊断。重点应在诊断方法(接诊患者、问诊、体格检查、实验检查及器械检查的选择)的学习与运用;检查结果正常与异常的识别;异常表现属功能性抑或病理性的判断,如心脏杂音属功能性或病理性;异常临床表现与病理及病理生理的联系,并解析其临床意义(如发热、头痛:颅内感染引起发热、头痛,此时发热、头痛都是主症;颅外感染也可引起发热以及继发头痛,此时发热是主症,而头痛仅是次要表现),从而为临床诊断疾病打下基础。

2. 实验诊断学与检验医学的关系　实验诊断的学习目的也不同于检验医学,主要应学习实验检查的临床应用,掌握实验项目的选择原则以及实验结果的评价、分析与判断。学习内容也应以概念性、普遍性、实用性为主,专业性很强的、高精尖的内容可在临床课程和临床工作中进一步学习。

3. 基本功与高新技术的关系　当代医学科学飞速发展,高新诊断技术不断应用于临床,如计算机体层扫描(CT)、磁共振成像(MRI)、数字减影血管造影(DSA)、三维彩色多普勒超声检查、正电子发射断层摄影术、心脏电生理检查、仿真内镜、荧光定量PCR技术、基因诊断及计算机生物芯片技术等。这些新技术极大地提高了临床诊断水平,使我们能更及时、更准确地诊断疾病。但应清醒地认识到这些高新技术不能完全取代问诊、体格检查、常规实验室检查、常规器械检查和诊断思维,如任何高新技术都不能代替问诊去采集病史、了解症状。应牢记:问诊、体格检查、常规实验室及器械检查和临床思维方法永远是临床医生的基本功。

4. 理论与实践的关系　诊断学基础既是一门理论性学科,也是一门实践性学科。学习时应联系基础医学的理论知识(如学习疾病的临床表现要联系疾病的病理改变,学习心脏听诊离不开心动周期的知识);还要联系临床医学(如内科学、外科学等)及临床医学的相关理论,如循证医学(evidence based medicine,EBM)。诊断学基础还是一门实践性很强的学科,问诊、体格检查等诊断方法具有技术性和艺术性。各种诊断操作,正常与异常的识别常常不是从书本上能学到的。学习时应重视临床实践及实践教学,多动手,勤动脑,反复实践,提高临床技能。此外,还应在临床实践中学习临床思维方法,培养临床思维能力;学会与患者沟通,关心体贴患者,充分认识到我们面对的不仅是"病",更是"病人"。

学习诊断对临床医师而言是永无止境的,只有通过不断的学习与实践,具有扎实的医学知识及技能、丰富的临床经验、正确的临床思维,一个医学生才能成长为一名合格的临床医师。

## 四、诊断学基础的进展

1. 医学模式的转变　即从生物医学模式转变为生物-心理-社会医学模式。新的医学模式要求医师诊断疾病时,除考虑病因、病理等生物学因素外,还应考虑年龄、性别、家庭、社会、文化程度、生活环境、工作情况、心理状态、宗教信仰等心理与社会因素。如心血管疾病、肿瘤的发病与心理、社会、环境因素密切相关。

2. 临床诊断学的循证医学理念　循证医学的核心思想是将最佳临床证据、医师的专业知识与经验和患者的具体情况这三大要素紧密结合在一起,为患者制订最佳医疗决策,旨在得到更敏感和更可靠的诊断方法,以及更有效和更安全的治疗方案。临床诊断工作中凡是用于疾病诊断的试验,如问诊、检体诊断、实验诊断、影像诊断和各种器械诊断,均称为诊断性试验。在进行这些诊断试验时,应遵照循证医学的原理,认真、明智、慎重地应用当前有关这些诊断方法的最佳信息,保证相关诊断性试验能为病人做出正确诊断。

运用循证医学的基本原理对临床诊断进行系统评价和可靠性分析,可极大地提高诊断水平,如高血压、糖尿病等诊断标准的制定,急性心肌梗死诊断模式的改变。

## 五、学习诊断学基础的要求

修完本课程后要求:①学会接诊患者,与患者沟通,掌握基本的诊断方法及诊断原理。②能独立进行系统全面而有针对性的问诊,采集病史。能识别症状,掌握症状间的内在联系,判断其临床意义。③能以规范准确的手法,系统、全面、有序地进行体格检查,并能解释检查结果的临床意义。④掌握临床常用实验室检验项目的适应证、参考值和对疾病的诊断意义。⑤掌握心电图检查的操作,熟悉正常心电图及常见异常心电图的特点及临床意义。掌握肺功能检查及内镜检查的适应证。⑥具有初步的临床思维能力。⑦能将临床资料进行系统的整理,书写出符合患者客观实际的、规范、完整、系统的病历。⑧根据病史、体格检查、相关的实验室及其他检查资料,进行分析,提出初步诊断。

(成战鹰)

问诊（inquiry）是医师对患者或知情者进行系统询问，获取病史资料并综合分析而做出临床判断的一种诊断方法。问诊是病史采集（history taking）的主要方法，病史是诊断疾病的重要线索，病史的完整性和准确性对疾病的诊断和处理至关重要，因此问诊是每个临床医师必须掌握的基本技能。

# 第一章

# 问诊的重要性与医德要求

**学习目的**

通过学习问诊的重要性与医德要求，培养良好的医学素养。

**学习要点**

问诊的重要性、医德要求。

## 一、问诊的重要性

1. **问诊是诊断疾病不可缺少的手段** 通过问诊了解疾病的发生、发展、演变，诊治经过及相关病史，可动态、全面地认识病情，对诊断具有极其重要的意义，也为后续的体格检查、实验室检查及特殊检查提供最重要的背景资料。一个具有深厚医学知识和丰富临床经验的医师，常常通过问诊就可能对某些患者的疾病作出准确的诊断。如甲状腺功能亢进症、胆道蛔虫病、消化性溃疡、心绞痛等。

2. **问诊常能早期发现疾病** 疾病的早期，机体只是处于功能或病理生理改变的阶段，还缺乏器质性或组织、器官形态学方面的典型改变。主观症状常早于客观发现。患者可能仅有某些特殊的感受，如头晕、乏力、食欲改变、疼痛、失眠、焦虑等症状。而体格检查、实验室检查、甚至特殊检查均无阳性发现，此阶段问诊所获的资料却能为早期诊断提供依据。当然，临床上也有一些疾病是先有客观发现，然后做出诊断。

3. **问诊的错误或缺陷常导致诊断的错误或缺陷** 不重视问诊，问诊不客观、不全面、不系统，必然造成病史资料残缺不全，病情了解不够详细准确，最终导致临床漏诊或误诊。

4. 问诊有利于医患沟通　采集病史的过程是医患沟通、建立良好医患关系的最重要时机。和蔼的态度、正确的方法和良好的问诊技巧,能获取患者的信任和配合,对诊断和治疗疾病都十分重要。

## 二、问诊的医德要求

医德是医师的职业道德,涉及的范围很广。就问诊而言必须注意以下医德要求。

1. 严肃认真　问诊是一项严肃的医疗工作,要求医师工作严谨,态度认真。这样才能取得患者的信任,才能保证问诊获得的资料系统完整、客观准确。

2. 有高度的责任心　治愈、帮助、关怀患者是医师的天职。要关心体贴患者,耐心听取患者陈述,能理解患者。

3. 尊重隐私　患者提供的所有临床资料,只能作为临床工作的依据,而不能作为他用。医师要保守患者的秘密,尊重患者的隐私。

4. 对患者一视同仁　对任何患者都应一视同仁,不论患者的经济状况、社会地位、文化程度、家庭背景、疾病情况。对老年人、儿童、经济困难者应给予更多的关怀与理解。

5. 对同道不随意评价　公正地对待同道,不随意评价其他医师的医疗工作,更不能贬低其他医师。

6. 保持应有的尊严　保持医师应有的尊严,以平等的态度对待所有患者,不迎合患者,这也是对患者负责的表现。

7. 对患者的健康教育与健康指导　利用问诊的机会对患者及其家属进行健康教育与健康指导。

 知识链接

特鲁多铭言

To Cure Sometimes, To Relieve Often, To Comfort Always.

"有时去治愈;常常去帮助;总是去安慰。"有时、常常、总是,像三个阶梯,100 多年前特鲁多医生道出三种为医的境界。

"有时去治愈"——坦言了医学的局限。

"常常去帮助"——规范了医生的职业态度。

"总是去安慰"——体现了医学的人文关怀。

**学习小结**

1. **学习内容**

2. **学习方法**

熟悉问诊的重要性与医德要求,通过反复临床实践来感悟这些知识。

（成战鹰）

## 复习思考题

1. 病史在疾病诊断与处理中有何重要性?
2. 讨论某种疾病与患某种疾病的病人有何不同。

# 第二章

# 问诊的方法及技巧

**学习目的**

通过学习问诊的方法及技巧,为医患沟通、采集病史的临床实践打下基础。

**学习要点**

问诊的基本方法及技巧。

## 第一节 问诊的基本方法及技巧

1. 用礼节和友善的举止,营造适宜的问诊环境 可先自我介绍,使用恰当的言语表示尽自己所能为患者解除病痛并满足他的合理要求,主动创造一种宽松和谐的环境以解除患者的不安心情。这样有助于缩短医患之间的距离,改善互不了解的生疏局面,使病史采集能顺利地进行。问诊结束时,应谢谢患者的合作、告知患者医患合作的重要性,说明下一步的计划等。

2. 选择开放式提问,获取主要问题 病史的每一部分问诊,大多从开放式提问开始,如询问现病史时,一般先问"您哪儿不舒服?"这样提问可使患者更客观、更全面地陈述病史,医师更易获得主诉。医师应耐心听患者陈述和强调他认为重要的情况和感受,只有在患者的陈述离病情太远时,才需要根据陈述的主要线索灵活地把话题转回,切不可生硬地打断患者的叙述、甚至用医师的自己主观推测去取代患者的亲身感受;如臆测胸痛为心绞痛,就直接问疼痛是不是压榨痛,有没有向肩、上肢放射等。只有患者的亲身感受和病情变化的实际过程才能为诊断提供客观的依据。

3. 以主要问题为线索,逐步深入问诊 如现病史问诊应围绕主诉,逐步深入进行有目的、有层次、有顺序的询问。问诊中应注意时间顺序、因果关系和逻辑性。如以腹痛为主诉,应询问腹痛起病时间,起病急缓及有无诱因,腹痛的部位、性质与程度、影响因素、病情的发展演变、伴随症状、相关病史,如伴发热,应询问腹痛与发热的时间顺序。问诊方式上可直接提问,如"腹痛何时开始的呢?""痛在什么部位?"有时也运用选择提问,如"腹痛是阵发性的还是持续性的?""疼痛是锐痛还是钝痛?"为了系统地获得准确的资料,应遵循从一般提问到直接提问的原则。但应避免暗示性提问,如"疼痛放射到右肩背处吗?"否则,获得的病史可能不真实。

4. 追溯首发症,了解演变过程 追溯首发症,如有几个症状同时出现,必须明确其先后顺序。虽然收集资料时,不必严格地按症状出现先后提问,但所获得的资料应按时间顺序记录。

5. 充分沟通理解,避免医学术语　问诊是医患之间的交谈,必须双方明白彼此表达的意思。应让患者理解医师的意思,用常人易懂的词语代替难懂的医学术语,以免引起误解。如咯血、心悸、发绀、晕厥等问诊时可以用"痰里是否有血","有无心慌、心跳","是否口唇发紫","晕倒时心里是否清楚"等语言询问。同时,医师也应明白患者表达的意思与期望。

6. 避免责难性提问及重复提问　责难性提问,常使患者产生对抗心理,如"你为啥这么久才来看病?"提问时要有条理性和针对性。杂乱无章的重复提问会影响问诊质量,降低患者对医师的信心和期望。有时为了核实资料,同样的问题可多问几次,但应说明。同时也应避免不恰当的连续提问,连续提出一系列问题,可能造成患者对要回答的问题混淆不清,如:"饭后痛得怎么样? 和饭前不同吗? 是锐痛,还是钝痛?"

7. 要注意核实患者提供的信息　如患者诉患某疾病,医生应询问当时的症状和检查等资料以核实是否可靠。

8. 注意小结与过渡　在病史的每一部分问诊结束时进行归纳小结,核实问诊结果,避免问诊遗漏。进入下一问诊内容时使用过渡语言,使问诊流畅,有层次而不显生硬。

9. 边询问边思考　问诊过程中,医师要随时分析、综合、归纳病史。了解患者所陈述的各种症状之间的内在联系,分清主次,从中辨别出患者的主要症状或主诉。对与主诉有关的重要内容要深入地询问清楚,对需要排除的某些疾病也应询问有无相关的症状。

10. 特殊情况的问诊　症状是患者主观感受到的异常,他人往往难以准确表述其感受,为保证病史的真实、可靠,问诊最好由患者本人陈述。但特殊情况下,患者本人不能准确陈述或陈述不清楚时(如老人、儿童,患者有意识障碍、精神障碍、智力障碍、语言障碍等),可由家属代述。对缄默、焦虑、抑郁和存有敌意的患者,应充分了解其产生原因,体谅其心情,耐心诱导、启发其陈述病情并给予宽慰。另外,危重患者的问诊需要在最短的时间内弄清主要病情,做出初步诊断,提出处理意见。故要求医师重点问诊,待病情稳定后再详细补充,以免延误治疗。

## 第二节　重点问诊的方法

重点问诊是指针对就诊的最主要或"单个"问题(现病史)进行系统全面的问诊,并收集现病史以外的与该问题密切相关的其他病史。掌握重点问诊方法的前提条件是:已经深入学习和掌握全面问诊的内容和方法;具有丰富的病理生理学和疾病的知识;具有病史资料分类和提出诊断假设的能力。重点问诊主要是运用于急诊和门诊。重点问诊不同于全面的病史采集过程,基于患者表现的问题及其紧急程度,医师应选择那些对解决该问题所必需的病史内容进行问诊,所以病史采集是以一种较为简洁的形式和调整过的顺序进行的。通常以患者的主要症状或主诉为线索,问诊疾病的发生、发展、性质、强度、频度、加重和缓解因素及相关症状等。随着问诊的深入,医师逐渐形成诊断假设,判断该患者可能是哪些器官系统的疾患,从而考虑下一步在过去史、

笔记

个人史、家族史和系统回顾中选择相关内容进行问诊,并有选择性地省掉那些对解决本次就诊问题无关的病史内容。

重点问诊的具体程序一般是:

1. 抓住主诉,以主诉为线索问诊现病史,从现病史中获取患者的主要临床问题。

2. 根据主要临床问题对某(或某些)器官系统的指向,医师经过临床诊断思维就会形成诊断假设,依据诊断假设重点对该系统进行全面问诊。常常通过直接提问收集有关本系统中疑有异常的资料,对阳性的回答应进行进一步的系统全面问诊,而阴性症状也应记录下来。阴性症状是指缺少能提示该器官系统受累的症状或其他病史资料。例如主要的临床问题是胸痛、气促,则心血管和呼吸系统疾病是应重点问诊的;而主要临床问题是阵发性腹部绞痛,则重点问诊有无腹部空腔脏器梗阻的病史资料。与这些系统和器官相关的其他症状也应包括在问诊之中。

3. 问诊既往史是为了能进一步解释目前的问题或进一步证实诊断假设,如胸痛、气促,考虑急性心肌梗死,应询问有无冠心病、心绞痛史,如果是,应该询问:当时的病情怎么样? 诊断是什么(不是用来作为现在的诊断,而仅作为一种资料)? 结果怎么样? 不必询问全面系统的既往史内容,除非询问者认为这样对解决目前问题很有帮助。但一般说来,药物(包括处方和非处方药)和过敏史对每个患者都应询问。对育龄期妇女,应询问有无妊娠的可能性。

4. 是否询问家族史或询问家族史中的哪些内容,取决于医师的诊断假设。个人史的情况也一样,如一个气促的患者,应询问有无吸烟史或接触毒物的历史,不管阴性、阳性回答都能提供有用的资料。

5. 对每位患者都应询问一般资料,包括年龄、职业、生活状况、近来的精神状态和体力情况。重点的系统回顾所收集的资料会对先前提出的诊断假设予以支持或修改。

获取患者的主要临床问题,建立诊断假设是重点问诊的关键。建立诊断假设不是要在问诊中先入为主,而是从收集客观资料与医师的主观分析不断相互作用的过程中建立的。获取主要临床问题、建立假设、检验假设和修正假设都需要询问者高度的脑力活动,绝不仅仅是问话和收集资料的简单行为。这一过程是对医师的挑战,也会带给医师满足感。医师的认知能力和整合资料的能力将决定他病史采集的实践过程。

完成重点的病史采集后,医师就有针对地选择重点的体格检查内容和项目,体格检查结果将支持、修正或否定病史中建立的诊断假设。

 **知识链接**

高质量的问诊应注意组织、倾听、询问、评价、观察、理解6个方面。

组织:医师是问诊交谈的组织者和引导者,应按问诊的序列系统提问,对交谈的目的、内容、进程、预期结果都应心中有数。

倾听:问诊时,倾听既是尊重患者,体现人文关怀,又为获取系统、完整、客观病史提供保障。

询问:合理提问是收集病史的重要手段。根据问诊的目的,合理选择一般提问、直接提问、选择提问等不同提问方式。应避免暗示性提问、连续性提问、责难性提问等不正确的提问方法。

评价:运用医学知识及临床经验,用科学的方法分析、评价所获病史资料的真实性、可靠性,并判断其临床意义。

观察:观察也是获取临床资料,了解病情以及患者的重要方法。

理解:医师面对的不但是疾病而且是患病的患者,应理解患者与病情,明白患者期望,了解患者就诊的确切目的和要求,同时,也应让患者理解医师,医患沟通,建立良好的医患关系。

## 学习小结

1. 学习内容

2. 学习方法

熟悉问诊的方法与技巧,通过反复临床问诊实践来掌握这项基本功。

（成战鹰）

## 复习思考题

1. 学习问诊方法与技巧的意义是什么?
2. 问诊的方法及技巧上应避免哪些错误?

# 第三章

# 问诊的内容

**学习目的**

通过学习问诊的内容,为临床采集病史、书写病历打下基础。

**学习要点**

主诉、现病史、既往史。

1. 一般项目(general data) 包括姓名、性别、年龄、籍贯、出生地、民族、婚姻、住址、电话号码、工作单位、职业、入院日期、记录日期、病史陈述者及可靠程度等。若病史陈述者不是本人,则应注明与患者的关系。年龄应填写具体年龄。为避免问诊过于生硬,可将某些一般项目的内容如职业、婚姻等放在个人史中穿插询问。

2. 主诉(chief complaint) 指患者就诊的最主要原因,如症状(或体征)及其性质和持续时间。主诉应能反映病情轻重与缓急,并提供疾病的诊断线索。主诉要简明扼要,用一两句话加以概括。注意按病情发生先后记录。如"阵发性胸部压榨感3年,加重6小时","反复上腹疼痛3年,加重1周,黑便3次","反复咳嗽、咳痰10年,气促3年,下肢水肿1周"。应尽可能用患者自己描述的症状,而不是医师对患者的诊断用语,如"多饮、多尿、消瘦1年"而不是"糖尿病1年"。对病程较长、病情比较复杂的病例,由于症状、体征较多,或由于患者诉说太多,不应简单地将患者所述的主要不适作为主诉,而应该结合整个病史,综合分析以归纳更能反映其患病特征的主诉。对当前无症状,诊断资料和入院目的又十分明确的患者,也可以用以下方式记录主诉。如"查体发现血压升高1周,入院进一步检查","2周前超声检查发现肾结石、肾盂积水,入院治疗"。

3. 现病史(history of present illness) 是病史中的核心部分,它反映疾病的发生、发展、演变和诊治全过程。可按以下的内容和程序询问。

(1) 起病情况与患病的时间:起病情况对诊断疾病具有重要的鉴别作用。有的疾病起病急骤,如脑栓塞、急性心肌梗死、动脉瘤破裂和急性胃肠穿孔等;有的疾病则起病缓慢,如肺结核、消化性溃疡、风湿性心脏瓣膜病等。疾病的起病背景对诊断也有帮助,如心绞痛、脑出血、高血压危象常发生于激动、紧张状态或劳累时,肺栓塞常发生在卧床的患者。患病时间是指从起病到就诊或入院的时间。如先后出现几个症状则需追溯到首发症状的时间,并按时间顺序询问整个病史后分别记录。

(2) 主要症状的特点:包括主要症状出现的部位、性质、持续时间和程度、缓解或

12

加剧的因素,了解这些特点对判断疾病所在的系统或器官以及病变的部位、范围和性质很有帮助。如上腹部痛多为胃、十二指肠或胰腺的疾病;右下腹急性腹痛则多为阑尾炎症,若为妇女还应考虑到卵巢或输卵管疾病;全腹痛则提示病变广泛或腹膜受累。对症状的性质也应进行有鉴别意义的询问,如上腹部灼痛见于胃、十二指肠和食管病变,绞痛见于胆道结石等。

(3) 病因与诱因:尽可能了解与本次发病有关的病因如外伤、食物中毒、感染等,诱因如气候变化、情绪激动、劳累、饮食不规律等。患者对直接或近期的病因容易提出,当病因比较复杂或病程较长时,常记不清楚,往往前后陈述矛盾,也可能提出自以为是的因素,这时医师应进行科学的归纳和分析,仔细甄别。

(4) 病情的发展与演变:包括患病过程中主要症状的变化或新症状的出现。如慢性支气管炎患者发展到肺气肿、肺心病、心衰时,表现为在反复咳嗽、咳痰多年的基础上,出现呼吸困难、下肢水肿等症状;如糖尿病患者出现酮症酸中毒,患者由多饮、多食、多尿,发展为呼吸困难、意识障碍等;如肝硬化患者出现表情、情绪和行为异常等新症状,可能是早期肝性脑病的表现。

(5) 伴随症状:在主要症状的基础上又出现一系列的其他症状。这些症状称为伴随症状,常是鉴别诊断的依据,或提示出现了并发症。如消化性溃疡患者除上腹疼痛外,常伴有反酸、嗳气、呃逆等症状,如出现黑便常提示并发出血;如胸痛,伴咯血、咳嗽、低热、盗汗等常提示肺结核,突发呼吸困难常提示并发气胸;如糖尿病患者出现阵发性胸闷常提示合并冠心病。按一般规律在某一疾病应该出现而实际上没有出现的伴随症状,称为阴性症状。这种阴性表现也应记述于现病史中以备进一步观察,或作为诊断和鉴别诊断的资料。问诊伴随症状时,应注意主要症状与伴随症状的关系,尤其是时间关系。

(6) 诊治经过:患者于本次就诊前已经接受过其他医疗单位诊治时,则应询问在什么医院做过什么检查及诊断治疗情况,对已进行的治疗则应问明使用过的药物名称、剂量、时间和疗效,为本次诊治疾病提供参考。但大部分患者对诊治情况无法详细说明,最好查阅相关病历,但不可以用既往的诊断代替自己的诊断。

(7) 一般情况:询问患者的精神、体力,食欲及食量的改变,睡眠与大小便的情况等。这部分内容对全面评估患者病情的轻重和预后以及采取什么辅助治疗措施十分有用,有时对鉴别诊断也能够提供重要的参考资料。

4. 既往史(past history) 包括患者既往的健康状况、既往疾病、外伤手术、预防接种、过敏史、传染病及地方病史等,特别是与目前所患疾病有密切关系的情况。例如风湿性心脏瓣膜病患者,应询问过去是否反复发生过咽痛、发热、游走性关节痛等;对腹水的患者,应了解过去是否有过肝炎病史或长期酗酒。在记述既往史时应注意不要和现病史发生混淆,如目前所患大叶性肺炎则不应把数年前肺部感染的情况写入现病史。而对消化性溃疡患者,则可把历年发作情况依次记述于现病史中。

5. 系统回顾(review of systems) 系统回顾由一系列直接提问组成,用来搜集病史资料,避免问诊过程中患者或医师所忽略或遗漏的内容。它可以帮助医师扼要地了解患者除现在所患疾病外,其他各系统是否存在或已痊愈的疾病,以及这些疾病与本次疾病之间是否存在着因果关系;也帮助实习医师在短时间学会各系统常见症状及全面询问病史。实际应用时,可在每个系统询问 2~4 个症状,如有阳性结果,再全面深入地询问该系统的症状。

（1）呼吸系统:咳嗽的性质、程度、频率、与气候变化及体位改变的关系;咳痰的颜色、黏稠度和气味等;咯血的性状、颜色和量;呼吸困难的性质、程度和出现的时间;胸痛的部位、性质以及与呼吸、咳嗽、体位的关系等。

（2）循环系统:心悸发生的时间与诱因;心前区疼痛的性质、程度以及出现和持续的时间,有无放射、放射的部位,引起疼痛发作的诱因和缓解因素;呼吸困难出现的诱因和程度,发作时与体力活动和体位的关系;水肿出现的部位和时间;昼、夜尿量变化;有否腹水、肝区胀痛、咳嗽、咯血、头痛、头晕、晕厥等。

（3）消化系统:腹痛出现的部位、缓急、程度、性质、持续的时间及进展的情况,有无规律性,是否向其他部位放射,与饮食、气候及精神因素的关系,按压时疼痛减轻或加重;腹泻、食欲改变、嗳气、反酸、腹胀等症状与进食种类、性质的关系及有无精神因素的影响;呕吐的诱因、次数,呕吐物的内容、量、颜色及气味;呕血的量及颜色;排便次数,粪便颜色、性状、量和气味,排便时腹痛和里急后重;有否发热与皮肤巩膜黄染;体力、体重的改变等。

（4）泌尿生殖系统:尿痛、尿急、尿频和排尿困难;昼、夜尿量;尿的颜色、清浊度、气味,尿潴留及尿失禁;腹痛的部位、性质,有无放射痛;尿道、阴道分泌物颜色、气味、性状等。

（5）造血系统:皮肤黏膜苍白、黄染、出血点、瘀斑、紫癜、血肿及淋巴结、肝脾大,骨骼痛等;发热、乏力、头晕、眼花、耳鸣、烦躁、心悸、舌痛、吞咽困难等。

（6）内分泌系统及代谢:怕热、多汗、乏力、畏寒、头痛、视力障碍、心悸、食欲异常、烦渴、多尿、水肿等;肌肉震颤及痉挛;性格、智力、体格、性器官的发育、骨骼、甲状腺、体重、皮肤、毛发的改变等。

（7）神经精神系统:头痛、失眠、嗜睡、记忆力减退、意识障碍、晕厥、痉挛、瘫痪、视力障碍、感觉及运动异常、性格改变、感觉与定向障碍。如疑有精神状态改变,还应了解情绪状态、思维、智力、定向力等。

（8）肌肉骨骼系统:肢体肌肉麻木、疼痛、痉挛、萎缩、瘫痪、关节肿痛、运动障碍、外伤、骨折、关节脱位、先天畸形等。

6. 个人史（personal history）

（1）社会经历:包括出生地、居住地区和居留时间（尤其是疫源地和地方病流行区）,受教育程度、经济生活和业余爱好等。不同传染病有不同潜伏期,应根据考虑的疾病,询问过去某段时间是否去过疫源地。

（2）职业及工作条件:包括工种、劳动环境、工业毒物的接触情况及时间。

（3）习惯与嗜好:起居与卫生习惯、饮食的规律与质量。烟酒嗜好,包括时间与摄入量,以及其他异嗜物和麻醉药品、毒品等。

（4）冶游史:是否患过淋病性尿道炎、尖锐湿疣、下疳等。

7. 婚姻史（marital history）　　未婚或已婚,结婚年龄,配偶健康状况,性生活情况、夫妻关系等。

8. 月经史（menstrual history）与生育史（childbearing history）　　月经初潮的年龄,月经周期和经期天数,经血的量和颜色,有无痛经,末次月经日期,闭经日期,绝经年龄。记录格式如下:

$$初潮年龄\frac{行经期(天)}{月经周期(天)}末次月经时间或闭经年龄$$

妊娠与生育次数,人工或自然流产的次数,死产、手术产、围生期感染、计划生育及避孕措施(安全期、避孕药、避孕环、子宫帽、阴茎套等)。对男性患者应询问是否患过影响生育的疾病。

9. 家族史(family history) 询问双亲、兄弟姐妹及子女的健康与疾病情况,特别应询问是否有与患者同样的疾病,有无与遗传或家族有关的疾病,如血友病、白化病、马方(Marfan)综合征、遗传性出血性毛细血管扩张症、家族性甲状腺功能减退症、糖尿病、精神病等。对已死亡的直系亲属要问明死因与年龄。某些遗传性疾病还涉及父母双方亲属,也应了解。若在几个成员或几代人中皆有同样疾病发生,可绘出家系图显示详细。

## 学习小结

1. 学习内容

2. 学习方法

首先要掌握病史的询问内容,尤其是主诉、现病史,再通过同学之间模拟训练及临床实践达到熟练应用。

(成战鹰)

## 复习思考题

1. 什么是主诉? 并举例 3 个。
2. 病史最核心部分的是什么? 包含哪些内容?

笔记

## 第四章

# 发 热

**学习目的**

通过学习,掌握发热的病因、机制及临床表现,为发热性疾病的诊断打下基础。

**学习要点**

发热的病因及机制、临床表现及特征。

当人体受致热原(pyrogen)或其他因素作用,导致体温调节功能(主要是体温调节中枢)障碍,引起产热增多和(或)散热减少,体温升高超出正常范围,称为发热(fever)。

【正常体温与生理变异】正常人产热和散热呈动态平衡,体温相对恒定,腋下温度波动在36~37℃。在不同个体以及同一个体在不同时间体温略有差异。通常情况下,下午体温较早晨稍高;剧烈运动、劳动或进餐后体温也可略升高;老年人体温稍低;女性月经前及妊娠期体温略高于正常,但一般波动范围不超过1℃。高温环境下体温也可稍升高。

【发生机制】

1. 致热原性发热 致热原分为外源性致热原(exogenouspyrogen,EX-P)和内源性致热原(endogenous pyrogen,EN-P)两类,其致热的机制是通过作用体温调节中枢引起产热增加和散热减少(表4-1)。

表4-1 致热原性发热的发生机制

| 分类 | 致热机制 | 致热因素 |
|---|---|---|
| 外源性致热原 | 通过激活内源性致热原引起发热 | 微生物病原体及其产物、炎性渗出物、无菌性坏死组织、抗原抗体复合物、类固醇物质、多糖体及多核苷酸、淋巴细胞激活因子等 |
| 内源性致热原 | 直接作用体温调节中枢,使体温调定点上移,引起产热增加和散热减少,导致发热 | 白介素-1(IL-1)、肿瘤坏死因子-α(TNF-α)、白介素-6(IL-6)、干扰素-γ(IFN-γ)等 |

单核细胞是产生内源性致热原又称白细胞致热原(leucocytic pyrogen,LP)的主要细胞。此外,组织巨噬细胞包括肝星状细胞、肺泡或脾巨噬细胞、某些肿瘤细胞等均可产生

笔记

并释放 LP。它们刺激下丘脑前部和脑干体温调节的神经元,使体温调定点上升(图 4-1)。

图 4-1　致热原性发热机制示意图

2. 非致热原性发热

(1) 体温调节中枢损伤:如颅脑外伤、脑出血、中暑等。

(2) 引起产热过多:如癫痫持续状态、甲状腺功能亢进症等。

(3) 引起散热减少:如广泛性的皮肤病、心力衰竭、阿托品中毒等。

【病因】分为感染性与非感染性两大类,以感染性发热多见。

1. 感染性发热　各种病原感染,如病毒、细菌、支原体、衣原体、立克次体、螺旋体、真菌、寄生虫等,不论是急性、亚急性或慢性,局部性或全身性,均可出现发热。

2. 非感染性发热

(1) 无菌性坏死物质的吸收:组织细胞坏死及坏死产物的吸收,常可引起发热,也称为吸收热。常见于:①机械性、物理或化学性损害:如大手术、内出血、严重挤压伤等;②血管栓塞或血栓形成:如心、肺、脾等梗死或肢体坏死;③组织与细胞的破坏:如白血病、淋巴癌、溶血反应等。

(2) 抗原-抗体反应:如风湿热、血清病、药物热、结缔组织病等。

(3) 内分泌与代谢疾病:如甲状腺功能亢进症、重度脱水等。

(4) 皮肤散热减少:如广泛性皮炎、鱼鳞癣、阿托品中毒等。

(5) 体温调节中枢功能失常:直接损害体温调节中枢,造成产热大于散热,体温升高,称为中枢性发热。常见于:①物理性,如中暑;②化学性,如重度安眠药中毒;③机械性,如脑出血、脑外伤等。高热无汗是这类发热的特点。

(6) 功能性发热:常见的有:①原发性低热:由于自主神经功能紊乱所致的体温调节障碍或体质异常,低热可持续数月甚至数年之久,热型较规则,体温波动范围较小,多在 0.5℃ 以内;②感染后低热:因病毒、细菌、原虫等感染导致发热,在感染治愈后,仍低热不退。此系体温调节功能仍未恢复正常所致,但必须与因机体抵抗力降低导致潜在的病灶(如结核)活动或其他新感染所致的发热相区别;③夏季热:婴幼儿特有的疾病,仅发生于夏季,秋凉后自行退热,每年如此反复出现,连续数年后多可自愈。多见于体温调节中枢功能不完善的营养不良或脑发育不全幼儿;④生理性低热:如精神紧张、剧烈运动、月经前及妊娠初期出现低热现象。

【临床表现】

1. 发热的分度 按体温的高低可分为:①低热:37.5～38℃;②中度发热:38.1～39℃;③高热:39.1～41℃;④超高热:41℃以上。

2. 发热的临床过程

(1) 体温上升期:常有疲乏无力、肌肉酸痛、皮肤苍白、畏寒或寒战、竖毛肌收缩等现象。该期产热大于散热使体温上升。体温上升有两种方式:

1) 骤升型:体温在几小时内达 39～40℃或以上,常伴有寒战。小儿易发生高热惊厥。可见于疟疾、大叶性肺炎、败血症、流行性感冒、急性肾盂肾炎、输液或某些药物反应等。

2) 缓升型:体温逐渐上升,在数日内达高峰,多不伴寒战。如伤寒、结核病、布鲁菌病等所致的发热。

(2) 高热期:是指体温上升达高峰之后,产热与散热在较高水平保持相对平衡的时期。持续时间的长短可因病因不同而有差异。如疟疾持续数小时,大叶性肺炎、流行性感冒可持续数天,伤寒则可为数周。此期皮肤血管呈舒张状态,使皮肤发红并有灼热感;呼吸加快变深;心率增快,出汗而无寒战。

(3) 体温下降期:由于病因的消除或抑制,体温中枢的体温调定点降至正常水平,散热大于产热,使体温降至正常水平。此期表现为出汗多,皮肤潮湿。体温下降有两种方式:

1) 骤降:指体温于数小时内迅速下降至正常,有时可略低于正常,常伴有大汗淋漓。常见于疟疾、急性肾盂肾炎、大叶性肺炎及输液反应等。

2) 渐降:指体温在数天内逐渐降至正常,如伤寒、风湿热、布鲁菌病等。

3. 发热的热型 发热患者不同时间的体温记录在体温单上,并把各体温数值点连接,所形成的不同形态(形状)的体温曲线称为热型(fever type)。临床上常见的热型有以下几种(图 4-2):

(1) 稽留热:发热维持在 39～40℃以上达数天或数周,24 小时内波动范围不超过 1℃。常见于大叶性肺炎、斑疹伤寒及伤寒等。

(2) 弛张热:又称败血症热型。发热高达 39℃以上,24 小时内波动范围超过2℃,但都在正常水平以上。常见于败血症、风湿热、重症肺结核及化脓性炎症等。

(3) 间歇热:体温骤升达高峰后持续数小时,又迅速降至正常水平,无热期持续 1天至数天,如此高热期与无热期反复交替出现。常见于疟疾、急性肾盂肾炎等。

(4) 波状热:体温逐渐上升达 39℃或以上,数天后又逐渐下降至正常水平,维持数天后又逐渐升高,如此反复出现。常见于布鲁菌病。

(5) 回归热:体温急骤上升至 39℃或以上,持续数天后又骤然下降至正常水平,无热期持续若干天后再规律性交替出现。可见于回归热、霍奇金病等。

(6) 不规则热:发热的体温曲线无一定规律,可见于结核病、风湿热、支气管肺炎、渗出性胸膜炎及各类发热疾病不规范药物治疗后。

热型有助于发热病因的诊断和鉴别诊断。但必须注意:①由于抗生素或解热药、糖皮质激素的不规范应用,可使某些疾病的特征性热型变得不典型或呈不规则热型;②热型也与个体反应的强弱有关,如老年人休克型肺炎时可仅有低热或无发热,而无肺炎的典型热型。

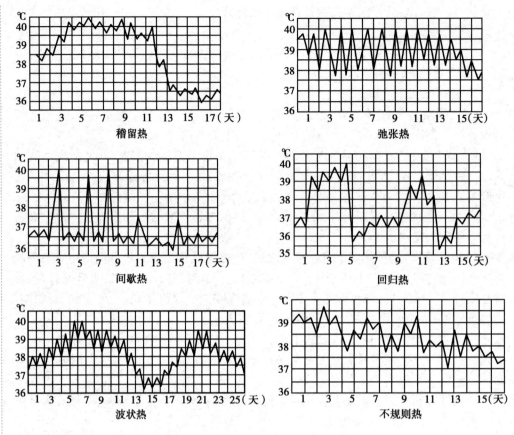

图 4-2 常见热型示意图

4. 不明原因发热(fever of undetermined origin,FUO) 即临床所称的发热原因待查。指发热持续 3 周以上,经过至少 1 周深入细致的检查仍不能确诊的发热。可见于感染、结缔组织疾病、肿瘤及血液病等。

【问诊要点】

1. 发热的特点 发热时间、诱因、起病情况(缓急)、病程、发热程度(热度高低)、频度(间歇性或持续性)等。

2. 伴随症状

(1) 寒战:常见于大叶性肺炎、败血症、急性胆囊炎、急性肾盂肾炎、流行性脑脊髓膜炎、疟疾、钩端螺旋体病、药物热、急性溶血和输液反应等。

(2) 结膜充血:常见于麻疹、流行性出血热、斑疹伤寒、钩端螺旋体病等。

(3) 口腔单纯疱疹:常见于大叶性肺炎、流行性脑脊髓膜炎、间日疟、流行性感冒。

(4) 淋巴结肿大:常见于传染性单核细胞增多症、风疹、淋巴结结核、局灶性化脓性感染、丝虫病、白血病、淋巴瘤、转移癌等。

(5) 肝脾大:常见于传染性单核细胞增多症、病毒性肝炎、肝及胆道感染、布鲁菌病、疟疾、结缔组织病、白血病、淋巴瘤、黑热病、急性血吸虫病等。

(6) 出血:常见于流行性出血热、病毒性肝炎、斑疹伤寒、败血症、急性白血病、再生障碍性贫血、恶性组织细胞病等。

(7) 关节肿痛:常见于败血症、猩红热、布鲁菌病、风湿热、结缔组织病等。

（8）皮疹：常见于麻疹、猩红热、风疹、水痘、斑疹伤寒、风湿热、结缔组织病、药物热等。

（9）昏迷：先发热后昏迷者常见于流行性乙型脑炎、斑疹伤寒、流行性脑脊髓膜炎、中毒性菌痢等；先昏迷后发热见于脑出血、脑梗死等。

3. 患病以来一般情况　精神状态、食欲、体重改变、睡眠及大小便情况。

4. 诊疗经过　使用药物的剂型、剂量、时间及疗效。

5. 相关病史　传染病接触史、疫水接触史、服药史、职业特点等。

【诊断思路】发热是临床常见症状，也是临床常需鉴别诊断的症状之一。诊断思路可以从以下几个方面考虑：

1. 归纳病史及体格检查特征　①发热特征：如发热缓急、病程、程度、热型等；②有关的阳性或阴性伴随症状及诊疗过程；③流行病学史；④阳性体征与发热的相关性及有鉴别意义的阴性体征。

2. 区分急性与慢性发热　急性发热常见于急性感染、中毒、组织损伤等疾病；慢性发热常见于慢性感染如结核、疟疾及结缔组织病、肿瘤、血液病等。

3. 区分感染性和非感染性发热

感染性发热多具有以下特点：①发热急或伴有寒战；②感染部位的症状和体征；③实验室检查：如血常规、四唑氮蓝试验、C反应蛋白测定、尿常规等结果异常；④辅助检查：X线、B型超声等显示相应部位感染性改变。

非感染性发热具有下列特点：①热程长，常超过2个月；②长期发热，一般情况好，无明显中毒症状；③伴有贫血、无痛性多部位淋巴结肿大、肝脾大等。

4. 提出可能诊断，进行必要的实验室及辅助检查。根据病史及体格检查有选择地进行实验室及辅助检查。如血常规、尿常规、病原体检查、X线、B型超声、CT、MRI、ECT等检查，以及淋巴结、肝、肺、皮肤黏膜等组织活检、骨髓穿刺等。

## 学习小结

1. 学习内容

## 2. 学习方法

明确发热的概念,了解发热的病理机制,掌握发热的临床特征。

(文红艳)

## 复习思考题

张某,男性,25 岁,高热、意识障碍 2 天入院,需要了解哪些病史? 分析其可能病因,考虑给予哪些相关检查?

# 第五章

# 皮肤黏膜出血

皮肤黏膜出血(mucocutaneous hemorrhage)是指因机体止血或凝血功能障碍引起全身或局限皮肤黏膜自发性出血或损伤后难以止血,是出血性疾病的主要临床特征。

【病因与发生机制】引起皮肤黏膜出血的基本因素有 4 个,即血管壁、血小板、凝血功能、抗凝及纤维蛋白溶解功能。

1. 血管壁结构和(或)功能异常  正常情况下当血管破损时,局部血管即发生反射性收缩,管腔变窄,破损伤口缩小或闭合。同时,血管内皮细胞受损及胶原暴露后,表达并释放血管性血友病因子(vWF)、组织因子(TF)、凝血酶调节蛋白(TM)、内皮素(ET)等增强血管收缩,激活血小板及凝血功能发挥止血作用。血管壁异常分为先天性和获得性。

(1) 先天性或遗传性:①遗传性出血性毛细血管扩张症;②家族性单纯性紫癜;③先天性结缔组织病;④血管性血友病等。

(2) 获得性:①感染:如败血症等;②过敏:如过敏性紫癜等;③化学物质及药物:如药物性紫癜等;④代谢及内分泌障碍:如糖尿病等;⑤营养不良:如维生素 C 及 PP 缺乏症等;⑥其他:如结缔组织病、尿毒症等。

2. 血小板数量和(或)功能异常  当血管损伤时,通过血小板膜糖蛋白 Ⅰ b、Ⅱ b、Ⅲ a 作用产生黏附、聚集形成白色血栓阻塞伤口。聚集后的血小板活化,分泌或释放一系列活性物质,如血栓烷 $A_2$(TXA_2)、血小板第 3 因子(PF_3)等,进一步促进血小板聚集,并有强烈的血管收缩作用,促进局部止血。当血小板数量或功能异常时,均可引起皮肤黏膜出血。

(1) 血小板减少:①血小板生成减少:如再生障碍性贫血、白血病、感染、放疗或化疗后的骨髓抑制等;②血小板破坏过多:如特发性血小板减少性紫癜、药物免疫性血小板减少性紫癜、脾功能亢进症等;③血小板消耗过多:如血栓性血小板减少性紫癜、弥散性血管内凝血(DIC)等。

(2) 血小板增多:①原发性:如原发性血小板增多症;②继发性:如脾切除后等。此类疾病血小板数虽然增多,仍可引起出血现象,是由于凝血活酶生成迟缓或伴有血小板功能异常所致。

(3) 血小板功能异常:①遗传性:如血小板无力症,主要为聚集功能异常;血小板病,主要为血小板第3因子异常;②获得性:如抗血小板药物使用、感染、尿毒症、肝病、异常球蛋白血症等。

3. 凝血功能障碍　凝血过程较复杂,有许多凝血因子参与,任何一个凝血因子缺乏或功能不足均可引起凝血障碍,导致皮肤黏膜出血。

(1) 先天性或遗传性:血友病、遗传性纤维蛋白原缺乏及减少症、遗传性凝血酶原缺乏症、低凝血酶原血症、凝血因子缺乏症等。

(2) 获得性:严重肝病、尿毒症、维生素 K 缺乏症等。

4. 抗凝及纤维蛋白溶解异常　主要为获得性疾病:①抗凝药物过量:如肝素、双香豆素类等药物过量;②溶栓药物过量;③中毒:如敌鼠钠中毒,蛇、水蛭咬伤等;④免疫相关性抗凝物质增多。

有些疾病发生的皮肤黏膜出血为多因素引起,如弥散性血管内凝血,存在血管、血小板、凝血功能等多方面障碍。

【临床表现】皮肤黏膜出血表现为血液淤积于皮肤或黏膜下,视出血面积大小可分为瘀点、紫癜、瘀斑和血肿。还可出现牙龈出血、鼻出血、血尿、月经过多、咯血、呕血、便血等,严重者可导致脑出血。血小板病患者除皮肤黏膜出血外,可伴内脏出血,如血小板计数正常,则出血轻微,以皮下、鼻出血及月经过多为主。血管壁异常引起的出血特点为皮肤黏膜的瘀点、瘀斑,如过敏性紫癜表现为四肢或臀部有对称性、高出皮肤(荨麻疹或丘疹样)紫癜,可伴有痒感、关节痛及腹痛,累及肾脏时可有血尿。因凝血功能障碍引起的出血常表现有内脏、肌肉出血或软组织血肿,亦常有关节腔出血,且常有家族史或肝病史。

【问诊要点】

1. 出血特点　皮肤出血部位、范围、原因(自发性或损伤)。有无鼻出血、牙龈渗血、咯血、便血、血尿等及出血量。

2. 伴随症状　①对称性紫癜伴关节痛、腹痛见于过敏性紫癜;②伴关节腔出血、血肿或关节畸形见于血友病;③伴面色苍白、乏力见于白血病、再生障碍性贫血等;④伴发热见于急性传染病、重症感染等;⑤伴黄疸及脾大,见于肝硬化等;⑥伴关节炎或多系统损伤,要警惕结缔组织病。

3. 病史　有无过敏史、外伤、感染、肝肾疾病史。有无化学药物及放射性物质接触史、服药史。有无家族史。

【诊断思路】

1. 全面收集临床资料　详细询问病史,注意出血的特征及相关病史,进行全面的体格检查,尤其注意皮肤、关节及腹部的检查。

2. 初步筛查　根据皮肤黏膜出血临床特征,出血性疾病的初步筛查要点归纳如下(表5-1)。

表 5-1　出血性疾病的初步筛查要点

| | 血管疾病 | 血小板疾病 | 凝血功能异常 |
|---|---|---|---|
| 家族史 | 少见 | 罕见 | 常见 |
| 性别 | 女性多见 | 女性多见 | 男性多见 |
| 病程 | 短暂,反复 | 短暂,反复 | 常为终身性 |
| 皮肤紫癜 | 常见 | 多见 | 罕见 |
| 血肿 | 罕见 | 可见 | 常见 |
| 关节腔出血 | 罕见 | 罕见 | 常见 |
| 内脏出血 | 罕见 | 常见 | 常见 |
| 月经过多 | 少见 | 常见 | 少见 |

3. 选择相关实验室检查明确诊断　考虑血管壁和血小板异常所致,选用血小板计数和出血时间测定进行筛选,血小板减少时进一步检测骨髓细胞形态及血小板功能;考虑凝血因子缺乏和抗凝物质所致,选用部分凝血活酶时间测定、血浆凝血酶原时间等测定进行筛选,如凝血因子缺乏可选用纠正试验、凝血因子促凝活性等测定;考虑纤维蛋白溶解综合征可选用血浆纤维蛋白原降解产物、D-二聚体测定及鱼精蛋白副凝试验等。

## 学习小结

1. 学习内容

皮肤黏膜出血
- 病因:血管壁、血小板、凝血功能、抗凝及纤维蛋白溶解功能等异常
- 临床表现:瘀点、紫癜、瘀斑和血肿,甚至内脏出血
- 问诊要点、伴随症状、诊断思路

2. 学习方法

复习止血及凝血机制,明确皮肤黏膜出血的概念、临床表现及伴随症状。

(文红艳)

## 复习思考题

简述出血性疾病的鉴别诊断。

# 第六章

# 胸　痛

胸痛(chest pain)是临床上常见的症状,主要是由胸部疾病所致,少数由其他疾病引起。病因可以是功能性的,也可能是器质性的,有些急性胸痛甚至是致命性疾病所致。

【病因】

1. 胸壁疾病　胸壁软组织挫伤、急性皮炎、皮下蜂窝织炎、乳腺炎、乳腺肿瘤、带状疱疹、肋间神经炎、肋软骨炎、流行性肌炎、肋骨骨折、多发性骨髓瘤、急性白血病等。

2. 胸腔内脏器疾病

(1) 心血管疾病:心绞痛、心肌梗死、心肌病、心脏瓣膜病、急性心包炎、胸主动脉夹层、肺栓塞、肺动脉高压症等。

(2) 呼吸系统疾病:胸膜炎、胸膜肿瘤、自发性气胸、肺炎、支气管肺癌等。

(3) 纵隔疾病:纵隔炎、纵隔气肿、纵隔肿瘤等。

(4) 食管疾病:食管贲门失弛缓症、反流性食管炎、食管下段黏膜撕裂、食管癌等。

3. 膈下脏器疾病　急性胰腺炎、肝炎、肝脓肿、肝癌、急性胆囊炎等。

4. 功能性胸痛　无器质性病变,常见心脏神经症、过度换气综合征等。

【发生机制】当各种刺激因子如缺氧、炎症、肌张力改变、内脏膨胀、机械压迫、异物刺激、化学刺激、外伤、肿瘤或其他理化因素等造成组织损伤,释放 $K^+$、$H^+$、组胺、5-羟色胺、缓激肽、P 物质和前列腺素等致痛物质,刺激胸部的感觉神经纤维产生痛觉冲动,并传至大脑皮层的痛觉中枢引起胸痛。胸部感觉神经纤维有:①肋间神经感觉纤维;②支配主动脉的交感神经纤维;③支配气管与支气管的迷走神经纤维;④膈神经的感觉纤维。另外,除患病器官的局部疼痛外,还可见远离该器官的体表或深部组织疼痛,称放射痛或牵涉痛。其原因是内脏感觉神经与部分区域体表的感觉神经进入同一脊髓节段后角,当内脏病变的痛觉冲动传入脊髓并兴奋脊髓同一节段的体表感觉神经元,引起大脑产生相应脊髓节段体表区域的痛感。如心绞痛时,除出现心前区、胸骨后疼痛外,也可放射至左肩、左臂内侧或左颈、左侧面颊部。

【临床表现】

1. 发病年龄　青壮年胸痛多考虑结核性胸膜炎、自发性气胸、心肌炎、心肌病、风湿性心瓣膜病,40 岁以上则须注意心绞痛、心肌梗死和支气管肺癌。

2. 胸痛部位　胸壁疾病所致的胸痛常固定在病变部位,局部多有压痛,若为炎症性病变,局部可有红、肿、热、痛表现;带状疱疹所致胸痛,可见成簇的水疱沿一侧肋间神经分布伴剧痛,且疱疹不超过体表中线;肋软骨炎常在第一、二肋软骨处见单个或多个隆起,局部有压痛,但无明显充血;心绞痛及心肌梗死的疼痛或压榨感等多在胸骨后方和心前区或剑突下,可向左肩和左臂内侧放射,亦可达环指与小指,也可放射于左颈或面颊部,常被误认为牙痛;主动脉夹层引起疼痛多位于胸背部,向下放射至下腹、腰部与两侧腹股沟和下肢;胸膜炎引起的疼痛多在一侧胸部;食管及纵隔病变引起的胸痛多在胸骨后;肝胆疾病及膈下脓肿引起的胸痛多在右下胸,侵犯膈肌中心部时疼痛放射至右肩部;肺尖部肺癌(Pancoast 癌)引起疼痛多以肩部、腋下为主,向上肢内侧放射。

3. 胸痛性质　带状疱疹呈刀割样或烧灼样剧痛;食管炎多呈烧灼痛;肋间神经痛为阵发性灼痛或刺痛;心绞痛呈压迫性、绞榨样、闷胀感;心肌梗死常为剧痛并有恐惧、濒死感;气胸在发病初期有撕裂样疼痛;胸膜炎常呈隐痛、钝痛和刺痛;主动脉夹层常呈突然发生胸背部撕裂样剧痛或锥痛;肺栓塞亦可突然发生胸部剧痛或绞痛,常伴呼吸困难与发绀。

4. 疼痛持续时间　平滑肌痉挛或血管狭窄缺血所致的疼痛为阵发性;炎症、肿瘤、栓塞或梗死所致疼痛呈持续性;如一瞬间或不超过 15 秒的胸痛,可能为肌肉骨骼神经性疼痛、食管裂孔疝或是功能性疼痛;心绞痛发作时间短暂(持续多为 1～5 分钟),而心肌梗死疼痛持续时间很长(数小时或更长)且不易缓解。

5. 诱发和缓解的因素　心绞痛在活动或精神紧张时诱发,休息后或含服硝酸甘油或硝酸异山梨酯后 1～2 分钟内缓解;心肌梗死所致疼痛则服上述药物无效;食管疾病多在进食时发作或加剧,服用抗酸剂和促动力药物可减轻或消失;胸膜炎或气胸引起的胸痛可因咳嗽或深呼吸而加剧,屏气时可以减轻;肌肉、骨骼和神经性胸痛往往在触摸或胸部运动时加重;功能性胸痛多与情绪低落有关,运动时可减轻或消失。

【问诊要点】

1. 胸痛特点　包括胸痛部位、性质、程度、持续时间、有无放射痛,发病急缓、诱因、加重与缓解的方式(表6-1)。

表6-1　四类常见胸痛的特点

|  | 胸壁性胸痛 | 胸膜性胸痛 | 缺血性胸痛 | 食管、纵隔疾病胸痛 |
|---|---|---|---|---|
| 部位 | 固定于病变处。肋间神经痛沿神经走向,不越过中线 | 患侧腋中线肺底部 | 胸骨后或心前区,可放射至左肩、左臂内侧 | 胸骨后 |
| 性质 | 隐痛、剧痛。肋间神经痛呈刀割样痛或灼痛 | 干性胸膜炎为尖锐刺痛 | 压榨样、窒息感 | 食管炎为烧灼痛;纵隔肿瘤为闷痛 |

续表

| | 胸壁性胸痛 | 胸膜性胸痛 | 缺血性胸痛 | 食管、纵隔疾病胸痛 |
|---|---|---|---|---|
| 持续时间 | 不定。带状疱疹可持续数周 | 粘连性胸膜炎为长期钝痛 | 心绞痛短暂（<15分钟），心肌梗死时长 | 纵隔肿瘤呈持续性且逐渐加重 |
| 影响因素 | 压迫局部或胸廓扩张时加剧 | 咳嗽、深呼吸时加剧 | 心绞痛因劳力或精神紧张诱发，含硝酸甘油迅速缓解；心肌梗死诱因不明显，含硝酸甘油不缓解 | 吞咽食物时出现或加剧 |

2. 伴随症状

（1）伴有咳嗽、咳痰和（或）发热：常见于气管、支气管和肺部疾病。

（2）伴呼吸困难：见于大叶性肺炎、自发性气胸、渗出性胸膜炎、肺栓塞、急性心肌梗死等。

（3）伴咯血：主要见于肺栓塞、支气管肺癌、支气管内膜结核等。

（4）伴苍白、大汗、血压下降或休克：多见于急性心肌梗死、主动脉夹层、主动脉窦瘤破裂和肺栓塞。

（5）伴吞咽困难：多见于反流性食管炎、食管癌等。

3. 相关病史及家族史　如有无气管、支气管、肺、胸膜、食管、胃疾病史，有无心血管病史或家族史。

【诊断思路】

1. 全面了解病史　注意详细询问胸痛特征、伴随症状、诊治经过及既往相关病史和家族史等。

2. 细致体格检查　重点是心、肺、腹检查，注意阳性体征和有鉴别意义的阴性体征。

3. 提出诊断假设　分析归纳临床资料，提出诊断假设，根据初步诊断进行相关检查以明确诊断。如活动后胸痛，持续数分钟或休息后缓解，考虑心源性疾病可进行心肌酶学检查、心电图、心脏超声检查，必要时可进行放射核素显像、CT、MRI或心脏导管检查等。

4. 致死性胸痛的快速鉴别　胸痛的急危重症如延误诊治将危及生命，临床快速诊断至关重要。致死性胸痛的快速鉴别要点见表6-2。

表6-2　致死性胸痛的快速鉴别要点

| | 急性冠脉综合征 | 主动脉夹层 | 肺栓塞 | 食管破裂 | 张力性气胸 |
|---|---|---|---|---|---|
| 胸痛特征 | 闷痛、压榨或窒息感 | 撕裂样、锥痛 | 刺痛、绞痛、憋闷 | 撕裂样 | 撕裂样 |
| 胸痛部位 | 胸骨后、剑突下，向左肩、左上肢放射 | 胸背部，向腹、颈部放射 | 患侧，向同侧肩部放射 | 胸背部，向左季肋部、下胸背放射 | 患侧 |

续表

| | 急性冠脉综合征 | 主动脉夹层 | 肺栓塞 | 食管破裂 | 张力性气胸 |
|---|---|---|---|---|---|
| 伴随症状 | 发热、濒死感、呼吸困难、休克等 | 烦躁、焦虑、濒死感、休克等 | 咯血、呼吸困难、咳嗽、休克、晕厥等 | 呕血、休克 | 发绀、呼吸困难 |
| 主要体征 | $S_1$减弱、心律失常等 | 双上肢血压明显不同，脉搏缺失等 | 肺部湿啰音，$P_2$>$A_2$等 | 面、颈、胸部皮下气肿 | 患侧叩诊呈鼓音，呼吸音消失 |
| 常见诱因 | 情绪激动、劳累等 | 情绪激动、突发血压升高 | 长期卧床、手术等 | 剧烈呕吐 | 剧烈咳嗽等 |
| 辅助检查 | ECG、心肌酶、肌钙蛋白、超声心动图等 | 超声心动图、CTA、MRI | ECG、CTA、D二聚体、血气分析 | 食管造影、胸片、CT | 胸片、CT |

## 学习小结

1. 学习内容

胸痛
- 病因：胸壁性胸痛、胸膜性胸痛、缺血性胸痛、其他疾病
- 临床表现：四类常见胸痛的临床特点
- 问诊要点：胸痛的急缓、部位、性质、程度、放射痛及诱发缓解因素
- 伴随症状、诊断思路

2. 学习方法

掌握胸痛的临床表现及伴随症状，致死性胸痛的鉴别要点。

（文红艳）

## 复习思考题

胸膜性胸痛与缺血性胸痛有哪些不同？

# 第七章

# 咳嗽与咳痰

学习目的

通过学习,学会咳嗽与咳痰的诊断、鉴别诊断,为心肺疾病的临床诊断打下基础。

学习要点

病因及机制、临床表现及特征。

咳嗽(cough)是由于延髓咳嗽中枢受刺激引起咽肌、膈肌和其他呼吸肌收缩,表现为深吸气后,声门关闭,继以突然剧烈的呼气,冲出狭窄的声门裂隙产生咳嗽动作并发出声音。咳痰是气管、支气管的分泌物或肺泡内的渗出液等借助咳嗽排出。

咳嗽、咳痰是临床常见症状。咳嗽是一种防御性反射,通过咳嗽可以清除呼吸道分泌物及气道内异物。咳嗽也可引起气道内炎症的扩散,剧烈的咳嗽还可导致呼吸道出血,诱发自发性气胸等。同时频繁的咳嗽可以影响工作与休息。

【发生机制】咳嗽是由于耳、鼻、咽、喉、支气管、胸膜等区域受到异常气体、异物、局部炎症、渗出物、分泌物、肿瘤等刺激,产生冲动传入延髓咳嗽中枢,再通过运动神经,即喉下神经、膈神经和脊髓神经,分别引起咽肌、膈肌和其他呼吸肌的收缩。

呼吸道发生炎症时,黏膜充血、水肿,黏液分泌增多,毛细血管壁通透性增加,浆液渗出,此时含红细胞、白细胞、巨噬细胞、纤维蛋白等的渗出物与黏液、吸入的尘埃和某些组织破坏物等混合而形成痰液,随咳嗽动作排出。

【病因】

1. 呼吸道疾病　咽喉炎、喉癌等可引起干咳;各种物理(包括异物)、化学、过敏因素刺激鼻咽部至小支气管呼吸道黏膜时,均可引起咳嗽,其中以喉部杓状间隙和气管分叉部黏膜最敏感;支气管炎、支气管扩张症、支气管哮喘、支气管内膜结核等疾病;肺部细菌、真菌、病毒、支原体、寄生虫感染,肺部肿瘤等均可引起咳嗽和(或)咳痰。而呼吸道感染是引起咳嗽、咳痰最常见的原因。

2. 胸膜疾病　如各种原因所致的胸膜炎、胸膜间皮瘤、自发性气胸或胸腔穿刺等。

3. 心血管疾病　二尖瓣狭窄或其他原因所致肺淤血、肺水肿,因肺泡及支气管内有浆液性或血性漏出液,引起咳嗽。右心或体循环静脉栓子脱落造成肺栓塞时也可引起咳嗽。

4. 中枢神经因素　从大脑皮质发出冲动传至延髓咳嗽中枢,人体可随意引起咳嗽反射或抑制咳嗽反射。脑炎、脑膜炎时也可出现咳嗽。

5. 其他因素　鼻后滴漏综合征,由于鼻部疾病引起分泌物倒流至鼻后和咽喉部,甚至反流入声门或气管,导致咳嗽。胃食管反流病,由于反流物的刺激,少数患者以咳嗽和哮喘为首发或主要症状。血管紧张素转化酶抑制剂抑制缓激肽酶,引起前列腺素增加,导致刺激性干咳。

【问诊要点】

1. 发病性别与年龄　婴幼儿呛咳的主要原因是异物吸入,青壮年长期咳嗽常见于肺结核、支气管扩张症,男性40岁以上长期吸烟者则须考虑慢性支气管炎、肺气肿、支气管肺癌,青年女性咳嗽须注意支气管内膜结核和支气管腺瘤等。

2. 咳嗽性质

(1) 干性咳嗽:指咳嗽无痰或痰量甚少。常见于急性咽炎、急性支气管炎初期、胸膜疾病、支气管异物、肺癌等。

(2) 湿性咳嗽:指带有痰液的咳嗽。①痰液性质:可分为黏液性、浆液性、脓性和血性等。黏液性痰多见于急性支气管炎、支气管哮喘及大叶性肺炎的初期,也可见于慢性支气管炎、肺结核等;浆液性痰见于肺水肿;脓性痰见于化脓性细菌性下呼吸道感染如支气管扩张症、肺脓肿等;血性痰见于肺结核、支气管扩张症、肺癌等。②痰液量:健康人很少有痰,急性呼吸道炎症的痰量较少,痰量多常见于支气管扩张症、肺脓肿和支气管胸膜瘘,且排痰与体位有关。痰量多时静置后可出现分层现象,上层为泡沫,中层为浆液或浆液脓性,下层为坏死物质。恶臭痰提示有厌氧菌感染。③痰液颜色:铁锈色痰为典型肺炎球菌肺炎的特征;黄绿色或翠绿色痰提示铜绿假单胞菌感染;砖红色胶冻状痰见于克雷伯杆菌肺炎;白色黏稠且牵连成丝难以咳出,提示有真菌感染;大量稀薄浆液性痰中含粉皮样物,提示棘球蚴病(包虫病);粉红色泡沫痰是急性肺水肿的特征;如果日咳数百至上千毫升浆液泡沫痰,还需考虑肺泡癌的可能。

3. 咳嗽程度　单声咳常出现在干性胸膜炎、大叶性肺炎等患者;发作性咳嗽可见于百日咳、支气管内膜结核;嗅到异味时咳嗽加剧多见于支气管哮喘患者;长期咳嗽(3个月以上)常见于慢性支气管炎、支气管扩张症、鼻后滴漏综合征、变异性哮喘、肺脓肿、肺结核和胃食管反流病。

4. 咳嗽的音色　①咳嗽声音嘶哑:多为声带的炎症或肿瘤压迫喉返神经所致;②鸡鸣样咳嗽:表现为连续阵发性剧咳伴有高调吸气回声,多见于百日咳、会厌、喉部疾患或气管受压;③金属音咳嗽:常见于纵隔肿瘤、主动脉瘤或支气管癌直接压迫气管所致的咳嗽;④咳嗽声音低微且无力:见于严重肺气肿、声带麻痹及极度衰弱者。

5. 伴随症状

(1) 伴发热:多见于急性呼吸道感染、肺结核、胸膜炎等。

(2) 伴胸痛:常见于肺炎、胸膜炎、支气管肺癌、肺栓塞和自发性气胸等。

(3) 伴呼吸困难:见于喉头水肿、喉肿瘤、支气管哮喘、慢性阻塞性肺病、重症肺炎、肺结核、大量胸腔积液、气胸、肺淤血、肺水肿及气管或支气管异物。

(4) 伴咯血:常见于支气管扩张症、肺结核、肺脓肿、支气管肺癌、二尖瓣狭窄、支气管结石、肺含铁血黄素沉着症等。

(5) 伴大量脓痰:常见于支气管扩张症、肺脓肿、肺囊肿合并感染和支气管胸膜瘘。

（6）伴有哮鸣音：多见于支气管哮喘、慢性喘息型支气管炎、心源性哮喘、弥漫性毛细支气管炎、气管与支气管异物等。支气管肺癌因气管、支气管不完全阻塞可出现较固定的哮鸣音。

（7）伴有杵状指（趾）：常见于支气管扩张症、慢性肺脓肿、支气管肺癌和脓胸等。

【诊断思路】

1. 全面收集咳嗽患者临床资料　注意起病年龄,发病急缓,咳嗽特点（单咳或阵咳,声音、程度等）,痰液特点（颜色、量、气味等）,病程长短,心肺疾病史;详细全面体格检查,重点进行心肺检查。

2. 综合分析提出可能诊断　如呼吸系统疾病多伴有其他呼吸道症状及相应肺部体征,如脓痰、咯血、呼吸困难、哮鸣音、湿啰音等;心血管疾病常伴有心悸、胸闷、心脏扩大、心律失常、心脏杂音等;胸膜疾病多为干咳、胸痛、呼吸困难、患侧肺部呼吸减弱或消失等。

3. 进行相关辅助检查　根据初步诊断进行相关检查,如痰液培养、细胞学检查、呼吸功能测定、纤维支气管镜、胸部 X 线摄片、CT 或 MRI、心脏超声等以明确诊断。

### 学习小结

1. 学习内容

| 咳嗽与咳痰 | 发生机制:耳、鼻、咽、喉、支气管、胸膜等受到刺激 |
| --- | --- |
| | 病因:呼吸道疾病、胸膜疾病、心血管疾病、中枢神经因素、其他因素 |
| | 问诊要点、伴随症状、诊断思路 |

2. 学习方法

从咳嗽的病因发病机制、问诊要点入手,结合其伴随症状,进行诊断。

（文红艳）

### 复习思考题

咳嗽的性质对咳嗽的病因诊断有何意义?

# 第八章

# 咯 血

学习目的

学会咯血的识别、诊断、鉴别诊断,从而为咯血的临床处理打下基础。

学习要点

咯血的病因、机制及临床表现。

喉及喉以下的呼吸道及肺组织的出血,经口腔咯出称为咯血(hemoptysis)。咯血常见于呼吸系统、循环系统疾病,少数为血液系统等其他疾病导致。

【病因与发生机制】

1. 支气管疾病 常见有支气管扩张症、支气管肺癌和慢性支气管炎等;少见的有支气管结石、支气管腺瘤、支气管黏膜非特异性溃疡、支气管内膜结核等。其发生机制主要是炎症、肿瘤等致支气管黏膜损伤,引起毛细血管通透性增加,或黏膜下血管破裂出血。

2. 肺部疾病 常见有肺结核、肺炎、肺脓肿等;其次有肺淤血、肺栓塞、肺吸虫病、肺真菌病、肺泡炎、肺含铁血黄素沉着症和肺出血-肾炎综合征等。在我国,引起咯血的首要原因仍为肺结核。其发生机制为结核病变使毛细血管通透性增高,血液渗出,导致痰中带血或小血块;如病变累及小血管,使管壁破溃,则造成中等量咯血;如空洞壁肺动脉分支扩张形成的小动脉瘤破裂,或继发的结核性支气管扩张形成的动静脉瘘破裂,则造成大量咯血,甚至危及生命。

3. 心血管疾病 较常见为二尖瓣狭窄,其次为心脏病所致继发性肺动脉高压或原发性肺动脉高压,另有肺栓塞、肺血管炎、肺动静脉瘘、肺毛细血管扩张症、高血压等引发的急性左心衰等。其发生机制:①肺淤血和毛细血管通透性增加,血液漏出到肺泡,见于急性肺水肿;②肺循环和支气管静脉间的侧支循环血管扩张,支气管内膜下曲张的静脉破裂,见于二尖瓣狭窄;③静脉或右心内血栓脱落,阻塞肺血管使肺泡坏死和出血,见于肺栓塞;④支气管黏膜微血管或肺泡毛细管破裂出血,见于慢性心力衰竭肺淤血。

4. 其他 ①血液病:如白血病、血小板减少性紫癜、血友病、再生障碍性贫血等。②某些急性传染病:如流行性出血热、肺出血型钩端螺旋体病等。③风湿性疾病:如结节性多动脉炎、系统性红斑狼疮、Wegener 肉芽肿、白塞病等。④气管、支气管子宫内膜异位症等均可引起咯血。

【临床表现】

1. 颜色与性状 暗红色血痰多见于二尖瓣狭窄;大叶性肺炎为铁锈色痰;砖红色

胶冻状痰见于克雷伯杆菌肺炎;反复脓血痰见于支气管扩张症、肺脓肿;急性肺水肿为粉红色泡沫痰;黏稠暗红色血痰见于肺栓塞。

2. 咯血量　少量咯血为每日咯血量在 100ml 以内,常见于急性支气管炎、肺结核、肺癌等;中等量咯血每日出血量在 100～500ml,常见于二尖瓣狭窄等;大咯血为每日咯血量超过 500ml,或单次咯血量超过 100ml,常见于支气管扩张症、空洞型肺结核、肺脓肿等,大咯血常可阻塞呼吸道,造成窒息死亡。

【问诊要点】

1. 发病年龄及咯血表现　发病年龄及咯血性状对分析咯血病因有重要意义。如青壮年咯血多考虑肺结核、支气管扩张症等;中年以上间断或持续痰中带血除慢性支气管炎外还须高度警惕支气管肺癌的可能;中老年有慢性潜在疾病出现咳砖红色胶冻样血痰时多考虑克雷伯杆菌肺炎等。

2. 既往病史、个人史　须注意既往有无心肺疾病史,有无结核病接触史、吸烟史、职业性粉尘接触史、生食海鲜史,是否到流行病疫区及月经史等。如肺寄生虫病所致咯血、子宫内膜异位症所致咯血均须结合上述病史做出诊断。

3. 伴随症状

(1) 伴发热:多见于肺结核、肺炎、肺脓肿、流行性出血热、肺出血型钩端螺旋体病、支气管肺癌等。

(2) 伴胸痛:见于支气管肺癌、大叶性肺炎、肺结核、肺栓塞、急性心肌梗死等。

(3) 伴脓痰:见于支气管扩张症、肺脓肿、空洞型肺结核继发细菌感染等。

(4) 伴呼吸困难:见于二尖瓣狭窄、急性左心衰、肺栓塞等。

(5) 伴皮肤黏膜出血:可见于血液病、风湿病及钩端螺旋体病和流行性出血热等。

(6) 伴杵状指:见于支气管扩张症、肺脓肿、支气管肺癌、法洛四联症等。

(7) 伴黄疸:须注意钩端螺旋体病、肺炎球菌肺炎、肺栓塞等。

【诊断思路】

1. 确定是否咯血　经口腔排出的血液需要仔细鉴别是口腔、鼻腔、上消化道的出血还是咯血。须仔细检查口腔与鼻咽部,观察局部有无出血灶。呕血(hematemesis)是指上消化道出血经口腔呕出,出血部位多见于食管、胃及十二指肠。对于咯血与呕血可根据病史、体征及其他检查方法进行鉴别(表8-1)。

表 8-1　咯血与呕血的鉴别

| | 咯血 | 呕血 |
|---|---|---|
| 病史 | 常有呼吸、循环系统病史 | 常有消化性溃疡、肝硬化病史 |
| 出血前症状 | 喉部痒、异物感,伴咳嗽 | 上腹部不适、恶心感,伴呕吐 |
| 出血方式 | 咯出 | 呕出 |
| 颜色 | 鲜红或暗红色 | 棕黑色或暗红色 |
| 血内混合物 | 多混有泡沫、痰液 | 多混有胃液、食物残渣 |
| 黑便 | 无,如咽下可出现 | 有 |
| 酸碱度 | 呈碱性 | 呈酸性 |

2. 寻找咯血的部位和病因 注意咯血者年龄,出血颜色、量等,是否伴有咳嗽、咳痰、胸痛、发热等呼吸系统症状及相关体征,或胸痛、呼吸困难、心悸等心血管系统症状及相关体征,以区分是呼吸系统或循环系统疾病。伴有全身多部位出血多为血液系统疾病或急性传染病等。

3. 进行相关辅助检查确定诊断 通过痰液检查,胸部 X 线、CT、MRI,纤维支气管镜检查,以明确呼吸道病变及出血部位;通过放射核素显像、心脏超声、心电图等确定循环系统病因;进行出凝血功能检查,骨髓细胞学检查确定血液系统疾病等。

## 学习小结

1. 学习内容

咯血
- 概念:喉及喉以下的呼吸道及肺组织的出血,经口腔咯出称为咯血
- 病因:支气管疾病、肺部疾病、心血管疾病、其他疾病
- 临床表现:颜色与性状,咯血量,伴随症状
- 问诊要点:发病年龄、咯血表现,既往病史,个人史
- 咯血与呕血的鉴别

2. 学习方法

明确咯血的概念、掌握咯血与呕血的鉴别。

(文红艳)

## 复习思考题

咯血与呕血如何鉴别?

# 第九章

## 呼 吸 困 难

**学习目的**
通过学习,学会呼吸困难的识别、诊断、鉴别诊断。
**学习要点**
呼吸困难的病因及机制、临床表现及特征。

呼吸困难(dyspnea)是指患者主观感到空气不足、呼吸费力,客观上表现为呼吸用力,呼吸频率、深度、节律发生改变,严重时出现鼻翼扇动、端坐呼吸、甚至发绀。

【病因】

1. 呼吸系统疾病

（1）呼吸道阻塞:常见于喉、气管、支气管的炎症、水肿、肿瘤或异物所致的狭窄或阻塞及支气管哮喘、慢性阻塞性肺疾病等。

（2）肺部疾病:常见于肺炎、肺脓肿、肺结核、肺不张、肺淤血、肺水肿、弥漫性肺间质疾病、细支气管肺泡癌等。

（3）胸壁、胸廓及胸膜疾病:常见于严重胸廓畸形、胸腔积液、自发性气胸、广泛胸膜粘连、结核、外伤等。

（4）膈运动障碍:常见于膈肌麻痹、大量腹腔积液、腹腔巨大肿瘤、胃扩张和妊娠末期等。

2. 循环系统疾病　常见于先天性心脏病、心脏瓣膜病、冠状动脉粥样硬化性心脏病、高血压性心脏病、心肌炎、心肌病等所致的左心和(或)右心衰竭、心包积液、肺栓塞和原发性肺动脉高压症等。

3. 中毒　常见于糖尿病酮症酸中毒、吗啡类药物中毒、有机磷农药中毒、氰化物中毒、亚硝酸盐中毒和急性一氧化碳中毒等。

4. 神经精神性疾病　中枢神经系统疾病如脑出血、脑外伤、脑肿瘤、脑炎、脑膜炎、脑脓肿等颅脑疾病引起呼吸中枢功能障碍,脊髓灰质炎病变累及颈髓;周围神经及肌肉疾病如急性多发性神经根炎和重症肌无力等;精神因素所致的呼吸困难,如癔症等。

5. 血液病　常见于各种原因导致的重度贫血、高铁血红蛋白血症、硫化血红蛋白血症等。

【发生机制与临床表现】

1. 肺源性呼吸困难

（1）吸气性呼吸困难：为上呼吸道阻塞，表现吸气显著费力，严重者吸气时可见"三凹征"，为胸骨上窝、锁骨上窝和肋间隙吸气时明显凹陷，可伴有干咳及高调吸气性喘鸣音。常见于喉部、气管、大支气管的狭窄与阻塞，如喉头水肿、痉挛，气管异物，支气管癌等。

（2）呼气性呼吸困难：为下呼吸道阻塞，表现呼气费力、呼气缓慢及时间明显延长，常伴有呼气期哮鸣音。主要是由于肺泡弹性减弱和（或）小支气管的痉挛或炎症所致。常见于慢性支气管炎（喘息型）、慢性阻塞性肺气肿、支气管哮喘、弥漫性泛细支气管炎等。

（3）混合性呼吸困难：表现为吸气与呼气均感费力、呼吸频率增快、深度变浅，可伴有呼吸音异常或病理性呼吸音。主要是由于肺组织病变，肺呼吸面积减少导致换气功能障碍或胸膜腔病变导致限制性通气功能障碍。常见于重症肺炎、重症肺结核、肺栓塞、弥漫性肺间质疾病、大量胸腔积液、气胸、广泛性胸膜增厚等。

2. 心源性呼吸困难　主要由左心衰引起，发生的主要原因是肺淤血和肺泡弹性降低。其机制为：①肺淤血，使气体弥散功能降低；②肺泡张力增高，刺激牵张感受器，通过迷走神经反射兴奋呼吸中枢；③肺泡弹性减退，使肺活量减少；④肺循环压力升高对呼吸中枢的反射性刺激。左心衰竭引起的呼吸困难为混合性呼吸困难，主要临床表现有：

（1）劳力性呼吸困难（exertional dyspnea）：表现为体力活动时出现或加重，休息时减轻或缓解。其发生机制：①体力活动时回心血量增多，肺淤血加重，肺顺应性下降；②心率加快、舒张期缩短，心排血量下降，肺淤血加重；③体力活动时组织耗氧量增加，引起缺氧及二氧化碳潴留，刺激呼吸中枢，发生呼吸困难。

（2）端坐体位呼吸（orthopnea）：呼吸困难表现为端坐时减轻，平卧位时加重，常被迫采取端坐或半卧位。其发生机制为：①平卧时回心血量增多，肺淤血增加；②平卧时膈肌上抬，胸廓运动受限。

（3）夜间阵发性呼吸困难（paroxysmal nocturnal dyspnea）：表现为夜间睡眠中惊醒，突感胸闷，空气不足，被迫坐起，呼吸加深加快，重者可见面色发绀、大汗、有哮鸣音、咳浆液性粉红色泡沫痰，两肺底有较多湿性啰音，心率加快，可有奔马律，轻者数分钟至数十分钟后症状逐渐减轻、消失。此种呼吸困难亦称"心源性哮喘"（cardiac asthma）。其发生机制为：①睡眠时迷走神经兴奋性增高，冠状动脉收缩，心肌供血减少，心功能降低；②小支气管收缩，肺泡通气量减少；③仰卧位时肺活量减少，静脉回心血量增多，致肺淤血加重；④呼吸中枢敏感性降低，对肺淤血引起的轻度缺氧反应迟钝，当淤血加重，缺氧明显时，才兴奋呼吸中枢做出应答反应。

右心衰竭严重时也可引起呼吸困难，但程度较左心衰竭轻，其主要原因为体循环淤血所致。其发生机制为：①右心房和上腔静脉压升高，刺激压力感受器反射性地兴奋呼吸中枢；②血氧含量减少，乳酸、丙酮酸等代谢产物增加，刺激呼吸中枢；③淤血性肝大、腹腔积液和胸腔积液，使呼吸运动受限。

3. 中毒性呼吸困难

（1）代谢性酸中毒：其产生机制为血中酸性代谢产物增多，刺激颈动脉窦、主动脉体化学受体或直接兴奋呼吸中枢引起呼吸困难。其主要表现为呼吸深长而规律，称为酸中毒深大呼吸（Kussmaul 呼吸）。常见于引起代谢性酸中毒的疾病如尿毒症、糖

笔记

37

尿病酮症酸中毒等。

（2）药物中毒：使用抑制呼吸中枢的药物过量。表现为呼吸变慢、变浅伴有呼吸节律异常的改变如潮式呼吸（Cheyne-Stokes 呼吸）、间停呼吸（Biots 呼吸）。见于吗啡、巴比妥类药物中毒等。

（3）化学、毒物中毒：常见于一氧化碳中毒、亚硝酸盐和苯胺类中毒、氰化物中毒、有机磷农药中毒。其发生机制分别为：CO 与血红蛋白结合形成碳氧血红蛋白，失去携带氧的能力导致缺氧而产生呼吸困难；亚硝酸盐和苯胺类使血红蛋白变为高铁血红蛋白失去携带氧的能力导致缺氧；氰化物抑制细胞色素氧化酶的活性，影响细胞呼吸作用，导致组织缺氧引起呼吸困难；有机磷农药引起呼吸中枢抑制。

4. 中枢性呼吸困难　由于头颅疾病导致颅内压增高和（或）脑供血减少引起呼吸中枢抑制，表现为呼吸慢而深，常伴有呼吸节律的改变，如双吸气（抽泣样吸气）、呼吸遏制（吸气突然停止）等。

5. 癔症性呼吸困难　主要表现为呼吸频率快而浅，伴有叹息样呼吸或出现口周及四肢麻木，手足搐搦。发生机制为过度通气引起呼吸性碱中毒所致。

6. 血源性呼吸困难　主要由红细胞质或量异常，导致携氧量减少，血氧含量降低所致。表现为呼吸浅，心率快。

【问诊要点】

1. 发病情况　询问患者是吸气或呼气性还是混合性呼吸困难，起病是突然发生、缓慢发生，还是渐进发生。

2. 发病原因　包括有无引起呼吸困难的基础病因和直接诱因，如心、肺、血液或神经系统疾病史，有无药物、毒物摄入史，有无外伤或异物吸入史。

3. 呼吸困难与活动、体位的关系　左心衰竭引起的呼吸困难在活动或平卧时加重。

4. 伴随症状

（1）伴发热：多见于肺炎、肺脓肿、肺结核、胸膜炎、急性心包炎、脑炎、脑脓肿、脑出血等。

（2）伴哮鸣音：多见于支气管哮喘、心源性哮喘等。

（3）伴咳嗽、咳痰：见于慢性支气管炎、阻塞性肺气肿继发肺部感染、支气管扩张症、肺脓肿等；伴大量泡沫痰可见于有机磷农药中毒；伴粉红色泡沫痰见于急性左心衰竭。

（4）伴咯血：见于支气管结核、支气管扩张症、肺癌、二尖瓣狭窄等。

（5）伴胸痛：见于大叶性肺炎、急性渗出性胸膜炎、肺栓塞、自发性气胸、急性心肌梗死、支气管肺癌、外伤等。

（6）伴意识障碍：见于脑出血、脑膜炎、糖尿病酮症酸中毒、尿毒症、肺性脑病、急性中毒、休克型肺炎等。

【诊断思路】

1. 全面收集呼吸困难的临床资料　注意呼吸困难的特点如吸气性、呼气性或混合性呼吸困难，以及发病年龄，发生急缓，有无呼吸系统或循环系统疾病史，有无毒物接触史、异物吸入史等。进行全面细致的体格检查，重点是心脏及肺部检查。

2. 综合分析提出可能诊断　如呼吸系统疾病多伴有相关症状与体征，如咳嗽、咳痰、胸痛、咯血等。体格检查可有一侧肺部呼吸音减弱或消失、哮鸣音等。循环系统疾病伴有劳力性呼吸困难或端坐呼吸,伴胸闷、心悸、双肺底中细湿啰音,心脏扩大,心率快,呈奔马律,或有心脏杂音。根据可能诊断进行相关检查,如呼吸系统疾病,可进行痰培养、肺功能、胸片、胸部 CT 或 MRI、纤维支气管镜等检查。疑循环系统疾病可检查心电图、心脏超声,心肌酶、MRI、B 型利钠肽等检查。

3. 呼吸困难的初步鉴别　根据呼吸困难的临床特征,呼吸困难常见疾病的鉴别要点见表9-1。

表 9-1　呼吸困难常见疾病的鉴别要点

| | 呼吸系统疾病 | | 心脏疾病 | 血液病 | 中毒性 |
|---|---|---|---|---|---|
| 呼吸困难特点 | 上呼吸道阻塞为吸气性 | 下呼吸道阻塞为呼气性 | 多为劳力性 | 混合性 | 深大/浅慢/间停样等 |
| 体征 | 三凹征,吸气延长并有高调喘鸣音 | 呼气延长并有哮鸣音 | 两肺满布干、湿啰音 | 贫血或发绀 | 口唇发绀或樱桃红或大蒜味等 |
| 病因或诱因 | 吸入异物 | 过敏、感染等 | 劳累、紧张、感染等 | 失血;理化因素、药物等 | 吸入 CO,服用药物、接触有机磷杀虫剂 |
| 辅助检查 | 纤维支气管镜、CT | 胸片、肺功能、血气分析 | ECG、胸片、心脏超声 | 骨髓检查、血红蛋白检查等 | 毒物检查、血气分析 |
| 常见疾病 | 喉头及气管水肿、主支气管异物、肿瘤 | 支气管哮喘、慢性支气管炎 | 急性心梗、心肌炎、心肌病、心脏瓣膜病等 | 重度贫血、白血病、再障、高铁血红蛋白血症等 | 糖尿病、CO中毒、有机磷杀虫剂中毒、药物中毒 |

## 学习小结

1. 学习内容

呼吸困难
- 病因:呼吸系统疾病、循环系统疾病、中毒与血液病、神经精神性疾病
- 临床表现、问诊要点、伴随症状
- 呼吸困难常见疾病的鉴别要点

2. 学习方法

明确呼吸困难的概念,掌握呼吸困难的临床表现及伴随症状。

(文红艳)

复习思考题

引起呼气性呼吸困难的常见疾病有哪些?

# 第十章

# 发　绀

学习目的

通过学习,学会发绀的识别、诊断、鉴别诊断,为缺氧性疾病的临床处理打下基础。

学习要点

病因及机制、临床表现及特征。

发绀(cyanosis)是指血液中还原血红蛋白增多或出现高铁血红蛋白(>30g/L)、硫化血红蛋白(>5g/L)等异常血红蛋白时,皮肤和黏膜呈青紫色,亦称紫绀。全身皮肤黏膜均可出现发绀,但以皮肤较薄、色素较少和毛细血管较丰富的部位,如口唇、指(趾)、甲床、耳垂、面颊等部位最明显。

【发生机制】 发绀是由于血液中还原血红蛋白的绝对量增加所致。如正常血液中含血红蛋白为150g/L,每克血红蛋白能携氧1.32ml,血氧含量约为20ml/dl,此种情况称为100%氧饱和度。正常动脉的血氧饱和度为95%,其中氧合血红蛋白约为142.5g/L,还原血红蛋白仅为7.5g/L。而血液经过周围组织时,组织细胞从毛细血管血液中摄取氧,使血液氧合血红蛋白减少,故静脉血氧含量降低,氧饱和度约为70%,其中氧合血红蛋白含量105g/L,还原血红蛋白约为45g/L。当血液中还原血红蛋白含量>50g/L时,即可出现发绀,此时动脉血氧饱和度一般<85%。此外,若患者血红蛋白增多达180g/L时,虽然动脉血氧饱和度>85%亦可出现发绀,而严重贫血(Hb<60g/L)时,虽动脉血氧饱和度明显降低,但常不能显示发绀。故发绀并不能确切反映动脉血氧下降的情况。

【病因与临床表现】

1. 血液中还原血红蛋白增加(真性发绀)

(1) 中心性发绀:是由于动脉血氧饱和度过低所致,此类发绀的特点为全身性,除四肢及颜面外,也累及躯干皮肤,皮肤温度正常。①肺源性发绀:由于通气功能障碍,通气/血流比例失调,气体弥散障碍等引起。常见于肺血管疾病:如原发性肺动脉高压症、肺淤血、肺动静脉瘘、结节性多动脉炎等;急性呼吸系统疾病:如喉、气管、支气管的阻塞,肺炎,急性呼吸窘迫综合征等;慢性呼吸系统疾病:如阻塞性肺气肿、弥漫性肺间质纤维化、肺结节病、尘肺、肺不张等。②心源性发绀:由于异常通道分流,使部分静脉血未通过肺的氧合作用而进入体循环动脉,如分流量超过心输血量的1/3,即可出现发绀。见于肺血流减少型:如法洛四联症、三尖瓣闭锁、肺动脉瓣闭锁、爱勃斯坦畸形、艾森曼格综合征与艾森曼格病等。肺血流增多型：如大血管错位、完全性肺静脉畸形引流、右室双出口、单心室等。

（2）周围性发绀：动脉血氧饱和度正常。主要由于血液经过组织时流速减慢，组织摄氧过多，使毛细血管内还原血红蛋白增多。其特点为发绀常出现于肢体的末端与下垂部位。这些部位的皮肤发凉，通过按摩或加温使皮肤转暖，发绀可消退。此特点亦可作为与中心性发绀的鉴别点。此型发绀可分为：①淤血性周围性发绀：常见于体循环淤血，如右心衰竭、渗出性心包炎、缩窄性心包炎、血栓性静脉炎、上腔静脉阻塞综合征、下肢静脉曲张等；②缺血性周围性发绀：常见于引起心排血量减少和局部血流障碍的疾病，如严重休克，暴露于寒冷中和血栓闭塞性脉管炎、雷诺（Raynaud）病、肢端发绀症、冷球蛋白血症等。

（3）混合性发绀：中心性发绀与周围性发绀同时存在，可见于心力衰竭等。

2. 血液中存在异常血红蛋白衍生物

（1）高铁血红蛋白血症：由于各种化学物质或药物中毒引起血红蛋白分子中二价铁被三价铁所取代，致使失去与氧结合的能力。当血中高铁血红蛋白量达到30g/L时可出现发绀。常见于苯胺、硝基苯、伯氨喹、亚硝酸盐、磺胺等中毒所致发绀，其特点是发绀急剧出现，抽出的静脉血呈深棕色，氧疗常不能改善发绀，给予静脉注射亚甲蓝或大量维生素C，发绀方可消退，分光镜检查可证实血中高铁血红蛋白存在。大量进食含亚硝酸盐的变质蔬菜引起中毒性高铁血红蛋白血症，也可出现发绀，称"肠源性发绀"。

（2）先天性高铁血红蛋白血症：自幼即有发绀，有家族史，无心、肺疾病及引起异常血红蛋白的其他原因，身体一般状况较好。

（3）硫化血红蛋白血症：为后天获得性。服用某些含硫药物或化学品后，使血液中硫化血红蛋白达到5g/L即可发生发绀。但一般认为本病患者须同时有便秘或服用含硫药物，在肠内形成大量硫化氢为先决条件。发绀的特点是持续时间长，可达数月以上，血液呈蓝褐色，分光镜检查可证明有硫化血红蛋白的存在。

【问诊要点】

1. 发病年龄　自出生或幼年即出现发绀者，常见于发绀型先天性心脏病，或先天性高铁血红蛋白血症。中青年多见于风湿性心脏病、先天性心脏病、急性心肌炎、急性呼吸窘迫综合征等。老年人多见于慢性呼吸道疾病所致呼吸衰竭或冠心病等引起心力衰竭所致。

2. 发绀部位与范围　发绀是全身性或局部性。如为周围性，则须询问有无心脏症状，如心悸、晕厥、胸痛、气促、咳嗽等。

3. 有关药物或化学物品等摄入史　急性起病又无心肺疾病表现的发绀，须询问有无摄入相关药物、化学物品、变质蔬菜、腌制食品等，同时是否存在便秘。

4. 伴随症状

（1）伴呼吸困难：常见于重症心、肺疾病及急性呼吸道阻塞、大量气胸等，而高铁血红蛋白血症虽有明显发绀，但一般无呼吸困难。

（2）伴杵状指（趾）：主要见于发绀型先天性心脏病及某些慢性肺部疾病。

（3）伴意识障碍：主要见于某些药物或化学物质中毒、休克、严重肺部感染或急性心功能衰竭等。

**【诊断思路】**

1. 注意发绀特点及相关病史 如发绀的部位、范围,四肢的温度;发病年龄;有无心肺疾病史;有无药物、化学物品或腌制食品摄入史;是否伴有呼吸困难、杵状指等。

2. 综合分析提出可能诊断 如全身发绀,既往有心脏病史,有胸闷、胸痛、心悸、气促及心脏扩大、奔马律、心律失常、心脏杂音等考虑心源性发绀,可进行动静脉血气分析、心脏超声、心电图等检查以验证诊断;若有呼吸系统疾病史,以及咳嗽、咳痰、咯血、一侧胸痛、肺部异常呼吸音及干、湿啰音等考虑为肺源性发绀,可进行呼吸功能测定、纤维支气管镜检查、胸部 X 线或 CT、MRI 等以确定诊断。

3. 发绀的初步鉴别 根据发绀的临床特征,发绀性疾病的鉴别要点见表 10-1。

表 10-1　发绀性疾病的鉴别要点

|  | 呼吸系统疾病 | 心脏疾病 | 周围血管疾病 | 中毒 |
|---|---|---|---|---|
| 发绀特点 | 中心性 | 中心性或混合性 | 周围性 | 中心性 |
| 血红蛋白 | 动脉血还原血红蛋白增多 | 动脉血还原血红蛋白增多 | 静脉血还原血红蛋白增多 | 高铁或硫化血红蛋白增多 |
| 发生机制 | 通气/血流异常或换气障碍 | 动静脉分流、换气障碍、静脉淤血 | 周围动脉狭窄或痉挛、静脉淤血 | 血红蛋白异常 |
| 常见疾病 | 支气管阻塞、肺部炎症、肺栓塞等 | 右向左分流性先心病、心衰、心包炎等 | 血栓闭塞性脉管炎、雷诺病、肢端发绀症等 | 亚硝酸盐、苯胺、磺胺等中毒等 |

## 学习小结

1. 学习内容

| 发绀 | 发生机制:缺氧,血液中还原血红蛋白增多;中毒,异常血红蛋白增多 |
| | 病因:肺源性发绀、心源性发绀、淤血性周围性发绀、缺血性周围性发绀 |
| | 问诊要点、伴随症状 |
| | 诊断思路,发绀性疾病的鉴别要点 |

2. 学习方法

从发绀的病因、发病机制、问诊要点入手,掌握其诊断思路。

(文红艳)

## 复习思考题

中心性发绀与周围性发绀如何鉴别?

# 第十一章

# 心 悸

学习目的

通过学习心悸的病因与机制,为心悸的诊断及鉴别诊断打下基础。

学习要点

心悸的发生机制、病因、发作特点。

心悸(palpitation)是一种患者自觉心脏跳动的不适感或心慌感。心悸是心血管疾病的常见症状。心悸时常伴心率或心律异常,但有些心律正常者也可出现心悸。心悸不一定有心脏病,而心脏病患者也可不发生心悸。

【发生机制】心悸发生机制目前尚未完全清楚,一般认为心脏活动过度是心悸发生的基础,可能与下列因素有关。

1. 心率改变 心动过速时,舒张期缩短,心室充盈不足,当心室收缩时心室肌与心瓣膜的紧张度突然增加,可引起心搏增强而感心悸;心动过缓时,舒张期延长,心室充盈量增加,收缩期心室内压上升缓慢,也可出现心悸。

2. 心律失常 过早搏动,在一个较长的代偿期之后的心室收缩,往往强而有力,会出现心悸;突然发生的阵发性心动过速,心悸常较明显;而在慢性心律失常,如持续性心房颤动可因逐渐适应而无明显心悸。

3. 心悸的发生又常与精神因素及注意力有关,焦虑、精神紧张及注意力高度集中时易于出现。

【病因】

1. 心脏搏动增强 心脏收缩力增强引起的心悸,可分为生理性和病理性。生理性见于健康人在剧烈运动或精神过度紧张时,也可因饮酒、喝浓茶或咖啡后,或应用某些药物如肾上腺素、麻黄碱、咖啡因、阿托品、甲状腺素片等,但历时短暂,心悸程度与以上药物摄入量大小及个体神经敏感性有关。病理性见于下列情况:

(1) 心室肥大:高血压性心脏病、主动脉瓣关闭不全、二尖瓣关闭不全等引起的左心室肥大,心脏收缩力增强,可引起心悸。动脉导管未闭、室间隔缺损因分流而进入相应心室的血流量增多,增加心脏的负荷量,导致心室肥大,也可引起心悸。

(2) 心脏搏出量增加:甲状腺功能亢进症、高热、贫血等因心率加快,心脏排血量增加引起心悸。低血糖、嗜铬细胞瘤等引起肾上腺素分泌增多,也可发生心悸。此外维生素 $B_1$ 缺乏引起的脚气病性心脏病,因硫胺缺乏,周围小动脉扩张,阻力降低,导致心输出量增多,也可出现心悸。

2. **心律失常** 心动过速、心动过缓、心律不齐等均可引起心悸。

(1) 心动过速:各种原因引起的窦性心动过速、阵发性室上性或室性心动过速等,均可发生心悸。

(2) 心动过缓:严重房室传导阻滞(二度、三度房室传导阻滞)、窦性心动过缓、病态窦房结综合征等可引起心悸,当心率突然减慢时更明显。

(3) 心律不齐:过早搏动、心房颤动等,由于心脏跳动不规则或有一段代偿间歇,患者感觉心悸甚至有停跳感觉。

3. **心脏神经症** 是由自主神经功能紊乱引起的,心脏本身并无器质性病变,多见于青年女性。临床表现除心悸外,常伴有多种症状,如心率加快、叹气样呼吸、心前区或心尖部隐痛,以及疲乏、头晕、头痛、耳鸣、失眠、记忆力减退等表现,且在焦虑、情绪激动等情况下更易发生。β肾上腺素能受体功能亢进综合征也与自主神经功能紊乱有关,除有心悸、心动过速、胸闷、头晕外尚可有心电图的一些改变,如出现窦性心动过速、轻度 ST 段下移、T 波平坦或倒置,易与心脏器质性病变相混淆,本病通过普萘洛尔试验可以鉴别,在应用普萘洛尔后,心电图恢复正常的,提示其改变为功能性。

【问诊要点】

1. **病史** 有无心脏病、内分泌系统疾病、呼吸系统疾病、贫血性疾病、神经症等疾病。

2. **诱因** 有无浓茶、咖啡、烟酒等嗜好,有无精神刺激史;有无使用某些药物,如肾上腺素、麻黄碱、钙离子拮抗剂、咖啡因、阿托品、甲状腺素片等。

3. **发作特点** 心悸发作的时间、频率、病程等,发作中有无心前区疼痛、发热、头晕、头痛、晕厥、抽搐、呼吸困难、多汗、消瘦、焦虑、失眠等相关症状,心悸是偶发还是频发等。

4. **伴随症状**

(1) 伴心前区疼痛:见于冠状动脉粥样硬化性心脏病(如心绞痛、心肌梗死)、心肌炎、心包炎,亦可见于心脏神经症等。

(2) 伴发热:见于急性传染性疾病、风湿热、心肌炎、心包炎、感染性心内膜炎等。

(3) 伴晕厥或抽搐:见于严重房室传导阻滞、心室颤动、阵发性室性心动过速、病态窦房结综合征等。

(4) 伴面色苍白、疲乏:见于各种贫血,尤其是急性或慢性失血引起的贫血。

(5) 伴呼吸困难:见于急性心肌梗死、心肌炎、心包炎、心力衰竭、重度贫血等。

(6) 伴消瘦、多汗:见于甲状腺功能亢进症。

(7) 伴失眠、多梦:见于心脏神经症。

【诊断思路】

1. **首先确定心悸是功能性还是器质性** 功能性多见于青年女性,常伴神经精神症状,体格检查及辅助检查无异常;器质性常有心脏病、甲状腺功能亢进症、贫血等病史,劳累可诱发,体格检查及心脏超声、心电图、心肌酶、甲状腺功能测定以及血常规检查常有异常改变。

2. **确定是心脏本身疾病还是心外疾病** 如突然发生的心悸持续时间短且有反复发作史,多提示与心律失常有关;心悸从幼年开始,提示先天性心脏病;体格检查以心脏检查为重点,同时注意有无贫血、甲状腺有无肿大及血管杂音等。

## 学习小结

1. 学习内容

```
                 ┌─概念─────┬─是一种患者自觉心脏跳动的不适感或心慌感
                 │         └─明确概念:有助于心悸的识别
                 │
                 ├─产生机制──┬─心率改变
                 │         ├─心律失常
                 │         └─精神因素
                 │
                 ├─病因─────┬─心脏搏动增强
   心悸─────────┤         ├─心律失常
                 │         └─心脏神经症
                 │
                 ├─发作特点──┬─心悸发作的时间、频率、病程
                 │         └─伴随症状:心前区疼痛、发热、头晕、头痛、晕厥、
                 │                  抽搐、呼吸困难、多汗、消瘦、焦虑等失眠
                 │
                 ├─问诊要点──┬─病史、诱因、发作特点
                 │         └─伴随症状
                 │
                 └─诊断思路──┬─鉴别:功能性还是器质性
                           └─鉴别:心脏本身疾病还是心外疾病
```

2. 学习方法

明确概念、了解机制;从心悸的发作特点及伴随症状来解析心悸的病因。

(周艳丽)

复习思考题

1. 简述心悸的病因、发作特点。
2. 简述心悸的发生机制。

# 第十二章

# 水　肿

　　水肿(edema)是指人体组织间隙有过多的液体积聚,其中发生于浆膜腔内称浆膜腔积液,如胸腔积液、腹腔积液、心包积液。水肿可分为全身性水肿与局部性水肿。一般情况下,水肿这一术语不包括内脏器官局部的水肿,如脑水肿、肺水肿等。

　　【发生机制】人体体液总容量和组织间液体总容量是相对稳定的,因而组织间隙无过多液体积聚。当体内外液体交换和(或)血管内外液体交换平衡失调,导致组织间液的生成大于回吸收时,过多的液体在组织间隙或体腔内积聚,从而产生水肿。

　　1. 体内外液体交换平衡失调——钠、水潴留　当肾小球滤过率下降和(或)肾小管对钠、水重吸收增多,球-管平衡失调,则导致钠、水潴留。

　　(1) 肾小球滤过率下降:①肾小球滤过面积明显减少,如各种肾炎;②有效循环血容量明显减少,从而使肾血流量进一步减少,有效滤过压下降,如充血性心力衰竭、肾病综合征等。此外尿路梗阻也可到有效滤过压下降。

　　(2) 肾小管重吸收钠、水增多:①心房肽(ANP)分泌减少:心房肽有排钠利尿的作用,心房肽分泌减少,近曲小管对钠、水的重吸收作用增加。②肾小球滤过分数增加:肾小球滤过分数=肾小球滤过率/肾血浆流量,充血性心力衰竭、肾病综合征等有效循环血量减少的疾病,因出球小动脉比入球小动脉收缩明显,肾小球滤过率相对增高,导致肾小球滤过分数增加,使近曲小管重吸收钠、水增多。③醛固酮、抗利尿激素增多:有效循环血量下降或其他原因所致的肾血流量减少可导致醛固酮分泌增加;肝脏功能障碍可导致醛固酮灭活减少,以上两者均可导致醛固酮增多,刺激抗利尿激素分泌增加,引起钠、水潴留。

　　2. 血管内外液体交换平衡失调——组织液增多　①毛细血管静水压升高:如右心衰竭;②毛细血管通透性增高:如各种炎症等;③血浆胶体渗透压降低:如血清白蛋白减少;④淋巴回流受阻:如丝虫病等。

【病因与临床表现】

1. 全身性水肿

（1）心源性水肿（cardiac edema）：常见于右心衰竭、缩窄性心包炎。主要因有效循环血容量减少，肾血流量减少，继发性醛固酮增多、抗利尿激素分泌增多、心房肽分泌减少；体循环回心血流受阻，静脉淤血、毛细血管静水压升高、组织液生成增多。水肿的特点是下垂性水肿，因下垂部位的静脉压较高，最早出现于踝内侧，经常卧床者以腰骶部明显，水肿的程度可因心力衰竭的程度而有所不同，严重者可出现胸水、腹水、心包积液、颜面水肿等。水肿呈对称性、凹陷性。心源性水肿常伴有右心衰竭的表现，如肝大、颈静脉怒张、肝-颈静脉回流征阳性等。

（2）肾源性水肿（renal edema）：可见于各型肾炎和肾病。主要是肾小球滤过率下降，而肾小管重吸收钠、水增加（球-管失衡），导致钠、水潴留；大量蛋白尿导致低蛋白血症，血浆胶体渗透压下降，形成水肿；肾实质缺血激活肾素-血管紧张素-醛固酮系统，醛固酮活性增加导致钠、水潴留；肾内前列腺素（$PGI_2$、$PGE_2$）生成减少，致使肾排钠减少。水肿的特点是早期清晨起床时眼睑及颜面水肿以后发展为全身水肿，肾病综合征时常出现中度或重度水肿及胸、腹水，凹陷性明显。患者常伴有高血压、蛋白尿、血尿、管型尿等肾功能损害的表现。

（3）肝源性水肿（hepatic edema）：常见于各种原因引起的肝硬化、重症肝炎等。失代偿期肝硬化主要表现为腹水，也可出现踝部水肿，而后逐渐向上蔓延，一般头、面部及上肢不发生水肿。水肿主要由门静脉高压症、肝淋巴液生成增多、低蛋白血症、继发性醛固酮增多、有效循环血容量减少导致肾小球滤过率下降等因素引起。肝源性水肿常伴有肝功能减退及门静脉高压等表现。

（4）营养不良性水肿（nutritional edema）：见于长期营养物质摄入减少、慢性消耗性疾病所致的低蛋白血症或维生素 $B_1$ 缺乏。其特点是水肿发生前常有消瘦、皮下脂肪减少、体重减轻等表现，水肿常从足部开始逐渐蔓延至全身，当补充足量的蛋白质和维生素 $B_1$ 后，水肿迅速缓解。

（5）内分泌源性水肿（edema of endocrinopathy）：如黏液性水肿，常见于甲状腺功能减退症，水肿以颜面及下肢较为明显，为非凹陷性水肿（因组织液含蛋白量较高）；其他内分泌源性水肿，见于皮质醇增多症、原发性醛固酮增多症、经前期紧张综合征、特发性水肿等。

（6）其他：药物性水肿、某些结缔组织病、妊娠高血压疾病、血清病、间脑综合征、硬皮病等。

2. 局部性水肿 ①局部炎症：罹患部位潮红、灼热、疼痛；②局部静脉回流受阻：血栓性静脉炎、下肢静脉曲张、上腔静脉阻塞综合征等；③淋巴回流受阻：如丝虫病、淋巴管炎、肿瘤压迫等，表现为象皮肿，患部皮肤粗糙、增厚，并起皱褶，皮下组织也增厚；④血管神经性水肿：属变态反应性疾病范畴，患者往往有某些药物或食物等过敏史。水肿特点是突然发生的，为无痛性、硬而有弹性，多见于面部、舌、唇等处，声门水肿可危及生命。

【问诊要点】

1. 水肿特点 水肿出现的时间、急缓，开始的部位及蔓延的情况，水肿的性质，为全身性或局部性，是否为对称性，有无胸水、腹水，与体位变化及活动的关系，女性患者还应询问水肿与月经的关系等。

2. 病史　有无心脏、肝脏、肾脏、内分泌及过敏性疾病史,有无应用肾上腺皮质激素、睾酮、雌激素等药物史。

3. 伴随症状

(1) 伴呼吸困难与发绀:多见于心脏病、上腔静脉阻塞综合征等。

(2) 伴蛋白尿、高血压、血尿:常提示肾脏疾病,轻度蛋白尿也可见于心源性水肿。

(3) 伴肝脏肿大:可见于肝源性、心源性、营养不良性,同时伴颈静脉怒张者见于心源性水肿。

(4) 伴肝掌、蜘蛛痣、脾大、腹壁静脉曲张:见于慢性肝病、肝硬化。

(5) 伴消瘦、体重减轻、贫血:见于营养不良。

(6) 伴乏力,颜面水肿及眉毛、头发稀疏,舌色淡、肥大,反应迟钝,神志淡漠:见于黏液性水肿。

【诊断思路】

1. 水肿的识别不难,但全身水肿早期可无皮下水肿表现,而仅表现为体重增加及皮肤绷紧感。

2. 水肿确定后,应区分是全身水肿抑或局部水肿。常见全身性水肿的鉴别见表12-1。

表 12-1　几种常见的全身性水肿的鉴别

|  | 肾源性水肿 | 心源性水肿 | 肝源性水肿 | 营养不良性水肿 |
|---|---|---|---|---|
| 病史 | 肾脏病史 | 心脏病史 | 肝脏病史 | 贫血、慢性消耗性疾病 |
| 水肿特点 | 眼睑、颜面开始,向下蔓延及全身 | 下垂部开始,向上蔓延全身 | 主要为腹水、轻度下肢水肿从踝部向上蔓延 | 足部开始逐渐蔓延至全身 |
| 伴随症状 | 伴其他肾脏病症如高血压、蛋白尿血尿、管型尿、眼底改变等 | 伴有心功能不全的病症如心脏扩大、颈静脉怒张、肝大、肝-颈静脉回流征 | 食欲减退、乏力脾大、黄疸、肝掌等 | 消瘦、乏力、贫血 |
| 超声检查 | 肾脏大小改变,肾实质弥漫性病变 | 心脏扩大或心包病变,下腔静脉增宽 | 肝脏大小、实质改变;脾脏肿大等 |  |
| 实验室检查 | 血尿、蛋白尿、管型尿及肾功能异常 |  | 肝功能严重受损 | 贫血及低蛋白血症 |

3. 进一步明确诊断,通过询问水肿的发病特点、患者的既往病史、水肿的伴随症状及进一步的相关检查明确病因。

**学习小结**

1. 学习内容

2. 学习方法

明确水肿的概念,了解发生机制;从临床表现与伴随症状来解析疾病的诊断。

(周艳丽)

**复习思考题**

1. 简述水肿的概念、病因。
2. 简述几种常见的全身性水肿的鉴别。

# 第十三章

# 恶心与呕吐

**学习目的**

通过学习恶心与呕吐的发生机制、病因及特征，为以呕吐为主要表现的疾病诊断打下基础。

**学习要点**

恶心与呕吐的发生机制、病因、特征及诊断方法。

恶心（nausea）为上腹部不适，紧迫欲呕的感觉，常伴有头晕、皮肤苍白、多汗、心动过缓、血压下降等迷走神经兴奋的症状。恶心常为呕吐的前驱症状，也可单独出现。呕吐（vomiting）是指胃内容物或部分小肠内容物经食管从口腔排出体外的一种反射动作。呕吐可将食入胃内的有害物质吐出，从而起到保护性作用，但频繁而剧烈的呕吐可引起失水、电解质紊乱、酸碱平衡失调、营养障碍，有时还会引起食管-贲门黏膜撕裂。神志不清者，呕吐物易误吸造成吸入性肺炎，甚至窒息而危及生命。

【发生机制】呕吐中枢位于延髓，由两个位置相邻而功能不同的机构控制，一是神经反射中枢，即呕吐中枢（vomiting center），位于延髓外侧网状结构的背部，接受来自消化道和身体其他部位、大脑皮质、前庭器官以及化学感受器触发带的传入冲动；二是化学感受器触发带（chemoreceptor trigger zone），位于延髓第四脑室的底面，其本身不能直接引起呕吐反射动作，但可接受各种外来的化学物质或药物［吗啡、洋地黄、依米丁（吐根碱）、氮芥、硫酸铜］及内生代谢产物的刺激，引发神经冲动，并将冲动传至呕吐中枢，引起呕吐。

呕吐为内脏与躯体的一个复杂而协调的反射动作，其过程分三个阶段，即恶心、干呕、呕吐。恶心时胃张力与蠕动减弱，十二指肠张力增强，但胃逆蠕动较弱或贲门不开，则胃内容物无从排出，患者有欲呕的感觉，可伴有或不伴十二指肠液反流；干呕时胃上部放松而胃窦部短暂收缩；呕吐时胃窦部持续收缩，胃逆蠕动，胃体与胃底张力减低，继而贲门开放，膈肌、肋间肌及腹肌收缩，腹压骤增，迫使胃内容物急速而猛烈地从胃经食管、口腔排出体外。呕吐与反食不同，反食是无恶心与呕吐的协调动作而将胃内容物经食管、口腔溢出体外。

【病因】

1. 反射性呕吐

（1）消化系统疾病：是反射性呕吐最常见的一类病因。

1）咽部刺激：如吸烟、剧烈咳嗽、鼻咽部炎症或溢脓等。

2）胃、肠疾病：急、慢性胃炎，食物中毒，消化性溃疡，胃肿瘤，急性胃扩张或幽门梗阻，功能性消化不良等。胃源性呕吐的特点是：常与进食有关，多有恶心先兆，呕吐后感觉轻松。肠源性呕吐，如急、慢性肠炎，急性阑尾炎，各型肠梗阻，腹型过敏性紫癜等。肠梗阻常伴腹痛、肛门停止排气排便。

3）肝、胆、胰腺与腹膜病变：急性或慢性肝炎、肝硬化、急性或慢性胆囊炎、胆石症、胆道蛔虫、急性胰腺炎、急性腹膜炎等。共同特点是：先有恶心先兆，呕吐后不感觉轻松。

（2）呼吸系统疾病：百日咳、急性或慢性支气管炎、支气管扩张、肺炎、急性胸膜炎、肺梗死等。

（3）心脏血管疾病：急性心肌梗死、充血性心力衰竭、急性心包炎、主动脉夹层等。

（4）泌尿生殖系统疾病：泌尿系统结石、急性肾炎、急性肾盂肾炎、急性盆腔炎、急性输卵管炎等。

（5）其他：青光眼、屈光不正、急性鼻窦炎、急性中毒、令人嫌恶的景象与气味等。

2. 中枢性呕吐

（1）中枢神经系统疾病：①颅内感染：如各种脑炎、脑膜炎、脑脓肿等；②脑血管疾病：脑出血、脑栓塞、脑血栓形成、高血压脑病、偏头疼等；③颅脑损伤：如脑挫裂伤或颅内血肿；④癫痫：尤其是癫痫持续状态。

（2）全身疾病：各种感染、内分泌与代谢障碍性疾病（早孕反应、甲状腺危象、糖尿病酮症酸中毒、尿毒症、水电解质及酸碱平衡失调）、其他（中暑、缺氧、急性溶血、休克）。

（3）药物反应与中毒：药物反应常见于洋地黄、吗啡、雌激素、雄激素、环磷酰胺。中毒见于有机磷农药中毒、毒蕈碱中毒、一氧化碳中毒等。

3. 前庭障碍性呕吐　前庭障碍性呕吐常伴听力障碍、眩晕等症状，如迷路炎、梅尼埃病、晕动症。

4. 神经性呕吐　常见于胃神经症、癔症等，常伴头痛、失眠、焦虑、抑郁等症状。

【问诊要点】

1. 呕吐起病的情况　既往有无呕吐病史、是否服用了导致呕吐的药物，有无明显的诱因（体位、精神因素、咽部刺激等）。晨间呕吐发生在育龄妇女，要考虑妊娠反应。尿毒症、慢性酒精中毒、鼻窦炎、慢性咽炎也可引起晨间恶心、干呕；服药后引起恶心、呕吐见于药物反应；乘车、船、飞机时发生呕吐见于晕动症。

2. 呕吐与进食的关系　进食过程中或餐后呕吐，多见于幽门管溃疡或精神性因素；进餐6小时以后呕吐，且呕吐物有隔夜宿食，多见于幽门梗阻；餐后短时间内呕吐，且集体发病的，见于急性食物中毒。

3. 呕吐特点　有恶心先兆，呕吐后感觉轻松得多见于胃源性呕吐；无恶心或很轻，呕吐后又可进食，且营养状态不受影响的多见于神经性呕吐；喷射性呕吐多见于颅内高压性呕吐。

4. 呕吐物的性质 呕吐物呈咖啡色,见于上消化道出血;呕吐隔日食物,且带腐败气味的,提示幽门梗阻;带粪臭味的提示低位小肠梗阻;呕吐物中含大量胆汁说明梗阻平面位于十二指肠乳头以下;含大量酸性液体者多见于胃泌素瘤或十二指肠溃疡;呕吐物中含蛔虫的见于胆道蛔虫或肠道蛔虫。

5. 伴随症状

(1)伴发热:见于全身及神经系统炎症。

(2)伴剧烈头痛:见于颅内高压、青光眼、偏头痛。

(3)伴眩晕、眼球震颤:见于前庭器官疾病。

(4)伴腹痛、腹泻:多见于急性胃肠炎、急性细菌性食物中毒及各种中毒、霍乱等。

(5)伴右上腹痛、高热、寒战及黄疸:见于胆囊炎或胆石症。

(6)伴贫血、水肿、尿液改变:见于肾功能不全。

【诊断方法】

1. 全身各系统疾病都可引起恶心、呕吐,所以必须进行认真、全面、系统的问诊和体格检查及必要的实验室及辅助检查。

2. 常见的以呕吐为主要症状的疾病鉴别见表13-1。

表13-1 常见以呕吐为主要症状的疾病鉴别

| | 病史 | 有无恶心 | 呕吐特点 | 伴随症状 | 相关检查 |
|---|---|---|---|---|---|
| 早孕反应 | 停经史 | 常无 | 早晨呕吐 | 常无 | 尿妊娠试验阳性 |
| 急性胃肠炎 | 不洁饮食史 | 常伴 | 呕吐后感轻松 | 腹痛、腹泻 | 大便检查及培养可发现异常 |
| 幽门梗阻 | 消化性溃疡或胃癌病史 | 可伴 | 餐后6小时以后呕吐,量多,有宿食 | 腹痛、腹胀、嗳气、泛酸 | X线及内镜检查可发现幽门梗阻及胃扩张 |
| 中毒 | 服药或服毒史 | 常伴 | 服药或服化学物、毒物后不久 | 相应中毒的伴随症状 | 呕吐物毒理学试验 |
| 神经性呕吐 | 有精神因素,减肥及节食史 | 常无 | 食后即吐,量不多 | 神经症症状 | 各种检查结果均阴性 |
| 结核性脑膜炎 | 结核病史 | 无 | 喷射性 | 发热、盗汗、乏力、消瘦 | 脑脊液有改变,可找到结核分枝杆菌 |
| 脑肿瘤 | 慢性进行性头痛史 | 无 | 喷射性 | 颅内高压症状 | 头颅CT、MRI可发现病灶 |
| 慢性肾衰 | 慢性肾脏疾病史 | 可伴 | 无明显特点 | 贫血、高血压皮肤瘙痒 | 尿液及肾功能检查异常 |

**学习小结**

1. **学习内容**

| | | |
|---|---|---|
| | 概念 | 恶心:为上腹部不适,紧迫欲呕的感觉 |
| | | 呕吐:胃内容物或部分小肠内容物经食管从口腔排出体外的一种反射动作 |
| | 产生机制 | 神经反射中枢 |
| | | 化学感受器触发带 |
| 恶心与呕吐 | 病因 | 反射性呕吐 |
| | | 中枢性呕吐 |
| | | 前庭障碍性呕吐 |
| | | 神经性呕吐 |
| | 问诊要点 | 起病情况 |
| | | 与进食的关系 |
| | | 呕吐的特点及呕吐物的性质 |
| | | 伴随症状 |
| | 诊断思路 | 系统问诊、体格检查、实验室检查、辅助检查 |
| | | 呕吐的临床疾病鉴别 |

2. **学习方法**

明确概念、了解机制,通过系统问诊来解析呕吐的病因。

(周艳丽)

**复习思考题**

呕吐的病因有哪些?

# 第十四章

# 呕血与黑便

呕血(hematemesis)是指上消化道疾病(屈氏韧带以上的消化道疾病,包括食管、胃、十二指肠、肝、胆、胰腺)或全身性疾病所致的上消化道出血,血液经口腔呕出。呕血时部分血液经肠道排出,血红蛋白中的铁与肠内硫化物结合成硫化铁而表现为黑便。呕血常伴黑便,是上消化道出血的主要表现,严重时可出现急性周围循环衰竭。

【病因】

1. 食管疾病　食管静脉曲张破裂、食管炎、食管癌、食管异物、食管贲门黏膜撕裂、食管憩室炎、食管损伤等。食管异物戳穿主动脉可引起大呕血,危及生命。

2. 胃及十二指肠疾病　最常见的是消化性溃疡,其次见于非甾体消炎药及应激所致的急性胃黏膜病变出血,也见于胃底静脉曲张破裂、Dieulafoy(杜氏)综合征(胃恒径动脉破裂)以及胃癌、急性或慢性胃炎、胃黏膜脱垂症、十二指肠炎等。

3. 肝、胆、胰的疾病　肝硬化引起的门静脉高压、胆道感染、胆石症、胆管癌、急性或慢性胰腺炎、胰腺癌等。

4. 全身性疾病

(1) 血液系统疾病:血小板减少性紫癜、过敏性紫癜、血友病、白血病、遗传性毛细血管扩张症、再生障碍性贫血、弥散性血管内凝血及其他凝血与止血障碍性疾病。

(2) 感染性疾病:流行性出血热、钩端螺旋体病、急性重症肝炎、败血症等。

(3) 结缔组织病:系统性红斑狼疮、结节性多动脉炎等。

(4) 其他:尿毒症、肺源性心脏病、呼吸衰竭等。

临床上,上消化道出血常见的病因依次是:消化性溃疡、食管与胃底静脉曲张破裂、急性胃黏膜病变。

【临床表现】

1. 呕血与黑便　呕血与黑便(melena)是上消化道出血的主要表现,一般来说呕血者常伴有黑便,而黑便者(出血量少)不一定有呕血。呕血的颜色与出血的量、出血的速度、出血的部位及在胃内停留的时间有关。出血多、在胃内时间短、出血位于食管则颜色鲜红或暗红;出血量较少、出血速度慢或在胃内停留时间长,则因血红蛋白与胃酸作用形成酸化正铁血红蛋白(hematin),呕吐物可呈咖啡渣样改变。

2. 失血性周围循环衰竭 因出血量的不同而临床表现不同,出血量为全身循环血量的10%以下时,患者一般无明显症状;出血量为全身循环血量的10%~20%时,可有头晕、乏力、心悸、口渴等症状;出血量超过全身循环血量的20%时,则有出冷汗、四肢厥冷、心慌、脉搏增快等急性失血的表现;出血量达到全身循环血量的30%以上时,患者可出现精神委靡、面色苍白、脉搏细弱、血压下降、尿量减少、呼吸急促、晕厥及休克等急性周围循环衰竭的表现。

3. 其他 发热、贫血、氮质血症等。

【问诊要点】

1. 确定是否为呕血 呕血应注意与口腔、鼻、咽部出血及咯血鉴别。

2. 病史 有无饮食不节、饮酒及服用某些损害消化道黏膜的药物,有无创伤史,有无消化性溃疡、肝硬化等病史。

3. 呕血及便血的颜色 出血方式及颜色有助于判断出血的部位、出血的速度、出血的量、在体内停留的时间。

4. 患者的一般情况 有无头晕、口渴、黑蒙、心悸、出汗等。

5. 伴随症状

(1)上腹痛:慢性、节律性、周期性上腹痛见于消化性溃疡;中老年患者,慢性无明显节律性上腹痛、进行性消瘦或贫血者应警惕胃癌。

(2)肝、脾大:肝大及肝区疼痛、质地坚硬、表面凹凸不平或呈结节性应考虑肝癌;脾大且伴蜘蛛痣、肝掌、腹水、腹壁静脉曲张,提示门静脉高压。

(3)黄疸、高热、寒战及右上腹痛:见于胆道疾病,尤其是急性梗阻性化脓性胆管炎。

(4)皮肤黏膜出血:多与血液系统疾病有关,如同时伴发热、黄疸应考虑败血症及感染性疾病。

【诊断思路】

1. 上消化道出血的确立 呕血需与咯血及口、鼻、咽喉部位出血鉴别,黑便应与食动物血、铁剂、铋剂等造成的黑便鉴别

2. 评估出血量 一般情况,成人每日消化道出血5ml以上粪便隐血试验可出现阳性;每日出血量超过50ml可引起黑便;胃内积血达250~300ml可引起呕血;出血量一次达400ml以上可出现全身性失血症状;短期内出血达1000ml以上可出现周围循环衰竭的表现。

3. 估计出血是否停止 有下列情况应考虑继续出血或再出血:①反复呕血,黑便次数增多;②周围循环衰竭的表现经输血补液后未见明显改善,或好转后再次恶化;③血红蛋白浓度、红细胞计数、血细胞比容进行性下降,网织红细胞计数持续增高;④在补液及尿量足够的情况下,血尿素氮持续或再次增高。

4. 确立病因与部位 询问既往病史及伴随症状,有无诱因。全面体格检查及有选择的实验室检查、上消化道内镜、腹部影像学检查及选择性动脉造影。

笔记

## 学习小结

### 1. 学习内容

```
                    ┌─ 概念 ──┬─ 呕血:上消化道疾病或全身性疾病所致的上消化道
                    │         │         出血,血液经口腔呕出
                    │         └─ 黑便:血液经肠道排出,血红蛋白中的铁与肠内硫化
                    │                   物结合成硫化铁而表现为黑便
                    │
                    │         ┌─ 食管疾病
                    ├─ 病因 ──┼─ 胃及十二指肠疾病
                    │         ├─ 肝、胆、胰的疾病
                    │         └─ 全身性疾病
呕血                │
与黑 ──────────────┤         ┌─ 呕血与黑便
便                  ├─ 临床表现 ─┼─ 失血性周围循环衰竭
                    │         └─ 其他:发热、贫血、氮质血症等
                    │
                    ├─ 问诊要点 ─┬─ 确定呕血:与口腔、鼻、咽部及咯血鉴别
                    │         └─ 呕血的颜色、伴随症状与相关病史
                    │
                    └─ 诊断思路 ─┬─ 确定上消化道出血的病因及部位
                              └─ 评估出血量及判断出血是否停止
```

### 2. 学习方法

明确呕血与黑便的概念、病因;掌握上消化道出血的诊断程序。

(周艳丽)

## 复习思考题

1. 简述呕血的病因。
2. 呕血的临床表现有哪些?

# 第十五章

# 腹　痛

📖 学习目的

通过学习,掌握腹痛的病因、机制及临床表现,为以腹痛为主要表现的疾病的诊断、鉴别诊断打下基础。

学习要点

腹痛的病因及机制、临床表现及特征。

腹痛(abdominal pain)多由腹部疾病所致,有时腹部以外及全身疾病也可引起。按起病缓急,腹痛分为急性腹痛与慢性腹痛,其中急性腹痛亦称"急腹症",大多由外科疾病所致,也可见于其他科的急症。腹痛病因复杂,表现多样,有些是功能性的,常无临床意义;有些是器质性的,甚至可危及生命,需紧急处理或急诊手术。

【发生机制】

1. 内脏性腹痛　空腔脏器炎症、溃疡、痉挛或梗阻;实质脏器肿大或炎症;血管阻塞,组织缺血。病变刺激神经产生痛觉信号,通过交感神经传入脊髓,再上传至大脑产生疼痛。内脏性腹痛的特点:①定位差,一般在腹中线区;②多呈绞痛、钝痛、灼痛;③常伴恶心、呕吐、出汗等自主神经症状。

2. 躯体性腹痛　腹膜壁层及腹壁的各种病变刺激信号经体神经传至脊神经根,引起相应脊髓节段所支配的皮区疼痛。躯体性腹痛定位准确,程度剧烈而持续,常伴明确的压痛与肌卫。

3. 牵涉痛　内脏性疼痛信号传入相应脊髓节段,引起相应脊髓节段所支配的皮区感应性疼痛。如肾与输尿管疾病,疼痛牵涉至腰、腹股沟区。

许多疾病的腹痛常有多种机制参与。如急性阑尾炎,早期腹痛是内脏受到炎症刺激所致,腹痛的特点是缓慢、持续,不能辨明腹痛的确切部位,常伴恶心、呕吐,为内脏性疼痛;但由于这种内脏痛觉是经交感神经干传入脊髓,然后与躯体神经通路一起传到大脑,所以被大脑辨别为体表皮区的痛感,出现牵涉痛,最常见的是上腹或脐周痛,也可能是腰部、会阴等部位的痛感。当炎症发展,波及壁层腹膜,由于壁层腹膜是由躯体感觉神经传入大脑,定位准确,则出现躯体性疼痛,故大脑辨别出右下腹(阑尾)疼痛。表现为疼痛转移至右下腹麦氏(McBurney)点,程度剧烈,出现压痛、反跳痛及肌紧张。其实从开始右下腹部阑尾的炎症就一直存在。

笔记

【病因与临床表现】

1. 急性腹痛

（1）腹腔脏器急性炎症：急性胃炎、急性肠炎、急性出血性坏死性肠炎、急性肠系膜淋巴结炎、急性阑尾炎、急性胰腺炎、急性胆囊炎、急性盆腔炎、急性腹膜炎等。大多非急骤发作，常伴发热，白细胞计数增加。外科急腹症病情可迅速发展，炎症累及腹膜，可出现明确的压痛、反跳痛及腹肌紧张。

（2）空腔脏器穿孔：起病突然，迅速产生化学性弥漫性腹膜炎，腹膜刺激征明显。常有气腹、移动性浊音等表现。如消化性溃疡穿孔、外伤肠穿孔、伤寒肠穿孔等。

（3）空腔脏器痉挛梗阻与脏器扭转：肠痉挛、肠梗阻、肠套叠、肠扭转、胆道蛔虫症、胆道结石、泌尿系结石、肠系膜或大网膜扭转、卵巢囊肿扭转等。一般发病急骤，呈阵发性绞痛（表15-1）。如发展为绞窄性或并发炎症，则呈持续腹痛阵发性加剧，可出现腹膜刺激征及压痛性包块。

表15-1  三种腹部绞痛的鉴别

|  | 部位 | 其他特征 |
| --- | --- | --- |
| 肠绞痛 | 脐周、下腹部 | 呕吐、腹泻或便秘，肠鸣音亢进 |
| 胆绞痛 | 右上腹部，放射到右肩背处 | 发热、黄疸、Murphy 征阳性 |
| 肾绞痛 | 腰部，向下放射 | 尿频、尿急、肾区叩击痛 |

（4）实质脏器破裂：起病急骤，常有外伤或女性停经史。腹膜刺激征较温和，但有明显失血表现及血性腹水。如肝破裂、脾破裂、异位妊娠破裂、黄体破裂等。

（5）腹腔血管阻塞与破裂：缺血性肠病、门静脉血栓、腹主动脉夹层、动脉瘤破裂等。多见于中老年人，常有心血管病史，常伴休克及血性腹水，确诊需影像学检查。

（6）腹壁疾病：腹壁挫伤、脓肿、带状疱疹等，腹壁常有相应体征。

（7）胸腔脏器疾病：疼痛多位于上腹部，性质较模糊，常伴心肺系统症状，X 线或心电图常有异常发现。如心绞痛、心肌梗死、肺梗死、肺炎、胸膜炎、食管裂孔疝等。

（8）全身疾病：腹痛范围弥散，性质模糊，程度温和，压痛点不固定，一般无反跳痛及腹肌紧张。除腹痛外，常有相应疾病的表现。如腹型过敏性紫癜、铅中毒、糖尿病酮症酸中毒、尿毒症等。

2. 慢性腹痛  起病缓慢，病程长，腹痛间歇性发作，多为隐痛、钝痛、胀痛或灼痛。

（1）腹腔脏器慢性炎症：如慢性胃炎、慢性胆囊炎、慢性胰腺炎、慢性肝炎、溃疡性结肠炎、Crohn 病、结核性腹膜炎、慢性盆腔炎等。

（2）消化性溃疡：胃十二指肠溃疡，常呈慢性、周期性、节律性上腹隐痛或灼痛

（3）实质脏器肿大牵张包膜：如肝炎、肝淤血、脾充血，常伴肝脾大。

（4）肿瘤压迫与浸润：如胃癌、结肠癌、胰腺癌、肝癌、淋巴瘤等。

（5）肠寄生虫病：蛔虫病、钩虫病、绦虫病等。

（6）中毒与代谢障碍：铅中毒、尿毒症等。

（7）胃肠功能紊乱：空腔脏器张力改变、功能性消化不良、肠易激综合征等。

【问诊要点】

1. 发病年龄及性别  幼年患儿应注意先天畸形、肠套叠、蛔虫病等；青壮年则消

化性溃疡、急性阑尾炎、急性胰腺炎等多见;中老年人应警惕肿瘤、心血管疾病等;胆囊炎、胆石症中年肥胖女性多见;育龄妇女要考虑卵巢囊肿扭转、异位妊娠破裂等。

2. 腹痛特点

（1）起病情况：起病急缓及有无诱因。

（2）腹痛部位：腹痛部位多能提示病变部位,如胃十二指肠、胰腺疾病疼痛多在中上腹部;肝胆疾病疼痛多在右上腹;急性阑尾炎早期疼痛在脐周或上腹部,数小时后转移至右下腹;小肠与肠系膜疾病疼痛多在脐周;结肠疾病疼痛多在下腹或左下腹;膀胱及盆腔炎症、异位妊娠破裂疼痛位于下腹部;肾及输尿管疾病腹痛位于腰腹部。弥漫而明确的腹痛常见于急性弥漫性腹膜炎;弥漫而部位不定的腹痛常见于机械性肠梗阻、铅中毒、腹型过敏性紫癜等。

（3）腹痛的性质与程度：消化性溃疡常呈上腹隐痛或灼痛,如突然出现剧烈刀割样持续性疼痛且蔓延至全腹,则可能并发急性穿孔。阵发性绞痛提示提示空腔脏器梗阻。阵发性剑突下钻顶样疼痛提示胆道蛔虫症。胀痛多为实质脏器肿大。持续性、广泛性剧烈腹痛伴腹肌紧张或板状腹,见于急性弥漫性腹膜炎。

（4）腹痛的影响因素：胆囊炎或胆石症常进食油腻诱发;急性胰腺炎常有暴饮暴食或酗酒病史;十二指肠溃疡于饥饿时疼痛,进食或服碱性药物可缓解。肠炎引起的腹痛于排便后减轻。胃黏膜脱垂患者左侧卧位可使疼痛减轻;反流性食管炎患者烧灼痛在躯体前伸时明显,而直立位则减轻;胰体癌患者仰卧位时疼痛明显,而前倾位或俯卧位时减轻。

3. 相关病史　有无不洁饮食史、手术外伤史。既往史应询问消化性溃疡、胆囊炎、胆道及尿路结石、寄生虫病及心血管病史。

4. 伴随症状

（1）伴寒战发热：提示炎症,见于急性胆道感染、急性胰腺炎、肝脓肿、急性阑尾炎等。

（2）伴黄疸：见于肝炎、肝癌、胆道感染、胆道结石、胰腺炎、胰腺癌、急性溶血等。

（3）伴呕吐：见于食管、胃肠道疾病,呕吐、肛门停止排便排气提示肠梗阻。

（4）伴反酸、嗳气：见于消化性溃疡、胃炎等。

（5）伴腹泻：见于肠道炎症、溃疡、肿瘤。

（6）伴血便：鲜血便见于下消化道病变,如痢疾、结肠癌、肠套叠等。柏油样便见于上消化道出血。

（7）伴血尿：见于尿路结石、尿路肿瘤等。

（8）伴休克：见于腹腔脏器破裂、异位妊娠破裂、胃肠穿孔、绞窄性肠梗阻、急性出血坏死性胰腺炎等。也见于急性心肌梗死、中毒性肺炎。

【诊断思路】腹痛病因复杂,涉及内、外、妇、儿多科,有些急腹症如不及时正确地诊断与处理常危及患者生命。诊断上应注意以下要点:

1. 区分急性腹痛与慢性腹痛　急腹症需及时正确地诊断与处理。

2. 区分功能性腹痛与器质性腹痛　腹痛无定处,性质模糊,程度温和,压痛点不固定,无反跳痛及腹肌紧张,肠鸣音无明显异常,无发热及白细胞计数增加,多为功能性腹痛,腹痛本身多无临床意义。

3. 区分外科急腹症与内科急腹症　一般腹痛部位与性质明确,程度剧烈,压痛固定、明确或压痛性包块,先腹痛后发热,甚至伴反跳痛、腹肌紧张及移动性浊音、肝浊音消失、肠鸣音改变,多为外科急腹症。

4. 急腹症的病因诊断

(1) 迅速、详细地询问病史,重点询问腹痛特点、伴随症状及相关病史。

(2) 详细的体格检查,重点进行腹部与胸部检查,如压痛、反跳痛、腹肌紧张、墨菲征(Murphy sign)、肠鸣音、压痛性包块、移动性浊音、肝浊音等体征,心肺有无异常发现。

(3) 除了常规的辅助检查,如血、尿、粪常规,血尿淀粉酶,诊断性腹腔穿刺,胸腹影像学检查、心电图应作为急腹症的常规检查。

(4) 有指征可剖腹探查。

外科急腹症最常见的原因是:炎症、梗阻、穿孔、破裂、出血、缺血以及所继发的急性腹膜炎。

5. 慢性腹痛 慢性腹痛的疾病涉及临床各科,病因复杂,有些诊断一般不难,如胃十二指肠溃疡;有些则难以一时确立诊断,如 Crohn 病、小肠淋巴瘤等,常需根据病史、腹痛特点、伴随症状,结合体格检查及必需的辅助检查,全面分析,做出正确诊断。

## 学习小结

1. 学习内容

2. 学习方法

明确急腹症的概念,了解腹痛机制;从腹痛的表现与腹痛的病理基础来解析症状。

(成战鹰)

## 复习思考题

简述急腹症的鉴别诊断。

# 第十六章

# 腹 泻

**学习目的**

通过学习腹泻的发病机制、病因、问诊要点、伴随症状及诊断思路,为腹泻的鉴别诊断打下基础。

**学习要点**

腹泻的发病机制、病因及伴随症状。

腹泻(diarrhea)指排便次数增多,粪质稀薄,或带有黏液、脓血或未消化的食物。腹泻分为急性与慢性两种,病程超过 2 个月为慢性腹泻。腹泻有时是一种保护性反应,它可将肠道内有毒和有刺激性物质排出体外。但持续或剧烈的腹泻可使机体丧失大量营养物质、水分及电解质,导致电解质紊乱、酸碱平衡失调、营养不良、脱水甚至危及生命。

【发生机制】

1. 分泌性腹泻(secretory diarrhea)  为胃肠黏膜分泌亢进,超过肠黏膜吸收能力所致。如霍乱弧菌肠毒素引起的大量水样腹泻即属于典型的分泌性腹泻。产生机制为霍乱弧菌肠毒素激活肠黏膜细胞内的腺苷酸环化酶,促使环磷腺苷(cAMP)含量增加,使水与电解质分泌到肠腔增多,从而导致腹泻。某些胃肠道内分泌肿瘤如胃泌素瘤所致的腹泻也属于此类。

2. 渗出性腹泻(exudative diarrhea)  由肠黏膜炎症渗出物增多所致,见于各种肠道炎症,如细菌性痢疾、溃疡性结肠炎、克罗恩病、结肠癌并发感染、肠结核以及放射性肠炎等。

3. 消化功能障碍性腹泻  由消化液分泌减少引起,如慢性胰腺炎、胃大部切除术后、慢性萎缩性胃炎。胰、胆管阻塞使得胆汁和胰酶排泌受阻引起消化功能障碍性腹泻。

4. 渗透性腹泻(osmotic diarrhea)  由肠内容物渗透压增高,影响肠腔内水与电解质的吸收而致腹泻。如口服盐类泻药或甘露醇所致的腹泻;乳糖酶缺乏症,乳糖不能水解形成肠内高渗状态所致的腹泻也属此类。

5. 动力性腹泻(motility diarrhea)  由肠蠕动亢进致肠内食物停留时间过短,未被充分吸收所致,如急性肠炎、甲状腺功能亢进症、肠易激综合征等。

6. 吸收不良性腹泻(malabsorption diarrhea)  由于肠黏膜吸收面积缩小或吸收障

碍所致。如小肠大部分切除、吸收不良综合征等。

【病因】

1. 急性腹泻

（1）急性肠道疾病：各种病原体引起的急性肠道炎症，如病毒性肠炎、急性细菌性痢疾、霍乱、急性血吸虫病、克罗恩病、溃疡性结肠炎急性发作、放射性肠炎等。

（2）急性中毒：如毒蕈、鱼胆、河豚等中毒，化学性中毒如有机磷、砷、铅等。

（3）全身性疾病：①急性全身感染：如败血症、急性病毒性肝炎、钩端螺旋体病、伤寒与副伤寒等；②变态反应性疾病：如过敏性紫癜、变态反应性胃肠病；③内分泌性疾病：如甲状腺危象、慢性肾上腺皮质功能减退性危象等；④服用某些药物：如5-氟尿嘧啶、利血平及新斯的明等。

2. 慢性腹泻

（1）慢性肠道感染：如慢性细菌性痢疾、肠结核、慢性阿米巴痢疾、慢性血吸虫病等。

（2）肠道肿瘤：如胃泌素瘤、结肠癌、直肠癌、结肠息肉、小肠淋巴瘤等。

（3）消化、吸收障碍：如胃大部切除、肝硬化、慢性胆囊炎、慢性胰腺炎、胰腺癌等。

（4）肠道非感染性病变：如溃疡性结肠炎、克罗恩病、放射性肠炎、缺血性肠炎、尿毒症性肠炎等。

（5）其他：如糖尿病、甲状腺功能亢进症、肾上腺皮质功能减退症、肠易激综合征、系统性红斑狼疮、艾滋病、药物影响等。

【问诊要点】

1. 起病情况　进食生冷、不洁饮食引起急性肠胃炎；进食虾、螃蟹、菠萝后引起过敏性胃肠病变；长期服用广谱抗生素者要考虑真菌性肠炎及假膜性肠炎；聚餐后集体暴发要考虑食物中毒。急性起病伴发热、腹泻多见于急性肠道感染和细菌性食物中毒；慢性肠道感染及消化道肿瘤多慢性起病。

2. 粪便情况　水样便见于急性肠胃炎；米泔样便见于霍乱；黏液脓血便见于细菌性痢疾、结肠癌、直肠癌；果酱样便伴血腥臭味见于阿米巴痢疾；粪便恶臭呈紫红色血便见于急性出血性坏死性小肠炎；粪便带黏液且不含病理成分见于肠易激综合征。

3. 既往史　如有无慢性肝病、慢性胆囊炎、慢性胰腺炎、慢性肾病史、内分泌疾病及腹部手术史。

【伴随症状】

1. 伴发热　见于急性肠道感染、细菌性食物中毒、全身感染性疾病及炎症性肠病。

2. 伴腹痛　多见于感染引起的腹泻，小肠病变腹痛部位常在脐周，结肠病变腹痛部位多在下腹部。

3. 伴里急后重　常见于细菌性痢疾、直肠癌、左半结肠癌、溃疡性结肠炎等。

4. 伴明显消瘦　见于恶性肿瘤、肠结核、吸收不良综合征等。

5. 伴皮疹和皮下出血　见于伤寒、副伤寒、败血症、过敏性紫癜等。

6. 伴腹泻与便秘交替　见于结肠癌、结肠过敏、肠结核等。

7. 伴腹部肿块　见于胃肠道恶性肿瘤、增殖性肠结核、血吸虫性肉芽肿、克罗恩病等。

【诊断思路】

1. 腹泻的诊断首先要区分是急性腹泻还是慢性腹泻。

2. 急性腹泻应初步区分是消化系统疾病或全身性疾病。如为消化系统疾病,则大多为肠道感染性疾病与细菌性食物中毒,应重点检查大便常规、大便培养等。

3. 慢性腹泻也应区分是消化系统疾病或全身性疾病。如为消化系统疾病,则大多为肠道感染性疾病与肠道肿瘤。其中水样便量多者多为小肠源性腹泻;黏液脓血便多为结肠源性腹泻;脂性腹泻多为胰源性腹泻。中老年人尤其应警惕肠道肿瘤。进一步做粪便检查、消化道内镜、腹部超声、X 线胃肠检查等明确诊断。

4. 另外还应鉴别功能性腹泻还是器质性疾病引起的腹泻。应根据临床表现选择粪便检查、消化道内镜、腹部超声、X 线胃肠检查等明确诊断。

## 学习小结

1. 学习内容

```
        ┌── 发生机制:分泌性、渗透性、渗出性、动力性、吸收不良性腹泻
        │
        ├── 病因:感染、中毒、炎症、肿瘤、内分泌等
  腹泻 ──┤
        ├── 问诊要点:起病情况、粪便情况、既往史
        │
        └── 伴随症状、诊断思路
```

2. 学习方法

从腹泻的病因发病机制、问诊要点入手,结合其伴随症状以明确诊断。

（王　玫）

复习思考题

简述分泌性腹泻与渗出性腹泻的病因及大便特点。

# 第十七章

# 黄　疸

**学习目的**

通过学习黄疸的概念、临床表现、问诊要点、伴随症状及诊断思路,为黄疸的诊断与鉴别诊断打下基础。

**学习要点**

黄疸的概念及常见黄疸类型的鉴别。

黄疸(jaundice)是由于血清中胆红素浓度升高,使皮肤、黏膜和巩膜发黄的现象。正常血清总胆红素(total bilirubin,TB)为 1.7 ~ 17.1 μmol/L,血清总胆红素在 17.1 ~ 34.2 μmol/L,黄疸临床不易察觉,称为隐性黄疸;血清总胆红素浓度超过 34.2 μmol/L,临床可见黄疸,称为显性黄疸。按病因黄疸分为溶血性黄疸、肝细胞性黄疸、胆汁淤积性黄疸 3 种常见类型,先天性非溶血性黄疸比较少见。

【胆红素的正常代谢】

1. 胆红素的来源与形成　体内的胆红素主要来源于血红蛋白。正常红细胞寿命为 120 天,血液循环中衰老的红细胞经单核-巨噬细胞系统吞噬、破坏释放出来的血红蛋白,在组织蛋白酶作用下,分解成血红素、珠蛋白和铁。血红素在催化酶作用下转变为胆绿素,再由还原酶作用转化为胆红素。正常人血胆红素 80% ~ 85% 来自循环中衰老的红细胞,另外的 15% ~ 20% 来源于"旁路性胆红素",如骨髓幼红细胞的血红蛋白及来自肝脏内含有亚铁血红素的蛋白质。

2. 胆红素的运输　上述胆红素为非结合胆红素(unconjugated bilirubin,UCB),与血浆白蛋白结合后,经血液循环到达肝脏。非结合胆红素不溶于水,不能从肾小球滤出,故不出现于尿中。

3. 肝脏对胆红素的肝内转换　随血液循环到达肝脏的非结合胆红素可被肝细胞摄取。通过 Y 与 Z 两种载体蛋白携带并转运到肝细胞光面内质网的微粒体,经葡萄糖醛酸转移酶的催化作用,再与葡萄糖醛酸相结合,形成结合胆红素(conjugated bilirubin,CB)。结合胆红素为水溶性,能被肾小球滤过。

4. 胆红素的排泄　结合胆红素从肝细胞的毛细胆管面排出,随胆汁进入胆道,最后在十二指肠排入肠道。结合胆红素在肠道中由肠道细菌脱氢后还原为尿胆原。尿胆原大部分经粪便排出,被氧化为粪胆素。小部分尿胆原(10% ~ 20%)经回肠下段或结肠重吸收,通过门静脉血回到肝脏,其中的大部分再转变为结合胆红素,随胆汁排入肠内,即胆红素的"肠肝循环"。被吸收回肝的小部分尿胆原经体循环到肾脏,随尿液排出,每日不超过 6.8μmol。胆红素正常代谢示意图见图 17-1。

图 17-1　胆红素正常代谢示意图

【病因、发生机制及临床表现】

1. 溶血性黄疸

(1) 病因:各种溶血性疾病均可引起溶血性黄疸。

1) 先天性溶血性贫血:如海洋性贫血、遗传性球形红细胞增多症等。

2) 后天获得性溶血性贫血:如自身免疫性溶血性贫血、误输异型血、蚕豆病、新生儿溶血、阵发性睡眠性血红蛋白尿、败血症、疟疾、毒蛇咬伤、毒蕈中毒等。

(2) 发生机制:由于大量红细胞破坏,导致非结合胆红素增多,超出肝细胞摄取、结合与排泄能力;另一方面,因溶血造成的贫血、缺氧,进一步降低了肝细胞对胆红素的代谢能力,使非结合胆红素潴留在血液中,超过正常水平而出现黄疸(图 17-2)。

图 17-2　溶血性黄疸的胆红素代谢

(3) 临床表现:黄疸一般较轻,呈浅柠檬色。急性溶血一般起病急骤,寒战、高热、头痛、恶心、呕吐、腰痛、血红蛋白尿(酱油色或浓茶色),严重者可出现周围循环衰竭及肾衰竭。慢性溶血主要表现有贫血、黄疸及脾大三大特征。长期溶血可并发胆管结石和肝功能损害。

(4) 实验室检查:血清总胆红素增多,以非结合胆红素增多为主,结合胆红素一般正常;粪胆素增加,大便颜色加深。尿中尿胆原增加,尿色加深,但尿胆红素定性试验阴性;溶血性贫血的表现:贫血、网织红细胞增多、骨髓红细胞系统增生旺盛。

2. 肝细胞性黄疸

(1)病因:各种肝细胞严重损害的疾病,如病毒性肝炎、中毒性肝炎、肝硬化、肝癌、钩端螺旋体病、败血症及伤寒等。

(2)发生机制:由于肝细胞的广泛损害使其对胆红素的摄取、结合和排泄功能降低,血中非结合胆红素升高。未受损的肝细胞仍能将非结合胆红素转变为结合胆红素,结合胆红素一部分经胆道排入肠道,另一部分结合胆红素在毛细胆管和胆小管内因肝细胞肿胀压迫、炎性细胞浸润使胆汁排泄受阻而反流入血循环中,致血中 CB 亦增加而出现黄疸(图 17-3)。

图 17-3　肝细胞性黄疸的胆红素代谢

(3)临床表现:皮肤、黏膜浅黄至深黄色,都有不同程度的乏力、食欲减退、恶心、呕吐、右上腹痛、腹胀、腹水及脾大等表现,严重者可有出血倾向。

(4)实验室检查:血清总胆红素、非结合胆红素、结合胆红素均增加,尿胆原增加或减少,尿胆红素定性试验阳性。血液生化检查肝功能有不同程度的损害。

3. 胆汁淤积性黄疸

(1)病因:胆道机械性梗阻或及胆汁排泄障碍是引起胆汁淤积性黄疸的主要原因。

1)肝内梗阻性胆汁淤积:肝内胆管泥沙样结石、华支睾吸虫病、癌栓等。

2)肝内胆汁淤积:胆汁排泄障碍所致,而无机械性梗阻,如毛细胆管型病毒性肝炎、药物性胆汁淤积(氯丙嗪、甲基睾丸酮和口服避孕药等)、原发性胆汁性肝硬化、妊娠期特发性黄疸等。

3)肝外梗阻性黄疸:胆总管结石、胆管癌、胰头癌、胆道炎症水肿、胆道蛔虫症、胆管狭窄等。

(2)发生机制:由于胆道梗阻,胆汁排泄不畅,梗阻以上的胆管压力升高,胆管扩张,最终导致肝内小胆管与毛细胆管破裂,胆汁中的结合胆红素反流入血。故血中结合胆红素增高,而非结合胆红素浓度一般不升高,因胆红素肠肝循环途径被阻断,故肠道中尿胆原生成减少、粪胆素减少甚至消失,但尿胆红素增多(图 17-4)。

(3)临床表现:黄疸颜色深而暗,呈黄绿或绿褐色,因胆酸盐反流入血而引起皮

图 17-4 胆汁淤积性黄疸的胆红素代谢

肤瘙痒,刺激迷走神经而引起心动过缓。尿色加深,粪便颜色变浅或呈白陶土色,可伴有寒战、高热、右上腹疼痛等胆道梗阻的症状。

(4) 实验室检查:血清总胆红素增加,结合胆红素增加。尿胆红素定性试验阳性,尿胆原减少或阴性,反映胆道梗阻的血清碱性磷酸酶及总胆固醇增高。

【问诊要点】

1. 年龄 新生儿黄疸常见于新生儿溶血性黄疸、新生儿败血症及先天性胆道闭锁等;儿童和青少年出现黄疸应考虑先天性、遗传性及病毒性肝炎;中老年应多考虑胆道结石、肝硬化、原发性肝癌、胆管癌、胰头癌等。

2. 起病情况 急性起病还是缓慢发生,有无输血、服用药物、接触毒物史。黄疸急性发生者,常见于急性感染、中毒、急性溶血;黄疸缓慢发生多见于慢性溶血、肝硬化、肿瘤。中年以上进行性加深的黄疸应考虑胰头癌、胆管癌、肝癌,胆总管结石及壶腹癌所致的黄疸常有波动性。

3. 既往史及家族史 有无肝病史、胆道疾病史、胰腺疾病史、酗酒史、血吸虫病史等,有无溶血性贫血家族史。

【伴随症状】

1. 伴寒战高热 多见于急性胆道感染、急性胆道梗阻、急性溶血、败血症、钩端螺旋体病等。

2. 伴腹痛 右上腹阵发性绞痛多见于胆道蛔虫症及胆道结石;右上腹部持续性疼痛多见于急性肝炎、肝脓肿、肝癌等。

3. 伴腰痛、血红蛋白尿 见于急性溶血性黄疸。

4. 伴乏力、恶心、呕吐 多见于肝细胞性黄疸。

5. 伴皮肤瘙痒、心动过缓 多见于胆汁淤积性黄疸。

6. 伴脾大 多见于病毒性肝炎、溶血性贫血、败血症、钩端螺旋体病、肝硬化等。

【诊断思路】

1. 真假黄疸的确立 需确定是真性黄疸还是与服药及食物水果引起的皮肤黄染相鉴别。

2. 黄疸类型的确立 根据病史、症状、体征,再结合胆红素代谢的实验室检查结果来判断。溶血性、肝细胞性、胆汁淤积性黄疸的鉴别要点见表 17-1。

表 17-1 溶血性、肝细胞性、胆汁淤积性黄疸的鉴别

| 项目 | 溶血性黄疸 | 肝细胞性黄疸 | 胆汁淤积性黄疸 |
| --- | --- | --- | --- |
| 病因 | 溶血性疾病 | 损害肝细胞的疾病 | 影响胆汁排泄的疾病 |
| 临床表现 | 寒战高热、头痛、脾大、血红蛋白尿 | 乏力、食欲减退、恶心、腹胀、右上腹痛 | 皮肤瘙痒、心动过速 |
| 黄疸 | 浅柠檬色 | 浅黄至深黄色 | 暗黄、黄绿、绿褐色 |
| 胆红素测定 | TB↑UCB↑ | TB↑UCB↑CB↑ | TB↑CB↑ |
| CB/TB | <20% | >30% | >60% |
| 尿胆红素 | (−) | (+) | (++) |
| 胆原 | 增加 | 轻度增加 | 减少或损失 |
| ALT、AST | 正常 | 明显增高 | 可增高 |
| ALP | 正常 | 可增高 | 明显增高 |
| 胆固醇 | 正常 | 轻度增加或降低 | 明显增加 |
| 其他 | 网织红细胞增加 | 肝功能检查异常 | 影像学发现胆道病变 |

3. 确定病因及病变部位 血液检查有助于溶血性黄疸的诊断；肝功能检查、肝炎病毒检查、甲胎蛋白(AFP)及肝脏 B 超、CT 检查有助于肝细胞性黄疸的诊断；超声检查肝、胆、胰腺有助于胆汁淤积性黄疸的梗阻部位；十二指肠纤维镜下行胆总管造影术对鉴别胆汁淤积性黄疸有重要意义；CT 或 MRI 检查对肝癌、胆管癌、胰头癌的诊断起决定性作用。

## 学习小结

1. 学习内容

2. 学习方法
明确黄疸的概念,掌握三种常见黄疸的鉴别诊断。

(王 玫)

## 复习思考题

试述三种常见黄疸的鉴别诊断。

# 第十八章

# 血　尿

 学习目的

　　通过学习血尿的病因、临床表现、问诊要点、伴随症状及诊断思路为血尿的鉴别诊断打下基础。

　　学习要点

　　血尿的病因、临床表现、伴随症状。

　　血尿包括镜下血尿和肉眼血尿。镜下血尿指尿色正常,显微镜检查离心尿沉渣每高倍镜视野有 3 个以上红细胞。肉眼血尿指尿色外观呈洗肉水样或血色。

　　【病因】血尿大多由泌尿系统疾病引起,少数由全身或邻近泌尿系统器官疾病引起。

　　1. 泌尿系统疾病　如肾小球肾炎、IgA 肾病、泌尿系统感染、结石、结核、肿瘤、多囊肾、外伤、肾下垂、肾梗死、肾血管异常与畸形等。

　　2. 全身性疾病　包括:①感染性疾病:如流行性出血热、钩端螺旋体病、猩红热、败血症等;②自身免疫性疾病:如系统性红斑狼疮、结节性多动脉炎等;③血液病:如血小板减少性紫癜、再生障碍性贫血、白血病、血友病等;④心血管疾病:如急进性高血压病、感染性心内膜炎、充血性心力衰竭等。

　　3. 尿路邻近器官疾病　如前列腺炎、前列腺肿瘤、急性盆腔及附件炎、急性阑尾炎、直肠癌、结肠癌等。

　　4. 药物与化学物质肾毒作用　如非甾体消炎药、磺胺类药、甘露醇、某些重金属(汞、砷等)、抗凝与溶栓药过量、环磷酰胺等。

　　5. 功能性血尿　少数健康人大运动量运动后可出现运动性血尿。

　　【临床表现】

　　1. 肉眼血尿　血尿可表现为间歇性血尿,也可为持续性血尿。血尿按排尿先后分为起始血尿、终末血尿和全程血尿,可作"尿三杯"试验检查。嘱患者一次排尿,将前、中、后三段尿分别排入 3 个清洁玻璃杯中,如起始段尿带血(第 1 杯)为起始血尿,提示病变在前尿道;后段尿带血(第 3 杯)为终末血尿,提示病变在膀胱颈、三角区或后尿道;如全程血尿(3 杯均带血)提示病变在上尿路(肾脏或输尿管)。

　　肉眼血尿根据出血量多少而尿呈不同颜色。尿呈淡红色像洗肉水样,提示每升尿含血量超过 1ml。出血严重时尿可呈血液状。肉眼血尿的颜色还与尿 pH、出血部位有关。尿液为酸性时,血尿呈棕色或黑色;尿液为碱性时,则呈红色。肾脏出血时,尿与血混合均匀,尿呈暗红色;膀胱或前列腺出血尿色鲜红,有时有血凝块。但红色尿不一定是血尿,需仔细辨别。如血红蛋白尿,尿呈暗红色或酱油色,不混浊无沉淀,镜检无或仅有少量红细胞。

2. 镜下血尿　显微镜检查不仅可确定血尿,还可判断血尿为肾实质性还是非肾实质性。相差显微镜检查尿红细胞大小、形态均一,与外周血相似,提示血尿来源于肾盂、输尿管、膀胱及尿道。如尿红细胞大小不一,形态多样,提示血尿来源于肾小球,见于原发性肾小球疾病。

3. 症状性血尿　血尿的同时伴有全身或泌尿系统症状。如肾绞痛伴血尿提示肾结石,尿频尿急尿痛伴血尿提示泌尿系统感染。

4. 无症状性血尿　患者血尿既无全身症状也无泌尿系统症状,见于某些疾病的早期,如肾癌、膀胱癌、肾结核早期。

【问诊要点】

1. 确定是否为血尿　女性询问是否月经期,有无服用引起尿红色改变的药物、食物,如进食大黄、利福平,或某些红色蔬菜也可排红色尿,但镜检无红细胞。

2. 血尿性状　尿液鲜红或暗红,有无血块。鲜红提示下尿路出血,尿中有血块多见于非肾小球性血尿。

3. 血尿与排尿的关系　血尿发生于起始、中间还是结束时。血尿时有无排尿疼痛,有排尿疼痛多为膀胱及尿道病变。

4. 血尿与年龄、性别关系　儿童血尿以肾小球肾炎、肾母细胞瘤多见;生育期妇女血尿多见于泌尿系统感染;青年男性血尿多见于 IgA 肾病、尿路结石、前列腺炎等;40 岁以上发生无症状性血尿应除外泌尿系统恶性肿瘤。

5. 既往病史　有无肾炎、尿路结石、肾结核、血液病、心血管疾病、自身免疫性病史。

6. 服药史　有无服用非甾体消炎药、抗肿瘤药等。

7. 家族史　有无耳聋和肾炎及多囊肾史。

【伴随症状】

1. 伴肾绞痛　多见于泌尿系统结石。

2. 伴膀胱刺激征　多见于急性膀胱、也见于肾盂肾炎、膀胱结核、肿瘤等。

3. 伴水肿、高血压　多见于肾小球肾炎。

4. 伴肾肿块　见于肾肿瘤、多囊肾、肾积水、肾脓肿等。

5. 伴皮肤黏膜出血　多见于血液系统疾病及感染性疾病。

6. 伴发热　见于急性肾盂肾炎、肾结核及全身感染性疾病。

【诊断思路】

1. 首先确定是否存在血尿　主要与造成尿色变红的情况鉴别,如血红蛋白尿、肌红蛋白尿及服用药物、食物导致的尿色发红。

2. 排除假性血尿确定真性血尿　通过问诊除外女性月经污染尿液。

3. 判定血尿的来源和具体病因　血尿原因分为肾小球疾病引起的肾小球性血尿和其他疾病引起的非肾小球性血尿,包括泌尿系统疾病如泌尿系统感染、结石、肿瘤多囊肾、血管畸形等,和全身性疾病如血液病、抗凝药过量感染性疾病等。可通过详细问诊、全面体格检查及必要辅助检查明确。

　　血尿最常见于泌尿系统疾病。诊断步骤一般为：①尿液常规检查明确血尿；②新鲜尿沉渣相差显微镜检查，以明确肾小球源性血尿或非肾小球源性血尿；③根据"尿三杯"检查初步判定病变部位；④进一步行肾功能检查、泌尿系统影像学检查、膀胱镜检查及肾活检等。

## 学习小结

1. 学习内容

2. 学习方法

明确肉眼血尿、镜下血尿的概念，掌握血尿的临床表现及伴随症状。

（王　玫）

### 复习思考题

1. 镜下血尿的临床表现有哪些？
2. 尿三杯试验的意义。

# 第十九章

# 尿频、尿急、尿痛

正常成人白天排尿 4~6 次,夜间 0~2 次。如单位时间内排尿次数增多为尿频(frequent micturition)。患者一有尿意即需排尿,难以控制为尿急(urgent micturition)。患者排尿时感觉尿道内疼痛或烧灼感,甚至耻骨上区及会阴部疼痛为尿痛(odynuria)。尿频、尿急和尿痛称为膀胱刺激征。

【病因及临床表现】

(一)尿频

1. 生理性尿频 见于饮水过多,精神紧张或气候寒冷及习惯性尿频。特点是每次尿量无减少,也不伴尿频、尿急等其他症状。

2. 病理性尿频

(1)尿频伴尿量增多:由于肾脏排尿量增多,尿频而无尿急和尿痛。常见于糖尿病、尿崩症、精神性多饮及急性肾功能衰竭多尿期。

(2)尿频而无尿量增多:由于下尿路有病变、受到刺激或神经精神因素引起。见于:①炎症性尿频:每次尿量少,常伴尿急和尿痛。常见于膀胱炎、尿道炎、前列腺炎等。②膀胱容量减少性尿频:持续性尿频,药物治疗难以缓解。常见于膀胱结核引起膀胱纤维性缩窄、膀胱占位性病变、膀胱受压等。③下尿路梗阻:常伴排尿困难。见于尿道口息肉、前列腺增生等。④神经性尿频:每次尿量少,不伴尿急、尿痛。常见于癔症、神经源性膀胱等。

3. 尿急、尿痛 常同时出现。

(1)感染性:①下尿路感染如急性膀胱炎,尿道炎、膀胱结核,尿急症状特别明显;②上尿路感染:如肾盂肾炎、肾结核等;③邻近器官感染如急性前列腺炎常有尿急,慢性前列腺炎常因伴腺体增生肥大而有排尿困难、尿线细和尿流中断。

(2)非感染性:膀胱和尿道结石或异物刺激黏膜产生尿急,如膀胱及尿道结石、肿瘤和异物。

尿痛部位多在耻骨上区、会阴部和尿道内,性质可为灼痛或刺痛。尿道炎多在排尿开始时出现疼痛;膀胱炎和前列腺炎常出现终末性尿痛。

【问诊要点】

1. 排尿情况　了解尿频程度,每日尿量,如每小时或每天排尿次数,每次排尿间隔时间和每次排尿量。

2. 尿痛的部位和时间　排尿时耻骨上区痛多为膀胱炎;排尿毕时尿道内或尿道口痛多为尿道炎。

3. 既往史　有无结核病、糖尿病、尿路感染、尿路结石、盆腔炎等病史。

【伴随症状】

1. 伴发热　见于肾盂肾炎、肾结核、急性盆腔炎、阑尾炎。

2. 伴血尿　见于急性膀胱炎、膀胱肿瘤、泌尿系统结石、结核等,无痛性血尿多见于膀胱癌。

3. 伴脓尿　见于泌尿道感染及结核。

4. 尿频伴口渴、多饮、多尿　见于糖尿病、尿崩症、精神性多尿等。

5. 伴尿线细、排尿困难　见于前列腺增生症。

6. 伴尿失禁　见于神经源性膀胱。

7. 伴有血尿、午后低热、乏力、盗汗　见于肾结核、膀胱结核。

8. 伴尿频、尿急、尿痛及尿流突然中断　见于膀胱结石堵住出口或后尿道结石嵌顿。

【诊断思路】

1. 尿频不伴尿急、尿痛,常见于可引起尿量增多性疾病,如糖尿病、尿崩症、精神性多饮及急性肾功能衰竭多尿期等。

2. 尿频伴尿急、尿痛,为膀胱刺激征,常见于泌尿系统感染性疾病,病因鉴别要点如下表19-1。

表19-1　膀胱刺激征的常见病因鉴别

| | 临床特征 | 实验室检查 | 其他辅助检查 |
|---|---|---|---|
| 膀胱炎 | 女性多见,尿路刺激症状明显 | 尿白细胞增多,尿细菌培养(+) | 泌尿系统超声、X线检查阴性 |
| 肾盂肾炎 | 女性多见,全身症状如畏寒、发热明显,尿路刺激症状可不明显,伴腰痛 | 血常规白细胞升高,中性粒细胞比例增高;尿白细胞增多,尿蛋白(+),尿细菌培养(+) | 泌尿系统超声、X线检查排除其他疾病 |
| 尿路结核 | 结核病史及结核中毒症状,尿路刺激症状严重 | 尿白细胞、红细胞增多,尿结核分枝杆菌培养阳性 | 静脉肾盂造影肾盏钙化灶、虫食样改变 |
| 尿路结石 | 肾绞痛明显 | 尿中红细胞增多,合并尿路感染时白细胞升高 | 泌尿系统超声、X线检查可发现结石 |

续表

| | 临床特征 | 实验室检查 | 其他辅助检查 |
|---|---|---|---|
| 尿路肿瘤 | 老年多见,无痛性血尿 | 尿中红细胞增多 | 超声、X 线及膀胱镜检查可发现肿瘤 |
| 前列腺增生 | 老年男性多见,多出现尿频、尿急、排尿困难甚至尿潴留等 | 尿液检查可正常,合并尿路感染时可见红、白细胞 | 肛门指诊及超声检查显示前列腺增生前列腺增大 |
| 尿道综合征 | 多见于女性,仅有尿路刺激征 | 尿液检查正常 | 各项检查正常 |

## 学习小结

1. 学习内容

2. 学习方法

明确尿频、尿急、尿痛的病因及临床表现,掌握其伴随症状。

（王　玫）

## 复习思考题

1. 病理性尿频的临床表现有哪些?
2. 试述膀胱刺激征常见病因的鉴别。

# 第二十章

# 头 痛

**学习目的**

通过学习头痛的概念、病因和问诊要点。为头痛的鉴别诊断打下基础。

**学习要点**

头痛的病因、问诊要点。

头痛(headache)是由头颈部痛觉末梢感受器受到刺激产生异常的神经冲动传达到脑部所致的额、顶、颞及枕部的疼痛。根据病因可分为原发性头痛(如偏头痛、丛集性头痛、紧张性头痛)和继发性头痛(如外伤、感染、肿瘤等引起的头痛)。头痛是临床常见症状,器质性与功能性疾病都可引起头痛,多数头痛无特异性,如感染性疾病、过度疲劳、精神紧张等。有些疾病引起的头痛可反复发作,如偏头痛、三叉神经痛。但急性头痛、慢性进行性头痛常是某些严重器质性疾病的信号,应予重视。

【发生机制】产生头痛的主要机制有:

1. 血管扩张或血管被牵引或伸展　血管扩张如感染、中毒引起血管性头痛;血管被牵引或伸展如颅内占位性病变,可引起牵引性头痛。

2. 脑膜受刺激　颅内炎性渗出物或血液刺激脑膜引起脑膜刺激性头痛。

3. 头颈部肌肉收缩　头部肌肉紧张性收缩或颈部疾病引起肌肉反射性收缩均可导致紧张性或肌收缩性头痛。

4. 神经刺激　传导痛觉的脑神经和颈神经直接受损(如肿瘤)或发生炎症(如神经炎)引起神经炎性头痛。

5. 牵涉性头痛　五官和颈椎病变的疼痛可扩散或牵涉到头、面部。

6. 自主神经功能紊乱。

【病因】

1. 颅内病变

(1) 感染:如脑炎、脑膜炎、脑脓肿等。

(2) 血管病变:如脑出血、蛛网膜下腔出血、脑血栓形成、脑栓塞、高血压脑病、脑血管畸形等。

(3) 占位性病变:如原发性脑肿瘤、转移性脑肿瘤、脑囊虫病等。

(4) 颅脑外伤:如脑震荡、脑挫伤、硬膜下血肿、颅内血肿等。

(5) 其他:如血管性头痛(偏头痛、丛集性头痛)、腰椎穿刺后和腰椎麻醉后头

笔记

75

痛等。

2. 颅外病变 ①紧张性头痛;②颈椎病及其他颈部疾病;③五官疾病所致头痛:如青光眼、中耳炎、鼻窦炎、龋齿等;④神经痛:如三叉神经痛、枕神经痛。

3. 全身性疾病

(1) 感染:如流行性感冒、肺炎、伤寒等发热性疾病。

(2) 中毒:如酒精、一氧化碳、有机磷、铅、药物等中毒。

(3) 其他疾病:如尿毒症、贫血、高血压、心力衰竭、肺性脑病、月经期头痛等。

4. 神经症 神经衰弱、癔症性头痛。

【问诊要点】

1. 相关病史 询问既往有无高血压、肿瘤及眼、耳、鼻、牙齿等疾病史,有无外伤、手术及毒物接触史。

2. 头痛特点

(1) 发病情况:急性起病并伴有发热者常为感染性疾病,如脑炎、脑膜炎、流感、肺炎;急性剧烈头痛而无发热者多见于颅内血管病变,如蛛网膜下腔出血。慢性反复发作的头痛多为血管性头痛或神经痛;慢性进行性加重的头痛伴颅内压增高表现,应除外占位性病变;青壮年慢性头痛,与情绪紧张有关,多为紧张性头痛。

(2) 头痛部位:询问头痛部位是局部或弥散、单侧或双侧、前额或枕部、颅内或颅外。偏头痛和神经痛多为一侧头痛。颅内病变的头痛多为深部的疼痛。高血压引起的头痛多在额部或整个头部。感染性疾病引起的头痛多为全头痛。蛛网膜下腔出血和脑膜炎引起的头痛常同时伴有颈痛。眼、耳、鼻、齿源性头痛多为局部浅表性疼痛。

(3) 头痛的性质与程度:颅内病变引起的头痛多较剧烈,常为深部的胀痛、炸裂样痛。典型三叉神经痛为阵发性电击样剧痛。搏动性头痛见于血管性头痛、急性发热性疾病及高血压等。头颈部肌肉收缩引起的头痛多为重压感或紧缩感。

头痛的程度可分为轻、中、重度,但与病变轻重并不一致。一般以三叉神经痛、偏头痛及脑膜刺激性头痛最为剧烈。多数头痛为轻、中度头痛。

(4) 头痛发生的时间与持续时间:晨起头痛加剧见于高血压(久卧后脑部血管扩张)、颅内占位性病变(久卧后颅内压增高,静脉回流欠佳)和额窦炎(平卧后引流不佳)等。丛集性头痛常在夜间发作。原发性三叉神经痛多在上午发作,持续时间仅数十秒。女性偏头痛常在月经期发作。颅内肿瘤的头痛常为慢性进行性加重,早期可有长短不等的缓解期。

(5) 头痛的影响因素:脑肿瘤、脑膜炎及血管性头痛常因咳嗽、打喷嚏、转头、俯首等使颅内压增高的动作而加剧。低颅压综合征、颈性偏头痛、低血压等可因头位、体位改变诱发或加重头痛。偏头痛、神经性头痛、癔症性头痛可因精神紧张、劳累、失眠诱发。组胺试验可诱发丛集性头痛,而麦角胺可使偏头痛缓解。

3. 伴随症状

(1) 伴发热:见于颅内或全身感染性疾病。

(2) 伴剧烈呕吐:提示颅内压增高,见于脑膜炎、脑炎、脑出血、颅内肿瘤等;偏头痛在呕吐后头痛减轻。

(3) 伴眩晕:见于椎-基底动脉供血不足、小脑肿瘤等。

(4) 伴意识障碍:急性头痛伴意识障碍见于颅内感染、颅脑出血及中毒等;慢性头痛突然加剧并伴意识障碍,提示可能发生脑疝。

（5）伴脑膜刺激征:见于脑膜炎、蛛网膜下腔出血。

（6）伴偏瘫等神经系统定位体征:急性头痛伴偏瘫见于脑出血,慢性进行性头痛伴偏瘫应除外颅内肿瘤。

（7）伴癫痫发作:见于脑血管畸形、脑寄生虫病或脑肿瘤。

（8）伴视力障碍:见于青光眼或脑肿瘤。

（9）伴有鼻塞、流涕和鼻窦压痛:见于鼻窦炎。

【诊断思路】

1. 首先通过详细问诊、体格检查确定为原发性头痛还是继发性头痛。慢性反复性头痛多为原发性头痛,如偏头痛、丛集性头痛、紧张性头痛、神经症。继发性头痛多呈急性头痛(如颅内感染、颅脑外伤、脑血管病变)和慢性进行性头痛,如颅内占位性病变。

2. 头痛是头颅疾病引起还是全身性疾病引起。头颅病变应明确是颅内或颅外病变。颅外病变主要是头部五官、颈部疾病及神经痛,应做相关检查明确诊断。全身性疾病有相应病史及临床表现,经仔细问诊、全面体格检查及必要的辅助检查可明确诊断。

3. 应警惕颅内出血、脑肿瘤、脑膜炎或其他严重疾病。对新起病、头痛恶化或出现异常的神经体征患者,应行全面、仔细检查及必要辅助检查以明确诊断。

4. 必须除外器质性病变后方可作出神经功能性疾病诊断。

## 学习小结

1. 学习内容

2. 学习方法

掌握头痛的病因、发病机制、从头痛的特征及伴随症状着手学会头痛的鉴别诊断。

（高林林）

## 复习思考题

头痛的问诊要点有哪些?

# 第二十一章

# 眩 晕

 学习目的

通过学习眩晕的概念、病因及临床表现。为眩晕的诊断与鉴别诊断打下基础。

学习要点

眩晕的病因、临床表现。

眩晕（vertigo）是一种运动幻觉，主观性上，患者感到自己在旋转，周围的环境在旋转，客观上有平衡障碍，但一般无意识障碍。头晕指的是自身不稳感；头昏指的是头脑不清晰感。两者都无运动幻觉。

【发生机制】人体空间位象觉需要视觉识别周围物体的方位及自身的关系，深感觉感知自身的姿势、位置、运动幅度，前庭器官感受自身及头部空间移动时的冲动并辨别运动方向及所处位置。这些躯体位置的信息经感觉神经传入中枢神经系统，经大脑皮层及皮质下结构整合后作出位置判断，并通过运动神经的传出冲动，调整偏差，维持身体平衡。

前庭系统、视觉、深感觉三者中，任一环节的功能异常都会引起判断错误，产生眩晕感觉。如屈光不正、眼外肌麻痹、配镜不当等，可造成双眼在视网膜上成像不等，使传入中枢神经系统躯体位置的信息错误便引起眼性眩晕。脊髓空洞症、梅毒患者，因本体觉传入障碍而引起姿势感觉性眩晕。良性发作性位置性眩晕、梅尼埃病、迷路炎、前庭神经炎、后循环的脑缺血发作、脑梗死等病变时，前庭感受的刺激与来自肌肉、关节的本体觉以及视觉感受器的关于空间定向的冲动不一致，便产生运动错觉即所谓的前庭性眩晕。目前临床上最常见、最典型的眩晕为良性发作性位置性眩晕。

【病因与临床表现】

1. 生理性眩晕（physiological vertigo） 包括健康人运动时常发生的晕动病、高处眩晕、航天病等。患者运动错觉轻微，自主神经反应症状明显。如高处眩晕的患者可经历急性焦虑与恐慌反应，典型的晕动病、航天病患者会伴有出汗、恶心、呕吐、流涎、打呵欠及全身不适感，胃蠕动减少及消化不良，重者看到或闻到食物都觉得难受，而焦虑时出现的过度换气、低碳酸血症，使周围血管扩张，可诱发体位性低血压及晕厥。

2. 系统性眩晕 由前庭系统病变所致，可伴有眼球震颤、平衡障碍及听力障碍。

（1）周围性眩晕（peripheral vertigo）：是指内耳前庭感受器至前庭神经颅外段之

间的病变所引起的眩晕,为脑干神经核以下的病变,除眼震和有时可能伴听力障碍之外,患者没有相关的神经系统损害的症状和体征。常见病因有:

1)梅尼埃病:又称内耳膜迷路积水、内耳眩晕病。以发作性眩晕、波动性感音性耳聋、耳鸣和耳胀为临床表现,可伴眼球震颤、平衡障碍,严重时可伴有恶心、呕吐、面色苍白和出汗。发作多短暂(很少超过两周),具有反复发作特点。

2)良性发作性位置性眩晕(BPPV):又称为壶腹嵴顶结石病、半规管结石病。被认为是自椭圆囊脱落的自由浮动的耳石移动进入一支半规管(通常是后半规管),当头位改变至激发位时,耳石受到重力作用牵动内淋巴,使流体力学发生改变而刺激壶腹嵴的毛细胞引起眩晕及眼震,是反复发作性眩晕的常见病因。眩晕与眼球震颤发作时间短(短于1分钟,典型发作为15~20秒),常因与重力有关的头部位置改变诱发(如坐位躺下、床上翻身、仰卧坐起时),患者耳蜗器一般不受影响,不伴耳鸣及听力减退,重复该头位眩晕及眼震可再度发生。

3)内耳药物中毒性眩晕:常由链霉素、庆大霉素及其同类药物损害内耳前庭或耳蜗所致。多表现为用药后渐进性眩晕伴耳鸣、听力减退,可伴恶心、呕吐、唇周及面颊麻木感,眼球震颤多不明显。

4)急性周围前庭性神经病(前庭神经元炎):被认为是病毒感染前庭神经或前庭神经元的结果。多数患者于1~2周前有上呼吸道感染病史,突然出现眩晕,伴恶心、呕吐、出汗等自主神经反应,持续数日,眼震电图(ENG)检查可见病侧前庭功能低下,一般无耳鸣及听力减退。多数患者1~2周后症状逐渐改善,但头晕、平衡障碍等后遗症状可持续数周至数月,直到中枢发生代偿。本综合征偶呈流行性发病,可于同一家庭数名成员发病。春季与初夏多发。

通常,周围性眩晕症状较重,经常伴有听力减退及耳鸣,常引起恶心、呕吐等自主神经症状,所伴随的眼球震颤常可被凝视固定所抑制。

(2)中枢性眩晕(central vertigo):是前庭神经颅内段、前庭神经核、核上纤维、内侧纵束、皮质及小脑的前庭代表区病变所引起的眩晕。大部分中枢性眩晕的病灶位于后颅窝。中枢性眩晕患者症状常较周围型者轻,多数患者体检可见神经系统局灶性损害的体征,伴随的眼球震颤更频繁而突出,且不被凝视固定所抑制。垂直性眼震、意识改变、运动或感觉功能缺损、失语,提示中枢性眩晕。常见的病因包括:

1)血管病变:如后循环的TIA、小脑或脑干梗死、小脑或脑干出血等。特点为突然出现的眩晕、构音障碍、吞咽困难、复视、共济失调及跌倒发作等。

2)肿瘤:如听神经瘤、小脑肿瘤、第四脑室肿瘤和其他部位肿瘤,直接浸润或压迫前庭神经核等引起头晕。眩晕程度多不剧烈,可持续性存在,耳鸣、耳聋不明显。

3)小脑或脑干感染:如急性小脑炎、脑干脑炎、颅后凹蛛网膜炎等,常急性起病,有上呼吸道感染或腹泻等前驱感染史,除有脑干或小脑损害的临床表现外,患者可出现眩晕。

4)头颈部外伤:外伤损害前庭系统的不同部位,可引起不同形式、不同程度的眩晕。

5）颅内脱髓鞘疾病及变性疾病：如多发性硬化、延髓空洞症等，病灶累及脑干及小脑时可出现眩晕。

3. 非系统性眩晕　指前庭系统以外的全身或局部病变引起的眩晕。可有轻度站立不稳，无眼球震颤，通常不伴恶心、呕吐。常见包括：①低血压、严重心律失常等心脏疾病时，由于射血减少可引起眩晕；②中、重度贫血患者，常在运动时出现眩晕；③内分泌疾病时，如低血糖也常出现眩晕；④屈光不正、眼肌麻痹等眼部疾病可引起的眩晕，遮盖病眼时眩晕常可消失；⑤深感觉障碍者可出现姿势感觉性眩晕，由姿势不稳引起，伴 Romberg 征阳性；⑥抑郁与焦虑（详见《抑郁与焦虑》章节）。

【问诊要点】

1. 发作特点　急性起病，与体位改变有关，发作极短暂（常不超过 1 分钟），有反复发作性者，考虑良性发作性位置性眩晕。急性起病，发作短暂（多为 20 分钟至数小时）。有反复发作性、持续两周左右者，考虑梅尼埃病。急性、单次发作的眩晕，多为脑血管病性眩晕。急性发生、慢性经过的眩晕，多为头颈部外伤性眩晕。慢性进展性者，多考虑颅内占位性病变引起的眩晕。

2. 诱因及有关病史　注意询问眩晕是在什么情况下发生，是否与转颈、仰头、起卧、翻身有固定的关系；询问有无头颈部外伤、耳部疾病、眼部疾病、心血管病、血液病的病史以及使用可引起内耳损伤的药物（如链霉素）史等。

3. 伴随症状

（1）伴有耳鸣、听力减退者，考虑梅尼埃病、内耳药物中毒、小脑脑桥脚肿瘤等。眩晕，与体位改变有关，持续约几十秒（常不超过 1 分钟），考虑良性发作性位置性眩晕。

（2）伴有恶心、呕吐等迷走神经激惹征者，多考虑周围性眩晕。颅内占位性病变、颅内压高压者，也可伴有呕吐。

（3）伴有眩晕、构音障碍、吞咽困难、复视、共济失调及跌倒发作等，考虑后循环病变。

【诊断思路】

1. 首先通过详细问诊、体格检查确定眩晕为生理性、系统性的，还是非系统性。

2. 确定眩晕的病因。生理性眩晕为健康人所常见。而系统性眩晕多由前庭系统病变所致，可伴有眼球震颤，平衡障碍及听力障碍。非系统性眩晕多见于前庭系统以外的全身或局部病变引起的眩晕，临床可根据症状进一步明确诊断。

3. 体格检查、实验室检查、听力学检查、眼震电图及影像学检查对明确诊断都有帮助。

知识链接

临床实践中，眩晕和头晕常作为同义词交互使用。实质上眩晕是空间关系的感觉障碍，表现有自身或周围物体的运动感，而头晕则表现为头重脚轻和不稳感，没有运动感。头昏和头晕两者意思基本相同，但前者还包含有倾倒和精神差的意思。

**学习小结**

1. 学习内容

2. 学习方法

掌握眩晕的病因、发病机制、从眩晕分类着手学会眩晕的鉴别诊断。

（古 联）

## 复习思考题

1. 眩晕的病因是什么？
2. 周围性眩晕包括哪些？
3. 中枢性眩晕包括哪些？
4. 周围性眩晕和中枢性眩晕的区别是什么？

# 第二十二章

# 晕 厥

 学习目的

通过学习晕厥的概念、病因、发生机制、临床表现。为晕厥的诊断与鉴别诊断打下基础。

学习要点

晕厥的病因、发生机制、临床表现。

晕厥(syncope)又称昏厥,是一过性广泛性脑供血不足所致突发而短暂的意识丧失,伴肌张力消失、不能维持站立而晕倒。一般发作突然,恢复迅速,少有后遗症。

【病因、发生机制与临床表现】

1. 血管舒缩障碍

(1) 单纯性晕厥(血管抑制性晕厥):常有明显诱因,如疼痛、精神紧张、恐惧、创伤、天气闷热、空气污浊、疲劳、饥饿、失眠、妊娠、针刺等,晕厥前多有头晕、眩晕、恶心、上腹不适、面色苍白、肢体发软、焦虑等,常伴有血压下降、脉搏微弱。发生机制:由于各种刺激通过迷走神经反射,引起短暂的血管床扩张,回心血量减少、心输出量减少、血压下降,最终导致脑供血不足。

(2) 体位性低血压(直立性低血压):可见于卧位或蹲位突然直立时,因体位骤变,发生晕厥,如长期站立于固定位置或长期卧床者、服用某些药物(氯丙嗪、胍乙啶、亚硝酸盐)、交感神经切除术后、某些全身性疾病(脊髓空洞症、多发性神经根炎、脑动脉粥样硬化、慢性营养不良)等。发生机制:可能由于下肢静脉张力低、血液蓄积于下肢,周围血管扩张淤血或血液循环反射调节障碍等,致使回心血量减少、血压下降而引起脑供血不足。

(3) 颈动脉窦综合征:常因颈动脉窦周围病变,如动脉硬化、动脉炎、淋巴结炎、淋巴结肿大、肿瘤或瘢痕压迫,颈动脉窦受刺激,致迷走神经兴奋,心率减慢,心输出量减少,血压下降导致脑供血不足。常见的诱因有衣领过紧、突然转头、用手压迫颈动脉等,表现为发作性晕厥伴抽搐。

(4) 排尿性晕厥:多见于青年男性,在排尿中或排尿后发生,持续1~2分钟,自然苏醒。

(5) 咳嗽性晕厥:见于慢性肺部疾病,剧烈咳嗽后发生。

(6) 其他:剧烈疼痛、下腔静脉综合征、胸腔疾病、食管疾病等。

2. 心源性晕厥 见于严重心律失常、心脏排血受阻及心肌缺血性疾病等,如阵发性心动过速、阵发性心房颤动、窦性停搏、病态窦房结综合征、高度房室传导阻滞、主动脉瓣狭窄、某些先天性心脏病、心绞痛、心肌梗死、原发性肥厚型心肌病等。因心搏出量锐减,导致脑灌注量骤降而出现的晕厥,多发生于卧位、体力活动时或活动后。严重者可出现阿-斯(Adams-Stokes)综合征,表现为心搏停止后 5～10 秒出现晕厥,停搏 15秒以上出现抽搐,偶有大小便失禁等。

3. 脑源性晕厥　见于脑部血管或主要供应脑部的血管发生短暂的循环障碍,如短暂性脑缺血发作、脑动脉粥样硬化、颈部疾患、偏头痛、慢性铅中毒性脑病等。

4. 血源性晕厥

(1) 低血糖综合征:因血糖低而影响大脑的能量供应所致。表现为头晕、乏力、饥饿、恶心、出汗、震颤、神志恍惚、晕厥甚至昏迷。

(2) 重度贫血:由于血氧低下,在引起耗氧量增加的活动中出现晕厥。

(3) 过度通气综合征:是由于情绪激动、癔症等发作时,呼吸急促,通气过度,二氧化碳排出增加,导致呼吸性碱中毒,脑部毛细血管收缩、脑缺氧。表现为头晕、乏力、颜面四肢针刺感,并可伴有血钙下降引起的手足抽搐。

(4) 高原晕厥:由于地处高原,气压较低,短暂缺氧所引起。

【问诊要点】

1. 年龄、性别　儿童和青年晕厥多为单纯性晕厥、排尿型晕厥或心律失常;中老年人晕厥多见于体位性低血压、咳嗽性晕厥、器质性心脏病所致心律失常等;脑源性晕厥尤以老年人居多。血管抑制性晕厥以女性多见,而排尿性晕厥几乎均为男性。

2. 既往史　有无晕厥发作史,有无心脑血管病史,有无高原生活史。

3. 病因及诱因　晕厥常有悲哀、恐惧、焦虑、针刺、见血、创伤、剧痛、闷热、疲劳等刺激因素。排尿、排便、咳嗽、失血、脱水也可为诱因;应了解发作时的体位和头位,由卧位转为立位时常发生直立性低血压晕厥,颈动脉窦过敏性晕厥多发生于头位突然转动时。

4. 发作情况　应询问晕厥前的情况、有无先兆、晕厥时意识障碍的程度和持续时间的长短以及当时是否有面色苍白、脉搏缓慢、尿失禁及肢体抽搐等。同时注意摔倒的方式、有无咬舌、呼吸及血压的改变等。

5. 伴随症状

(1) 伴自主神经功能障碍:如面色苍白、出冷汗、乏力等,常见于单纯性晕厥和低血糖性晕厥。

(2) 伴心率、心律的改变:常见于心源性晕厥。

(3) 伴抽搐:见于中枢神经系统疾病、阿-斯综合征、过度通气综合征等。

(4) 伴头痛、呕吐、视听障碍:见于中枢神经系统疾病。

(5) 伴发热、水肿、杵状指:见于心、肺疾病等。

(6) 伴呼吸异常、手足麻木:见于过度通气综合征、癔症等。

【诊断思路】

1. 首先通过详细问诊、体格检查初步判断晕厥为功能性还是器质性。

2. 确定晕厥的病因。心源性晕厥常有心脏瓣膜病、心律紊乱、心肌缺血等病史。心脏听诊可有心脏杂音和心律失常。由颈动脉、椎动脉供血不足所致的晕厥,常发现一侧颈动脉搏动减弱或消失,可闻及异常血管杂音以及转颈、仰头试验时出现晕厥发作。脑干病变引起的晕厥常有交叉瘫痪、交叉或分离性感觉障碍等脑干体征。原发性体位性低血压时,测三个体位(卧、坐、站)血压相差≥50mmHg。

3. 血液生化检查、心电图、超声心动图、头颅 CT、脑血管造影、脑脊液检查、颈椎 X 线摄片、颈动脉和椎动脉血管超声检查、脑电图对明确诊断都有帮助。

### 学习小结

1. 学习内容

病因:血管舒缩障碍、心源性晕厥、脑源性晕厥、血源性晕厥

问诊要点及临床表现

伴随症状、诊断思路

2. 学习方法

明确晕厥的病因及临床表现,掌握其伴随症状以进行鉴别诊断。

(高林林)

### 复习思考题

晕厥的常见病因有哪些?

# 第二十三章

# 抽搐与惊厥

**学习目的**

通过学习抽搐与惊厥的概念、病因、临床表现。为抽搐与惊厥的诊断与鉴别诊断打下基础。

**学习要点**

抽搐与惊厥的病因、临床表现。

抽搐(convulsion)是指全身或局部成群骨骼肌不自主的发作性的抽动或强烈收缩,常引起关节运动或强直。当肌群收缩表现为强制性或阵挛性时,称为惊厥。抽搐和惊厥都属于不随意运动,一般为全身性、对称性,伴有或不伴有意识障碍。

【发生机制】抽搐与惊厥的发生机制尚未完全明了,目前认为可能与下述机制有关:①运动神经元的异常放电:大脑功能障碍引起异常放电,这种异常放电主要是由神经元膜电位的不稳定性引起。②其他:如低钙血症引起的抽搐是由于低血钙导致神经-肌肉兴奋性增高所致;破伤风是由于破伤风杆菌痉挛毒素所致。

【病因】

1. 颅脑疾病

(1) 感染性:各种脑炎、脑膜炎、脑脓肿、脑结核瘤、脑寄生虫病、脊髓灰质炎等。

(2) 非感染性:①脑血管疾病:脑出血、蛛网膜下腔出血、脑栓塞、脑血栓形成、高血压脑病、脑缺氧等;②肿瘤:原发性肿瘤(脑膜瘤、神经胶质瘤等)、脑转移瘤;③外伤:产伤、脑挫伤、脑血肿等;④其他:先天性脑发育障碍、原因未明的大脑变性(结节性硬化、播散性硬化)、核黄疸、癫痫大发作等。

2. 全身性疾病

(1) 感染性:中毒型菌痢、败血症、狂犬病、破伤风等。

(2) 非感染性:①中毒:内源性中毒(尿毒症、肝性脑病等)和外源性中毒(药物,如氯喹、阿托品、氨茶碱;化学物质,如苯、铅、砷、汞、乙醇、有机磷等);②心血管疾病:阿-斯综合征、高血压脑病;③代谢障碍性疾病:低血糖、低血钙、低血镁、急性间歇性血卟啉病、子痫等;④物理性疾病:触电、高温中暑、窒息、溺水等;⑤神经症:癔症;⑥其他:休克、肺源性心脏病、系统性红斑狼疮、妊娠高血压病、突然撤停安眠药或抗癫痫药等。

**【临床表现】**

1. 全身性抽搐　癫痫大发作是典型的抽搐与惊厥表现。发作时患者突然意识丧失,全身肌张力增高而跌倒,继而呼吸暂停、发绀、牙关紧闭、全身僵直、眼球上窜、瞳孔散大、对光反射消失、病理反射阳性,然后出现四肢阵挛性抽搐,呼吸不规则,大小便失禁,一般发作1~2分钟后自行停止。患者全身松弛无力、昏睡,经几分钟或更长时间的睡眠后意识恢复。醒后有头痛、全身酸痛,但也有反复发作或呈持续状态者。

2. 局部性抽搐　以身体的某一局部连续性肌肉收缩为主要表现,常见于一侧口角、眼睑,手、足等,常无意识障碍。手足搐搦症可表现为间歇性双侧强直性肌痉挛,如上肢可呈"助产士手"。

**【问诊要点】**

1. 起病情况　发病的年龄、有无反复发作史、有无明显诱因;有无先兆、持续的时间、有无意识障碍及大小便失禁;是全身性的还是局部性,是持续性还是间歇性。

2. 既往史　有无颅脑疾病、有无心肺疾病、有无内分泌疾病、有无毒物接触史、酗酒史、长期服药史、癔症等。

3. 儿童患病应询问出生分娩史、生长发育史等。

4. 伴随症状

(1) 伴发热:见于颅内感染和全身性感染性疾病。

(2) 伴高血压:见于高血压脑病、妊娠高血压病、高血压合并脑出血、肾炎等。

(3) 伴脑膜刺激征:见于各种脑膜炎、蛛网膜下腔出血等。

(4) 伴瞳孔扩大、意识丧失、大小便失禁:可见于癫痫大发作。

(5) 伴肢体偏瘫:见于脑血管疾病、颅内占位性病变等。

**【诊断思路】**

1. 确定是否为抽搐与惊厥,通过询问病史和体格检查区分其他不自主运动,如痉挛、震颤、手足徐动、舞蹈样动作等。

2. 判断抽搐与惊厥是颅脑疾病引起的还是全身性疾病引起的;是感染性疾病还是非感染性疾病。可根据有无发热及发热出现的时间加以判断,一般感染性疾病先发热后抽搐,而非感染性疾病可因抽搐而引起发热。

3. 抽搐和惊厥的病因复杂,可进行相应辅助检查明确诊断。脑脊液检查对中枢神经系统疾病的诊断有重要意义;血液生化及内分泌功能检测对明确病因有重大帮助;还可进行必要的心电图、超声心动图、脑电图、头颅 CT 或 MRI 检查。

**学习小结**

1. 学习内容

**2. 学习方法**

明确抽搐与惊厥的病因及临床表现,掌握其伴随症状以进行鉴别诊断。

(高林林)

## 复习思考题

抽搐与惊厥的常见病因有哪些?

# 第二十四章

# 意识障碍

**学习目的**

通过学习意识障碍的定义、病因、临床表现。为意识障碍的诊断与鉴别诊断打下基础。

**学习要点**

意识障碍的病因、临床表现。

意识是中枢神经系统对体内、外刺激的应答能力,是指人对自身状态及周围环境的知觉状态。意识清醒表现为觉醒状态正常,意识内容正常(定向力、认知、记忆、思维、推理、情感等)。当颅脑及全身的严重疾病损伤了大脑皮质及上行网状激活系统,出现觉醒状态和意识内容异常,称为意识障碍(disturbance of consciousness)。

【发生机制】 意识内容与大脑功能活动有关,觉醒状态取决于"开关"系统,包括经典的感觉传导径路和脑干网状结构。意识的开关系统可激活大脑皮质并使其维持一定的兴奋性,使机体处于觉醒状态,在此基础上产生意识内容。当意识的开关系统及大脑皮质受到不同程度的损害时,则表现为不同的意识障碍。

【病因】

1. 颅脑疾病

(1) 感染性:病毒性脑炎、流行性脑脊髓膜炎、流行性乙型脑炎、脑脓肿等。

(2) 非感染性:①脑血管疾病:脑出血、蛛网膜下腔出血、脑梗死、高血压脑病、脑缺血等;②占位性病变:脑肿瘤、脑囊肿、颅内血肿等;③外伤:脑震荡、脑挫裂伤等;④癫痫。

2. 全身性疾病

(1) 感染性:见于全身各种严重感染性疾病,如中毒型细菌性菌痢、败血症、伤寒、重症肝炎、肺炎、流行性出血热等。

(2) 非感染性:①中毒:有机磷、安眠药、乙醇、一氧化碳、吗啡等;②心血管疾病:阿-斯综合征、休克;③内分泌与代谢障碍性疾病:甲状腺危象、甲状腺功能减退、糖尿病性昏迷、尿毒症、肝性脑病、低血糖、妊娠中毒症及严重的水、电解质、酸碱平衡失调等;④物理性损伤:触电、中暑、溺水、冻伤等。

【临床表现】 主要是通过语言和各种刺激,观察患者反应情况加以判断,按意识障碍程度深浅或特殊表现分为以下几种类型。

1. 嗜睡 是最轻的一种意识障碍,患者处于一种病理性的睡眠状态,表现为持续性睡眠,轻刺激(如唤其姓名)可以将其唤醒,并能正确回答问题及作出各种反应,但答语缓慢、反应迟钝,停止刺激,则很快再次入睡。

2. 意识模糊 是较嗜睡重的意识障碍,具有简单的精神活动,但定向力障碍,表现为对时间、地点、人物失去正确判断。

3. 昏睡 患者接近人事不省,处于熟睡状态,不易唤醒,强刺激(如压迫眶上切迹、推摇患者身体等),可将其唤醒,醒时答语含糊或答非所问,且很快再次入睡。

4. 昏迷 是最严重的意识障碍,按其程度可分为三个阶段。

(1) 轻度昏迷:意识大部分丧失,无自主运动,强刺激也不能将其唤醒,但对疼痛刺激可有痛苦表情或肢体退缩等防御性反应,角膜反射、瞳孔对光反射、吞咽反射、眼球转动存在。

(2) 中度昏迷:对剧烈刺激可有防御反射,角膜反射减弱、瞳孔对光反射迟钝,眼球无转动。

(3) 深昏迷:对疼痛等各种刺激均无反应,深浅反射均消失,全身肌肉松弛。

5. 谵妄 是一种以兴奋性增高为主的急性高级神经中枢活动失调状态,表现为意识模糊、定向力障碍,伴错觉、幻觉(幻听、幻视等)躁动不安、谵语。

6. 醒状昏迷 患者主要表现为除眼睛有无意识活动外无其他活动,意识内容丧失,持续昏迷达 3 个月或以上。极少数人可以恢复。

【问诊要点】

1. 起病情况 突然出现的意识障碍多为急性中毒、脑血管疾病、颅脑外伤等;缓慢发生的多为肺性脑病、肝性脑病、尿毒症等。

2. 诱因、病因 有无服毒及毒物接触史、外伤、传染病接触史。

3. 既往史 有无高血压、肺心病、肝硬化、慢性肾病、糖尿病等病史。

4. 伴随症状

(1) 伴发热:先发热后出现意识障碍,见于感染性疾病;而先出现意识障碍后出现发热,见于脑出血、蛛网膜下腔出血、巴比妥类药物中毒等体温调节中枢功能紊乱性疾病。

(2) 伴呼吸缓慢:见于呼吸中枢抑制,如吗啡、巴比妥、有机磷等中毒。

(3) 伴呼吸深大:见于糖尿病酮症酸中毒、尿毒症等。

(4) 伴心率减慢:见于颅内高压症、房室传导阻滞、吗啡、毒蕈等中毒。

(5) 伴高血压:见于尿毒症、高血压脑病、脑出血等。

(6) 伴瞳孔散大:见于颠茄类、酒精、氰化物中毒,低血糖昏迷以及癫痫等。

(7) 伴瞳孔缩小:见于吗啡、有机磷、巴比妥类等中毒。

(8) 伴脑膜刺激征:见于蛛网膜下腔出血、各种脑膜炎等。

【诊断思路】

1. 确定是否意识障碍 意识障碍与晕厥、眩晕、发作性睡病、闭锁综合征等鉴别。

2. 确定意识障碍的类型及程度 根据不同的临床表现,判断意识障碍的类型及程度,对判断预后有意义。

3. 确定意识障碍的病因 意识障碍的鉴别诊断除需详细地询问病史及体格检查外,还应进行辅助检查,如血、尿、粪常规及脑脊液检查;有选择地进行血生化、血气分析、血培养、毒物、心电图、脑电图、CT、MRI 等检查。

## 学习小结

### 1. 学习内容

意识障碍
- 病因：颅脑的感染性及非感染性疾病,全身的严重疾病
- 临床表现：嗜睡、意识模糊、谵妄、昏睡、昏迷、醒状昏迷
- 问诊要点
- 伴随症状
- 诊断思路

### 2. 学习方法

明确意识障碍的概念,掌握意识障碍的临床表现及伴随症状。

（高林林）

## 复习思考题

意识障碍的常见类型有哪些?

笔记

# 第二十五章

# 抑郁与焦虑

 学习目的

通过学习,学会抑郁与焦虑的识别及其病因诊断。

学习要点

抑郁与焦虑的概念、临床表现。

抑郁(depression)是由各种原因引起的以情绪低落、兴趣丧失为主要症状的一组心境障碍或情感障碍,可从轻度的心情烦闷、郁郁寡欢、状态不佳、心烦意乱、苦恼消沉到悲观、绝望。焦虑(anxiety)是在面对一些即将来临或可能发生的灾祸或重大生活事件时,机体适应环境变化而产生的一种复合情绪反应。很多躯体疾病可引起抑郁与焦虑。临床上抑郁和焦虑常同时存在,并相互影响。

【病因与发病机制】抑郁的相关病因有:

1. 遗传因素　通过大样本的人群遗传临床病学调查,发现抑郁有明显的家族遗传史,其发病率高于一般人群。血缘关系愈近,患病的几率愈高。

2. 生物化学因素

(1)神经递质代谢异常:主要是单胺类神经递质和氨基酸类神经递质减少。

(2)受体功能改变:主要有5-羟色胺受体(5-HTR)、促肾上腺素皮质激素释放激素(CRH)受体、肾上腺素受体、糖皮质激素受体等。

(3)神经内分泌紊乱:神经系统和内分泌系统相互独立又密切相关,神经-体液调节功能紊乱与发病相关。

3. 社会文化及心理因素　社会制度、经济状况、社会生活条件、文化环境、医疗水平等多方面因素在疾病发生发展过程中起一定的作用。

焦虑亦同时存在着心身两方面的病理过程,是生物、心理、社会因素等综合作用的结果。

焦虑症状与5-羟色胺、去甲肾上腺素、多巴胺和γ-氨基丁酸等神经递质有关,其中5-羟色胺增高与焦虑的关系最为密切。研究表明5-羟色胺对保持警觉和控制焦虑有重要作用,蓝斑和脑干上部核团的去甲肾上腺素分泌与焦虑、恐惧有关。

【临床表现】抑郁的临床表现包括三部分,即核心症状、心理症状和躯体症状。

1. 核心症状　主要包括情绪低落、兴趣缺乏和乐趣丧失。

(1)情绪低落:常常表现为心情不好,悲观,自我评价降低。有无用感(worth

 笔记

lessness)、无助感(helplessness)或绝望感(hopelessness),对疾病的治疗和康复失去信心,认为生活毫无价值,甚至厌世产生自杀观念和行为。

(2) 兴趣缺乏:对以往的兴趣或各种文体活动(如下棋、打牌、读书、看电视、听音乐等)均缺乏兴趣。

(3) 乐趣丧失:无法从家庭、工作或生活中体验到乐趣,又称快感缺失(anhedonia)。

以上三个核心症状是相互联系、互为因果的。可以同时出现三个核心症状,也可只表现其中一种或者两种以上核心症状。

2. 心理症状　主要包括焦虑、自罪自责、精神病性症状(妄想或幻觉)、认知症状、自杀观念或行为等。

(1) 焦虑:焦虑往往与抑郁同时存在。焦虑时常可伴发躯体症状,如心悸、胸闷、汗多、尿频等。

(2) 自罪自责:无端内疚,认为自己的疾病给家人带来了负担,对不起家人。甚至对过去的一些错误或过失痛悔不已,妄加自责,严重者达到妄想的程度。

(3) 精神病性症状:主要包括妄想和幻觉。妄想又可分为两种,一种是与心境相和谐(mood-congruent)的妄想,即妄想的内容与其抑郁心境相称,如脑血管病无法恢复妄想、罪恶妄想、灾难妄想、无价值妄想等,或常听到一些谴责自己、嘲弄自己的听幻觉等。另一种为与心境不和谐(mood-incongruent)的妄想,即妄想的内容与抑郁状态不相称,如被害妄想、被折磨妄想等。

(4) 认知症状:主要是注意力和记忆力的下降。

(5) 自杀观念和行为。

3. 躯体症状　主要表现为睡眠紊乱、食欲紊乱、性功能减退及非特异性躯体症状。

(1) 睡眠障碍:合并抑郁的睡眠障碍表现为入睡困难,夜间多梦、早醒、睡眠感丧失等,早醒症状对抑郁最具特征性。但不少脑部疾病患者表现为睡眠增多和睡眠周期紊乱。

(2) 食欲紊乱:食欲下降,重者可出现体重减轻。部分可表现为食欲亢进和体重增加。

(3) 性功能减退:性欲的减退乃至完全丧失。有性行为者也无法从中体验到乐趣。

(4) 非特异性躯体症状:精力下降、头痛头昏、全身疼痛、周身不适、胃肠道功能紊乱、心慌气短、尿频多汗等。患者多系统的躯体化症状,需注意与原发疾病相鉴别。

焦虑的临床表现包括三部分,即心理症状、躯体症状和行为表现。

1. 心理症状　过度担心的心理体验和感受是焦虑的核心症状。出现与实际情况或环境不相符合的痛苦性情绪体验,感到危险即将发生,自觉无能力面对威胁,内心处于高度警觉状态,感到烦躁不安、害怕恐惧、不祥预感等。

2. 躯体症状　是反应性的交感神经兴奋引起的躯体症状。其躯体症状表现多种多样,但缺少证明疾病的阳性体征和证据。涉及呼吸系统、心血管系统、神经系统、泌尿生殖系统以及皮肤血管反应性症状较常见,如自述胸闷、憋气、窒息感、过度换气;心前区不适、胸痛、局部压痛感、心慌、血压升高;头昏头胀、头晕耳鸣、视力模糊、记忆障碍、失眠多梦、梦境有威胁性或有灾难性主题;尿频尿急、排尿困难、阳痿早泄、性冷淡、月经紊乱;食欲减退、腹泻腹胀;瞳孔扩大、面红、皮肤出汗、寒战、手足发冷或出汗等。

3. 行为表现　是焦虑在情绪表达和躯体运动症状等外在行为的表现。如表情紧张、双眉紧锁、睑面痉挛、笨手笨脚、坐立不安、来回走动、小动作多(抓耳挠腮、搓手、弹指、踢腿)、姿势僵硬、肌肉紧张僵硬、全身或局部不自主震颤或发抖、奔跑呼叫、哭泣等;说话唐突、语无伦次、言语结巴;注意力不集中、思绪不清,或警觉性增高、情绪易激动等,极度焦虑患者还可出现回避行为。

需注意的是,焦虑还应区分生理性抑或是病理性的。焦虑状态与正常焦虑情绪反应不同:第一,它是无缘无故的,没有明确对象和内容的焦虑、紧张和恐惧;第二,它是指向未来,似乎某些威胁即将来临,但病人自己说不出究竟存在何种威胁或危险;第三,它持续时间较长,如不进行积极有效的治疗,可几周、几月甚至数年迁延难愈。焦虑状态除了呈现持续性或发作性惊恐状态外,可同时伴多种躯体症状。

【问诊要点】

1. 诱因及有关病史　注意询问抑郁与焦虑发生的诱因,是否有原发疾病;询问有无社会、心理和生物因素影响;询问是否服用相关药物等将有助于抑郁与焦虑的病因诊断。

2. 多个系统躯体化症状　注意询问有无头晕头痛、是否情绪低落、担忧焦虑、睡眠障碍、紧张等。

【诊断思路】

1. 首先通过详细问诊、体格检查确定抑郁与焦虑是否存在原发疾病,依据患者的多个系统躯体化症状及抑郁与焦虑的核心症状,其诊断并不困难。

2. 体格检查、实验室检查、神经系统影像学检查,抑郁与焦虑相关评估量表测评对诊断都有帮助。

3. 临床上出现情绪低落、兴趣缺乏或乐趣丧失等抑郁核心症状,合并一些心理症状或躯体症状是抑郁诊断的主要依据,抑郁量表的评定分达到标准有助于抑郁诊断。

4. 焦虑的心理体验、自主神经系统兴奋的躯体化症状及运动行为表现是焦虑的诊断核心,焦虑量表评分达到焦虑标准有助于诊断。

 知识链接

评估抑郁与焦虑的量表目前主要有:

1. Beck 焦虑量表(BAI)　由美国阿隆贝克(AaronT. Beck)等于 1985 年编制,是一个含有众多项目的自评量表。

2. BecK 抑郁问卷(BDI)　BecK 将抑郁表述为众多个"症状-态度类别",其目的是评价抑郁的严重程度。

3. 焦虑自评量表(SAS)　由 Zung 于 1971 年编制,与抑郁自评量表(SDS)十分相似。

4. 抑郁自评量表(SDS)　和抑郁状态问卷是 Zung 于 1965 年编制的,为自评量表,用于衡量抑郁状态的轻重程度及其在治疗中的变化。

5. 汉密顿抑郁焦虑量表(HAMA)由 Hamilton 于 1959 年编制,是精神科中应用较为广泛的由医生评定的量表之一。主要用于评定神经症及其他病人的焦虑症状的严重程度。

学习小结

1. 学习内容

2. 学习方法

明确抑郁与焦虑的概念,掌握抑郁与焦虑的临床表现。

（古　联）

复习思考题

1. 抑郁与焦虑的临床表现是什么?
2. 抑郁与焦虑在问诊上需注意什么?

笔记

# 第三篇 体格检查

体格检查(physical examination)是指医师运用自己的眼、耳、鼻、手等感官和借助于简便的检查工具,如体温表、血压计、叩诊锤、听诊器等,客观地了解和评估患者身体状况的一系列最基本的检查方法。通过体格检查来收集资料、认识疾病的诊断方法称为检体诊断(physical diagnosis)。体格检查发现的异常征象,称为体征(sign)。体征是疾病病理的反映,许多疾病通过体格检查再结合病史就可以做出初步临床诊断。

体格检查的基本方法有5种:视诊、触诊、叩诊、听诊和嗅诊。只有熟练地进行全面、有序、重点、规范和正确的体格检查,才能准确地发现阳性体征,对临床提供有价值的诊断依据。随着科学的发展,辅助检查方法越来越多,精确度越来越高,但体格检查仍不能被仪器所替代,是临床诊断的重要手段和方法,是执业医师最基本的操作技能。体格检查的过程既是疾病诊断的基本过程,也是基本技能的训练过程,更是医师临床经验的积累过程,通过体格检查还可以与患者交流、沟通,建立良好的医患关系。

体格检查应在适当的自然光线、适宜的室温和肃静的环境中进行。体格检查时应注意:

1. 医师应仪表端庄,举止大方,态度诚恳和蔼,关心体贴患者。

2. 检查时应站在患者右侧。说明体格检查目的和要求,便于更好地取得患者密切配合。

3. 检查过程中,应注意避免交叉感染。对于急性、慢性传染病进行体格检查时,应穿隔离衣,戴好口罩和手套,并做好隔离和消毒工作。

4. 被检查部位应暴露充分,注意保护患者隐私,并避免受凉。

5. 体格检查要求规范、有序和正确。检查全面,避免重复和遗漏,避免反复翻动患者。

6. 检查顺序通常首先进行生命体征和一般检查,然后按头、颈、胸、腹、脊柱、四肢和神经系统的顺序进行检查,必要时进行生殖器、肛门和直肠检查。检查时应注意左、右及相邻部位等的对照检查。

7. 根据病情变化应及时进行复查,这样才能有助于病情观察,有助于补充和修正诊断。

笔记

# 第二十六章

## 基本检查法

**学习目的**

培养规范、正确的体格检查操作方法,为学习各系统体格检查打下基础。

**学习要点**

检查方法、适用范围与注意事项。

### 一、视诊

视诊(inspection)是医师用视觉观察患者全身或局部表现的诊断方法。视诊既可用于全身一般状态的检查,如年龄、性别、发育、营养、意识状态、面容、表情、体位、姿势、步态等,又能观察身体局部的改变,如皮肤、黏膜、眼、耳、鼻、口、舌、头颈、胸廓、腹形、肌肉、骨骼、关节外形等。对于眼、耳、咽喉、支气管、胃肠等特殊部位的视诊需借助于一些仪器如检眼底镜、耳镜、喉镜、纤维支气管镜、胃镜、肠镜等进行检查。

视诊简便易行,适用范围广,常能提供重要的诊断资料和线索,有时仅用视诊就可初步诊断一些疾病。但视诊又是一种常被忽略的诊断和检查方法。只有不断丰富医学知识和临床经验,才能减少和避免视而不见的现象;只有反复临床实践,才能获得敏锐的洞察力;只有将视诊与其他检查方法紧密结合起来,才能发现具有重要诊断意义的临床征象。

视诊时注意事项:

1. 视诊一般在自然光、适宜的室温下进行。亦可借助于灯光,但光线要明亮。观察皮肤颜色、皮疹等须在自然光线下进行。

2. 检查应按一定顺序,全面观察应注意患者的精神、表情、言谈举止等外部表现。局部观察应充分裸露,并可根据需要采取坐位、卧位或侧卧位等体位,心尖搏动等要采用切面观察。

3. 视诊应结合触诊、叩诊、听诊、嗅诊等检查方法,综合分析其临床意义。

### 二、触诊

触诊(palpation)是医师通过手的触觉来进行判断的一种方法。手指指腹、小鱼际肌表面对触觉较为敏感,掌指关节部掌面对震动较为敏感,手背皮肤对温度较为敏感,因此触诊多用这些部位进行相应检查。

　　触诊可以明确视诊发现的异常征象,也可补充视诊所不能看到的体征,如体温、湿度、震颤、波动、压痛、反跳痛、摩擦感以及包块的位置、大小、轮廓、表面性质、硬度、移动度等。触诊的适用范围很广,以腹部检查最为重要。

　　(一)触诊方法

　　由于检查目的不同,触诊分为浅部触诊法和深部触诊法。

　　1. 浅部触诊法(light palpation)　触诊时,将手放在被检查部位,用掌指关节和腕关节的协同动作以旋转或滑动方式轻压触摸(图 26-1)。适用于体表浅在病变如淋巴结、关节、浅部肿瘤、血管、神经的检查和评估。腹部浅部触诊可触及的深度约为 1cm。

　　浅部触诊一般不会引起患者痛苦或痛苦较轻,也多不引起肌肉紧张,因此有利于检查腹部有无压痛、抵抗感、搏动、浅表包块和某些肿大脏器等。浅部触诊常在深部触诊前进行,有利于患者做好接受深部触诊检查的心理准备。

　　2. 深部触诊法(deep palpation)　主要用于腹腔内病变和脏器的检查。患者应平卧、屈膝屈髋、张口呼吸,以放松腹部肌肉。检查时可用单手或两手重叠由浅入深,逐渐加压以达到深部触诊的目的(图 26-2)。深部触诊法触及的深度常常在 2cm 以上,主要用于检查和评估腹腔病变和脏器情况。根据检查目的和手法不同可分为以下几种:

图 26-1　浅部触诊法

图 26-2　深部触诊法

　　(1)深部滑行触诊法(deep slipping palpation):医师用右手并拢的示指、中指、环指平放在腹壁上,以手指末端逐渐触向腹腔的脏器或包块,在被触及的包块上做上、下、左、右滑动触摸,如为索条状包块,应向与包块长轴相垂直的方向进行滑动触诊。这种触诊方法常用于腹腔深部包块和胃肠病变的检查。

　　(2)双手触诊法(bimanual palpation):将左手掌置于被检查脏器或包块的背后部,右手中间三指并拢平置于腹壁被检查部位,左手将被检查部位向右手方向托起,使被检查的脏器或包块位于双手之间,并更接近体表,有利于右手触诊检查。主要用于肝、脾、肾和腹腔肿块的检查。

　　(3)深压触诊法(deep press palpation):用一个或两个并拢的手指逐渐深压腹壁被检查部位,用于探测腹腔深在病变的部位或确定腹腔压痛点,如阑尾压痛点、胆囊压痛点、输尿管压痛点等。检查反跳痛是用手指深压腹壁,等患者适应后迅速将手抬起,并询问患者是否感觉疼痛加重或观察面部是否出现痛苦表情。

　　(4)冲击触诊法(ballottement):又称为浮沉触诊法。检查时,右手并拢的示、中、环三个手指取 70°～90°角,放置于腹壁拟检查的相应部位,先做 2～3 次快速而较有力的冲击动作,然后迅速有力地向下一按,指端会有触到腹腔脏器或包块在水中浮沉的感觉(图 26-3)。这种方法只用于大量腹水时肝、脾及腹腔包块难以触及者。冲击触诊会使患者感到不适,操作时应避免用力过大。

图 26-3　冲击触诊法

（二）触诊的注意事项

1. 检查前医师要向患者讲清触诊的目的,配合方法,消除患者的紧张情绪,取得患者的密切配合。

2. 医师手应温暖,手法轻柔,动作规范,避免引起肌肉紧张,影响检查效果。在检查过程中,应随时观察患者表情。

3. 触诊腹部时,患者通常取仰卧位,双手置于两侧,双腿稍屈,张口呼吸。检查肝、脾、肾时也可嘱患者取侧卧位。为避免将充盈的膀胱或乙状结肠误认为腹腔包块,有时须排便后再检查。

4. 触诊时医师应手脑并用,边检查边思索。注意病变的部位、特点、毗邻关系,以明确病变的性质和来源。

## 三、叩诊

叩诊(percussion)是用手指叩击身体表面某一部位,使之震动而产生音响,根据震动和声响的特点来判断被检查部位的脏器有无异常的一种方法。

叩诊多用于确定肺尖宽度、肺下缘位置、肺组织实变或空洞及肺气肿、胸膜腔积液、积气、心界大小、肝脾的边界、腹水,气腹、卵巢肿瘤、膀胱充盈程度等。另外用手或叩诊锤直接叩击被检查部位,观察反射情况和有无疼痛反应也属叩诊。

（一）叩诊方法

根据叩诊的目的和手法不同分为直接叩诊法和间接叩诊法两种。

1. 间接叩诊法(indirect percussion)　叩诊时左手中指第二指节紧贴于叩诊部位,其他手指稍微抬起,勿与体表接触,右手指自然弯曲,用中指指端叩击左手中指第二节指骨的远端或末端指关节处,叩击方向应与叩诊部位的体表垂直(图 26-4、图 26-5)。在同一部位叩诊可连续叩击 2～3 下,若未获得明确印象,可再连续叩击 2～3 下。右手叩诊时应以腕关节与掌指关节的活动为主,避免肘关节和肩关节参与运动。叩击动作要灵活、短促、富有弹性,力度要均匀。叩击后右手中指应立即抬起,以免影响对叩

图 26-4　间接叩诊法

左手中指姿势　　　错误　　　右手中指叩诊姿势　　　错误

图 26-5 间接叩诊法正误图

诊音的判断。应避免不间断地连续地快速叩击,这不利于叩诊音的分辨。根据叩诊检查内容,叩诊力度不同,检查病灶范围小,部位浅表,如心脏、肝脏的相对浊音界宜采用轻叩,当检查部位较深或范围较大时,则叩诊需用中等力度,如叩诊心脏、肝脏的绝对浊音界,当病灶距体表深时,则需使用重力度叩诊。

为了检查患者肝区或肾区有无叩击痛,医师可将左手手掌平置于被检查部位,右手握成拳状,并用其尺侧叩击左手手背,询问或观察患者有无疼痛感。

2. 直接叩诊法(direct percussion) 医师右手中间三个手指并拢,用其掌面直接拍击被检查部位,借助于拍击的声音和指下的震动感来判断病变情况的方法称为直接叩诊法。适用于胸部和腹部范围较广泛的病变,如大量胸水、腹水及气胸等。

### (二)叩诊音

叩诊产生的声音称为叩诊音。被叩击部位组织或器官的致密度、弹性、含气量及与体表的间距不同,叩诊音亦不同,根据叩诊音的频率(频率高则音调高,频率低则音调低)、振幅(大则音响强,小则音响弱)和是否乐音(音律和谐)的不同,在临床上分为清音、浊音、鼓音、实音、过清音 5 种。

1. 清音(resonance) 是一种频率为 100 ~ 128Hz,振动持续时间较长的音响,为不甚一致的非乐性叩诊音。清音为正常肺部的叩诊音,提示肺组织的弹性、含气量、致密度正常。

2. 浊音(dullness) 是一种音调较高,音响较弱,振动持续时间较短的非乐性叩诊音。除音响外,板指所感到的振动也较弱。当叩击被少量含气肺组织覆盖的心脏或肝脏的部分,或在病理状态下肺组织含气量减少如肺部炎症时,叩诊音呈浊音。

3. 鼓音(tympany) 一种和谐的乐音,如同击鼓声。音响比清音更强,振动持续时间也较长。在叩击含有大量气体的空腔脏器时出现,正常情况下可见于胃泡区和腹部,病理情况下可见于肺内空洞、气胸、气腹等。

4. 实音(flatness) 亦称绝对浊音,是一种音调较浊音更高,音响更弱,振动持续时间更短的一种非乐性音,生理情况下见于叩击不含气的脏器,如叩击心脏、肝脾等脏器未被肺覆盖的部分所产生的音响。病理状态下可见于大量胸腔积液或肺实变等。

5. 过清音(hyperresonance) 属于鼓音范畴的一种变音,介于鼓音与清音之间,音调较清音低,音响较清音强,为一种类乐性音,正常成人叩诊无过清音,临床上常见于肺组织含气量增多、弹性减弱时,如肺气肿。正常儿童可叩出相对过清音。

（三）叩诊的注意事项

1. 环境应安静。心肺叩诊可采用坐位或卧位,腹部叩诊采用卧位,腹水时,可嘱患者变换平卧与侧卧体位或取肘膝位进行叩诊。

2. 注意对称部位比较叩诊。

3. 注意叩诊音响的变化及震动感差异。

## 四、听诊

听诊(auscultation)指医师直接用耳或听诊器听取被检者体内各部位活动时发出的声音,以判断活动正常与否的一种检查方法。听诊是临床体格检查的重要手段,对心肺疾病的诊断尤其重要。

广义的听诊还包括听身体各部分所发出的任何声音,如说话、呼吸、咳嗽、呃逆、嗳气、呻吟、啼哭、呼叫发出的声音以及肠鸣音、关节活动音及骨擦音,这些声音有时可对临床诊断提供有用的线索。

（一）听诊方法

1. 直接听诊法(direct auscultation) 医师将耳直接贴附于被检查者的体壁上进行听诊,这种方法所能听到的体内声音很弱。只在某些特殊和紧急情况下才会采用。

2. 间接听诊法(indirect auscultation) 用听诊器进行听诊的一种检查方法。此方法检查方便且不受被检查者体位的影响,应用范围广,除用于心、肺、腹的听诊外,还可以听取身体其他部位发出的声音,如血管音、皮下气肿音、肌束颤动音、关节活动音、骨折面摩擦音等。

听诊器(stethoscope)通常由耳件、体件和软管3部分组成(图26-6)。体件分为2种类型:一种是钟型体件,钟型体件

图26-6 听诊器

适用于听取低调声音,如二尖瓣狭窄的隆隆样舒张期杂音等;另一种是膜型体件,适用于听高调的声音,如哮鸣音、主动脉瓣关闭不全的舒张期叹气样杂音等。听诊器对器官活动的声音有一定的放大作用,且能阻断环境中的噪音。听诊前应注意检查耳件方向是否正确,硬管和软管管腔是否通畅,听诊时注意避免体件与皮肤摩擦。

（二）听诊的注意事项

1. 寒冷时要将体件温暖,以免患者产生肌束颤动而出现附加音。被检查部位要充分暴露,切忌隔着衣服听诊,听诊器体件要紧贴皮肤避免摩擦。

2. 听诊一般采用坐位或卧位,心脏听诊时有时需采用左侧卧位、前倾坐位或变换体位。

3. 听诊时注意力要集中,听肺部时要摒除心音的干扰,听心音时要摒除呼吸音的影响,必要时嘱患者控制呼吸或深呼吸配合听诊。

听诊是临床医师的一项基本功,也是体格检查基本方法中的重点和难点,尤其对肺部和心脏的听诊,必须要勤学苦练、仔细体会、反复实践、善于比较,才能切实掌握和熟练应用。

## 五、嗅诊

嗅诊(olfactory examination)是通过嗅觉来判断发自患者的异常气味与疾病之间关系的一种诊断方法。异常气味多来自患者皮肤、黏膜、呼吸道、胃肠道、呕吐物、排泄物、分泌物、脓液和血液等的气味,常见异常气味的临床意义如下:

1. 汗液味　正常汗液无特殊强烈刺激气味。酸性汗液见于风湿热和长期服用水杨酸、阿司匹林等解热镇痛药者;狐臭味见于腋臭等患者;脚臭味见于多汗者或脚癣合并感染。

2. 痰液味　正常痰液无特殊气味,如呈恶臭味,提示厌氧菌感染,见于支气管扩张症或肺脓肿;如嗅到血腥味见于咯血患者。

3. 脓液味　恶臭的脓液见于气性坏疽。

4. 呕吐物味　胃内容物略带酸味。粪便味见于肠梗阻患者;呕吐物杂有脓液并有令人恶心的烂苹果味,可见于胃坏疽;浓烈的酸味见于幽门梗阻或狭窄者。

5. 粪便味　腐败性臭味见于消化不良或胰腺功能不全者;腥臭味见于细菌性痢疾;肝腥味见于阿米巴性痢疾。

6. 尿液味　新鲜尿液没有气味。浓烈氨味见于膀胱炎。

7. 呼吸味　酒味见于饮酒及酒精中毒者;刺激性蒜味见于有机磷农药中毒;烂苹果味见于糖尿病酮症者;氨味见于尿毒症;肝腥味见于肝性脑病者。

8. 口腔气味　口臭见于口鼻部病变、肺脓肿、支气管扩张症、肺坏疽、消化不良、肝病、吸烟等;苦杏味见于苦杏仁、桃仁、氰化物等含氰及氰酸的食物或药物中毒等;血腥味见于体内出血等。

临床工作中,嗅诊可迅速提供具有重要意义的诊断线索,但必须要结合其他检查才能做出正确的诊断。

## 学习小结

### 1. 学习内容

基本体格检查方法

- 视诊
  - 全身状况:年龄、性别、发育、营养、意识、面容、表情、体位、步态等
  - 局部状况:头颈、胸、腹、脊柱四肢等
- 触诊
  - 浅部触诊 → 腹壁紧张度、关节、淋巴结、血管、浅部肿块等
  - 深部触诊
    - 深部滑行触诊:腹腔包块、胃肠病变等
    - 双手触诊:肝、脾、肾、腹腔肿块等
    - 深压触诊:腹腔深部病变、压痛点等
    - 冲击触诊:大量腹水时肝、脾、包块等
- 叩诊
  - 间接叩诊
  - 直接叩诊
    - 清音:正常肺部
    - 浊音:心、肝被肺覆盖部分及肺炎等
    - 实音:心、肝、脾;大量胸水、肺实变等
    - 鼓音:胃泡、肠;肺内空洞、气胸、气腹等
    - 过清音:肺气肿等
- 听诊
  - 直接听诊:特殊和紧急情况下使用
  - 间接听诊:肺、心、腹及血管等
- 嗅诊 → 呼吸、口腔、汗液、痰液、脓液、呕吐物、尿液、粪便等气味

### 2. 学习方法

熟悉基本检查法的内容、方法及注意事项,检查方法要正确,并反复在同学中相互练习以达到熟练应用。

(文红艳)

## 复习思考题

1. 触诊的方法有哪些? 其适用范围分别是什么?
2. 基本的叩诊音有哪些? 有何意义?

# 第二十七章

# 一 般 检 查

学习目的

通过学习一般检查,学会观察患者全身状态,评估生命征,发现疾病诊断线索。

学习要点

生命征的检查方法、正常值及变异的临床意义;发育与体型、营养状态、意识状态、面容与表情、体位及步态等的临床意义;皮肤检查时异常表现的临床意义;浅表淋巴结的检查方法及肿大的临床意义。

　　一般检查是对患者全身状态的概括性观察,检查时常以视诊为主,必要时需配合触诊等检查方法。一般检查的内容包括:生命体征、发育与体型、营养状态、意识状态、面容与表情、体位、步态及皮肤和淋巴结检查。

## 第一节　全身状态检查

### 一、生命征

#### (一)体温(body temperature,T)

1. 体温测量方法及正常范围

(1)口测法:将消毒后的体温计置于患者舌下,紧闭口唇,测量 5 分钟后读数。正常值为 $36.3 \sim 37.2℃$。口测法较为准确,但不宜使用于婴幼儿及意识障碍者。

(2)肛测法:患者取侧卧位,将消毒后的体温计涂以润滑剂,徐徐插入肛门深达体温计的一半,测量 5 分钟后读数。正常值为 $36.5 \sim 37.7℃$,肛测法一般较口测法高 $0.3 \sim 0.5℃$。肛测法测值较稳定,适用于婴幼儿及意识障碍者。

(3)腋测法:将体温计放入患者腋窝深处,嘱患者用上臂将体温计夹紧,测量 10 分钟后读数。正常值 $36.0 \sim 37.0℃$。腋测法简便、安全,且不易发生交叉感染,但易受外界因素影响而发生误差。

2. 正常体温变异与体温异常　　正常人 24 小时内体温可略有波动,波动幅度一般不超过1℃。早晨体温略低,下午略高;运动、进食后、月经期前及妊娠期妇女体温略高;老年人体温略低。

体温高于正常称为发热,包括感染性和非感染性发热两大类。体温低于正常称为体温过低,见于休克、严重营养不良、甲状腺功能减退症等。

3. 体温的记录方法　体温测定的结果应按时记录于体温记录单上,描绘出体温曲线。多数发热性疾病,体温曲线的变化具有一定的规律性,称为热型。

4. 体温测量误差的常见原因　有时体温测量结果与实际情况不符,易导致诊断和处理上的错误。常见体温测量误差的原因如下:

（1）测量前未将体温计的汞柱甩至35℃以下,致使测量结果高于实际体温。

（2）检测前用热水漱口或用热毛巾擦拭腋窝,局部放置冰袋或热水袋,均可对测量结果造成影响。

（3）患者明显消瘦、病情危重或意识障碍时,不能将体温计夹紧,致使测量结果低于实际体温。

（二）呼吸（respiration，R）

见第三十章第三节肺和胸膜检查。

（三）脉搏（pulse，P）

检查脉搏时,通常是以示指、中指、环指的指端触诊桡动脉搏动。如未能触及,可选择颞动脉、颈动脉和肱动脉等。

1. 脉率　正常成人在安静、清醒状态下为60～100次/分,3岁以下幼儿>100次/分,婴幼儿可达130次/分。女性较男性快,老年人较慢;白天较快,夜间睡眠时较慢;餐后、体力活动或情绪激动时增快。病理状态下,脉率增快见于发热、贫血、甲状腺功能亢进症、疼痛、心肌炎、心力衰竭、休克等;脉率减慢见于颅内高压、阻塞性黄疸、甲状腺功能减退症等,伤寒出现相对缓脉。心律失常时,脉率与心率可能不一致,如脉率少于心率称为脉搏短绌,见于心房颤动、频发期前收缩等。

2. 节律　正常人脉搏节律规整。有些正常儿童和青年,脉搏表现为吸气时增快,呼气时减慢,称为呼吸性窦性心律不齐。脉搏快慢不一或有间歇,称为脉律不齐,见于期前收缩;若同时伴脉搏强弱不一和脉搏短绌,称为脉律绝对不齐,见于心房颤动。心搏出现脱漏,脉搏亦相应脱落,脉律不整齐,称为脱落脉,见于二度房室传导阻滞等。

3. 紧张度　触诊脉搏时,以近端的手指按压桡动脉,并逐渐用力使远端手指触不到脉搏,近端手指完全阻断动脉血流所需的压力即为脉搏的紧张度。脉搏紧张度取决于动脉收缩压的高低。若用力压迫动脉近心端,其远心端动脉仍能触及,则提示动脉硬化。

4. 强弱　脉搏的强弱取决于心搏出量、周围血管阻力和脉压。正常脉搏强弱适中。脉搏强而大称为洪脉,提示心搏出量增加、周围血管阻力较小、脉压增大,见于主动脉瓣关闭不全、高热、贫血、甲状腺功能亢进症等。脉搏弱而小称为细脉,提示心搏出量减少、周围血管阻力较大、脉压减小,见于主动脉瓣狭窄、心力衰竭、休克等。

5. 弹性　正常人动脉管壁光滑、柔软而有弹性。严重动脉硬化时,动脉管壁变硬,弹性消失,呈迂曲条索状或结节状。

（四）血压（blood pressure，BP）

动脉血压简称血压。血压是血液在血管内流动时,作用于血管壁的压力。心室收缩时,血液从心室流入动脉,此时血液对动脉的压力最高,称为收缩压。心室舒张时,动脉血管弹性回缩,血液仍缓慢继续向前流动,但此时血压下降,称为舒张压。收缩压与舒张压之差,称为脉压。一个心动周期中每一瞬间动脉血压的平均值,称为平均动脉压,平均动脉压=舒张压+1/3 脉压。

1. 测量方法

(1)直接测压法:用特制的导管经皮穿刺,将导管由周围动脉送入主动脉,导管末端接监护测压仪,自动显示血压值。此法属有创性,仅适用于危重和大手术的患者。

(2)间接测压法:即袖带加压法,通常在上臂肱动脉部位测取血压,常用汞柱式血压计。受检者安静休息至少 5 分钟,在测量前 30 分钟内禁止吸烟和饮咖啡,排空膀胱。让受检者脱下被检侧衣袖,裸露上臂并外展45°,肘部置于与右心房同一水平(坐位平第 4 肋软骨,仰卧位平腋中线)。将袖带平展地缚于上臂,袖带下缘距肘窝约 2 ~ 3cm,松紧适宜。将听诊器体件置于肘窝肱动脉上,轻压听诊器体件。用橡皮球将空气打入袖带,待动脉音消失,再将汞柱升高 20 ~ 30mmHg;然后稍微打开橡皮球活门,缓慢放气(汞柱下降 2 ~6mmHg/s 为宜),获取舒张压读数后快速放气至零。按照 Korotkoff 的五期法,当听到第一个声音时所示的压力值是收缩压(第 1 期);继续放气,随后声音逐渐增强为第 2 期;继而出现柔和吹风样杂音为第 3 期;再后音调突然变低钝为第 4 期;最终声音消失为第 5 期。第 5 期声音消失时血压计上所示的压力值是舒张压(个别声音不消失者,可采用第 4 期,并加以注明)。测血压时,一般应连续测量 2 ~ 3 次,每次间隔 1 ~ 2 分钟,然后取其平均值。血压记录方法:收缩压/舒张压 mmHg,如 125/80mmHg。正常人两上肢血压可有 5 ~ 10mmHg 的差别,下肢血压较上肢高 20 ~ 40mmHg。

 知识链接

### 动态血压监测

动态血压监测(ambulatory blood pressure monitoring,ABPM)通常采用以袖带麦克风感知柯氏音法或振荡法两种方法。一般监测 24 小时。通常设白昼时间为 6:00 ~ 22:00,每 15 分钟测血压 1 次;晚为 22:00 ~ 次晨 6:00,每 30 分钟记录 1 次。动态血压国内正常参考标准为:24小时平均血压<130/80mmHg;白昼平均血压<135/85mmHg;夜间平均血压<125/75mmHg。正常情况下,夜间血压均值比白昼血压均值低 10% ~ 20%。ABPM 临床上适用于:诊断评价"白大衣高血压(单纯性诊所高血压)"、顽固性高血压;诊断发作性高血压或低血压;判断高血压的程度,了解血压变异性和血压昼夜规律,指导治疗和评价降压药物疗效。

2. 血压正常标准 根据《中国高血压防治指南》,血压正常标准规定见表27-1。

表 27-1 血压水平的定义和分类

| 类 别 | 收缩压(mmHg) | 舒张压(mmHg) |
|---|---|---|
| 正常血压 | <120 | <80 |
| 正常高值 | 120 ~ 139 | 80 ~ 89 |
| 高血压 | ≥140 | ≥90 |
| 1 级高血压(轻度) | 140 ~ 159 | 90 ~ 99 |
| 2 级高血压(中度) | 160 ~ 179 | 100 ~ 109 |
| 3 级高血压(重度) | ≥180 | ≥110 |
| 单纯收缩期高血压 | ≥140 | <90 |

当收缩压和舒张压分属于不同级别时,以较高的血压分级为准。

3. 血压变异的临床意义

(1)高血压:收缩压≥140mmHg和(或)舒张压≥90mmHg,即为高血压。如果仅有收缩压达到高血压标准,称为单纯收缩期高血压。高血压绝大多数为原发性高血压;约5%继发于其他疾病,称为继发性高血压,见于肾脏疾病、肾上腺皮质或髓质肿瘤、甲状腺功能亢进症、肢端肥大症、妊娠高血压疾病、颅内高压等。

(2)低血压:血压<90/60mmHg,称为低血压。见于休克、急性心肌梗死、心力衰竭、心包填塞等。

(3)脉压增大:脉压>40mmHg,称为脉压增大。见于主动脉瓣关闭不全、老年性单纯收缩期高血压、甲状腺功能亢进症、主动脉硬化、严重贫血等。

(4)脉压减小:脉压<30mmHg,称为脉压减小。见于低血压、主动脉瓣狭窄、心力衰竭、心包积液、缩窄性心包炎等。

(5)上、下肢血压差异常:①双上肢血压差>10mmHg属异常,见于多发性大动脉炎、血栓闭塞性脉管炎、先天性动脉畸形等;②下肢血压<上肢血压,见于主动脉缩窄、胸腹主动脉型大动脉炎、闭塞性动脉硬化等。

## 二、发育与体型

人体成长过程的发展变化,总称为发育。发育一般以身高、体重、智力及第二性征与年龄是否相称来判定。

一般成人发育正常的判定指标为:①头部的长度为身高的1/7~1/8;②胸围为身高的1/2;③双上肢展开的长度约等于身高;④坐高约等于下肢的长度;⑤身体上部长度约等于下部长度。

发育与遗传、营养代谢、内分泌、生活条件及体育锻炼等多种因素有关。体型是身体各部发育的外观表现,包括骨骼、肌肉的生长与脂肪分布的状态等。成年人的体型可分为以下3种:①匀称型(正力型):身体各部结构匀称适中,腹上角90°左右,见于多数正常成人;②瘦长型(无力型):体高肌瘦,颈部细长,肩窄下垂,胸廓扁平,腹上角<90°,见于慢性消耗性疾病,如肺结核等;③矮胖型(超力型):体格粗壮,颈部粗短,肩宽而平,胸廓宽阔,腹上角>90°,见于高血压等。

病态发育与内分泌的改变密切相关。①脑垂体前叶功能亢进:在发育成熟前,体格异常高大,体型匀称,称为巨人症;发生在骨骺闭合之后,手足粗大肥厚,称为肢端肥大症。②脑垂体前叶功能减退:生长发育迟缓,体格异常矮小,称为垂体性侏儒症。③发育成熟前,如发生甲状腺功能亢进,体格发育超过正常;如发生甲状腺功能减退,则体格矮小且智力低下,称为呆小病。

## 三、营养状态

营养状态与食物的摄入、消化、吸收和代谢等因素密切相关。

(一)营养状态判定

营养状态情况通常根据皮肤、毛发、皮下脂肪、肌肉的情况进行综合判断。判定营养状态的方法:

1. 观察皮下脂肪充实的程度 这是最简便而迅速的方法,最适宜的检查部位是

笔记

前臂屈侧或上臂背侧下 1/3 处。

2. 监测体重的变化 测量一定时间内体重的变化也是反映机体营养状态的方法之一。①标准体重（kg）=身高（cm）-105；或标准体重（kg）=［身高（cm）-100］×0.95（男性）或 0.9（女性）。标准体重±10% 范围内为正常。②体重质量指数（BMI）=体重（kg）/身高$^2$（m$^2$）。BMI 正常范围为 18.5~24。

（二）营养状态分级

1. 良好 皮肤光泽，弹性良好，黏膜红润，皮下脂肪丰满，肌肉结实，指甲、毛发润泽，肋间隙及锁骨上窝深浅适中，精神饱满。

2. 不良 皮肤黏膜干燥，弹性降低，皮下脂肪菲薄，肌肉松弛无力，指甲粗糙无光泽，毛发稀疏，肋间隙及锁骨上窝凹陷，精神萎靡。

3. 中等 介于两者之间。

（三）营养状态异常

1. 营养不良（消瘦） 体重减轻至不足标准体重的 90% 或 BMI<18.5，称为消瘦；极度消瘦者称为恶病质。引起营养不良的主要因素是营养摄入不足和消耗增多。常见于长期或严重的消耗性疾病，如：①摄食障碍：多见于食管、胃肠道疾病，神经系统及肝、肾等内脏疾病引起的严重恶心、呕吐；②消化障碍：见于胃、肠、胰腺、肝脏及胆道疾病引起的消化液或酶的合成和分泌减少，影响消化和吸收；③消耗增多：常见于慢性消耗性疾病，如长期活动性肺结核、恶性肿瘤；内分泌和代谢性疾病，如甲状腺功能亢进症、糖尿病等。

2. 肥胖 超过标准体重的 20% 以上或 BMI 女性>25，男性>27，称为肥胖。是由于摄食量大于消耗量，转化为脂肪积存体内所致。

（1）外源（单纯）性肥胖：全身脂肪分布均匀，身体各个部位无异常改变，常有一定的遗传倾向。

（2）内源（继发）性肥胖：主要由内分泌疾病所致，如：①皮质醇增多症（Cushing 综合征），表现为向心性肥胖。②肥胖性生殖无能综合征（Frohlich 综合征），女性表现为生殖器发育障碍、闭经；男性表现为女性体型。③甲状腺功能减退症、脑垂体前叶功能减退症等，也可引起继发性肥胖。

## 四、意识状态

意识状态见第二篇第二十四章意识障碍。

## 五、面容与表情

面容是指面部呈现的状态；表情是指表现在面部或姿态上的思想感情。健康人面容润泽，表情自然。临床上常见的典型面容如下：

1. 急性病容 表情痛苦，兴奋不安，面色潮红，面部多汗，口唇疱疹，鼻翼扇动。多见于急性感染性疾病，如肺炎链球菌肺炎、流行性脑脊髓膜炎、疟疾等。

2. 慢性病容 表情抑郁，双目无神，面容憔悴，面色晦暗或苍白无华。见于慢性消耗性疾病，如肝硬化、恶性肿瘤、严重结核病等。

3. 甲状腺功能亢进症面容 表情惊愕，兴奋不安，烦躁易怒，眼裂增宽，眼球突出。见于甲状腺功能亢进症（图 27-1）。

4. 黏液性水肿面容　表情倦怠,目光呆滞,反应迟钝,面色苍白,颜面水肿,睑厚面宽,眉毛、头发稀疏,舌胖色淡。见于甲状腺功能减退症(图27-2)。

5. 二尖瓣面容　面色晦暗,双颊紫红,口唇轻度发绀。见于风湿性心瓣膜病二尖瓣狭窄(图27-3)。

图27-1　甲亢面容　　　　图27-2　黏液性水肿面容　　　图27-3　二尖瓣面容

6. 满月面容　面圆如满月,皮肤发红,常伴痤疮和小须。见于皮质醇增多症(Cushing 综合征)及长期应用肾上腺皮质激素者(图27-4)。

7. 伤寒面容　表情淡漠,反应迟钝,呈无欲貌。见于肠伤寒、脑炎、脑脊髓膜炎等高热衰竭者。

8. 苦笑面容　牙关紧闭,面肌痉挛,呈苦笑状。见于破伤风。

9. 贫血面容　表情疲惫,面色苍白,唇舌色淡。见于各种原因所致的贫血。

10. 肢端肥大症面容　下颌增大,向前突出,头大脸长,耳鼻增大,唇舌肥厚,眉弓及两颧隆起。见于肢端肥大症(图27-5)。

图27-4　满月面容　　　　　　　　图27-5　肢端肥大症面容

11. 面具面容　面无表情,双目凝视,面部呆板,似面具样。见于震颤麻痹、脑炎等。

## 六、体位

体位是指休息状态下身体所处的位置。常见的体位如下:

1. 自主体位 身体活动自如,不受限制。见于正常人、轻病和疾病早期患者。

2. 被动体位 患者不能自己调整或变换身体的位置。见于极度衰竭或意识丧失者。

3. 强迫体位 患者为减缓疾病痛苦,被迫采取某种特殊的体位。临床上常见的强迫体位如下:

(1)强迫侧卧位:患者多采取患侧卧位,可限制患侧胸廓活动而减轻疼痛,有利于健侧代偿呼吸。见于一侧胸膜炎和大量胸腔积液。

(2)强迫坐位:又称端坐呼吸。患者坐于床沿,以两手置于膝盖上或扶持床边。可助于胸廓和辅助呼吸肌运动,肺通气量增加;可减少下肢回心血量,减轻心脏负担。见于心、肺功能不全。

(3)强迫仰卧位:患者仰卧,双腿蜷曲,借以减轻腹部肌肉的紧张程度。见于急性腹膜炎等。

(4)强迫俯卧位:俯卧位可减轻脊背肌肉的紧张度。见于脊柱疾病。

(5)强迫停立位:在步行时心绞痛突然发作,使患者常被迫立刻站立,并以右手按抚心前区部位,待症状稍缓解后,才继续行走。见于心绞痛。

(6)强迫蹲位:患者在步行或活动进程中,由于感到呼吸困难和心悸,被迫停止活动并采用蹲踞位或膝胸位以缓解症状。见于发绀型先天性心脏病。

(7)角弓反张位:患者颈及脊背肌肉强直,出现头向后仰,胸腹前凸,背过伸,躯干呈弓形。见于破伤风及小儿脑膜炎。

(8)辗转体位:患者辗转反侧,坐卧不安。见于胆道蛔虫症、胆石症、肾绞痛、肠绞痛等。

## 七、步态

步态指行走时所表现的姿态。正常成人步态稳健。常见的典型异常步态如下:

1. 醉酒步态 行走时躯干重心不稳,步态紊乱如醉酒状。见于小脑疾病、巴比妥或酒精中毒。

2. 共济失调步态 步态不稳,两脚间距宽,起步时一脚高抬,骤然垂落,双目下视,闭目时不能保持平衡。见于脊髓后索病变,如脊髓痨。

3. 蹒跚步态 行走时身体左右摇摆似鸭行。见于佝偻病、进行性肌营养不良、先天性双侧髋关节脱位、大骨节病等。

4. 慌张步态 起步后小步行走,身体前倾,双脚擦地,越走越快,难以止步。见于震颤麻痹(图 27-6)。

5. 痉挛性偏瘫步态 又称划圈样步态。行走时靠躯干肌先将患侧骨盆抬高,以提起瘫痪侧下肢,然后以髋关节为中心,下肢伸直外旋,脚尖拖地,向外划半个圆圈跨前一步。见于急性脑血管病后遗症。

6. 跨阈步态 由于踝部肌腱、肌肉弛缓,患足下垂,行走时必须高抬患侧下肢才能起步,如跨越门槛。见于腓总神经麻痹(图 27-7)。

7. 间歇性跛行 步行中,因下肢突发性酸痛乏力,患者被迫停止行进,需稍休息后方能继续行进。见于闭塞性动脉硬化、血栓闭塞性脉管炎等下肢缺血性疾病。

8. 剪刀步态 双下肢肌张力增高,尤以伸肌和内收肌张力增高明显,移步时下肢

笔记

内收过度,两腿交叉呈剪刀状。见于脑性瘫痪及截瘫(图27-8)。

图27-6　慌张步态　　　　　图27-7　跨阈步态　　　图27-8　剪刀步态

# 第二节　皮肤检查

皮肤检查常以视诊为主,必要时需配合触诊。皮肤检查的内容包括:皮肤颜色、湿度、弹性、皮疹、皮下出血、蜘蛛痣与肝掌、水肿、皮下结节及毛发等。

## 一、颜色

皮肤颜色与毛细血管的分布、血液的充盈度、红细胞及血红蛋白的含量、皮下脂肪的厚薄、腺体的分泌及色素情况有关。常见的皮肤颜色变化有以下几种:

1. 苍白　皮肤苍白是由红细胞及血红蛋白含量减少、毛细血管痉挛或充盈不足所致。见于贫血、寒冷、惊恐、休克、虚脱及主动脉关闭不全等。仅见肢端苍白,可能与肢体动脉痉挛或阻塞有关,见于雷诺病、血栓闭塞性脉管炎等。

2. 发红　皮肤发红与红细胞及血红蛋白含量增多、毛细血管扩张充血、血流加速及血容量增加有关。生理情况下见于运动、饮酒、情绪激动等。病理情况下见于发热性疾病,如肺结核、肺炎链球菌肺炎、猩红热等;某些中毒,如一氧化碳及阿托品中毒等;皮肤持久性发红见于真性红细胞增多症及皮质醇增多症(Cushing综合征)。

3. 发绀　皮肤黏膜呈青紫色。是由于单位容积血液中还原血红蛋白量增多(>50g/L)或异常血红蛋白症所致。发绀的常见部位为口唇、舌、面颊、耳廓及肢端等处。参见第二篇第十章发绀。

4. 黄染　皮肤黏膜发黄。常见的原因有:①黄疸:是皮肤黄染的主要原因,是由于胆红素浓度增高(>34.2μmol/L)所致,见于溶血性贫血、肝细胞损害、胆道疾病等。黄疸早期或轻微时出现于巩膜及软腭黏膜,较明显时才会出现皮肤黄染。②胡萝卜素含量增高:过多食用胡萝卜、南瓜、橘子等,可使血中胡萝卜素含量增高(>2.5g/L),也可出现皮肤黄染,但仅限于手掌、足底皮肤,一般不发生于巩膜和口腔黏膜。③长期服

笔记

用带有黄染色的药物:如米帕林(阿的平)、呋喃类药物也可使皮肤黄染,黄染首先出现于皮肤,严重者甚至巩膜黄染,但以角膜缘周围最明显,离角膜越远则黄染越浅,以此特点与黄疸鉴别。

5. 色素沉着 是由于表皮基底层的黑色素增多,致使局部或全身皮肤色泽加深。生理情况下,身体的外露部分,以及乳头、腋窝、生殖器官、关节、肛门周围等处皮肤色素较深。如果这些部位的色素明显加深,或其他部位出现色素沉着,则提示为病理征象。

(1)全身性色素沉着:常见于慢性肾上腺皮质功能减退症(Addison 病);也可见于肝硬化、晚期肝癌、肢端肥大症、疟疾、黑热病等;使用某些药物,如砷剂和抗肿瘤药物等,均可有不同程度的皮肤色素沉着。

(2)局限性色素沉着:妇女妊娠期,在面部、额部可出现棕褐色对称性色素斑片,称为妊娠斑;老年人全身或面部也可出现散在的色素斑片,称为老年斑。

6. 色素脱失 是指局部或全身皮肤丧失原有的色素形成脱失斑片。是由于体内酪氨酸酶缺乏,使酪氨酸在体内不能转化成多巴而生成黑色素所致。

(1)全身性色素脱失:常见于白化症,属遗传性疾病,为先天性酪氨酸酶合成障碍所致,表现为全身皮肤和毛发色素脱失。

(2)局限性色素脱失:常见于:①白癜风:多形性、大小不等的色素脱失斑片,多无自觉症状,也不引起生理功能改变,进展缓慢;②白斑:圆形或椭圆形色素脱失斑片,常发生于口腔黏膜及女性外阴部,部分白斑可能发生癌变。

## 二、湿度

皮肤湿度与汗腺分泌功能有关。在气温高、湿度大的环境里出汗增多是一种生理调节功能。在病理情况下,出汗过多或无汗都具有诊断意义。皮肤潮湿多汗见于风湿热、结核病、佝偻病、甲状腺功能亢进症、布鲁菌病等。夜间睡后出汗称为盗汗,多见于结核病;手足皮肤发凉而大汗淋漓称为冷汗,见于休克和虚脱。皮肤干燥无汗见于维生素 A 缺乏症、严重脱水、硬皮病及黏液性水肿等。

## 三、弹性

皮肤弹性即皮肤紧张度,与年龄、营养状态、皮下脂肪及组织间隙所含液体量多少有关。儿童及青年皮肤有弹性,中年后弹性减弱,老年人弹性较差。检查方法:用示指和拇指将手背或上臂内侧皮肤捏起后放松,松手后皮肤皱褶迅速平复为弹性正常,如皮肤皱褶平复缓慢为弹性减弱。弹性减弱常见于慢性消耗性疾病、严重脱水。发热时皮肤弹性可增加。

## 四、皮疹

皮疹多为全身性疾病的表现之一,是临床诊断某些疾病的重要依据。检查时应注意皮疹分布的部位、形态与大小、平坦或隆起、出现与消失的时间、发展顺序、颜色、压之是否褪色及有无瘙痒和脱屑等。皮疹多见于传染病、皮肤病、药物及其他物质所致的过敏反应等。常见的皮疹如下:

1. 斑疹 局部皮肤发红,一般不隆起皮面。见于斑疹伤寒、丹毒、风湿性多形红斑等。

111

2. 丘疹　除局部颜色改变外还隆起皮面。见于药物疹、湿疹、麻疹、猩红热等。

3. 斑丘疹　在丘疹的周围伴有皮肤发红的底盘。见于药物疹、湿疹、风疹、猩红热等。

4. 玫瑰疹　是一种鲜红色的圆形斑疹，直径 2～3mm，压之褪色，松开时又复现，多出现于胸腹部。为病灶周围血管扩张所致，是伤寒和副伤寒的特征性皮疹。

5. 荨麻疹　又称风疹块。是稍隆起皮面的苍白色或红色的片状皮疹，出现得快，消退也快。是速发的皮肤变态反应所致的局限性暂时性水肿，见于各种过敏反应。

## 五、皮下出血

皮下出血是指皮肤或黏膜下出血，压之不褪色，依据出血面的直径不同分以下几种：①出血直径<2mm 者称为出血点；②出血直径 3～5mm 者为紫癜；③出血直径>5mm 者为瘀斑；④片状出血伴有皮肤显著隆起者为血肿。皮下出血见于造血系统疾病、重症感染、某些血管损害性疾病及毒物或药物中毒等。

出血点应与皮肤上红色的皮疹或小红痣进行鉴别，皮疹加压褪色或消失；小红痣加压时不褪色，触诊时可感到稍高出皮面。

## 六、蜘蛛痣与肝掌

蜘蛛痣是由皮肤小动脉末端分支性扩张所形成的血管痣，形似蜘蛛，故称为蜘蛛痣（图 27-9）。产生机制：由于肝功能减退，肝脏对雌激素灭活能力减弱，导致体内雌激素水平增高，雌激素的蓄积可使小动脉发生扩张而出现蜘蛛痣。表现特点：多出现于上腔静脉分布区域内，如面、颈、前胸、肩部、上臂及手背等处；大小不一，直径可由大头针针帽大小到数厘米以上；检查时用棉签或火柴杆压迫蜘蛛痣中心，其周围辐射状小血管网消失，去除压力后又复出现。常见于急、慢性肝炎或肝硬化。

图 27-9　蜘蛛痣

慢性肝病患者手掌大、小鱼际处常发红，加压后褪色，称为肝掌，发生机制和临床意义与蜘蛛痣相同。

## 七、水肿

水肿是指皮下组织的细胞内或组织间隙液体潴留过多。水肿的检查需视诊和触诊相结合，轻度水肿视诊不易发觉。用手指加压后受压局部出现凹陷，称为凹陷性水肿;组织明显肿胀,但指压后并无凹陷,称为非凹陷性水肿。全身性水肿见于肾炎、肾病综合征、右心衰竭、肝硬化失代偿期及营养不良等;局限性水肿多由于静脉或淋巴回流受阻所致,如局部炎症、静脉血栓形成、丝虫病、血管神经性水肿等;非凹陷性水肿见于黏液性水肿及象皮肿(丝虫病所致)。

根据水肿的程度,可分为轻、中、重三度。①轻度:水肿仅见于皮下组织疏松部位或下垂部位,如眼睑、眶下软组织、胫骨前、踝部等,指压后可见组织轻度凹陷,平复较快。②中度:全身组织均可见明显肿胀,指压后可出现明显或较深的凹陷,平复缓慢。③重度:全身组织严重水肿,低部位的皮肤紧张发亮,甚至有液体渗出。此外可出现胸腔、腹腔、鞘膜腔内积液,外阴部亦可见严重水肿。

## 八、皮下结节

检查皮下结节时应注意部位、大小、硬度、压痛及活动度等。①风湿小结:位于关节附近或长骨骺端,呈圆形或椭圆形,直径 2～3mm,触之坚硬,无压痛,多见于风湿热;②Osler小结:位于指尖、足趾、大小鱼际处,豌豆大小,红色或紫色痛性结节,见于感染性心内膜炎;③痛风结节(痛风石):多位于耳廓、跖趾、指(趾)关节及掌指关节等部位,为大小不一的黄白色结节,是血液尿酸增高,尿酸钠在皮下结缔组织沉积所致,为痛风的特征性病变;④癌性结节:无明显局部症状且生长迅速的皮下结节,见于恶性肿瘤皮下转移。

## 九、毛发

毛发的颜色、曲直、分布等常与种族、年龄、性别及疾病状态有关。正常人毛发分布有规律,富有光泽。

1. 毛发脱落　弥漫性脱发常见于:①某些发热性疾病后:如伤寒;②某些内分泌疾病:如甲状腺功能减退症;③理化因素性脱发:如应用环磷酰胺等抗癌药物,过量的放射线影响。局限性脱发见于:①头部皮肤疾病:如脂溢性皮炎引起头顶部的不规则脱发;②神经营养障碍:如斑秃引起大小不等的圆形脱发。

2. 毛发增多　常见于皮质醇增多症(Cushing 综合征)及长期应用肾上腺皮质激素者,女性患者还可呈男性体毛分布,生长胡须。

# 第三节　浅表淋巴结检查

淋巴结分布于全身,体格检查只能检查浅表淋巴结。正常情况下,浅表淋巴结很小,直径 0.2～0.5cm,质地柔软,表面光滑,与周围组织无粘连,无压痛,除颌下、腋窝、腹股沟处能触及外,多不易触及。淋巴结的变化反映了许多疾病的发生、发展情况,对其诊治有重要意义。

## 一、浅表淋巴结分布

浅表淋巴结以组群分布,一个组群的淋巴结收集一定区域的淋巴液。

1. 头颈部　①耳前淋巴结:位于耳屏前方;②耳后淋巴结:位于耳后乳突表面、胸锁乳突肌止点处,亦称为乳突淋巴结;③枕淋巴结:位于枕部皮下,斜方肌起点与胸锁乳突肌止点之间;④颌下淋巴结:位于颌下腺附近,在下颌角与颏部的中间部位;⑤颏下淋巴结:位于颏下三角内,下颌舌骨肌表面,两侧下颌骨前端中点后方;⑥颈前淋巴结:位于胸锁乳突肌表面及下颌角处;⑦颈后淋巴结:位于斜方肌前缘;⑧锁骨上淋巴结:位于锁骨与胸锁乳突肌所形成的夹角处。头颈部浅表淋巴结的分布见图27-10。

图27-10 头颈部浅表淋巴结的分布

2. 上肢

(1) 腋窝淋巴结:是上肢最大的淋巴结组群,分为5群:①腋尖淋巴结群:位于腋窝顶部;②中央淋巴结群:位于腋窝内侧壁近肋骨及前锯肌处;③胸肌淋巴结群:位于胸大肌下缘深部;④肩胛下淋巴结群:位于腋窝后皱襞深部;⑤外侧淋巴结群:位于腋窝外侧壁。

(2) 滑车上淋巴结:位于上臂内侧,肱骨内上髁上方3~4cm处,肱二头肌与肱三头肌之间的肌间沟内。

3. 下肢

(1) 腹股沟淋巴结:位于腹股沟韧带下方股三角内,分为上、下两群:①上群(横组或水平组):位于腹股沟韧带下方,与韧带平行排列;②下群(纵组或垂直组):位于大隐静脉上端,沿静脉走向排列。

(2) 腘窝淋巴结:位于小隐静脉和腘静脉的汇合处。

## 二、检查方法及顺序

### (一)检查方法

1. 视诊 观察肿大淋巴结表面皮肤,注意有无红肿、溃疡、瘘管和瘢痕等。

2. 触诊 触诊淋巴结要注意部位、数目、大小、表面形态、硬度、压痛、活动度及寻找引起淋巴结肿大的原发病灶。

检查某部淋巴结时,应使该部皮肤和肌肉松弛,以利于触诊。检查者将右(或左)手四指并拢,指腹平放于被检查部位的皮肤上进行滑动触诊。检查各部位淋巴结时,检查者用右手检查被检查者左侧淋巴结,左手检查被检查者右侧淋巴结。例如:①检查颌下淋巴结:检查者将一手置于被检查者头顶,使头微向检查侧前倾,右(或左)手四指并拢屈曲,沿下颌骨内缘向上滑动触诊(图27-11);②检查颈部淋巴结:检查者站在被检查者背后,使头微向检查侧前倾;③检查锁骨上淋巴结:让被检查者取坐位或卧位,头部稍向前倾,在锁骨上窝进行滑动触诊;④检查腋窝淋巴结:检查者用右(或左)

手托扶被检查者前臂并稍外展,以左(或右)手由浅入深触诊腋窝,直至腋窝顶部(图27-12);⑤检查滑车上淋巴结:检查者用右(或左)手托扶被检查者左(或右)前臂,以左(或右)手在肱骨内上髁上方向、肱二头肌与肱三头肌之间的肌间沟内纵行、横行滑动触诊。

图 27-11 左颌下淋巴结检查法

图 27-12 左腋窝淋巴结检查法

（二）检查顺序

1. 头颈部淋巴结 耳前→耳后→枕部→颌下→颏下→颈前→颈后→锁骨上淋巴结。

2. 上、下肢淋巴结 腋窝(依次为:尖群→中央群→胸肌群→肩胛下群→外侧群)→滑车上→腹股沟(先上群→后下群)→腘窝淋巴结。

## 三、淋巴结肿大的临床意义

淋巴结肿大分为局限性和全身性两种。

（一）局限性淋巴结肿大

局限性淋巴结肿大是指全身多数区域淋巴结中,只有某一组淋巴结肿大。

1. 非特异性淋巴结炎 是由淋巴结引流区域内组织器官的急性或慢性炎症所致。急性炎症时,肿大淋巴结表面光滑,质地柔软,有压痛,无粘连,肿大至一定程度即停止;慢性炎症时,肿大淋巴结压痛轻微,质地较硬,最终淋巴结可缩小或消退。例如,扁桃体炎、齿龈炎可引起颌下或颈部淋巴结肿大;胸壁、乳腺部位的炎症可引起腋窝淋巴结肿大。

2. 淋巴结结核 肿大的淋巴结常发生于颈部血管周围,呈多发性,质地稍硬,大小不等,可互相粘连或与周围组织粘连。如发生干酪样坏死,可触及波动感;晚期破溃后不易愈合形成瘘管,愈合后可形成不规则瘢痕。

3. 恶性肿瘤淋巴结转移 肿大的淋巴结质地坚硬或有橡皮样感,一般无压痛,可与周围组织粘连而固定。肿大淋巴结的部位对原发肿瘤的判断具有重要意义。例如:①鼻咽癌:常向颈部淋巴结转移;②胸腔脏器癌肿:如肺癌常转移至右锁骨上淋巴结;③腹腔脏器癌肿:如胃癌、肝癌等常转移至左锁骨上淋巴结;④乳腺癌:常引起腋窝淋巴结肿大。

（二）全身性淋巴结肿大

全身性淋巴结肿大是指全身多数区域淋巴结中,有两组以上的淋巴结同时肿大。

淋巴结肿大的部位可遍及全身,淋巴结大小不等,无粘连。常见于:①血液系统疾病:如淋巴瘤、急性或慢性白血病;②结缔组织疾病:如系统性红斑狼疮;③病毒感染:如传染性单核细胞增多症;④细菌感染:如布鲁菌病;⑤原虫与寄生虫感染:如黑热病等。

**学习小结**

1. 学习内容

| | | |
|---|---|---|
| 全身状态检查 | 体温 | 正常体温:口测法36.3~37.2℃,肛测法36.5~37.7℃,腋测法36.0~37.0℃ |
| | | 发热:感染性和非感染性发热 |
| | | 体温过低:见于休克、甲减 |
| | 脉搏 | 正常脉率:成人60~100次/分,3岁以下 > 100次/分 |
| | | 脉率增快:见于发热、贫血、甲亢、心衰、休克 |
| | | 脉率减慢:见于颅内压增高、阻塞性黄疸、甲减 |
| | | 脉搏短绌:见于房颤、频发期前收缩 |
| | 血压 | 测量方法:常用间接测量法 |
| | | 正常血压:收缩压90~139mmHg,舒张压60~89mmHg |
| | | 高血压:血压≥140/90mmHg,见于原发性、继发性高血压 |
| | | 低血压:血压 < 90/60mmHg,见于休克、心梗、心衰 |
| | 发育 | 体型:匀称型、瘦长型、矮胖型 |
| | | 异常:巨人症、肢端肥大症、垂体性侏儒症、呆小病 |
| | 营养 | 分级:良好、不良、中等 |
| | | 异常:消瘦、肥胖 |
| | 面容 | 异常:急性、慢性、甲亢、黏液性水肿、二尖瓣、满月、伤寒、苦笑、贫血、肢端肥大症、面具面容 |
| | 体位 | 自动体位、被动体位、强迫体位 |
| | 步态 | 异常:醉酒、共济失调、蹒跚、慌张、痉挛性偏瘫、跨阈、剪刀步态,间歇性跛行 |

皮肤检查

颜色
- 苍白:红细胞及血红蛋白减少、毛细血管痉挛所致
- 发红:红细胞及血红蛋白增多、毛细血管扩张所致
- 发绀:主要是还原血红蛋白增多>50g/L所致
- 黄染:主要见于黄疸,胆红素>34.2μmol/L所致
- 色素沉着:黑色素增多所致
- 色素脱失:酪氨酸酶缺乏所致

湿度
- 潮湿多汗:见于结核病、甲亢、休克、佝偻病
- 干燥无汗:见于维生素A缺乏、脱水、黏液性水肿

弹性
- 减弱:见于慢性消耗性疾病、严重脱水
- 增加:见于发热

皮疹
- 分类:斑疹、丘疹、斑丘疹、玫瑰疹、荨麻疹
- 意义:见于传染病、皮肤病、过敏反应

皮下出血
- 特点:压之不褪色;出血直径<2mm为出血点,3~5mm为紫癜,>5mm为瘀斑
- 意义:见于血液病、重症感染

蜘蛛痣
- 概念:皮肤小动脉末端分支性扩张形成的血管痣
- 机制:肝功能减退,体内雌激素水平增高
- 特点:上腔静脉分布区域,压迫中心血管网消失
- 意义:见于急、慢性肝炎、肝硬化

水肿
- 分类:凹陷性、非凹陷性水肿
- 意义:全身性、局限性水肿

皮下结节
- 风湿小结、Osler小结、痛风结节、癌性结节

### 2. 学习方法

本章学习时应通过正常与异常表现的对比来认识异常表现,联系临床与病理来理解异常表现的临床意义,如间歇性跛行提示下肢缺血等。

（姜智慧）

## 复习思考题

1. 简述心房颤动患者脉搏检查的异常表现。

2. 收缩压和舒张压分属于不同级别时,如何确定高血压的分级? 成人血压 155/105mmHg 属于几级高血压?

3. 简述 Cushing 综合征患者一般检查的体征。

4. 简述常见皮肤颜色变化的机制。

5. 简述常见恶性肿瘤淋巴结转移的部位。

# 第二十八章

# 头 部 检 查

通过学习,学会头部器官的检查方法,为五官科疾病及全身性疾病的诊断提供线索。

学习要点

头部器官的检查方法及异常表现的临床意义。

头部检查以视诊、触诊为主。检查内容包括:头发与头皮、头颅及头部器官。

## 一、头发与头皮

检查头发要注意颜色、疏密度、脱发的类型与特点,详见第二十七章第二节皮肤检查中的毛发检查。检查头皮时需分开头发,观察头皮颜色、头皮屑,有无疖痈、头癣、外伤、血肿及瘢痕等。

## 二、头颅

头颅检查应注意观察头颅大小、形状和运动情况。

1. 大小及形状　头颅的大小以头围来衡量,新生儿头围约 34cm,成人头围 ≥ 53cm。测量头围的方法是用软尺自眉间绕到颅后通过枕骨粗隆。临床常见的头颅大小异常或畸形如下:

（1）方颅:前额左右突出,头顶平坦呈方形,见于小儿佝偻病或先天性梅毒(图 28-1)。

（2）小颅:前囟过早闭合引起的小头畸形,常伴有智力发育障碍。

（3）巨颅:额、颞、枕及顶部突出膨大呈圆形,头皮静脉充盈,颜面相对很小。由于颅内高压,压迫眼球,形成双目下视、巩膜外露的特殊表情,称落日现象,见于脑积水(图 28-2)。

2. 头部运动　正常人头部活动自如。①头部运动受限:见于颈椎疾病;②头部不随意颤动:见于震颤麻痹(帕金森病);③与颈动脉搏动节律一致的点头运动,称 Musset 征,见于严重主动脉瓣关闭不全。

3. 小儿颅缝与囟门　正常小儿前囟平坦,多在 12 ~ 18 月龄闭合。矢状缝和其他颅缝一般在出生后 6 个月内骨化,过早骨化会影响颅脑的发育。①前囟隆起:是颅内高压的征象,见于颅内出血、脑膜炎;②前囟凹陷:见于脱水和极度消瘦;③前囟迟闭:

见于小儿佝偻病、脑积水;④颅缝早闭:矢状缝与冠状缝过早闭合时,头顶部尖突高起,形成尖颅(图28-3),见于先天性疾患尖颅并指(趾)畸形(Apert综合征)。

图28-1 方颅　　　　　　　图28-2 脑积水　　　　　　　图28-3 尖颅

## 三、头部器官

### (一)眼

眼的检查包括:眼睑、泪囊、结膜、角膜、巩膜、虹膜、瞳孔及眼球等。眼的外部结构见图28-4,眼球解剖见图28-5。

1. 眼睑

(1) 眼睑水肿:双侧眼睑水肿见于肾炎、贫血、营养不良、慢性肝病等;单侧眼睑水肿常为血管神经性水肿。

(2) 眼睑闭合障碍:双侧眼睑闭合障碍见于甲状腺功能亢进症;单侧眼睑闭合障碍见于面神经麻痹。

(3) 上睑下垂:双侧上睑下垂见于先天性上眼睑下垂、重症肌无力;单侧上睑下垂见于各种原因所致的动眼神经麻痹,如蛛网膜下腔出血、脑炎、脑脓肿、脑外伤等。

图28-4 眼的外部结构

(4) 睑内翻:由于瘢痕形成使眼睑缘向内翻转,见于沙眼。

2. 泪囊　检查时嘱受检查者向上看,检查者用双手拇指轻压受检者双眼内眦下方,即骨性眶缘下内侧,挤压泪囊,同时观察有无分泌物或泪液自上、下泪点溢出(图28-6)。若有黏液脓性分泌物流出,应考虑慢性泪囊炎。有急性炎症时应避免做此检查。

3. 结膜　结膜分为睑结膜、穹隆部结膜与球结膜三部分。检查下眼睑时,嘱受检者眼向上看,检查者拇指置于下眼睑的中部边缘,将下眼睑牵拉向下,即可暴露下睑结膜(图28-7)。检查上眼睑结膜时,检查者右手检查受检者左眼,左手检查右眼。翻转眼睑时,嘱受检者眼向下看,检查者用示指和拇指捏住上睑中部的边缘,轻轻向前下方牵拉,然后示指向下压迫睑板上缘,拇指配合将睑缘向上捻转即可将眼睑翻开(图28-

图 28-5 眼球解剖

8）。翻转眼睑时,动作要轻柔,以免引起受检者的痛苦和流泪。

图 28-6 泪囊检查法　　　　　图 28-7 巩膜与结膜检查法

图 28-8 翻转上眼睑检查法

　　检查结膜时,应注意结膜有无充血、苍白、颗粒与滤泡、出血及水肿等。结膜常见的异常改变有:①结膜充血:结膜发红,血管充盈,见于结膜炎、角膜炎;②结膜苍白:见于贫血;③颗粒与滤泡:睑结膜有半透明白色颗粒,见于沙眼;④结膜散在出血点:见于感染性心内膜炎;⑤结膜下片状出血:见于外伤、出血性疾病、高血压、动脉硬化等;⑥球结膜水肿:球结膜透明而隆起,见于重度水肿、脑水肿、输液过多等。

　　4. 角膜　检查时注意角膜的透明度,有无角膜软化、溃疡、云翳、白斑及新生血管等。正常角膜透明清澈,表面有丰富的感觉神经末梢,无血管。角膜常见的异常改变有:①角膜软化:见于维生素 A 缺乏、婴幼儿营养不良;②老年环:角膜缘周围出现灰白色混浊环,是类脂质沉积所致,见于老年人或早老症;③角膜溃疡:见于感染和外伤;

笔记

121

④云翳与白斑:如出现在角膜瞳孔部位可引起视力障碍;⑤角膜色素环(Kayser-Fleischer 环):角膜边缘出现的黄色或棕褐色环,环外缘清晰,内缘模糊,是铜代谢障碍的体征,见于肝豆状核变性(Wilson 病);⑥角膜血管增生:见于严重沙眼。

5. 巩膜　正常巩膜不透明,血管极少,呈瓷白色。显性黄疸时巩膜先出现均匀的黄染。巩膜黄染以角膜缘周围明显者,提示血液中其他黄色色素增多,如长期服用米帕林、呋喃类药物等。正常中年人内眦部可出现淡黄色或黄褐色斑块,分布不均匀,是脂肪沉积所致。

6. 虹膜　虹膜是眼球葡萄膜的最前部分,中央有圆形孔洞即瞳孔,虹膜的瞳孔括约肌与扩大肌能调节瞳孔的大小。正常虹膜纹理近瞳孔部分呈放射状排列,周边呈环形排列。虹膜纹理模糊或消失,见于虹膜炎症、水肿和萎缩;虹膜形态异常或有裂孔,见于虹膜粘连、外伤、先天性虹膜缺损等。

7. 瞳孔　正常瞳孔双侧等大、等圆,直径 2 ~ 5mm。瞳孔缩小(瞳孔括约肌收缩),是由动眼神经的副交感神经纤维支配;瞳孔扩大(瞳孔扩大肌收缩),是由交感神经支配。检查时注意瞳孔大小、形状,双侧是否等大、等圆,对光反射及调节与聚合反射等。

(1) 瞳孔大小改变:①瞳孔缩小(<2mm):见于虹膜炎症、有机磷农药中毒及吗啡、毛果芸香碱、氯丙嗪等药物作用。②瞳孔扩大(>5mm):见于颈交感神经受刺激、外伤、视神经萎缩、青光眼绝对期及阿托品、可卡因等药物反应。③双侧瞳孔大小不等:常提示有颅内病变,见于脑外伤、脑肿瘤、中枢神经性梅毒、脑疝等。

(2) 对光反射:①直接对光反射:用电筒光源直接照射一侧瞳孔,瞳孔立即缩小,移开光源后瞳孔迅速复原;②间接对光反射:用手隔开双眼,当电筒光源照射一侧瞳孔时,另一侧瞳孔也立即缩小,移开光源后瞳孔迅速复原(图 28-9)。深昏迷患者瞳孔对光反射迟钝或消失。

(3) 调节反射与聚合反射:①调节反射:嘱受检者注视 1m 以外的目标(通常为检查者的示指),然后将目标迅速移近眼球,如双侧瞳孔逐渐缩小,称为调节反射;②如再将目标缓慢移近眼球距眼球约 10cm 处,双侧眼球向内聚合,称为聚合反射(图 28-10)。动眼神经麻痹时,调节反射与聚合反射均消失。

8. 眼球　检查时注意眼球的外形、运动、震颤及眼压等。

(1) 眼球突出:双侧眼球突出见于甲状腺功能亢进症。患者除突眼外还可出现以下眼征(图 28-11):①Mobius 征:聚合运动减弱,即目标由远处逐渐移近眼球时,双侧眼球不能适度内聚;②Joffroy 征:上视时无额纹出现;③Graefe 征:眼球下转时上睑

图 28-9　瞳孔对光反射检查法

图 28-10　聚合反射检查法

不能相应下垂;④Stellwag 征:瞬目减少。单侧眼球突出见于局部炎症或眶内占位性病变。

图 28-11 甲状腺功能亢进症的眼部特征

（2）眼球凹陷:双侧眼球凹陷见于严重脱水;单侧眼球凹陷见于 Horner 综合征。

（3）眼球运动:检查时嘱受检者头部固定不动,眼球随检查者手指所示方向移动,6 个方向顺序进行:左侧→左上→左下,右侧→右上→右下(图 28-12)。注意眼球运动幅度、灵活性、有无斜视、复视等。眼球运动受动眼神经(Ⅲ)、滑车神经(Ⅳ)、展神经(Ⅵ)的支配,当这三对脑神经受损时,可引起眼球运动障碍,并伴有复视。由支配眼肌运动的神经或眼外肌本身的器质性病变所致的斜视,称为麻痹性斜视,见于脑炎、脑膜炎、脑血管病、脑脓肿、脑肿瘤、脑外伤等。

图 28-12 眼球六个方向的运动及相应的神经支配

（4）眼球震颤:嘱受检者眼球随检查者手指所示方向(水平和垂直)运动数次,观察是否出现眼球震颤。双侧眼球发生一系列有节律的快速往返运动,称为眼球震颤。自发性眼球震颤见于耳源性眩晕及小脑疾病等。

（5）眼内压:①眼内压减低:指压法张力减弱,眼球凹陷,见于严重脱水或眼球萎缩;②眼内压增高:指压法张力增强,见于眼内压增高性疾病,如青光眼。

9. 视力、视野与色觉

（1）视力:视力分为中心视力和周边视力。中心视力是指眼底黄斑中心凹的功能,即检查一定距离内视力表在黄斑形成清晰图像的能力。周边视力是指中心凹以外的视网膜功能,即检查视野的范围。

中心视力检查通常采用国际标准视力表进行,即选用远距离视力表和近距离视力表,两眼分别检查。①远距离视力表:在距离视力表5m处能看清1.0行视标为正常视力;②近距离视力表:在距离视力表33cm处能看清1.0行视标为正常视力。近距离视力通常指阅读视力,其检查还能了解眼的调节功能。远、近视力表配合应用可初步判断有无屈光不正(远视、近视、散光)及眼底病变等。

视力不到0.1者,让被检查者逐步走近视力表,直至认出0.1视标为止。如在1m处不能辨认0.1者,改为"数手指";如手指在眼前5cm仍数不清,改为手指在被检查者眼前摆动;不能看到手动者,在暗室内用手电筒照射眼睛,看到光亮为光感,不能看到光亮为无光感。

(2) 色觉:色觉是检查被检查者对颜色的辨认能力。检查时应在适宜的光线下进行,让被检查者在距离色盲表50cm处读出上面的彩色数字或图像,如在5~10秒内不能读出,则可按色盲表的使用说明判断为色弱或色盲。①色弱:是指对颜色的识别能力减低;②色盲:是指对颜色的识别能力丧失。色盲分为先天性和后天性两种,先天性色盲是遗传性疾病,以红绿色盲最常见;后天性色盲多见于视网膜病变、球后视神经炎和视神经萎缩等。

(3) 视野:见第三篇第三十四章神经系统检查。

10. 眼底检查　见第三篇第三十四章神经系统检查。

(二)耳

1. 外耳

(1) 耳廓:注意耳廓的外形、大小、位置和对称性,是否有发育畸形、外伤瘢痕、红肿、瘘口、低垂耳等。耳廓上触及痛性小结见于痛风,为尿酸钠沉着的结果。耳廓红肿并有局部发热和疼痛,见于感染。牵拉和触诊耳廓引起疼痛,提示有炎症。

(2) 外耳道:注意外耳道有无红肿、溢液、流脓、疼痛及皮肤是否正常。外耳道局部红肿疼痛,并有耳廓牵拉痛,见于外耳道疖肿。外耳道有黄色液体流出并有痒痛,见于外耳道炎。外耳道有脓液流出并有全身症状,见于急性中耳炎。外耳道有血液或脑脊液流出,多考虑为颅底骨折。有耳鸣者考虑为外耳道瘢痕狭窄、耵聍或异物堵塞。

2. 中耳　观察鼓膜是否穿孔,注意穿孔位置,表皮样瘤(胆脂瘤)时常伴有恶臭的脓性分泌物。

3. 乳突　化脓性中耳炎引流不畅时可蔓延至乳突形成乳突炎,表现为乳突明显压痛,并伴有耳廓后方皮肤红肿,有时可见瘘管,严重时可导致耳源性脑脓肿或脑膜炎。

4. 听力　体格检查时可先用粗略的方法了解受检者的听力。检测方法为:让受检者闭目静坐于安静的屋内,用手指堵塞一侧耳道,检查者持手表或以拇指与示指互相摩擦,自1m以外逐渐移近受检者耳部,直到受检者听到声音为止,测量距离。正常人一般在1m处可闻机械表声或捻指声。听力减退见于耳道有耵聍或异物、中耳炎、听神经损害、局部或全身血管硬化等。粗测发现受检者有听力减退,应进行精确的听力测试和其他相应的专科检查。

(三)鼻

1. 鼻的外形　观察鼻部皮肤颜色和鼻外形的改变。鼻梁部皮肤出现红色斑块,病损处高出皮面并向双侧面颊部扩展,见于系统性红斑狼疮。鼻梁皮肤出现黑褐色斑点或斑片,见于日晒后、慢性肝脏疾病等。鼻尖和鼻翼部位的皮肤发红,并有毛细血管扩张和组织肥厚,见于酒渣鼻。鼻腔完全堵塞,鼻梁宽平如蛙状,称为蛙状鼻(图28-13),见于鼻息肉。鼻骨破坏后鼻梁塌陷,称为鞍鼻,见于鼻骨骨折、鼻骨发育不良、先天性梅毒。

图28-13 蛙状鼻

2. 鼻翼扇动 是严重呼吸困难的表现。表现为吸气时鼻孔张大,呼气时鼻孔回缩,见于大叶性肺炎、支气管哮喘和心源性哮喘发作时。

3. 鼻中隔 正常成人的鼻中隔可稍有偏曲。鼻中隔向一侧或两侧明显偏曲或局部有突起,并引起鼻腔功能障碍,称为鼻中隔偏曲,见于鼻中隔外伤、肿瘤或异物压迫鼻中隔等。严重的高位鼻中隔偏曲可压迫鼻甲,引起神经性头痛、鼻出血等。鼻中隔出现孔洞,称为鼻中隔穿孔,检查时用小型手电筒照射一侧鼻孔,可见对侧有亮光透入,见于鼻腔慢性炎症、外伤等。

4. 鼻出血 单侧鼻出血见于外伤、鼻腔感染、鼻咽癌、鼻中隔偏曲、局部血管损伤等。双侧鼻出血多由全身性疾病引起,如流行性出血热、伤寒等发热性传染病;血小板减少性紫癜、再生障碍性贫血等血液病;高血压、肝脏疾病、维生素 C 或维生素 D 缺乏等也可引起。女性发生周期性鼻出血应考虑子宫内膜异位症。

5. 鼻腔黏膜与鼻腔分泌物 鼻黏膜肿胀,伴有鼻塞和流涕,见于急性鼻炎。鼻黏膜肿胀,并有鼻黏膜组织肥厚,见于慢性鼻炎。鼻黏膜萎缩,鼻甲缩小,鼻腔宽大,鼻腔分泌物减少,嗅觉减退或丧失,见于慢性萎缩性鼻炎。鼻黏膜受到刺激时可产生过多的分泌物,清稀无色的分泌物为卡他性炎症;黏稠发黄或发绿的分泌物为鼻或鼻窦的化脓性炎症。

6. 鼻窦 鼻窦为鼻腔周围含气的骨质空腔,鼻窦内黏膜与鼻腔黏膜相连接,各有窦口与鼻腔相通。鼻窦共有四对,位置参见图28-14。当鼻窦引流不畅时易发生鼻窦炎,表现为鼻塞、流涕、头痛及鼻窦区压痛。各鼻窦区压痛检查方法:①额窦:检查者一手扶持受检者枕部,用另一手拇指或示指置于眼眶上缘内侧;或双手固定头部,双手拇指置于眼眶上缘内侧,用力向后上方按压。②筛窦:检查者双手固定于受检者两侧耳后,双手拇指分别置于鼻根部与眼内眦之间向后方按压。③上颌窦:检查者双手固定于受检者两侧耳后,将拇指分别置于左右颧部向后按压。④蝶窦:因解剖部位较深,不能进行体表检查。

(四)口腔

1. 口唇 健康人口唇红润光泽。口角糜烂见于核黄素缺乏症。口唇干燥并有皲裂,见于严重脱水。口唇单纯疱疹多为单纯疱疹病毒感染引起,常伴发于大叶性肺炎、感冒、流行性脑脊髓膜炎等。口唇苍白见于贫血、主动脉瓣关闭不全、虚脱。口唇发绀多为缺氧所致,见于心力衰竭和呼吸衰竭。口唇深红见于急性发热性疾病。唇裂为口唇先天性发育畸形。口唇突然发生非炎症性、无痛性肿胀,见于血管神经性水肿。口唇肥厚增大见于呆小病、黏液性水肿、肢端肥大症等。口角歪斜见

正面图　　　　　　　　　侧面图

图 28-14　鼻窦正、侧面图

于面神经麻痹。

2. 口腔黏膜　正常口腔黏膜光洁呈粉红色。口腔黏膜见大小不等的黏膜下出血点或瘀斑，见于各种出血性疾病或维生素 C 缺乏症。黏膜充血、肿胀并伴有小出血点，多为对称性，称为黏膜疹，见于风疹、猩红热、某些药物中毒。口腔黏膜斑片状蓝黑色色素沉着，见于慢性肾上腺皮质功能减退症（Addison 病）。在相当于第二磨牙的颊黏膜处出现小米粒大的白色斑点，周围有红晕，称为麻疹黏膜斑（Koplik 斑），为麻疹的早期特征。雪口病（鹅口疮）为白假丝酵母感染所致，多见于衰弱的病儿或老年患者，也可出现于长期使用广谱抗生素和抗癌药之后。黏膜溃疡可见于慢性复发性口疮。

3. 牙齿　检查牙齿时应注意有无龋齿、缺牙、残根、义齿及牙齿的色泽与形状，并记录牙齿名称及部位。单纯性牙间隙过宽，见于肢端肥大症。中切牙切缘呈月牙形凹陷，伴牙间隙过宽，见于先天性梅毒。牙齿呈黄褐色称斑釉牙，见于长期饮用含氟量高的水或服用四环素等药物后。

记录牙齿部位的方法：如 2⌋ 为左下侧切牙；⌐4 示左上第一前磨牙。

$$
\begin{array}{c}
上 \\
\underset{\;}{\overline{8\ 7\ 6\ 5\ 4\ 3\ 2\ 1\ |\ 1\ 2\ 3\ 4\ 5\ 6\ 7\ 8}} \\
\underset{\;}{{8\ 7\ 6\ 5\ 4\ 3\ 2\ 1\ |\ 1\ 2\ 3\ 4\ 5\ 6\ 7\ 8}} \\
下
\end{array}
$$

右　　　　　　　　　　　　　　　　　　　左

1. 中切牙　2. 侧切牙　3. 尖牙　4. 第一前磨牙　5. 第二前磨牙
6. 第一磨牙　7. 第二磨牙　8. 第三磨牙

4. 牙龈　正常牙龈为粉红色。牙龈出血见于牙周炎、牙石、坏血病及血液病等。牙龈水肿见于慢性牙周炎。牙龈溢脓见于慢性牙周炎、牙龈瘘管等。牙龈萎缩见于萎缩性牙周病。在牙龈游离缘出现蓝灰色点线称为铅线，是铅中毒的特征。牙龈出现黑褐色点线状色素沉着，见于慢性铋、汞、砷等重金属中毒。

5. 舌　检查时嘱受检者伸舌，注意舌的颜色、舌质、舌苔及舌的位置与运动。正常人舌质淡红，舌面湿润，覆有薄白苔，伸舌居中，活动自如。

（1）草莓舌：舌乳头肿胀发红，状若草莓，见于猩红热或长期发热。

（2）镜面舌：舌乳头萎缩，舌体较小，舌面光滑呈粉红色或红色，见于恶性贫血、慢性萎缩性胃炎及缺铁性贫血。

（3）牛肉舌：舌面绛红如生牛肉状，见于糙皮病（烟酸缺乏）。

（4）地图舌：舌面上出现黄色不规则的隆起，状若地图。隆起部分可剥脱消退恢复正常，或再形成新的黄色隆起，称为移行性舌炎，发生原因尚不明确，也可由核黄素缺乏引起。

（5）干燥舌：见于大量吸烟、张口呼吸、鼻部疾病和阿托品作用；严重时舌体缩小，舌面出现纵向裂纹，并伴有皮肤干燥、弹性减退，见于严重脱水。

（6）裂纹舌：舌面出现纵向裂纹而无脱水的其他表现，见于梅毒性舌炎；舌面出现横向裂纹，见于核黄素缺乏、先天愚型（Down 综合征），前者伴有舌痛。

（7）舌体增大：暂时性舌体增大见于舌炎、口腔炎、舌的蜂窝织炎、血管神经性水肿等。长期的舌体增大见于呆小病、黏液性水肿、先天愚型及舌肿瘤等。

（8）毛舌：舌面出现黑色或黄褐色毛，也称黑舌，见于久病衰弱或长期使用广谱抗生素。

（9）舌的运动异常：伸舌有细微震颤见于甲状腺功能亢进症；伸舌偏斜见于舌下神经麻痹。

6. 咽部及扁桃体　咽部分为鼻咽、口咽、喉咽 3 个部分（图 28-15）。

（1）鼻咽：位于软腭平面以上、鼻腔的后方。儿童时期该部淋巴组织丰富，称为腺状体，青春期前后逐渐萎缩。如腺状体过度肥大，可发生鼻塞、张口呼吸和语音单调。鼻咽部出现血性分泌物，单侧持续鼻塞，伴耳鸣、耳聋等，应考虑早期鼻咽癌。

图 28-15　鼻咽喉部矢状切面图

（2）口咽：口咽位于软腭平面之下、会厌上缘的上方；前方直对口腔，软腭向下延续形成前后两层黏膜皱襞，前面的黏膜皱襞称为舌腭弓，后面的黏膜皱襞称为咽腭弓。扁桃体位于舌腭弓和咽腭弓之间的扁桃体窝中。咽腭弓的后方称咽后壁。

咽部检查方法：受检者取坐位，头略后仰，口张大发"啊"音，检查者用压舌板在舌的前 2/3 与后 1/3 交界处迅速下压，此时软腭上抬，在照明的配合下可见软腭、腭垂、舌腭弓、咽腭弓、扁桃体及咽后壁等。

咽部黏膜充血红肿，分泌物增多，见于急性咽炎。咽部黏膜充血，表面粗糙，并有淋巴滤泡簇状增生，见于慢性咽炎。扁桃体红肿增大，表面有黄白色渗出物或苔片状易剥离假膜，见于扁桃体炎。而咽白喉假膜不易剥离，强行剥离易引起出血。扁桃体肿大可分为三度：Ⅰ度肿大时扁桃体不超过咽腭弓；Ⅱ度肿大扁桃体超过咽腭弓；Ⅲ度肿大扁桃体达到或超过咽后壁中线（图 28-16）。

（3）喉咽：位于口咽与喉腔之间（图 28-17），其前方通喉腔，下端通食管，喉咽的

| Ⅰ度扁桃体肿大 | Ⅱ度扁桃体肿大 | Ⅲ度扁桃体肿大 |

图 28-16 扁桃体肿大的分度

1:腭垂;2:扁桃体;3:咽腭弓;4:舌腭弓

检查需用间接或直接喉镜才能进行。

图 28-17 喉咽部矢状切面图

7. **喉** 位于喉咽之下,喉下为气管。喉为软骨、肌肉、韧带、纤维组织及黏膜所组成的一个管腔结构,是发音的主要器官。急性声音嘶哑或失音见于急性喉炎;慢性失音见于喉癌、喉结核。突然发生的窒息性呼吸困难见于喉头水肿。纵隔或喉肿瘤导致喉返神经受损时,也可出现声音嘶哑或失音。

8. **口腔气味** 健康人口腔无特殊气味。疾病引起口腔的特殊气味称为口臭。引起口臭的口腔疾病为牙龈炎、牙周炎、龋齿等;血腥味为牙龈出血;口腔腥臭味为牙槽脓肿。全身性疾病也可引起口臭,如肝臭味见于肝性脑病;尿臭味见于尿毒症;烂苹果味见于糖尿病酮症酸中毒;大蒜味见于有机磷农药中毒。

（五）腮腺

腮腺位于耳屏、下颌角、颧弓所构成的三角区内。正常腮腺体薄而软,不易触及。腮腺导管开口位于上颌第二磨牙相对的颊黏膜上(图 28-18)。腮腺肿大时可见以耳垂为中心的隆起,并可触及包块。如腮腺迅速胀大,先为单侧,继而双侧,触诊边缘不清,有压痛,腮腺导管口红肿,见于急性流行性腮腺炎。如单侧腮腺肿大发生于抵抗力低下的重症患者,在导管开口处加压后有脓性分泌物流出,见于急性化脓性腮腺炎。腮腺肿大,质韧呈结节状,边界清楚,可以移动,见于腮腺混合瘤。腮腺肿大迅速,质硬,有痛感,与周围组织有粘连,可伴有面瘫,见于腮腺恶性肿瘤。

图 28-18 腮腺与腮腺导管位置图

学习小结

1. 学习内容

2. 学习方法

首先熟悉头部器官的解剖与生理,通过实践学会其检查方法,再结合临床及病理图片理解异常表现的临床意义。

（姜智慧）

## 复习思考题

1. 简述瞳孔大小异常改变的临床意义。
2. 简述甲亢患者眼检查的体征。
3. 简述各鼻窦区压痛的检查方法。
4. 简述舌面裂纹的表现特点及临床意义。
5. 简述扁桃体肿大的分度方法。

# 第二十九章

# 颈部检查

学习目的

通过学习,学会颈部血管、甲状腺、气管的检查方法,为甲状腺疾病、心血管疾病及胸肺疾病的诊断打下基础。

学习要点

甲状腺的检查方法及肿大的临床意义;颈静脉怒张的概念及临床意义;气管位置的检查方法及移位的临床意义。

颈部检查应在安静、自然的状态下进行,受检者最好采取舒适的坐位,暴露颈部和肩部;如患者为卧位,也应充分暴露。检查时手法应轻柔,如怀疑颈椎有疾患则更应注意。

## 一、颈部外形与分区

正常人颈部直立,两侧对称;男性甲状软骨较为突出,女性则平坦不易显露;瘦长型颈部细长,矮胖型颈部粗短;坐位时颈部静脉血管不显露;胸锁乳突肌在转头时明显可见。颈部检查时,将头稍后仰容易观察颈部两侧是否对称及有无包块和瘢痕。

为了便于描述和标记病变部位,将颈部两侧各分为两个大的三角区域:①颈前三角区:为胸锁乳突肌内缘、下颌骨下缘与前正中线之间的区域;②颈后三角区:为胸锁乳突肌后缘、锁骨上缘与斜方肌前缘之间的区域。

## 二、颈部姿势与运动

正常人颈部前屈、后伸、侧弯、旋转活动自如。常见的异常改变有:①头不能抬起:见于严重消耗性疾病的晚期、重症肌无力、进行性肌萎缩、脊髓前角细胞炎等;②斜颈:头部固定向一侧偏斜,见于颈肌外伤、瘢痕收缩、先天性颈肌挛缩和斜颈,先天性斜颈表现为胸锁乳突肌粗短,将头位复正直立时,病侧胸锁乳突肌的胸骨端会立即隆起,是本病的特征性表现;③颈部强直:为脑膜刺激征表现之一,见于脑膜炎、蛛网膜下腔出血等;④颈部活动受限伴疼痛:见于颈肌扭伤、颈部软组织炎症、肥大性脊椎炎、颈椎结核或肿瘤、颈椎外伤、骨折或关节脱位等。

## 三、颈部皮肤与包块

检查颈部皮肤时,应注意观察有无包块、瘢痕、瘘管、蜘蛛痣、疖、痈、结核及皮肤病等。颈部皮肤出现瘘管、瘢痕,常见于颈部淋巴结结核;而疖肿或痈常见于糖尿病;皮肤病常见的有神经性皮炎、银屑病等。

检查颈部包块时,应注意其包块的部位、大小、数目、质地、活动度、压痛及与邻近器官的关系等特点。颈部常见的包块有:①良性肿瘤:甲状腺腺瘤、腮腺瘤、舌下囊肿和血管瘤等;②颈部囊肿:甲状腺舌骨囊肿、胸腺咽管囊肿、颏下皮样囊肿等;③肿大的淋巴结:如质地不硬、轻度压痛,可能为非特异性淋巴结炎;如质地稍硬、无痛、大小不等、可相互粘连或与周围组织粘连,应考虑淋巴结结核;如质地坚硬、无压痛、表面光滑或凸起、与周围组织粘连且界限不清,不易推动,并伴有纵隔、胸腔、腹腔等病变,则应考虑恶性肿瘤的淋巴结转移;如为全身性无痛性淋巴结肿大,则多见于血液系统疾病;④恶性肿瘤:恶性淋巴瘤、甲状腺癌、涎腺癌等;⑤肿大的甲状腺:肿大的甲状腺和来源于甲状腺的包块可随吞咽动作上下移动。

### 四、颈部血管

正常人在坐位或半坐位时颈外静脉常不显露,去枕平卧时颈静脉可充盈,充盈的水平仅限于锁骨上缘至下颌角距离的下 2/3 以内。在坐位或半坐位时见到明显颈静脉充盈,称为颈静脉怒张。提示上腔静脉压增高,见于右心衰竭、心包积液、缩窄性心包炎及上腔静脉阻塞综合征。

正常人无颈静脉搏动。当三尖瓣关闭不全时可看到明显的颈静脉搏动。颈静脉搏动柔和,范围弥散,触诊时无搏动感。

正常人颈动脉搏动看不到,在剧烈运动后心搏出量增加时可出现微弱搏动。如在安静状态下出现明显的颈动脉搏动,提示脉压增大或心排血量增加,常见于主动脉瓣关闭不全、甲状腺功能亢进症、严重贫血及单纯收缩期高血压等。颈动脉搏动为膨胀性,触诊时强劲有力。

听诊颈部血管时,患者多取坐位,用钟型听诊器听诊,并注意其部位、强度、性质、音调、传播方向、出现时间与患者呼吸、体位及姿势变动的关系等。颈部可听到的血管音包括:①生理性静脉血管音:是指正常人坐位或立位时,在右锁骨上窝听到的低调、柔和、连续性的静脉嗡鸣音,平卧位或用手指压迫颈静脉后即可消失;②异常血管性杂音:颈部大血管区听到高音调、吹风样、收缩中期血管性杂音,应考虑颈动脉粥样硬化狭窄或椎动脉狭窄;在锁骨上窝处听到杂音可能为锁骨下动脉狭窄,见于颈肋压迫。

### 五、甲状腺

甲状腺包括甲状腺峡部和甲状腺侧叶,位于甲状软骨下方和两侧(图 29-1),表面光滑,薄而柔软,不易触及。

1. 视诊 受检者取坐位,头稍后仰,嘱其做吞咽动作的同时,观察甲状腺的大小和对称性。正常人甲状腺多不易看到,女性青春发育期甲状腺可略增大。

2. 触诊 检查时应注意甲状腺大小、硬度、表面形态、压痛、对称性及有无震颤等。

(1) 从前面触诊甲状腺:受检者取坐位,检查者站在受检者前面。触诊甲状腺峡部,用拇指从胸骨上切迹向上触摸,可感到气管前软组织,判断有无增厚。触诊甲状腺侧叶,一手拇指施压于一侧甲状软骨,将气管推向对侧,另一手示、中指在对侧胸锁乳突肌后缘向前推挤甲状腺侧叶,拇指在胸锁乳突肌前缘触诊,可触及被推挤的甲状腺

（图 29-2）。触诊时配合吞咽动作，如随吞咽运动而上、下移动则为甲状腺。用同样的方法检查另一侧甲状腺。

图 29-1　甲状腺位置图

舌骨
甲状软骨
甲状腺
锁骨
胸锁乳突肌

图 29-2　从前面触诊甲状腺

（2）从后面触诊甲状腺：受检者取坐位，检查者站在受检者身后。触诊甲状腺峡部，用示指从胸骨上切迹向上触摸，可感到气管前软组织，判断有无增厚。触诊甲状腺侧叶，一手示、中指施压于一侧甲状软骨，将气管推向对侧，另一手拇指在对侧胸锁乳突肌后缘向前推挤甲状腺，示、中指在胸锁乳突肌前缘触诊甲状腺，配合吞咽动作进行检查（图 29-3）。用同样方法检查另一侧甲状腺。

3. 听诊　当触到甲状腺肿大时，用听诊器钟型体件直接放在肿大的甲状腺上进行听诊。甲状腺功能亢进症时，常可听到低调的、连续性的静脉嗡鸣音，是本病的特殊体征；在弥漫性甲状腺肿伴功能亢进症者还可听到吹风样收缩期血管杂音。

图 29-3　从后面触诊甲状腺

4. 甲状腺肿大的分度　甲状腺肿大分为三度：Ⅰ度不能看出肿大但能触及；Ⅱ度能看出肿大又能触及，但在胸锁乳突肌以内；Ⅲ度肿大超过胸锁乳突肌。

5. 甲状腺肿大的临床意义　生理性肿大见于女性青春期、妊娠或哺乳期，甲状腺轻度肿大，表面光滑，质地柔软，常不伴其他症状。病理性肿大常见的原因有：

（1）甲状腺功能亢进症：甲状腺对称或非对称性肿大，质地柔软，可触及震颤，可听到连续性静脉嗡鸣音。

（2）单纯性甲状腺肿：甲状腺对称性肿大，多为弥漫性，也可为结节性，质地柔软，不伴甲状腺功能亢进体征。

（3）甲状腺肿瘤：甲状腺腺瘤时，甲状腺呈圆形或椭圆形肿大，单发或多发，表面光滑，质地坚韧；甲状腺癌时，甲状腺不对称性肿大，呈结节性，表面凹凸不平，质地坚硬，与周围组织粘连而固定。因甲状腺癌发展缓慢，体积小时注意与甲状腺腺瘤和颈前淋巴结肿大相鉴别。

（4）慢性淋巴性甲状腺炎（桥本甲状腺炎）：甲状腺多为对称性、弥漫性肿大，也可呈结节性肿大，表面光滑，质地坚韧，边界清楚，与周围组织无粘连。本病易与甲状腺癌相混淆，鉴别方法如下：慢性淋巴性甲状腺炎时，肿大的腺体可将颈总动脉向后推移，在腺体后缘可触及颈总动脉搏动；而甲状腺癌则往往将颈总动脉包绕在癌组织内，

笔记

腺体后缘不能触及颈总动脉搏动。

## 六、气管

正常人气管位于颈前正中部,在胸骨上窝前正中线上。

1. **检查方法** 受检者取坐位或仰卧位,颈部处于自然直立状态。检查者将右手示指和环指分别置于两侧胸锁关节上,中指置于胸骨上窝气管正中进行触诊,观察中指距示指和环指之间的距离是否相等,或将中指置于气管与两侧胸锁乳突肌所构成的间隙,根据两侧间隙是否等宽来判断气管有无偏移(图29-4)。正常人两侧距离相等,如距离不等表示气管移位。

2. **气管移位的临床意义** 根据气管移位的方向可以判断病变的性质。①气管向健侧移位:见于一侧大量胸腔积液、积气、纵隔肿瘤及单侧甲状腺肿大;②气管向患侧移位:见于一侧阻塞性肺不张、胸膜增厚粘连及肺硬化。主动脉弓动脉瘤时,由于心脏收缩时瘤体膨大将气管压向后下,因而随心脏搏动可触及气管的向下曳动,称为 Oliver 征。

图29-4 气管检查图

## 学习小结

1. 学习内容

| | | |
|---|---|---|
| | 外形与分区 | 外形:直立、两侧对称 |
| | | 分区:颈前三角、颈后三角 |
| | 姿势与运动 | 姿势异常:头不能抬起、斜颈 |
| | | 运动异常:颈强直、活动受限 |
| | 皮肤与包块 | 皮肤:有无瘢痕、瘘管、蜘蛛痣、疖、痈 |
| 颈部检查 | | 常见包块:良性肿瘤、颈部囊肿、肿大的淋巴结、恶性肿瘤、肿大的甲状腺 |
| | 颈部血管 | 颈静脉怒张:提示静脉压升高 |
| | | 颈动脉搏动明显:提示脉压增大 |
| | 甲状腺 | 检查方法:视诊、触诊、听诊 |
| | | 肿大分度:Ⅰ、Ⅱ、Ⅲ度 |
| | | 肿大意义:见于甲亢、单纯性甲状腺肿、甲状腺肿瘤、慢性淋巴性甲状腺炎 |
| | 气管位置 | 健侧移位:见于胸腔积液、积气、纵隔肿瘤 |
| | | 患侧移位:见于阻塞性肺不张、胸膜粘连、肺硬化 |

## 2. 学习方法

学习本章时要通过临床实践学会甲状腺、颈部血管及气管位置的检查方法。通过病理归类来理解颈静脉怒张、甲状腺肿大、气管移位的临床意义,如牵拉气管的病变与推挤气管的病变分类有助于理解气管移位的临床意义。

(周艳丽)

## 复习思考题

1. 颈静脉怒张的概念是什么?有何临床意义?
2. 试述甲状腺的触诊方法及肿大的临床意义。
3. 试述气管位置的检查方法及移位的临床意义。

# 第三十章

# 胸 部 检 查

**学习目的**

通过学习胸部检查,学会胸部检查的方法,熟悉其检查内容,能发现病理体征及解释其临床意义,为心血管疾病及呼吸科疾病的学习打下基础。

**学习要点**

肺部的体格检查方法,肺部体征的临床意义;心脏的体格检查方法,心脏体征的临床意义。

胸部包括颈部以下到膈肌以上的区域,主要由胸壁、乳房、心脏和肺脏、纵隔、膈肌构成。检查环境应温暖和光线充足,尽可能暴露全部胸廓,视患者病情需要采取坐位或卧位。全面系统地按视、触、叩、听顺序进行检查,一般先检查前胸部及两侧胸部,最后检查背部。这样既可克服只注意叩诊和听诊,而忽略视诊的倾向,也可避免重要体征的遗漏。虽然 CT、内科胸腔镜、心电图、心脏超声等设备临床应用日益广泛,但胸部体格检查对心肺疾病的诊断仍具有重要意义。

## 第一节　胸部体表标志及分区

胸部含有心、肺等重要器官,为标记胸廓内各脏器的轮廓和位置,以及体格检查时异常征象的部位和范围,常需借助胸部体表标志及分区来表示和记载。

### 一、骨骼标志

胸部骨性标志主要有胸骨上切迹、胸骨柄、胸骨角、剑突、肩胛骨、脊柱棘突等(图30-1),其中胸骨角临床最为重要。

1. 胸骨角(sternal angle)　胸骨体与胸骨柄连接处所形成的微向前突起的角称胸骨角,亦称 Louis 角。胸骨角两侧与左、右第 2 肋软骨相连接,通常以此作为标记来计数前胸壁上的肋骨和肋间隙,也是气管分叉、心房上缘、上下纵隔交界处、第 4 胸椎下缘或者第 5 胸椎上缘的标志。

2. 脊柱棘突(spinous process)　脊柱棘突是背部后正中线的标志。第 7 颈椎棘突最为突出,低头时更加明显,为背部颈、胸交界部的骨性标志。临床上以此作为标志来计数胸椎棘突或胸椎,亦可倒数向上计数颈椎。

图 30-1 胸廓的骨性标志

3. 肩胛下角(scapula angle)  肩胛骨最下端称为肩胛下角。被检查者取直立位、两手自然下垂时,肩胛下角平第 7 肋骨或第 7 肋间隙,或相当于第 8 胸椎水平。临床上以此作为标志来计数背部肋间隙。

4. 胸骨下角(infrasternal angle)  两侧肋弓在胸骨下端汇合处所形成的夹角称为胸骨下角,又称腹上角。正常为 70°~110°,体型瘦长者胸骨下角较小,矮胖者胸骨下角较大,深吸气时可稍增宽。

## 二、胸部体表标志线

1. 前正中线(anterior midline)  通过胸骨正中的垂直线。

2. 锁骨中线(midclavicular line)(左、右)  通过锁骨胸骨端与锁骨肩峰端的中点所引的垂直线。成年男性和儿童,此线一般通过乳头。

3. 腋前线(anterior axillary line)(左、右)  通过腋窝前皱襞沿前侧胸壁向下的垂直线。

4. 腋中线(midaxillary line)(左、右)  腋前线与腋后线等距离的平行线,即通过腋窝顶点的垂直线。

5. 腋后线(posterior axillary line)(左、右)  通过腋窝后皱襞沿后侧胸壁向下的垂直线。

6. 肩胛线(scapular line)(左、右)  两上肢自然下垂时通过肩胛下角所作的平行于后正中线的垂直线。

7. 后正中线(posterior midline)  通过脊柱棘突所作的垂直线或沿脊柱正中下行的垂直线(图 30-2)。

## 三、胸部自然陷窝和解剖分区

1. 腋窝(axillary fossa)(左、右)  为上肢内侧与胸外侧壁相连的凹陷部。

2. 胸骨上窝(suprasternal fossa)  为胸骨柄上方的凹陷部。

3. 锁骨上窝(supraclavicular fossa)(左、右)  为锁骨上方的凹陷部,相当于两肺

图 30-2　胸部体表标志线

A. 正面观；B. 背面观；C. 侧面观

肺尖的上部。

　　4. 锁骨下窝(infraclavicular fossa)（左、右）　为锁骨下方的凹陷部,下界为第 3 肋骨下缘。相当于两肺肺尖的下部。

　　5. 肩胛上区（左、右）　为背部肩胛冈以上的区域,其外上界为斜方肌的上缘。

　　6. 肩胛区（左、右）　上界为肩胛冈,下界为两肩胛下角连线,内侧为肩胛骨内缘,外侧为腋后线。

　　7. 肩胛间区（左、右）　为两肩胛骨内缘之间的区域,后正中线将此区分为左、右两部。

　　8. 肩胛下区（左、右）　两肩胛下角的连线与第 12 胸椎水平线之间的区域,后正中线将此区分为左、右两部。

　　通常前胸壁以肋间隙、背部以胸椎棘突或肋间隙作为胸部体表横的标志;以人工划定的垂直线内、外多少厘米来表示胸部纵的标志。通过胸部的纵、横标志及分区便可说明胸腔内脏器的位置以及阳性体征的部位、大小及范围。例如,"心尖搏动在第5肋间隙左锁骨中线内0.5cm处","左肩胛下区闻及细湿啰音","右腋中线第6~8肋间隙可触及胸膜摩擦感"等。

## 第二节　胸廓、胸壁与乳房检查

### 一、胸廓

#### (一)正常胸廓

　　正常胸廓具有一定的弹性和活动性,形状近似圆锥形,上部窄而下部宽,两侧大致对称;成人前后径较横径(左右径)短,前后径与横径之比约为1:1.5,小儿和老年人前后径略小于或等于横径,可呈圆柱状(图30-3)。胸廓起着支持、保护胸腔及腹腔器官的作用,并参与呼吸运动。

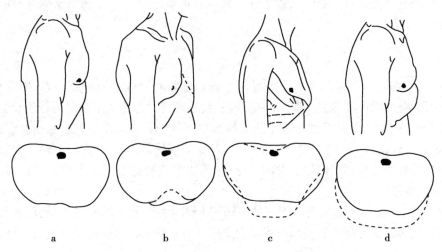

图30-3　正常与异常胸廓

a. 正常胸廓　　b. 漏斗胸　　c. 鸡胸　　d. 桶状胸

#### (二)异常胸廓

　　1. 桶状胸(barrel chest)　　胸廓的前后径增大与横径几乎相等而呈圆桶形;肋骨的倾斜度减小,几乎呈水平位;肋间隙增宽,有时饱满;锁骨上、下窝展平或突出,颈短肩高,胸骨下角增大呈钝角,胸椎后凸。桶状胸常见于慢性阻塞性肺疾病及支气管哮喘发作时,由两肺过度充气所致;亦可见于老年人及矮胖体型者。

　　2. 扁平胸(flat chest)　　胸廓扁平,前后径变短,不到横径的一半;肋骨的倾斜度增加,胸骨下角呈锐角;颈部细长,锁骨突出,锁骨上、下窝凹陷。见于慢性消耗性疾病如肺结核、恶性肿瘤等,也可见于瘦长体型者。

　　3. 佝偻病胸(rachitic chest)　　又称鸡胸(pigeon breast),多见于儿童。胸骨特别是胸骨下部显著前凸,两侧肋骨凹陷,胸廓前后径增大而横径缩小,胸廓上下径较短,形似鸡胸而得名。有时肋骨与肋软骨交接处增厚隆起呈圆珠状,在胸骨两侧排列成串珠状,称为佝偻病串珠(rachitic rosary)。前胸下部膈肌附着处因肋骨质软,长期受膈肌牵拉可向内凹陷,而下部肋缘则外翻,形成一水平状深沟,称肋膈沟(Harrison's groove)。胸骨下端剑突处内陷,有时连同依附的肋软骨一起内陷而形似漏斗,称为漏斗胸(funnel chest,pectus excavatum),但漏斗胸也可见于先天性。

4. 胸廓一侧或局限性变形　一侧胸廓膨隆伴肋间隙增宽、呼吸运动受限,气管、心脏向健侧移位者,见于一侧大量胸腔积液、气胸、液气胸、胸内巨大肿物等。

局限性胸壁隆起见于皮下气肿、胸壁肿瘤炎症、心脏肥大、大量心包积液、主动脉瘤、胸内肿物等。

一侧或局限性胸廓凹陷多见于肺不张、肺萎缩、肺纤维化、广泛肺结核、胸膜增厚或粘连、肺叶切除术后等。而健侧因代偿性肺气肿而膨隆,使两侧胸廓不对称的表现更加明显。

肋骨软骨炎常见肋骨与肋软骨交接处菱形痛性较硬包块,疼痛可持续数周至数月。肋骨骨折时可见骨折部位有突起。

5. 脊柱畸形所引起的胸廓变形　脊柱后凸畸形(驼背)多发生在胸椎,常见于胸椎结核、强直性脊柱炎、老年人、骨质软化症。脊椎侧凸畸形见于胸椎疾患、长期姿势不正或发育畸形。

## 二、胸壁

1. 胸壁静脉　正常胸壁皮下静脉不显露。上腔静脉或下腔静脉阻塞,侧支循环建立时,胸壁静脉可充盈或曲张。在哺乳期,女性乳房附近的皮下静脉可较明显。

2. 皮下气肿　气体积聚于皮下组织称为皮下气肿。胸部皮下气肿是由肺、气管、胸膜破裂所致,也偶见于产气杆菌感染或气胸穿刺引流时。用手按压局部可有握雪感或捻发感,听诊可听到类似捻头发的声音,称为皮下气肿捻发音。严重时气体可向颈部及腹部蔓延。

3. 胸壁压痛　正常人胸壁无压痛。胸壁炎症、肿瘤浸润、肋软骨炎、肋间神经痛、带状疱疹、肋骨骨折等可有局部压痛。白血病患者骨髓异常增生时常有胸骨压痛或叩击痛。

4. 肋间隙　注意肋间隙有无回缩或膨隆。吸气时肋间隙回缩提示呼吸道阻塞,使吸气时气体不能自由地进入肺内。肋间隙膨隆见于大量胸腔积液、张力性气胸或严重的肺气肿患者。胸壁肿瘤、主动脉瘤或婴儿和儿童心脏明显肥大者,相应局部的肋间隙亦常有膨出。

## 三、乳房

乳房(breast)作为女性第二性征在青春期逐步发育增大呈半球形,乳头(nipple)呈圆柱形,乳晕(areola)颜色较深。正常儿童及男性乳房一般不发育,部分儿童由于食品添加剂等因素可出现乳房提前发育和异常发育。

乳房检查包括自查及医务人员检查。检查室应具有良好自然光线或采光。检查前需要充分暴露前胸及双侧乳房,并根据检查医师的要求采用坐位及卧位两种方式。坐位时两手下坠于膝上,上肢放松;仰卧位有时需要加垫一个枕头使肩部和胸部适当抬起,以免遗漏病灶。乳房检查主要包括视诊和触诊,一般先做视诊,后做触诊。乳房检查需注意保护患者隐私,无关人员需回避。女性月经期后 5~7 天为乳房最佳检查时间。

（一）乳房的视诊

1. 患者准备及注意事项　患者取坐位或者仰卧位。注意乳腺视诊的次序和内容;必要时改变体位或结合触诊来确认。

2. 视诊内容

（1）观察乳房外形:双侧乳房的大小、位置和外形是否对称。观察有无皮肤凹陷。正常女性乳房外形对称,丰满挺拔。单侧乳房增大见于先天畸形、炎症或肿瘤。单侧乳房缩小则为先天发育不良。单侧乳房浅表静脉扩张,常是晚期乳癌或乳腺肉瘤的征象。双侧性乳房浅表静脉扩张多为妊娠、哺乳或颈根部静脉受压引起的。

（2）观察乳头是否对称:乳头自幼回缩为先天发育异常,妊娠期及哺乳期乳头增大,活动度亦增大。若双侧乳头高低不一或乳头内陷,特别是短期内出现的乳头内陷则需高度警惕乳腺癌的可能;非哺乳期妇女还应注意有无乳头糜烂脱屑,乳晕周围湿疹、糜烂,该征象是乳腺湿疹样癌的表现。

（3）观察乳房的皮肤:有无红、肿、热、痛的情况。广泛的皮肤发红、充血水肿应警惕炎性乳癌的可能。乳房局部皮肤红、肿、热、痛,要考虑乳腺炎的可能。皮肤凹陷的检查方法是让患者取坐位,双臂交叉于颈后或前俯上半身,或用手抬高整个乳房时凹陷更为明显,常提示乳腺癌的可能;有时尚可以发现在临床上不易扪及肿块的微小乳癌;此外也可见于乳腺脂肪坏死。乳腺癌可引起乳房皮肤呈现"橘皮样"改变,其病理意义是由于癌细胞侵入乳房浅表淋巴管引起癌性栓塞所致的淋巴水肿。

（二）乳房的触诊

1. 患者准备及注意事项　根据检查需要可采用坐位及卧位两种方式。坐位时患者端坐,两臂自然下垂,上肢放松;仰卧位在肩下垫枕头使胸部适当隆起。

触诊的顺序依次为乳房外上（包括尾部）、外下、内下、内上、中央（乳头、乳晕）。先查健侧,再检查患侧。乳房触诊后,必须触诊区域淋巴结。

2. 检查过程

（1）依检查的顺序以手掌在乳房上轻柔扪按乳房。忌用手指抓捏乳房,以免误把正常腺体组织认为乳房肿块。正常乳房柔软,质地均匀,呈模糊颗粒感和柔韧感,老年女性呈纤维结节感。妊娠期乳房增大有柔韧感,哺乳期为结节感。

（2）检查肿块时应注意肿块的部位、大小、边界、质地、活动度、表面是否光滑、与皮肤及胸肌有无粘连等,从而作出对病变性质的判断。检查肿块和深部组织的关系时,患者需两手叉腰,使胸肌处于收缩状态,如果肿块侵犯胸肌筋膜或胸肌时则在胸肌收缩时患侧乳房抬高,活动受限。中央区肿块触诊时,可用左手将乳房托起,用右手扪查;乳房下部肿块因乳房下垂影响触诊时可将乳房托起或让患者平卧举臂再检查。

（3）挤压乳头,若有溢液,依次挤压乳晕四周,并记录溢液来源方向。

（4）依次检查中央组、胸肌组、肩胛下组、锁骨下及锁骨上淋巴结。

（三）乳房常见疾病

1. 女性乳腺疾病　溢乳可见于生理性、也可见于疾病或药物因素导致的垂体泌乳素瘤、泌乳素过度分泌。乳房红、肿、热、痛多提示急性乳腺炎,多见于哺乳期妇女。

乳腺肿块可有良恶性区别。良性肿块边界清楚、质地柔软、活动度较大,乳头无内陷,皮肤颜色多正常,常见于乳腺囊性增生、乳腺纤维瘤。无痛性肿块,肿块形状不规则、表面凹凸不平、边界不清、质地坚硬,局部皮肤呈橘皮样,乳头回缩或异常泌乳,常提示乳腺癌。

2. 男性乳腺疾病 男性乳房发育见于使用雌激素、肝硬化、肾上腺皮质功能亢进、恶性肿瘤等。1%～2%的乳腺癌见于男性,肿块形态同女性,但乳头触痛明显,易早期体检发现。

## 第三节 肺和胸膜检查

胸腔由胸廓和膈构成,上界为胸廓上口,下界借膈与腹腔分开。纵隔位于胸腔中部,将胸腔分为左、右两腔,分别容纳左、右肺。胸膜是覆盖于左右肺、胸壁内表面、纵隔侧面和膈上面的浆膜。覆盖在肺表面的胸膜,称为脏胸膜;覆盖在胸廓内面、膈上面与纵隔侧面的胸膜,称为壁胸膜。肺叶与肺叶之间由脏胸膜分开,称为叶间隙。右肺中叶与下叶、右肺上叶与下叶(后面)、左肺上叶与下叶之间的叶间隙,称为斜裂;右肺上叶与中叶(前面)之间的叶间隙,称为水平裂。

胸部体格检查时患者一般取坐位或仰卧位,脱去外衣,使腰部以上的胸部充分暴露,女性患者检查时注意保护隐私。室内应舒适温暖,环境安静,光线充足。肺脏检查常规按视、触、叩、听顺序进行,先前胸、后侧胸、最后背部,注意左右、上下、前后对比,避免以听诊代替系统检查。

### 一、视诊

#### (一)呼吸类型

正常情况下呼吸运动在呼吸中枢调节下由呼吸肌实现。以胸廓(肋间外肌)运动为主的呼吸称为胸式呼吸(thoracic breathing);以腹部(膈肌)运动为主的呼吸称为腹式呼吸(abdominal breathing)。正常男性和儿童的呼吸以膈运动为主,胸廓下部及上腹部的动度很大,而形成腹式呼吸;女性的呼吸以肋间肌的运动为主,故形成胸式呼吸。实际上该两种呼吸运动均不同程度同时存在。某些疾病可使呼吸运动发生改变。

#### (二)呼吸频率

正常成人呼吸节律规整,频率适度。静息状态下呼吸频率为12～20次/分,呼吸与脉搏之比为1:4。新生儿呼吸频率较快,可达44次/分,随年龄增长而逐渐减慢到成人水平。

成人呼吸频率>24次/分称为呼吸过速(tachypnea),见于剧烈体力活动、发热(体温每增高1℃,呼吸增加4次/分)、疼痛、贫血、甲亢、呼吸功能障碍、心力衰竭等。成人呼吸频率<12次/分称为呼吸过缓(bradypnea),见于深睡、颅内高压、黏液性水肿、麻醉剂或者镇静剂过量如吗啡及巴比妥类中毒等。呼吸停顿、心跳有时仍可存在,见于脑疝及其他能引起延髓麻痹的疾病,如感染性多发性神经炎等。

#### (三)呼吸深度及节律变化

1. 呼吸深度变化 呼吸幅度加深是呼吸中枢受到强烈刺激所致。剧烈运动时,因机体需氧量增加,呼吸可加深、加快。突然发生情绪激动或紧张时呼吸深而快,可因通气、换气过度而出现呼吸性碱中毒,多有口周及四肢发麻、手足抽搐甚至呼吸暂停。严重代谢性酸中毒时,患者可以出现深大的呼吸,称为库斯莫尔(Kussmaul)呼吸,临床又称酸中毒大呼吸,有利于排出较多二氧化碳,从而可缓解代谢性酸中毒,常见于尿毒症、糖尿病酮症酸中毒等疾病。呼吸浅快可见于肺气肿、胸膜炎、胸腔积液、气胸、肥胖、大量腹水、严重鼓肠、呼吸肌麻痹等。

2. 呼吸节律变化   正常人呼吸节律规整。病理情况下可出现呼吸节律改变,常见有潮式呼吸及间停呼吸(图30-4),发生机制是呼吸中枢兴奋性降低,对二氧化碳的敏感性降低,只有二氧化碳潴留至一定程度时才能刺激呼吸中枢,使呼吸恢复和加强。当积聚的二氧化碳呼出后,呼吸中枢又失去有效的兴奋性,使呼吸又再次减弱而暂停。如此周而复始,形成潮式或者间停呼吸。有些老年人在深睡时也可出现潮式呼吸,可能是脑动脉硬化、脑供血不足的表现。睡眠呼吸暂停低通气综合征也可出现此改变。

(1)潮式呼吸(tidal respiration):又称陈-施(Cheyne-Stokes)呼吸。潮式呼吸的特点是呼吸由浅慢逐渐变为深快,随后再由深快逐渐变为浅慢,直至呼吸停止片刻(5~30秒),再开始上述周期性呼吸,形成如潮水涨落的节律。潮式呼吸的周期为30~120秒。多见于中枢神经系统疾病,如脑炎、脑膜炎、颅内压增高以及某些中毒,也见于心力衰竭(肺-脑循环时间延长)、缺氧及某些脑干损伤。

叹气样呼吸

潮式呼吸

库斯莫尔呼吸

比奥呼吸

图30-4　呼吸深度及节律变化

(2)间停呼吸(intermittent respiration):又称比奥(Biots)呼吸。表现为有规律的相同幅度的呼吸几次之后突然停止呼吸,间隔一个短时间后又开始呼吸,如此周而复始。间停呼吸的周期为10~60秒。多发生于中枢神经系统疾病,如脑损伤、颅内高压、脑炎、脑膜炎等疾病,多见于临终患者。

(3)不规则呼吸:呼吸频率与节律不规则,且呼吸表浅、不均,称为不规则呼吸(irregular respiration),见于中枢神经系统疾病及休克等严重疾病。如双吸气,也称抽泣样呼吸(sobbing respiration),表现为连续2次较短的吸气之后继以较长的呼气,类似哭泣后的抽泣,少数患者可出现下颌式呼吸,为中枢性呼吸衰竭的表现,主要见于颅内高压和脑疝前期。

(4)叹息样呼吸:某些患者自觉胸部发闷,正常呼吸一段时间间隔做一次深大呼吸,常伴叹息声,称为叹息样呼吸(sighing respiration),多为功能性改变,见于抑郁、神经衰弱或精神紧张者。

(四)呼吸运动变化

1. 肺炎、重症肺结核、胸膜炎、肋骨骨折、肋间肌麻痹等胸部疾患时,因肋间肌运动受限,可使胸式呼吸减弱而腹式呼吸增强。腹膜炎、腹水、巨大卵巢囊肿、肝脾极度肿大、胃肠胀气等腹部疾病及妊娠晚期,因膈肌向下运动受限,可使腹式呼吸减弱而胸式呼吸增强。

2. 反常呼吸(paradoxical breathing)。若部分胸壁吸气时内陷、呼气时外凸,为反常呼吸,见于多发性肋骨、肋软骨骨折或胸骨骨折。

3. 当异物、气管肿瘤等导致上呼吸道部分阻塞时,吸入气流受阻,出现胸骨上窝、锁骨上窝和肋间隙向内凹陷,临床称为"三凹征"(three depressions sign),亦称吸气性呼吸困难。慢性阻塞性肺疾病、支气管哮喘患者由于下呼吸道阻塞呼气受限,呼气时间延长,称为呼气性呼吸困难。

4. 一侧呼吸运动减弱或消失常见于大量胸腔积液、气胸、显著胸膜增厚及粘连、一侧肺不张、一侧膈神经麻痹。两侧呼吸运动减弱最常见于慢性阻塞性肺气肿,也见于双侧肺纤维化、气胸、胸腔积液、胸膜增厚及粘连、呼吸肌瘫痪。

5. 局部或一侧呼吸运动增强见于健侧代偿性增强。双侧呼吸运动增强见于库斯莫尔呼吸、剧烈运动。

## 二、触诊

### (一)胸廓扩张度

胸廓扩张度即呼吸时胸廓的活动程度。胸廓扩张度与胸壁软组织、肋骨、胸膜腔压力、肺组织弹性等因素有关。胸廓前下部活动度较大,此处检查较常用。一侧胸廓扩张度受限常见于肺不张、气胸、大量胸腔积液、胸膜增厚等;两侧胸廓扩张度受限常见于慢性阻塞性肺气肿,也见于双侧肺纤维化。

检查前胸时,被检查者取坐位或仰卧位。检查者的左、右拇指展开并在胸骨下端前正中线相遇,两手掌及其余四指分开紧贴两侧胸下部;嘱被检查者深呼气后屏住呼吸,然后让被检查者做深吸气运动,检查者的手即可感觉到被检查者胸廓呼吸运动的范围及两侧呼吸运动是否对称,亦可从拇指移开后距前正中线的距离来判断。

检查背部时,被检查者取坐位。检查者将两手掌面贴于肩胛下区第10肋骨水平对称部位,两手拇指在后正中线相遇,其余四指并拢放在腋下,嘱患者做深呼吸运动,观察比较双手活动度同样可以观察呼吸运动的范围及两侧呼吸运动是否对称。

### (二)触觉语颤

触觉语颤(tactile fremitus)是指受检者发音时声带振动所产生的声波沿气管、支气管及肺泡传导到胸壁时,引起胸壁相应振动,从而被检查者用手触及到,也称为语音震颤(vocal fremitus),简称语颤。语颤传导的2个主要条件是:①气管、支气管必须畅通;②胸膜的脏层及壁层必须接近。触觉语颤的强弱与发音强弱(发音强则较强)、音调高低(音调低则较强)、胸壁厚薄(越薄则越强)等因素密切相关。正常情况下,前胸上部的语颤较下部强,因上部距声带更近;后胸下部较上部强,因上部较下部厚;右上胸较左上胸强,因为右上肺较靠近气管,且右主支气管较粗、短而陡直。一般情况下,男性(音强调低)的语颤较女性强,成人(音强调低)较儿童强,瘦者因胸壁薄而强于胖者。通过触觉语颤变化可推断胸腔或肺部病变性质。

1. **检查方法**　检查者将双手掌或手掌尺侧缘轻轻放在胸壁上,平贴于患者胸壁两侧对称部位,让患者用同等低音调拉长说"一"字音或重复"一、二、三",自上而下、从内到外,再到背部,比较两侧对称部位的语颤是否相同(图30-5)。

2. 临床意义 触觉语颤增强常见于：①肺实变,声波传导增强,如大叶性肺炎实变期、肺梗死、肺结核等；②肺空洞:声波在较浅而大的空洞内产生共鸣而导致声波的振幅增大,且空洞周围肺组织多有炎性浸润而实变,有利于声波传导,可导致语音震颤增强,见于肺结核、肺脓肿、肺肿瘤所致的空洞；③压迫性肺不张:肺不张时肺泡内含气量减少,导致肺组织密度增加,而传导声波能力增强。如胸腔积液上方受压而萎陷的肺组织。

触觉语颤减弱或消失主要见于:①支气管阻塞:如阻塞性肺不张、气管内分泌物增多；②肺泡内含气量增多:如肺气肿及支气管哮喘发作时；③胸腔病变:如胸腔积液、气胸、胸膜增厚及粘连；④胸壁病变:胸壁高度水肿、胸壁皮下气肿。

图30-5 触觉语颤

（三）胸膜摩擦感

胸膜有急性炎症时两层胸膜因有纤维蛋白沉着而变得粗糙,呼吸时壁层和脏层胸膜相互摩擦而由检查者双手感触到的摩擦感称为胸膜摩擦感(pleural friction fremitus)。检查方法为检查者用手掌轻贴胸部腋中线第5~7肋间隙处,令患者反复做深呼吸,此时若有皮革相互摩擦的感觉,即为胸膜摩擦感。胸膜摩擦感与胸膜摩擦音的临床意义相同,多见于性胸膜炎阶段,呼气相、吸气相通常都可触及,但吸气末呼气初更明显。

## 三、叩诊

肺部叩诊采用间接叩诊法或者直接叩诊法,间接叩诊法应用最普遍。被检查者通常取坐位或仰卧位,放松肌肉,均匀呼吸。

（一）胸部比较叩诊

1. 叩诊要求 遵循从上向下；从外到内；从前胸、侧胸到背部的顺序叩诊,两侧对称部位要对比叩诊。先检查前胸部,自锁骨上窝开始,然后从第1肋间隙逐一向下叩诊；检查腋部时让患者将上臂置于头顶,从腋窝开始向下叩至肋缘；检查背部时让患者头低垂,上身略向前倾,双手交叉抱肘,尽可能使肩胛骨移向外侧方。自上而下,沿肋间隙逐一向下叩诊。叩诊力量要轻重适宜,如欲发现范围较小、位置较浅表的病变,可用轻叩法；反之,可用重叩法。板指应平贴在肋间隙,并与肋骨平行；叩诊肩胛间区时板指可与脊柱平行。当患者不能取坐位时,先仰卧位检查前胸,然后侧卧检查侧胸及背部。左右、上下、内外进行对比,并注意叩诊音的变化。

2. 肺部正常叩诊音 胸部叩诊音根据其强度、音调、时限和性质分为清音、过清音、鼓音、浊音和实音。胸壁厚薄、肺组织含气量、肺泡张力等均可影响叩诊音。正常肺部含有适量空气,肺泡壁又有一定弹性,叩诊呈清音。但可有生理性变异。胸壁较厚者如胸肌发达、肥胖、乳房部位,叩诊音稍浊。肺上叶体积较下叶小,含气量少,且胸上部的肌肉较厚,故胸上部的叩诊音较下部相对稍浊。右肺上叶较左肺上叶小,右肺尖位置又较低,惯用右手者前胸右上方肌肉较左侧更厚,故右肺上部叩诊音较左肺上部稍浊。背部的肌肉、骨骼(如肩胛骨)层次较多、较厚,故背部的叩诊音较前胸稍浊。

老年患者肺泡含气量增多,叩诊可呈过清音。在肺与肝或心交界的重叠区域,叩诊为浊音,又称肝脏或心脏的相对浊音区。未被肺遮盖的心脏或肝脏叩诊为实音,又称心脏或肝脏的绝对浊音区。前胸左下方为胃泡区,叩诊呈鼓音,其上界为左肺下缘,右界为肝脏,左界为脾脏,下界为肋弓。该鼓音区的大小随胃内含气量的多少而变化。背部从肩胛上区到第9~11肋下缘,除脊柱部位外,叩诊都呈清音。

3. 胸部异常叩诊音 正常肺部清音区如出现清音以外的其他叩诊音如浊音、实音等时,称为异常叩诊音或者病理性叩诊音。叩诊音改变与病变性质、病灶范围、深度等有关。胸部异常叩诊音临床意义参见表30-1。

表30-1 胸部异常叩诊音临床意义

| 叩诊音类型 | 临床意义 |
|---|---|
| 浊音或实音 | 肺组织含气量减少或消失:如肺炎、肺结核<br>肺内不含气的病变:如肺肿瘤、肺包囊虫病<br>胸膜腔病变:如胸腔积液、胸膜粘连或增厚<br>胸壁疾病:如胸壁水肿、肿瘤等 |
| 过清音 | 肺气肿、支气管哮喘发作时 |
| 鼓音 | 气胸、空洞型肺结核、液化破溃的肺脓肿或肺囊肿 |
| 空瓮音 | 巨大空洞或张力性气胸 |
| 浊鼓音 | 肺不张、肺炎充血期、肺水肿 |

(二)肺部定界叩诊

1. 肺上界 又称克勒尼希(Krönig)峡,由于叩诊敏感性较差,临床已不常用。自斜方肌前缘中央部开始叩诊为清音,逐渐叩向外侧,当由清音变为浊音时,即为肺上界的外侧点。然后再由上述中央部叩向内侧,至清音变为浊音时,即为肺上界的内侧点。该清音带的宽度即为肺尖的宽度,正常为4~6cm。肺上界变狭或叩诊浊音,见于肺结核所致的肺尖浸润、纤维性变及萎缩。肺上界变宽,叩诊稍呈过清音,常见于肺气肿。

2. 肺下界 两侧肺下界基本相同。沿肋间隙自上而下进行肺部叩诊,由浊音变为实音即为肺下界。以胸部右锁骨中线上叩诊为例,自上(通常是第4肋间隙)以下轻叩时,先为清音(第4肋间隙),然后是浊音(常在第5肋间隙),最后是实音(常在第6肋间隙),浊音与实音的交界处(一般在第6肋骨)即为肺下界。按上述方法,也可在腋中线、肩胛线上分别叩出肺下界。平静呼吸时,右肺下界在右侧锁骨中线、腋中线、肩胛线分别为第6、第8、第10肋骨。左肺下界除在左锁骨中线上变动较大(因有胃泡鼓音区)外,其余与右侧大致相同。

矮胖体型或妊娠时肺下界可上移1肋;消瘦体型者肺下界可下移1肋。卧位时肺下界可比直立时升高1肋。病理情况下,肺下界下移见于肺气肿、内脏下垂;肺下界上移见于阻塞性肺不张、肺萎缩、胸膜增厚或粘连,以及腹压增高所致的膈肌上抬(如腹水、腹腔肿瘤、鼓肠、肝脾大、膈肌麻痹)。

(三)肺下界移动度

相当于呼吸时膈肌的移动范围。可在锁骨中线、腋中线及肩胛线上按下述方法测得肺下界。叩诊方法:先嘱患者平静呼吸,叩出肺下界,再嘱患者深吸气后屏住呼吸,沿肺下界继续向下叩诊,当浊音变为实音时即为肺下界最低点,用笔标记之;再嘱患者深呼气后屏住呼吸,叩出肺下界,用笔标记之,为肺下界在该线上的最高点。两个标记之间的距离即为肺下界移动度。

正常人两侧肺下界移动度为 6~8cm。当胸腔大量积液、积气或广泛胸膜增厚、粘连时,肺下界移动度难以叩出。膈神经麻痹时肺下界移动度消失。肺下界移动度减小见于阻塞性肺气肿、肺不张、肺纤维化、胸膜粘连、肺炎等。

## 四、听诊

### (一)肺部听诊方法

肺部听诊对支气管哮喘等疾病诊断具有无可替代的作用,是肺部检查的重点和难点。被检查者取坐位或卧位,肺部听诊顺序一般由肺尖开始,自上而下,由前胸到侧胸和背部。听诊时要上下对比、左右对称部位对比、前胸部和背部对比,每个部位至少听诊一个呼吸周期。听诊需保持环境安静,患者充分暴露胸部,听诊器体件贴紧胸背部皮肤避免体件与衣物摩擦产生干扰音。嘱被检查者微张口做均匀呼吸,必要时可做较深的呼吸或咳嗽几声后立即听诊,以便比较呼吸音和附加音的变化。

### (二)正常呼吸音

1. 支气管呼吸音(bronchial breath sounds)　是吸入或呼出的气流在声门及气管、支气管内形成湍流和摩擦所产生的声音。支气管呼吸音颇似将舌抬高后张口呼气时所发出的"哈——"音。支气管呼吸音音响强、音调高,因为吸气为主动运动,声门较宽而使气体流速较快,故占时短;呼气为被动运动,声门较窄而使气体流速较慢,故占时长,因而吸气相短于呼气相,吸气末与呼气初有短暂间隙(图30-6)。

| 正常肺泡<br>呼吸音 | 支气管<br>呼吸音 | 支气管肺<br>泡呼吸音 | 肺泡呼吸<br>音减弱 | 肺泡呼吸<br>音增强 | 呼气延长 | 断续性<br>呼吸音 | 变调性<br>呼吸音 |

图30-6　正常与异常呼吸音

升支为吸气相,降支为呼气相;吸气与呼气之间的空隙为短暂间隙。线条粗细示音响强弱;长短示时间长短;斜线与垂线间的夹角示音调高低,角度小者音调高

正常人在喉部、胸骨上窝、背部第 6 颈椎至第 2 胸椎附近可听到支气管呼吸音,越靠近气管的区域音响越强。如在肺部其他部位听到支气管呼吸音,则为病理现象,称为管性呼吸音。

2. 肺泡呼吸音(vesicular breath sounds)　肺泡呼吸音是空气在细支气管和肺泡进出所产生的声学现象,吸气时气流由气管经支气管进入肺泡,冲击肺泡壁,肺泡壁由弛缓变为紧张;呼气时肺泡壁则由紧张变为迟缓。一般认为,肺泡壁的弹性变化和气流的振动是肺泡呼吸音的产生机制。肺泡呼吸音的声音很像上齿咬下唇吸气时发出的"夫——"音,声音柔和而有吹风性质。肺泡呼吸音的吸气音较呼气音强,且音调更高、时限更长,因吸气为主动运动,吸入气流较大、速度较快,肺泡维持紧张的时间较

长。相反,肺泡呼吸音的呼气音较弱,且音调较低、时限较短,因呼气为被动运动,呼出气流较小、速度较慢且逐渐减慢,在呼气末因气流太小、声音太弱而听不到,故听诊时呼气音在呼气终止前即消失。

肺泡呼吸音强弱与年龄、性别、胸壁厚薄、肺组织弹性等因素有关。呼吸运动愈深、愈快,呼吸音愈强。年龄愈小、胸壁愈薄、肺组织弹性愈好,则呼吸音愈清晰。老年人肺泡弹性差,故呼吸音较弱且呼气时间较长。男性因呼吸运动的力量较强且胸壁皮下脂肪较少,故肺泡呼吸音较女性强。消瘦者较肥胖者强。乳房下部、肩胛下区、腋窝下部因胸壁肌肉较薄且肺组织较多,故肺泡呼吸音较强;相反,肺尖及肺下缘则较弱。

正常人除了支气管呼吸音的部位和支气管肺泡呼吸音的部位外,其余肺部都可听到肺泡呼吸音。

3. 支气管肺泡呼吸音(bronchovesicular breath sounds) 是兼具支气管呼吸音与肺泡呼吸音特征的混合性呼吸音。吸气音和呼气音的强弱、音调、时限大致相等。支气管肺泡呼吸音的吸气音与肺泡呼吸音的吸气音相似,但音调稍高且响亮,其呼气音与支气管呼吸音的呼气音相似,但音调稍低音强较弱。正常人在胸骨角附近即胸骨两侧第1、2肋间隙,肩胛间区第3、4胸椎水平及右肺尖可以听到支气管肺泡呼吸音。

(三) 异常呼吸音

异常呼吸音(abnormal breath sound)包括异常肺泡呼吸音、异常支气管呼吸音和异常支气管肺泡呼吸音。异常肺泡呼吸音为肺脏发生病变时所引起的肺泡呼吸音减弱、增强或性质改变;异常支气管呼吸音是在正常肺泡呼吸音分布区域内听到支气管呼吸音即病理性支气管呼吸音,亦称管样呼吸音;在正常肺泡呼吸音分布的区域内听到支气管肺泡呼吸音,称为异常支气管肺泡呼吸音或病理性支气管肺泡呼吸音。胸部异常呼吸音临床意义参见表30-2。

表30-2 胸部异常呼吸音临床意义

| 异常呼吸音类型 | 临床意义 |
| --- | --- |
| 异常肺泡呼吸音 | |
| 　肺泡呼吸音增强 | 运动、发热、甲亢、贫血、代谢性酸中毒 |
| 　肺泡呼吸音减弱或消失 | 胸壁增厚:如胸肌发达、胸壁水肿、肥胖等 |
| | 呼吸道阻塞:如气管肿瘤、COPD、哮喘 |
| | 肺泡弹性减退:如肺气肿、肺淤血 |
| | 胸膜腔疾患:如胸腔积液、气胸、胸膜增厚 |
| | 呼吸运动减弱:如极度衰弱、呼吸肌瘫痪 |
| | 腹部疾病:如大量腹水、腹腔巨大肿瘤 |
| 　粗糙性呼吸音 | 支气管炎或肺炎早期 |
| 　呼气音延长 | 支气管哮喘、COPD、支气管肺癌 |
| 　断续性呼吸音 | 常见于肺炎或者肺结核 |
| 异常支气管呼吸音 | 肺组织实变:大叶性肺炎实变期、肺结核等 |
| | 肺内大空洞:肺脓肿、肺结核、肺癌形成空洞 |
| | 压迫性肺不张:中量胸腔积液上方、肺肿块周围 |
| 异常支气管肺泡呼吸音 | 支气管肺炎、大叶性肺炎早期、胸腔积液上方肺组织 |

（四）啰音

啰音（crackles，rales）是伴随呼吸音以外的附加音。依声音产生机制与性质的不同分为干啰音和湿啰音（图30-7）。

大水泡音
中水泡音
小水泡音
鼾音
哨笛音
干啰音

图30-7　啰音的产生机制

1. 湿啰音（crackles，moist rales）　呼吸时气流通过气道内较稀薄的液体（渗出物、黏液、血液）形成水泡并立即破裂时所产生的声音，类似于开水沸腾时所产生的水泡破裂音，故也称水泡音（bubble sound），是一种不连续性呼吸附加音。

（1）特点：①部位较恒定，性质不易改变；②常有数个水泡音成串或断续发生；③吸气和呼气都可听到，以吸气终末时多而清楚；④大、中、小水泡音可同时存在；⑤咳嗽后湿啰音可减少或消失。

（2）分类

1）按呼吸道口径大小：可分为粗、中、细湿啰音。①粗湿啰音：又称大水泡音。产生于气管、大支气管或空洞内，多出现在吸气早期。见于肺结核空洞、肺水肿、昏迷或濒死的患者，也可见于支气管扩张症。昏迷或濒死的患者因无力将气管内的分泌物咳出，呼吸时可出现粗湿啰音，有时不用听诊器都能听到，称为痰鸣音。②中湿啰音：又称中水泡音。产生于中等大小的支气管内，多出现于吸气的中期。见于支气管肺炎、支气管炎。③细湿啰音：又称小水泡音。发生在小支气管或肺泡内，多在吸气终末出现（图30-8）。常见于细支气管炎、支气管肺炎、肺结核早期、肺淤血、肺水肿及肺梗死等。Velcro啰音是一种比较特殊的细湿啰音，是肺间质纤维化患者吸气后期出现的细湿啰音，但其音调较一般细湿啰音稍高，似撕开血压计袖带尼龙扣带发出的声音。④捻发音（crepitus）：又称捻发性湿啰音或微小湿啰音，是一种极细而均匀的高音调音响，很像用手在耳边捻搓一束头发所产生的声音。一般认为捻发音是由未展开的或液体稍增多而互相黏合的肺泡在吸气时被气流冲开所产生的细小爆裂音。老年人、深睡或长期卧床者因呼吸较浅、边缘部位肺泡充气不足而萎陷，深吸气时可在肺底听到捻发音，在数次深呼吸或咳嗽后则可消失，一般无特殊临床意义。持续存在的捻发音为病理性的，见于肺炎早期、肺结核早期、肺淤血、间质性肺泡炎。

2）按音响程度：分为响亮性和非响亮性湿啰音。响亮性湿啰音是由于周围有良

细湿啰音，发生在吸气晚期

中湿啰音，发生在吸气中期

粗湿啰音，发生在吸气早期

图 30-8 各种湿啰音的听诊特点

好的传导介质，如实变，或因空洞共鸣的结果，见于肺炎、肺脓肿或空洞型肺结核。非响亮性湿啰音，声音较低，是由于病变周围有较多的正常肺泡组织，高音调声波被含气肺泡吸收，传导过程中能量衰减，逐渐减弱且距胸壁较远所致。

（3）临床意义：湿啰音是肺与支气管病变的表现。湿啰音在两肺散在性分布，常见于支气管炎、支气管肺炎、血行播散型肺结核、肺水肿；在两肺底分布，多见于肺淤血、肺水肿及支气管肺炎；在一侧或局限性分布，常见于肺炎、肺结核（多在肺上部）、支气管扩张症（多在肺下部）、肺脓肿、肺癌及肺出血等。固定性湿啰音对于支气管扩张症、Velcro 啰音对于特发性肺纤维化诊断具有较特异性诊断价值。

2. 干啰音（wheezes，rhonchi）　由于气道狭窄或者阻塞，气流通过时发生湍流，或气流通过有黏稠分泌物的管腔时冲击黏稠分泌物引起的振动所致，是一种连续性呼吸附加音。原因有：支气管黏膜水肿、渗出或增厚，支气管平滑肌痉挛，管腔内肿瘤侵入使支气管部分阻塞，支气管外肿瘤或肿大的淋巴结压迫引起管腔狭窄等。

（1）特点：干啰音为持续时间较长且带乐性的呼吸附加音，特征是：①吸气和呼气都可听到，但常在呼气时更加清楚，因为呼气时管腔更加狭窄；②性质多变且部位不定，如咳嗽后可以减少、消失；③音调较高，每个音响持续时间较长；④几种不同性质的干啰音可同时存在；⑤发生于主支气管以上的干啰音，有时不用听诊器都可听到，称喘鸣（stridor）。

（2）分类

1）鼾音（sonorous rhonchus）：又称低调干啰音，由气流通过有黏稠分泌物的较大支气管或气管时发生的振动和移动所产生，为一种粗糙的、音调较低的、类似熟睡时鼾声的干啰音。

2）哨笛音（sibilant rhonchi）：又称高调干啰音，为气流通过狭窄或痉挛的小支气管时发生的一种高音调的干啰音。似发咝咝声，有的似吹口哨或吹笛声，称为哨笛音或飞箭音。

3）哮鸣音（wheezing rale）：是一种高调的干啰音，呼气时伴有口哨样声响。常被描述为乐音样、咝咝音、飞箭音、鸟鸣音等，多发生在支气管、细支气管狭窄和痉挛时。常见于支气管哮喘、心源性哮喘、喘息型慢性支气管炎、支气管肺炎等。

（3）临床意义：干啰音是支气管存在病变的表现。如两肺都出现干啰音，见于急性或慢性支气管炎、支气管哮喘、支气管肺炎、心源性哮喘等。局限性干啰音是由局部支气管狭窄所致，常见于支气管局部黏膜结核、肿瘤、异物或黏稠分泌物附着。局部而持久的干啰音见于肺癌早期或支气管黏膜结核。

（五）听觉语音

听觉语音的检查方法与触觉语颤的检查方法相同，当被检查者按平时说话的音调数"一、二、三"时，在胸壁上可用听诊器听到柔和而模糊的声音，即听觉语音（vocal resonance）。听觉语音的发生机制及临床意义与触觉语颤相同，但更敏感。被检查者声带振动产生的声波经过气管、支气管、肺组织、胸膜及胸壁而传出，用听诊器便可听到。正常时在气管、大支气管附近（如胸骨柄和肩胛间区）听觉语音较强且清楚，右胸上部较左胸上部强，其他部位则较弱且字音含糊，肺底最弱。

听觉语音减弱见于过度衰弱、支气管阻塞、肺气肿、胸腔积液、气胸、胸膜增厚或水肿。听觉语音增强见于肺实变、肺空洞及压迫性肺不张，常可见支气管语音、耳语音、胸语音、羊鸣音等。

1. 支气管语音（bronchophony） 听觉语音增强、响亮且字音清楚，称为支气管语音，见于肺组织实变。此时常伴触觉语颤增强、病理性支气管呼吸音等肺实变体征，但以支气管语音出现最早。支气管语音增强且字音清晰者为胸语音（whispered pectoriloquy），是大范围肺实变的征象。

2. 耳语音（whispered） 令被检查者用耳语声调发"一、二、三"音，将听诊器放在胸壁上听取，正常能听到肺泡呼吸音的部位只能听到极微弱的声音，但肺实变时可清楚听到增强的声音，此即耳语音。耳语音增强见于肺实变、肺空洞及压迫性肺不张。

（六）胸膜摩擦音

胸膜腔由于纤维蛋白渗出导致胸膜表面粗糙，呼吸时脏、壁两层胸膜相互摩擦产生振动，触诊时有胸膜摩擦感，听诊时有胸膜摩擦音（pleural friction rub），以胸膜摩擦音更易被发现。胸膜摩擦音听诊颇似以手掩耳，用指腹摩擦掩耳的手背时听到的声音。胸膜摩擦音在吸气和呼气时皆可听到，一般以吸气末或呼气开始时较为明显。屏住呼吸时胸膜摩擦音消失，可借此与心包摩擦音区别。深呼吸或在听诊器体件上加压时胸膜摩擦音常更清楚。胸膜摩擦音可在短期内消失或重新出现，亦可持续存在数日或更久。胸膜摩擦音可发生于胸膜的任何部位，但最常见于胸廓下侧腋中线处。

胸膜摩擦音见于：①胸膜炎：结核性胸膜炎、化脓性胸膜炎，其他原因引起的胸膜炎，如尿毒症性胸膜炎；②原发性或继发性胸膜肿瘤；③肺部病变累及胸膜，如肺炎、肺梗死等；④胸膜高度干燥，如严重脱水。

（七）胸腔振水音

胸腔振水音（thoracic succussion sound）是气胸患者在出现液气胸时，摇晃胸部在患侧可听诊到振水音。另左侧创伤性膈疝时（包括自发性膈肌断裂所产生的膈疝）嵌顿性食道裂孔疝大部分胃疝入胸腔，存在不同程度的嵌顿及胃肠麻痹（对于未嵌顿的食道裂孔疝可以饮水后查振水音）数小时后胸腔胃出现潴留，可以在左下胸部听到振水音。

# 第四节 常见呼吸系统病变体征

呼吸系统常见疾病的重要体征见表30-3。

表30-3 肺与胸膜常见疾病的体征

| 疾病 | 视诊 | | | 触诊 | | 叩诊 | 听诊 | | |
|------|------|------|------|------|------|------|------|------|------|
| | 胸廓 | 呼吸动度 | 气管位置 | 语音震颤 | | | 呼吸音 | 啰音 | 语音共振 |
| 大叶性肺炎 | 对称 | 患侧减弱 | 居中 | 患侧增强 | | 浊音或实音 | 病理性支气管呼吸音 | 湿啰音 | 患侧增强 |
| 支气管哮喘 | 桶状 | 减弱 | 居中 | 减弱 | | 过清音 | 呼气延长 | 哮鸣音 | 减弱 |
| 阻塞性肺气肿 | 桶状 | 减弱 | 居中 | 减弱 | | 过清音 | 减弱，呼气延长 | 多无 | 减弱 |
| 压迫性肺不张 | 不定 | 患侧减弱 | 不定 | 患侧增强 | | 浊音或浊音 | 病理性支气管呼吸音 | 无 | 患侧增强 |
| 阻塞性肺不张 | 患侧凹陷 | 患侧减弱 | 拉向患侧 | 患侧消失 | | 浊音或实音 | 消失 | 无 | 消失或减弱 |
| 肺水肿 | 对称 | 减弱 | 居中 | 正常或减弱 | | 正常或浊音 | 减弱 | 湿啰音 | 正常或减弱 |
| 气胸 | 患侧饱满 | 患侧减弱或消失 | 推向健侧 | 患侧减弱或消失 | | 鼓音 | 减弱或消失 | 无 | 减弱或消失 |
| 胸腔积液 | 患侧饱满 | 患侧减弱 | 推向健侧 | 患侧减弱或消失 | | 实音或浊音 | 减弱或消失 | 无 | 减弱或消失 |

## 第五节 心脏检查

心脏检查是心血管疾病诊断的基本功,在对患者详细询问病史的基础上,进一步认真进行心脏检查,多能及早地做出准确的诊断。学习心脏检查,除认真掌握前人从实践中总结出的经验外,更重要的是在带教老师的指导下反复临床实践。另外,在进行心血管检查时,需注意全身性疾病对心血管系统的影响和心血管疾病的全身表现。

心脏检查时,需环境安静、光线充足,患者多取仰卧位,门诊条件下可取坐位。检查时,一方面注意采取视诊、触诊、叩诊、听诊依次进行,以全面了解心脏情况;另一方面在确定某一异常体征时,也可同时交替应用两种以上的检查方法加以判断。

### 一、心脏视诊

心脏视诊(cardiac inspection)包括心前区隆起、心尖搏动及心前区异常搏动。心脏视诊时应充分暴露胸部,检查者需半蹲,使双眼视线与被检查者的心前区呈切线方向。

#### (一) 心前区隆起

心前区隆起(precordial prominence)是指胸骨下段与胸骨左缘第3~5肋骨及肋间隙局部隆起。心前区局部隆起主要见于:①儿童时期患器质性心脏病造成的心脏显著增大。由于儿童时期胸壁骨骼尚在发育中,胸部骨骼尚软,可因前胸壁受压而向外隆起。多由某些先天性心脏病(如法洛四联症、肺动脉瓣狭窄等)、风湿性心瓣膜病、伴大量渗液的心包炎及心肌炎后心肌病等器质性心脏病造成。②成人有大量心包积液时可见心前区饱满。

#### (二) 心尖搏动

心脏收缩时,左心室前壁在收缩早期冲击心前区胸壁引起的相应部位肋间组织局部向外搏动,称为心尖搏动。观察心尖搏动时,应注意其位置、范围、强度、节律及频率。

1. 正常心尖搏动　一般位于第5肋间隙左锁骨中线内侧0.5~1.0cm处,搏动范围的直径约2.0~2.5cm。一部分正常人可看不到心尖搏动,如肥胖或女性为乳房遮盖者。

2. 心尖搏动的位置改变

(1) 生理因素

1) 体型:矮胖体型、小儿及妊娠,心脏常呈横位,心尖搏动可向上外方移位,甚至移到第4肋间隙;瘦长体型者,心脏呈垂直位,心尖搏动可向下、向内移至第6肋间隙。

2) 呼吸:深吸气时膈肌下降,心尖搏动可下移至第6肋间;深呼气时膈肌上升,心尖搏动可向上移。

3) 体位:卧位时膈肌位置较坐位时稍高,心脏偏于横位,心尖搏动可稍上移;左侧卧位时,心尖搏动可向左移2~3cm;右侧卧位时,可向右移1.0~2.5cm。相反,如侧卧位时心尖搏动无变动,提示可能为心包纵隔胸膜粘连,如粘连性心包胸膜炎。

(2) 病理因素

1) 心脏疾病:①左心室增大时,心尖搏动向左下移位,甚至可达腋中线;②右心室增大时,心脏呈顺钟向转位,左室被推向左,心尖搏动向左移位,甚至可稍向上;③全心增大时,心尖搏动向左下移位,并可伴有心界向两侧扩大;④先天性右位心时,心尖搏动位于胸部右侧与正常心尖搏动相对应部位。

2) 胸部疾病:凡能使纵隔及气管移位的胸部疾病,均可使心脏及心尖搏动移位:①一侧肺不张、粘连性胸膜炎时,由于纵隔向患侧移位,心尖搏动亦移向患侧;②一侧胸腔积液、气胸时,心尖搏动移向健侧;③胸廓或脊柱畸形时亦可影响心尖搏动的位置。

3) 腹部疾病:大量腹水、肠胀气、腹腔巨大肿瘤等,使腹压增加而导致膈肌位置上升,心尖搏动位置向上、外移位。

3. 心尖搏动强度及范围的改变

(1) 生理性:胸壁厚或肋间隙窄者,心尖搏动弱且范围小;胸壁薄、儿童、肋间隙宽者,心尖搏动强且范围大。剧烈运动、精神紧张或情绪激动时,心脏活动加强,心尖搏动亦增强。

(2) 病理性

1) 心脏疾病:①左心室肥大时,心尖搏动范围较大,并可在触诊时触及心尖强有力的外向运动,使指端抬起片刻,称为抬举性心尖搏动;左心室容量增加(如主动脉瓣反流、室间隔缺损)及胸壁薄或心搏量增加的正常人均可出现心尖搏动增强。②心肌病变(急性心肌梗死、扩张型心肌病、心肌炎等)时,心肌收缩乏力,心尖搏动减弱。伴有明显的心室腔扩大时,除心尖搏动减弱外常伴心尖搏动范围明显增大,称为心尖搏动弥散;大量心包积液时,心脏与前胸壁距离增加,心尖搏动减弱,且与心尖浊音界不一致,心尖搏动位于心浊音界内侧。

2) 胸部和其他系统疾病:①左侧气胸或胸腔积液、肺气肿等情况下,心尖搏动减弱甚或消失;②甲状腺功能亢进症、重症贫血及发热等疾病,由于心排血量增多,心尖搏动增强。

3) 负性心尖搏动:正常情况下,心脏收缩时心尖搏动向外凸起。如心脏收缩时心尖搏动反而内陷者,称为负性心尖搏动(inward apex impulse)。见于缩窄性心包炎、粘连性心包炎心包与周围组织有广泛粘连时,也可见于右心室显著肥大者。

(三) 心前区其他搏动

1. 胸骨左缘第2肋间搏动　轻度收缩期搏动可见于正常青年人;明显收缩期搏动可见于肺动脉扩张或肺动脉高压。

2. 胸骨右缘第2肋间及胸骨上窝搏动　可见于主动脉弓动脉瘤或升主动脉瘤。

3. 胸骨左缘第3、4肋间搏动　见于右心室肥大或瘦弱者。

4. 剑突下搏动　①右心室明显肥大时,由于心脏的顺钟向转位,左心室向后移位,扩张的右心室占据了心尖部位,当存在严重的三尖瓣反流时,在收缩期时血液反流至位于胸骨下端附近扩张的右心房,导致了一种特征性的搏动——在收缩期心尖部向内运动(负性心尖搏动)而胸骨体下端左右两侧向外运动;②腹主动脉搏动(正常的腹主动脉或腹主动脉瘤)。

二、心脏触诊

心脏触诊(cardiac palpation)的内容有:心尖搏动与心前区搏动、震颤和心包摩擦感。

笔记

触诊时压力要适当,应避免用力按压使手掌触觉敏感度降低而难以触及震颤和心包摩擦感。触诊心尖搏动时可先以全手掌感受心尖搏动,然后示指和中指并拢,用指腹确定心尖搏动的准确位置、范围、强度。触诊震颤及心包摩擦感,多用右手掌小鱼际。

### (一) 心尖搏动与心前区搏动

触诊可进一步证实视诊所见的心尖搏动及其他心前区搏动,并能确定其位置、范围、强度。尤其是视诊不能满意发现心尖搏动时,常需触诊来确定。对于心脏搏动的节律、频率也可以通过触诊了解。心尖搏动冲击手掌或指尖,标志着心室(脏)收缩期的开始,有助于确定第一心音,从而判断震颤及杂音出现的时期。

对于视诊发现的剑突下搏动,可以通过触诊来鉴别是右心室搏动还是腹主动脉搏动。具体方法是:检查者将手指平放在剑突下,指尖指向剑突,向后上方加压,如搏动冲击指尖,且深吸气增强,则为右心室搏动,如搏动冲击指腹,深吸气时减弱,则为腹主动脉搏动或提示为主动脉瘤。消瘦者、腹壁薄或空腹时,剑突下搏动常为正常的腹主动脉传导所致。

部分起源于心脏前壁、心尖部或左心室的室壁瘤患者可触及双重心脏搏动:第一部分代表正常心尖外向运动,第二部分为在心室压力最高时收缩晚期室壁瘤的运动。

### (二) 震颤

震颤(thrill)是心脏搏动时手触及的一种微细的震动感,类似在猫的颈部或前胸部所触及的震动感,故又称为"猫喘",是器质性心血管疾病的特征性体征。震颤的强度与血流速度、狭窄病变的程度及两侧压力阶差有关。一般情况下,血流速度越快、狭窄越重、压力差越大,则震颤越强;但如狭窄口过小,以致血流通过极少时,反而无震颤。此外,震颤的强弱也与胸壁的厚薄有关,胸壁越薄(如儿童、消瘦者)则震颤越易触及。

震颤的发生机制与杂音相同,是血流经过口径狭窄的部位或循异常通道流动产生旋涡,使瓣膜、心室壁或血管壁产生振动,传至胸壁所致。一般来说,触诊对低频振动敏感,而听诊发现的频率较高或较弱的杂音常不伴有震颤。震颤多见于某些先天性心脏病及心脏瓣膜狭窄,而瓣膜关闭不全时则少见,仅在房室瓣重度关闭不全时可扪及收缩期震颤。

发现震颤后应首先确定部位及来源(瓣膜、大血管或间隔缺损),其次确定其处于心动周期中的时相(收缩期、舒张期或连续性),最后分析其临床意义。3 种震颤出现的部位和临床意义见表30-4。

表30-4　心脏常见震颤的临床意义

| 时期 | 部位 | 临床意义 |
| --- | --- | --- |
| 收缩期 | 胸骨右缘第 2 肋间 | 主动脉瓣狭窄 |
| | 胸骨左缘第 2 肋间 | 肺动脉瓣狭窄 |
| | 胸骨左缘第 3、4 肋间 | 室间隔缺损 |
| | 心尖部 | 重度二尖瓣关闭不全 |
| 舒张期 | 心尖部 | 二尖瓣狭窄 |
| 连续性 | 胸骨左缘第 2 肋间及其附近 | 动脉导管未闭 |

笔记

### （三）心包摩擦感

正常心包腔内有少量液体，起润滑心包膜的作用。急性心包炎时，渗出的纤维蛋白沉着在心包脏层与壁层表面上，心脏搏动时两层粗糙的心包膜相互摩擦产生振动，传至胸壁而被感知，称为心包摩擦感（palpable pericardial rub）。心包摩擦感通常在胸骨左缘第4肋间最易触及，因该处的心脏表面无肺脏遮盖且接近胸壁。心脏收缩期更贴近胸壁，故心包摩擦感在收缩期明显；坐位稍前倾或深呼气末更易触及。心包摩擦感不因暂停呼吸（屏气）而消失，据此可同胸膜摩擦感相鉴别。如心包腔内有较多渗出液时，则心包摩擦感消失。

## 三、心脏叩诊

心脏叩诊（cardiac percussion）可以确定心界大小及其形状。心脏不被肺遮盖的部分叩诊呈实音（绝对浊音），其边界为心脏绝对浊音界，界内主要是右心室。心脏两侧被肺遮盖的部分叩诊呈浊音（相对浊音），其边界为相对浊音界，相当于心脏在前胸壁投影的左右界（图30-9），反映心脏的实际大小。但是，在早期右心室肥大时，相对浊音界可能改变不多，而绝对浊音界则增大；心包积液量较多时，绝对与相对浊音界较为接近。因此，注意分辨这两种心浊音界有一定的临床意义。

图30-9　心脏相对浊音界和绝对浊音界

### （一）叩诊方法

检查时，检查者用间接叩诊法，用力要均匀，使用轻叩法叩诊，并根据被检查者的胖瘦程度适当调整力度，过强或过轻的力度均不能正确地叩出心脏的大小。如被检查者取仰卧位时，检查者立于患者右侧，左手板指与肋间隙平行（与心缘垂直）并紧贴胸壁（其余手指则离开胸壁）；被检查者取坐位时，宜保持上半身直立姿势，检查者面对患者，板指与肋间隙垂直（与心缘平行）。

### （二）叩诊顺序

通常的顺序是先叩左界，后叩右界；由下而上，由外向内。叩诊心脏左界。从心尖搏动外2～3cm处沿肋间由外向内进行叩诊；如心尖搏动不明显，则自第6肋间隙左锁骨中线外的清音区开始。叩诊音由清音变为浊音时翻转板指，在板指中点相应的胸壁处用笔标记。然后由下而上，逐一按肋间隙叩诊，至第2肋间隙为止，分别标记。然后叩诊心脏右界。先沿右侧锁骨中线自上而下叩诊，当清音变为浊音时确定肝脏上界。自肝上界的上一肋间隙（一般为第四肋间隙）开始，由外向内轻叩，直到由清音转为浊音或达到胸骨右缘为止，如此逐一按肋间隙叩诊至第2肋间隙，分别标记。测量并记录左锁骨中线距前正中线间的垂直距离及左右相对浊音界各标记点距前正中线的垂直距离。

### （三）正常心脏浊音界

正常成人的心脏浊音界左界在第2肋间隙几乎与胸骨左缘相合，其下方则逐渐左移并继续向左下形成向外凸起的弧形。其右界几乎与胸骨右缘相合，但在第4肋间隙可位于胸骨右缘稍外方。正常成人心脏左、右相对浊音界与前正中线的距离见表

30-5。

表30-5　正常心脏相对浊音界

| 右界（cm） | 肋间隙 | 左界（cm） |
|---|---|---|
| 2～3 | Ⅱ | 2～3 |
| 2～3 | Ⅲ | 3.5～4.5 |
| 3～4 | Ⅳ | 5～6 |
|  | Ⅴ | 7～9 |

注:左锁骨中线至前正中线的距离为8～10cm

### （四）心浊音界各部的组成

心脏左界于第2肋间隙处相当于肺动脉段,第3肋间为左心耳,向下至第4、5肋间则为左心室。心脏右界第2肋间隙相当于上腔静脉和升主动脉,第3肋间隙以下相当于右心房,心脏下界除心尖部分为左心室外,均由右心室构成。心脏上界相当于第3肋骨前端下缘的水平。第2肋间隙水平以上的胸骨部分的浊音区,一般称为心底(上)部浊音区,相当于大血管在胸壁上的投影区,其左界的主动脉结由主动脉弓构成。显著向外隆凸的左心室段与半球形突出的主动脉结之间的肺动脉段及左心耳部相对较凹陷,称为心腰部(图30-10)。

图30-10　心脏浊音界各部的构成
AO:主动脉;PA:肺动脉;LA:左心房;RA:右心房;RV:右心室;LV:左心室

### （五）心脏浊音界的改变及其临床意义

1. 心脏本身病变

（1）左心室增大:心脏浊音界向左下扩大,心腰部相对内陷,由正常的钝角变为近似直角,使心脏浊音区呈靴形,称为靴形心（boot shaped heart）,又称为主动脉型心脏(图30-11)。常见于主动脉瓣关闭不全,高血压性心脏病等。

（2）右心室增大:轻度右心室增大仅使心脏绝对浊音界扩大,相对浊音界增大不明显。显著右心室增大时,相对浊音界同时向左、右两侧扩大,但因心脏同时沿长轴顺钟向转位,故向左(而不是向左下)增大较为显著。常见于肺心病。

（3）左、右心室增大:心界向两侧扩大,且左界向左下增大,呈普大型。见于全心功能不全,如扩张型心肌病、缺血性心肌病、弥漫性心肌炎等全心扩大时。

（4）左心房增大:左心房显著增大时,胸骨左缘第三肋间心浊音界向外扩大,使心腰部消失甚或膨出。二尖瓣狭窄时,左心房及肺动脉均扩大,使心腰部饱满或膨出,心脏浊音区外形呈梨形(图30-12),称为梨形心（pear shaped heart）,亦称为二尖瓣型心脏。

（5）心包积液:心包积液达一定量时,心浊音界向两侧扩大,其相对浊音区与绝对浊音区几乎相同,且随体位改变而改变。坐位时心脏浊音界呈三角烧瓶形（flask shape）,卧位时心底部浊音界增宽,心尖部浊音区变小,此心包积液的特征性体征,是

图 30-11　主动脉瓣关闭不全的心脏浊音界（靴形心）

图 30-12　二尖瓣狭窄的心浊音界（梨形心）

鉴别心包积液还是全心扩大的要点之一。

（6）升主动脉瘤或主动脉扩张：表现为第1、2肋间隙的浊音区增宽，常伴收缩期搏动。

2. 心外因素　心脏的邻近组织对心脏浊音界亦有明显影响。例如，心脏附近存在可产生浊音的病变如肺实变、肺肿瘤、纵隔淋巴结肿大胸腔积液等时，心脏浊音区与胸部病变浊音区连在一起，则真正的心脏浊音区亦无法叩出；并且大量胸腔积液、积气时，除患侧心脏浊音界叩不清外，心浊音界向健侧移位；胸膜增厚粘连和阻塞性肺不张则使心界移向患侧。胸壁较厚或肺气肿时，可使心脏浊音界变小或叩不清；腹腔大量积液或巨大肿瘤、妊娠后期等均可使膈肌上抬，心脏呈横位，致心界向左扩大。

此外，心脏的位置可因体位、体型、呼吸及脊柱或胸廓畸形等而变动，因而心脏浊音区亦可发生相应变化。

## 四、心脏听诊

心脏听诊（cardiac auscultation）在心脏检查中占有重要地位。通过听诊可获得心率、心律、心音、额外心音、杂音、心包摩擦音等多种信息，为解剖诊断和病理生理分析提供依据。听诊时，患者可取平卧位或坐位，必要时可使患者改变体位或屏住呼吸或在病情许可的情况下做适当运动，有助于听清和辨别心音或杂音。

### （一）心脏瓣膜听诊区

心脏各瓣膜开放与关闭时所产生的声音沿血流方向传到胸壁最易听清的部位，称心脏瓣膜听诊区（cardiac auscultation area）。各瓣膜听诊区与瓣膜口在胸壁上投影的位置并不一致。通常有5个听诊区（图30-13）。分别为：①二尖瓣区（mitral valve area）：位于心尖搏动最强处，又称心尖区。②主动脉瓣区（aortic valve area）：位于胸骨右缘第2肋间隙。③主动脉瓣第二听诊区（the second aortic valve area）：位于胸骨左缘第3、4肋间隙。④肺动脉瓣区（pulmonary valve area）：在胸骨左缘第2肋间隙。⑤三尖瓣区（tricuspid valve area）：在胸骨体下端近剑突偏右或偏左处。需要指出的是，在心脏病的心脏结构和位置发生改变时，需根据心脏结构改变的特点和血流的方向，适当移动听诊部位和扩大听诊范围，对于某些心脏结构异常的心脏病尚可取特定的听诊区域。

图 30-13 心脏瓣膜的体表投影和听诊区

M:二尖瓣区;A:主动脉瓣区;E:主动脉瓣第二听诊区;P:肺动脉瓣区;T:三尖瓣听诊区

（二）听诊顺序

对于初学者,设定一个听诊顺序,有助于防止遗漏和全面地了解心脏状况。通常的听诊顺序可以从心尖区开始,逆时针方向依次听诊:可按二尖瓣区→肺动脉瓣区→主动脉瓣区→主动脉瓣第二听诊区→三尖瓣区的顺序依次听诊;也可按其他顺序。但无论何种顺序均应不遗漏听诊区。必要时也应听腋下、颈部或背部。

（三）听诊内容

包括心率、心律、心音、额外心音、杂音和心包摩擦音。

1. 心率

（1）正常心率 每分钟心搏次数称为心率（heart rate）。数心率时,以第一心音（$S_1$）为准。正常成人心率为 60～100 次/分,女性稍快,老年人偏慢,3 岁以下小儿常在 100 次/分以上。

（2）心率异常

1）心动过速:成人窦性心律频率超过 100 次/分,或婴幼儿超过 150 次/分,称为窦性心动过速。生理情况下可见于体力劳动、运动、兴奋或情绪激动时及进食后;病理情况下,常见于发热、贫血、甲状腺功能亢进症、休克、心肌炎、心功能不全和使用肾上腺素、阿托品等药物后。如果心率突然增快至 160～240 次/分,持续一段时间后突然终止,应考虑为阵发性心动过速。多在精神紧张、情绪激动、过度疲劳、烟酒过度或甲状腺功能亢进等情况下诱发。

2）心动过缓:成人心率低于 60 次/分（一般不低于 40 次/分）,称为心动过缓。可见于长期从事重体力劳动的健康人和久经锻炼的运动员;病理情况下,可见于迷走神经张力过高、颅内高压、阻塞性黄疸、甲状腺功能减退症、病态窦房结综合征、二度或三度房室传导阻滞、高血钾以及服用某些药物（如强心苷、奎尼丁或 β 受体阻滞剂等）。

2. 心律

（1）正常心律:心脏搏动的节律,称为心律（cardiac rhythm）。正常人心律基本规则。心率稍慢者及儿童的心律稍有不齐。呼吸性亦可影响心律,表现为吸气时心率增快,呼气时心率减慢,深呼吸时更明显,屏住呼吸时心律变为整齐,称为窦性心律不齐（sinus arrhythmia）常见于健康青年及儿童,一般无临床意义。

（2）心律异常

1）期前收缩（premature contraction）:在原来整齐的心律中突然提前出现一个心脏搏动,继之有一较长的间歇,称为期前收缩或过早搏动（premature beat）。听诊时发现此提早出现的搏动的第一心音（$S_1$）明显增强、第二心音（$S_2$）大多减弱。有时因心室充盈度过小,心室收缩时不能使半月瓣开启,$S_2$ 可消失,听诊时只能听到 $S_1$,此时脉搏亦不能触及。每分钟期前收缩小于 6 次者为偶发,等于或多于 6 次者为频发。在一段时间内,如每个正常心搏后都有一个过早搏动,称为二联律（bigeminal beats）;如每两个正常心搏后有一个过早搏动,或一个正常心搏后有一成对期前收缩,均称为三联律(trigeminal beats)。期前收缩按其来源可分为房性、交界性和室性 3 种,在心电图上容易辨认,但听诊时难以区别。

期前收缩可见于以下几种情况:①正常人情绪激动、过劳、酗酒、饮浓茶过多或大量吸烟等情况下;②各种器质性心脏病或直接刺激心脏(如心脏手术、心导管检查等);③奎尼丁及强心苷等药物的毒性作用;④电解质紊乱(尤其是低血钾);⑤自主神经功能失调。

2)心房颤动(atrial fibrillation):心房颤动时心房肌失去正常有节律而有力的收缩,代之以极为迅速、微弱而不规则的颤动。大部分心房下传的激动在房室结内受到干扰而不能传至心室,少部分激动毫无规律地下传至心室,因而使心室收缩极不规则;每一心搏心室舒张期长短不一,使心室充盈量多少不等,从而心音强弱不等;有些弱的搏动心输出量显著下降,造成心脏搏动不能传至周围血管或搏动过弱而不能触及。同时数心率和脉率时,脉率少于心率,这种脉搏脱漏现象称为脉搏短绌(pulse deficit)。归纳房颤的听诊特点为:①心律绝对不规则;②第一心音强弱不等;③脉搏短绌。房颤可以是发作性的,但慢性持续性房颤更为多见。心房颤动常见于二尖瓣狭窄、冠心病、甲状腺功能亢进症等,偶可见于无器质性心脏病者,原因不明,称为孤立性房颤(lone atrial fibrillation)。

3. 心音

(1)正常心音(cardiac sound):健康人心脏可以听到两个性质不同的声音交替出现,依次命名为第一心音($S_1$)、第二心音($S_2$),某些健康儿童和青少年在第二心音后有时可以听到一个较弱的第三心音($S_3$)。第四心音($S_4$)一般听不到,如听到 $S_4$,多数属病理情况。

1)第一心音:$S_1$ 的主要是由心室收缩开始时二尖瓣、三尖瓣骤然关闭,瓣叶突然紧张引起的振动所致。其他如半月瓣的开放、心室肌收缩、血流冲击心室壁和大血管壁引起的振动,以及心房收缩的终末部分,也参与第一心音的形成。$S_1$ 出现在心室等容收缩期,约在心电图 QRS 波后 0.02 ~ 0.04 秒,$S_1$ 出现标志心室收缩期的开始。

2)第二心音:$S_2$ 主要由主动脉瓣和肺动脉瓣突然关闭引起振动所产生。此外,房室瓣的开放、心室舒张开始时心肌舒张和乳头肌、腱索的振动,以及血流对大血管壁的冲击引起的振动,也参与了第二心音的构成。$S_2$ 出现在心室等容舒张期,约在心电图 T 波的终末或稍后,$S_2$ 出现标志着心室舒张期的开始。

心脏听诊最基本的技能是判定第一和第二心音,由此才能进一步确定杂音或额外心音所处的心动周期时相。根据以下几点来区别(表 30-6)。

表 30-6 第一、第二心音的区别

| 区别点 | 第一心音 | 第二心音 |
|---|---|---|
| 声音特点 | 调低、音强、时限较长 | 调高、音弱、时限较短 |
| 最强部位 | 心尖部 | 心底部 |
| 与心尖搏动及颈动脉搏动的关系 | 与心尖搏动和颈动脉的向外搏动几乎同时出现 | 心尖搏动之后出现 |
| 与心动周期的关系 | $S_1$ 与 $S_2$ 之间的间隔(收缩期)较短 | $S_2$ 到下一心动周期 $S_1$ 的间隔(舒张期)较长 |

通常情况下,第一心音与第二心音的判断并无困难,但在复杂心律失常时,往往需借助于下列两点进行判别:①心尖或颈动脉的向外搏动与$S_1$同步或几乎同步,其中利用颈动脉搏动判别$S_1$更为方便;②当心尖部听诊难以区分$S_1$和$S_2$时,可先听心底部即肺动脉瓣区和主动脉瓣区,心底部的$S_1$与$S_2$易于区分,再将听诊器体件逐步移向心尖部,边移边默诵$S_1$、$S_2$节律,进而确定心尖部的$S_1$和$S_2$。

3)第三心音:$S_3$产生可能同心室舒张早期快速充盈相血液自心房快速流入心室,使心室壁、房室瓣、腱索和乳头肌紧张有关。$S_3$在$S_2$开始后0.12~0.18秒,$S_3$的听诊特点是:①通常在心尖部或其内上方较清楚;②频率低,用钟型体件听取较好;③强度弱、④占时短(约0.04秒);⑤左侧卧位、深呼气末、运动后心跳减慢时、抬高下肢及增加腹压等情况下,均可使$S_3$更容易被听见。正常情况下只在儿童及青少年中可听到。40岁以上的人,如听到$S_3$,多属病理现象,常提示心功能不全。

4)第四心音:$S_4$出现在心室舒张末期,约在$S_1$前0.1秒(收缩期前)。$S_4$的产生与心房收缩使房室瓣及其相关结构(房室瓣装置,包括瓣膜、瓣环、腱索和乳头肌)突然紧张、振动有关,故也叫心房音。正常时一般听不到,病理状态下才可被听到。$S_4$的听诊特点是:心尖部及其内侧较易被听到;低调沉浊;强度很弱。

(2)心音的改变及其临床意义:心音的改变包括心音强度的改变(增强或减弱)、性质的改变和心音分裂。

1)心音强度的改变:影响心音强度的主要原因有心室的充盈程度、瓣膜位置、瓣膜的完整性和弹性、心肌收缩力与收缩速率等。此外,胸壁厚度、胸壁与心脏间的距离(如肥胖、肺气肿、胸腔积液、心包积液等)同声音传导时的损耗相关,从而影响听诊时心音响度。

两个心音同时强度改变:

$S_1$、$S_2$同时增强:可见于运动、情激动、甲状腺功能亢进症、发热、贫血等使心脏活动增强的因素。胸壁较薄者也可使心音听诊响亮清晰。

$S_1$、$S_2$同时减弱:可见于心肌严重受损(如心肌梗死、严重心肌炎等)和休克等循环衰竭。肥胖、胸壁水肿、肺气肿、左侧胸腔积液、心包积液等因影响心音传导也可使听诊时心音减弱。

第一心音强度改变:

$S_1$增强可见于:①左心室舒张期充盈减少:二尖瓣狭窄(瓣膜尚无显著增厚、僵硬或纤维化等改变)时,血流自左心房进入左心室存在障碍,舒张期左心室血液充盈较少,心室收缩前二尖瓣尚处于最大限度的开放状态,瓣叶的游离缘远离瓣口,心室收缩时二尖瓣要经过较长的距离才合拢,振动幅度增大,使第一心音增强。此时增强的$S_1$高调而清脆,称为拍击性第一心音。另外,心动过速或PR间期缩短时也出现心脏舒张期短、心室充盈不足,瓣膜在舒张晚期亦处于低垂状态,也可使$S_1$增强。②心肌收缩力增强:运动、发热、甲状腺功能亢进症时除心率增快外,心脏收缩力亦加强,使$S_1$增强。高血压患者心脏射血需要克服较大的阻力,心肌收缩力增强,故$S_1$亦增强。

$S_1$减弱可见于:①左心室舒张期过度充盈:二尖瓣关闭不全、PR间期延长(一度房室传导阻滞)、主动脉关闭不全等症时,左心室舒张期过度充盈,使二尖瓣漂浮,心室收缩前二尖瓣瓣叶的游离缘已靠近瓣口,关闭时的振动小,$S_1$减弱。主动脉瓣狭窄时心室内残留血量增多:二尖瓣位置过高,关闭时的振动小,亦见$S_1$减弱。②瓣膜结构的病理性变化:二尖瓣狭窄当瓣叶存在显著增厚、僵硬或纤维化等改变时,瓣膜活动明显受限,则第一心音反而减弱。③心肌收缩力减弱:心肌炎、心肌病、心肌梗死、心力衰竭时心肌收缩力减弱,可以使 $S_1$ 减弱。

$S_1$ 强弱不等:①心房颤动时,心律完全不规则,每个心动周期中心室舒张期长短不一,心室内的充盈量变化不定,故第一心音的强度经常变化,当两次心搏相距近时舒张期短、心室充盈量小、瓣膜位置低,故 $S_1$ 增强,反之相距远时则减弱。②房室传导阻滞:完全性房室传导阻滞时,因为房室分离,心室内的充盈量亦不恒定,故第一心音的强度经常变化,若某次心室收缩紧接在心房收缩之后发生,心室收缩前房室瓣也处于较大的开放状态,因而产生极响亮的 $S_1$,称为"大炮音"(cannon sound);而在二度Ⅰ型房室传导阻滞(Mobitz Ⅰ型)时,随着 PR 间期的逐渐延长,$S_1$ 逐渐减弱。③频发期前收缩时,提早搏动的 $S_1$ 较窦性搏动的 $S_1$ 明显增强。

第二心音强度改变:

$S_2$ 的强度取决于主动脉和肺动脉内压力(大血管与心室腔之间的压力阶差)及半月瓣的解剖改变。目前多数认为,$S_2$ 包括两个主要成分:主动脉瓣关闭在前,形成该音的主动脉瓣成分($A_2$);肺动脉瓣关闭在后,形成该音的肺动脉瓣成分($P_2$)。通常 $A_2$ 在主动脉瓣区听诊最清楚,$P_2$ 则在肺动脉瓣区听得最清楚。正常青少年 $P_2$ 较 $A_2$ 强($P_2>A_2$);中年人两者大致相等($P_2=A_2$);老年人则相反($P_2<A_2$)。

$S_2$ 增强:①$A_2$ 增强:见于体循环阻力增高、血流量增多时。主动脉内压力高,主动脉瓣关闭有力引起较大的振动,听诊可闻及 $A_2$ 亢进,明显亢进的 $A_2$ 可呈金属调,见于高血压、主动脉粥样硬化等疾病。亢进的 $A_2$ 可以向心尖区或肺动脉瓣区传导。②$P_2$ 增强:见于肺循环阻力增高的疾病,如原发性肺动脉高压症、二尖瓣狭窄、肺气肿、肺纤维化、慢性肺源性心脏病等;亦见于使肺血流量增加的左至右分流的先天性心脏病(如室间隔缺损、动脉导管未闭)。因肺动脉瓣关闭时受到血流冲击较大,右心室流出道血流骤然减速引起瓣叶振动较大而产生。亢进的 $P_2$ 也可向主动脉瓣区或胸骨左缘第 3 肋间隙传导,但不向心尖区传导。

$S_2$ 减弱:①$A_2$ 减弱:见于体循环阻力或压力降低及主动脉瓣受损,如低血压、主动脉瓣狭窄、主动脉瓣关闭不全;②$P_2$ 减弱:见于肺循环阻力或压力降低及肺动脉瓣受损,如肺动脉瓣狭窄或关闭不全。

2)心音性质改变:心肌有严重病变时,心肌收缩力明显减弱,致使 $S_1$ 减弱而与 $S_2$ 相似,同时因心率加快舒张期明显缩短而与收缩期几乎相等,此时听诊 $S_1$、$S_2$ 酷似钟摆的"滴答"声,称为钟摆律(pendulum rhythm)。如钟摆律时心率超过 120 次/分时,酷似胎儿心音,称为胎心律(fetal rhythm),为心肌严重受损的重要体征,见于大面积急性心肌梗死和重症心肌炎等。

3)心音分裂(splitting of heart sound):正常情况下,构成 $S_1$ 的两个主要成分(二尖瓣、三尖瓣的关闭)是不同步的,三尖瓣的关闭略迟于二尖瓣 0.02~0.03 秒;构成 $S_2$ 的两个主要成分(主、肺动脉瓣关闭)也是不同步的,肺动脉瓣的关闭略迟于主动脉瓣 0.03 秒。构成 $S_1$、$S_2$ 的两个主要成分虽都不同步,但因非常接近,听诊时人耳不能分辨,而各呈单一心音。如左、右两侧心室电活动或机械活动不同步的时距较正常明显加大,组成 $S_1$、$S_2$ 的两个主要成分间的时距延长,则听诊时出现一个心音分裂成两个声音的现象,称为心音分裂。

第一心音分裂:生理情况下,偶见于儿童及青少年。病理情况下,是由于心室电或机械活动延迟,使三尖瓣关闭明显迟于二尖瓣($S_1$的两个成分相距>0.03秒)而造成。此分裂在二、三尖瓣听诊区都可听到,但以胸骨左下缘较清楚。电活动延迟常见于完全性右束支传导阻滞。机械活动延迟见于肺动脉高压、肺动脉瓣狭窄、先天性三尖瓣下移畸形(爱勃斯坦综合征,Ebstein syndrome)等,右心室充盈时间延长,右室开始收缩的时间明显晚于左室,导致三尖瓣关闭进一步延迟。

第二心音分裂:$S_2$分裂临床上较常见,由主、肺动脉瓣关闭明显不同步(>0.035秒)所致。在肺动脉瓣区听诊较明显。可有以下几种情况(图30-14):①生理性分裂(physiologic splitting):多数人尤其是儿童和青少年可于深吸气末出现$S_2$分裂。这是因吸气末胸腔负压增加,右心的回心血量增多,右心室排血时间延长,肺动脉瓣关闭进一步迟于主动脉瓣关闭,从而导致$S_2$分裂。呼气时这两个成分的时距缩短,生理性$S_2$分裂消失。②通常分裂(general splitting):临床上最常见的$S_2$分裂,见于右室排血时间延长,肺动脉瓣关闭明显延迟(如完全性右束支传导阻滞、肺动脉瓣狭窄、二尖瓣狭窄等)或左心室射血时间缩短,主动脉关闭时间提前(如二尖瓣关闭不全、室间隔缺损等)时。③反常分裂(paradoxical splitting)或逆分裂(reserved splitting):是指$S_2$明显分裂发生于呼气时,吸气时反而消失。$S_2$逆分裂见于主动脉瓣狭窄、左束支传导阻滞、重度高血压或左心功能不全时,由于左心室排血时间延长,主动脉瓣关闭音落后于肺动脉瓣关闭音,即$P_2$在前$A_2$在后;吸气时因$P_2$推迟,$P_2$与$A_2$时距缩短而使分裂不明显,呼气时肺动脉瓣关闭提早而分裂更明显。$S_2$逆分裂几乎都是病理性的,具有临床

图30-14 第二心音分裂图解

$S_1$:第一心音;$S_2$:第二心音;$A_2$:第二心音主动脉瓣成分;$P_2$:第二心音肺动脉瓣成分

意义。④固定分裂(fixed splitting)：$S_2$ 明显分裂且不受呼气、吸气时相的影响，称为 $S_2$ 固定性分裂。如房间隔缺损时，吸气时上、下腔静脉回到右心房的血液增多，但同时由于右心房压力增高使通过房间隔缺损处的左向右分流减少；呼气时，体循环回流至右心房的血量减少，但通过房间隔缺损处进入右心房的血液增多，故右心室血量在呼气、吸气时都变化不大，右室排血量也恒定，从而使分裂固定，不受呼吸的影响。

4. 额外心音　在第一、第二心音之外听到的附加心音，均称为额外心音(extra cardiac sound)。多数情况下出现一个额外附加心音，与 $S_1$、$S_2$ 构成三音律(triple rhythm)；少数可出现两个附加心音，则构成四音律(quadruple rhythm)。额外心音与心脏杂音不同，额外心音所占时间较短，和正常心音相近；多数为病理性；收缩期的额外心音主要有收缩期喷射音(喀喇音)；舒张期的额外心音主要有奔马律、开瓣音和心包叩击音。

(1) 收缩期额外心音

1) 收缩早期喷射音(early systolic ejection sound)：又称收缩早期喀喇音(click)，按发生部位可分为主动脉收缩早期喀喇音和肺动脉收缩早期喀喇音。正常情况下，左、右心室内血液喷射到主动脉和肺动脉时均可产生声音，因该音很弱，所以听不到。但在主、肺动脉扩张或压力升高的情况下，心室收缩早期半月瓣有力地开启后射血，主、肺动脉突然紧张振动；或者存在半月瓣狭窄但活动良好的情况下，瓣膜在开启过程中突然受阻，产生振动，而产生喀喇音。

听诊特点：①紧跟在 $S_1$ 后(在 $S_1$ 后 0.05 ~ 0.07 秒处)出现；②高频爆裂样声音，短促、尖锐而清脆；③肺动脉收缩早期喷射音在胸骨左缘 2、3 肋间最响，不向心尖部传导，呼气时增强、吸气时减弱或消失；④主动脉收缩早期喷射音在胸骨右缘 2、3 肋间最响，可传导至心尖部，不受呼吸影响。

肺动脉收缩早期喷射音见于肺动脉高压、原发性肺动脉扩张及轻、中度肺动脉瓣口狭窄。主动脉收缩早期喷射音见于主动脉扩张、高血压、主动脉瓣狭窄、主动脉瓣关闭不全等。

2) 收缩中、晚期喀喇音(mid and late systolic click)：喀喇音出现在第一心音后 0.08 秒以上称为收缩中、晚期喀喇音。多数由二尖瓣叶之一(多数为后叶)在收缩中、晚期脱入左房引起张帆性振动及比正常长的腱索突然紧张拉紧瓣膜产生振动所致，因而又称腱索拍击音(tendon snap)。

听诊特点：①出现较晚，在第一心音后 0.08 秒以上；②为高频、短促、清脆的爆裂样声音，如关门落锁的"Ka-Ta"样声音；③此音常随呼吸与体位的改变而变化，多在心尖部、胸骨下段附近和心前区听到。

收缩中、晚期，二尖瓣脱入左心房称之为二尖瓣脱垂，此时二尖瓣关闭不全，血液反流入左心房，部分患者可出现收缩晚期杂音。收缩中、晚期喀喇音伴有收缩晚期杂音者，称为二尖瓣脱垂综合征(mitral valve prolapse syndrome)。

(2) 舒张期额外心音

1) 奔马律：系在 $S_2$ 后出现的响亮额外音，当心率快时与原有的 $S_1$、$S_2$ 组成类似马奔跑时的蹄声，故称为奔马律(gallop rhythm)。按额外心音出现的时间将奔马律分为 3 种：

舒张早期奔马律(protodiastolic gallop)：是最常见的奔马律。它出现在舒张期的前 1/3 与中 1/3 之间,是由于舒张期心室负荷过重,心室肌张力和室壁顺应性均很差,在心室快速充盈期心房血液快速注入心室,引起的过度充盈的心室壁产生振动所致,故也称室性奔马律。据来源不同,又可分为左室舒张早期奔马律和右室舒张早期奔马律。因其本质是病理性 $S_3$,又称 $S_3$ 奔马律。其和生理性 $S_3$ 有着重要区别:①奔马律出现在严重器质性心脏病的患者,而生理性 $S_3$ 见于正常人,尤其是儿童和青少年;②奔马律时心率多超过 100 次/分,生理性 $S_3$ 多发生在心率正常或稍慢时(运动后由快变慢时);③奔马律的 3 个心音时间间隔大致相等、性质相似,而生理性 $S_3$ 则距 $S_2$ 相对较近、音调较低;④奔马律不受体位影响,生理性 $S_3$ 则常在坐位或立位消失。

舒张早期奔马律的听诊特点:①额外心音出现在舒张早期,第二心音之后;②音调较低、强度较弱;③左室舒张早期奔马律在心尖部或其内上方听到,呼气时最响,吸气时减弱;④右室舒张早期奔马律在胸骨左缘第 3、4 肋间或胸骨下端左侧听到,吸气时最响,呼气末减弱。

左室舒张早期奔马律的出现提示左室功能低下、心肌功能严重障碍,舒张期容量负荷过重。常见于:①严重心肌损害时心室壁张力明显减弱,如心肌梗死、心肌炎、冠心病及多种心脏病所致的左心衰竭;②进入心室的血流增多、血流速度增快,见于二尖瓣关闭不全、主动脉瓣关闭不全,或大量左至右分流和高心排血量状况(如心内心外的动静脉沟通、甲状腺功能亢进、贫血、妊娠等)。右室舒张早期奔马律较少见,常见于右室扩张及右心衰竭,如肺动脉高压、肺动脉瓣狭窄或肺源性心脏病。

舒张晚期奔马律(late diastolic gallop):出现在收缩期开始之前,故称为收缩期前奔马律或房性奔马律。该额外心音实为加强的 $S_4$。产生机制为:舒张末期心室壁顺应性降低和舒张末压增高时,心房为克服心室的充盈阻力而收缩加强所产生的异常心房音。故又称为房性奔马律。

舒张晚期奔马律的听诊特点:①额外心音出现在收缩期开始之前,距第二心音较远,距第一心音近(第一心音之前 0.1 秒左右);②音调较低、强度弱;③由左心病变引起者,患者左侧卧位心尖部内侧最易听到,呼气末明显;④由右心病变引起的舒张晚期奔马律则在胸骨左下缘处最清楚。该奔马律易与第一心音分裂相混淆。第一心音分裂的两个成分声音性质大致相同,而收缩期前奔马律的额外心音性质较钝,并在心跳加速时较易听见。

舒张晚期奔马律的出现反映心室收缩期后负荷过重,室壁顺应性降低。由左心病变引起的舒张晚期奔马律,多见于高血压性心脏病、肥厚型心肌病、主动脉瓣狭窄等阻力负荷过重引起心室肥厚的心脏病,以及心肌梗死、心肌炎等所致的室壁顺应性降低;由右心病变引起的舒张晚期奔马律则常见于肺动脉瓣狭窄、肺动脉高压、肺心病及高心排血量状态。

重叠型奔马律(summation gallop):如舒张早期奔马律与舒张晚期奔马律同时存在而不重叠,则听诊为 4 个心音,称舒张期四音律(diastolic quadruple rhythm),其声音犹如火车奔驰时车轮撞击铁轨所产生的"ke-le-da-la"音,故亦称火车头奔马律(locomotive gallop)。心率较快(100~110 次/分)时可以听到。当心率增快超过 120 次/分时,明显的心动过速使舒张期缩短,导致心室的快速充盈与心房收缩同时发生,结果舒张早期奔马律与舒张晚期奔马律相互重叠,称为重叠型奔马律。用药物或刺激迷走神经的方法使心率减慢,可使重叠的两音分开,又恢复成四音律。重叠型奔马律见于左或右心功能不全伴有心动过速时。

2）开瓣音:亦称二尖瓣开放拍击音(opening snap):见于二尖瓣狭窄而瓣膜弹性尚好时,左心房压力升高,心室舒张期血液自左心房迅速流入左心室时,弹性尚好的二尖瓣迅速开放后又突然受阻引起瓣叶张帆性振动所致的拍击样声音。此音的出现表示狭窄的二尖瓣尚具有一定弹性,可作为二尖瓣分离术适应证的参考条件之一。当瓣膜有严重钙化或纤维化,以及伴有二尖瓣关闭不全时,此音消失。

听诊特点:①出现在 $S_2$ 之后约 0.07 秒;②为音调高、历时短促而响亮、清脆,呈拍击样;③二尖瓣开放拍击音一般在心尖部和胸骨左缘第 3、4 肋间隙或两者之间较易听到,可传导至心底部,呼气时较响。

3）心包叩击音(pericardial knock):见于缩窄性心包炎,在 $S_2$ 后约 0.1 秒,中等频率,响度变化大,有时尖锐响亮,在整个心前区都可听到,但以心尖部和胸骨下端左缘处更清楚。这是因为缩窄的心包(不论有无钙化)限制了心室的舒张,心室在急速充盈阶段突然舒张受阻而被迫骤然停止所引起的心室壁振动,形成心包叩击音。

4）肿瘤扑落音(tumor plop):见于心房黏液瘤的患者。为在 $S_2$ 后 0.08 ~ 0.12 秒出现的类似开瓣音的声响。肿瘤扑落音由黏液瘤在舒张期碰撞心房壁,或在越过房室瓣向心室腔移动的终末阶段时瘤蒂柄突然紧张产生振动所致。

几种额外心音与第三心音的比较见表 30-7。

表 30-7　几种主要额外心音及第三心音比较

| | 第三心音 | 舒张早期奔马律 | 二尖瓣开放拍击音 | 心包叩击音 |
|---|---|---|---|---|
| 最响部位 | 心尖部或其内上方 | 心尖部或其内上方 | 心尖部和胸骨左缘第 3、4 肋间或两者之间 | 心尖部和胸骨下端左缘处 |
| 最响体位 | 左侧卧位 | 平卧或左侧卧位 | 平卧位或坐位 | 体位无影响 |
| 出现时间 | 第二心音后 0.12 ~ 0.18 秒 | 第二心音后约 0.15 秒 | 第二心音后约 0.07 秒 | 第二心音后约 0.1 秒 |
| 声音性质 | 低调、音弱,占时约 0.05 秒 | 低调、音较响、心率快 | 高调、清脆、拍击样 | 中调、有时尖锐响亮 |
| 呼吸的影响 | 呼气末最响 | 呼气末最响 | 呼气时增强 | 呼气末,压迫肝脏后更响 |
| 产生机制 | 心室快速充盈期,心房内血液迅速进入心室,引起心室壁的振动 | 心室快速充盈期,心房内血液迅速进入扩大的张力很差的心室,引起心室壁的振动 | 病变的二尖瓣突然开放受阻或突然短暂的关闭而产生的振动 | 心室快速充盈期,心室舒张被迫骤然停止所引起的心室壁振动 |
| 临床意义 | 儿童及 30 岁以下的青年人 | 严重心肌损害、心力衰竭、大量左至右分流及高心排血量情况 | 器质性二尖瓣狭窄且瓣叶活动度尚好 | 缩窄性心包炎,也可见于心包积液 |

几种主要的三音律的比较见图 30-15。

图 30-15　几种主要的三音律示意图

$S_1$：第一心音；$S_2$：第二心音；$S_3$：第三心音；$S_4$：第四心音；VG：室性奔马律；AG：房性奔马律；SG：重叠性奔马律；OS：开瓣音；PK：心包叩击音；EC：收缩早期喷射音；MLC：收缩中晚期喀喇音

 **知识链接**

### 医源性额外心音

　　人工器材置入心脏可造成医源性额外心音，目前常见的有起搏音和人工瓣膜音。人工生物组织瓣替换术后，一般不产生额外音。但人工机械瓣替换术后则不但可引起心音的明显改变，还可产生一些异常音：①人工二尖瓣关瓣喀喇音：心室收缩时人工瓣关闭，其球或碟撞击金属瓣环而引起。在心尖部听诊最清楚，在相当于 $S_1$ 处可听到一响亮的喀喇音。②人工二尖瓣开瓣喀喇音：心室舒张时，人工二尖瓣开放，其球或碟撞击金属架而引起的一个响亮的喀喇音。在胸骨左下缘听诊最清楚，出现时间与二尖瓣开放拍击音的相当。③人工主动脉瓣开瓣喀喇音：为在 $S_1$ 之后出现的响亮的喀喇音，在心底部和心尖部都可以听到。由心室收缩时，人工主动脉瓣开放，其球或碟撞击金属架或再弹回所引起。④人工主动脉瓣关瓣喀喇音：心室舒张时，人工主动脉瓣关闭，其球或碟撞击金属瓣环，在相当于 $S_2$ 处出现的响亮的喀喇音，主要在心底部听到。

笔记

5. 心脏杂音　心脏杂音(cardiac murmur)是在心音和额外心音以外出现的一种具有不同频率、不同强度、持续时间较长的夹杂声音。心脏杂音可与心音分开或相连续，甚至完全掩盖心音。它对心脏瓣膜病及某些先天性心脏病的诊断有重要意义。

(1) 产生机制：正常血流呈层流(laminar flow)状态，中央部分流速最快，越远离中央部分越慢，边缘部分最慢。层流状态下的血流不发出声音。当心脏血管结构异常、血流动力学改变或血黏度变化，使层流变为湍流或旋涡冲击心壁或血管壁等，使之发生振动时即可产生杂音，具体机制如图 30-16。

血流加速形成旋涡　　　　通道异常

器质性狭窄　　　　相对性狭窄

器质性关闭不全　　　　相对性关闭不全

漂浮物

图 30-16　心脏杂音产生机制示意图

1) 血流加速：血液在一定管径、一定黏度系数下，从层流变为湍流的速度是固定的。当血流加速达到或超过层流变为湍流的速度时，则产生湍流场，使心壁和血管壁产生振动，出现杂音。这种情况见于正常人运动后，发热、贫血、甲状腺功能亢进症等，如使血流速度增加到 72cm/s 以上时，即使没有瓣膜或血管病变也可产生杂音或使原来的杂音增强。

2) 瓣膜口、大血管通道狭窄：血流通过狭窄部位产生湍流场而致杂音。器质性狭窄如二尖瓣狭窄、主动脉瓣狭窄、肺动脉瓣狭窄等。相对性狭窄是心室腔或大血管扩大所致的瓣膜口相对性狭窄，而瓣膜本身并无病变。

3) 瓣膜关闭不全：血流通过关闭不全的瓣膜而反流，产生湍流场导致杂音。器质性关闭不全如风湿性二尖瓣关闭不全、主动脉瓣关闭不全等。相对性关闭不全时，瓣膜本身并无病变，可见于心室扩大使乳头肌及腱索向两侧推移，如扩张型心肌病；乳头肌缺血使乳头肌、腱索张力不足，在心室最大排血期发生二尖瓣脱垂，如冠心病；大血管扩张使瓣膜肌环扩大，如主动脉硬化、高血压等。

4) 异常通道：心脏或大血管间存在异常通道，产生分流形成湍流场而出现杂音。常见于室间隔缺损、动脉导管未闭及动静脉瘘等。

5）心腔内漂浮物：心室内假腱索、乳头肌腱索断裂的残端或心内膜炎时的赘生物在心腔内摆动、漂游，扰乱血液层流，产生湍流场而出现杂音。

6）大血管腔瘤样扩张：血流自正常的血管腔流入扩大的部分时也产生湍流场而出现杂音，如动脉瘤。

（2）心脏杂音的特性：听到杂音时，应根据最响部位、出现时期、性质、强度、传导方向，以及杂音与体位、呼吸、运动的关系等来描述及分析判断杂音的临床意义。

1）最响部位：一般来说，杂音在某瓣膜听诊区最响，则该杂音由该瓣膜的病变产生。例如，杂音在心尖部最响，提示病变在二尖瓣；除瓣膜病以外，心脏其他病变或心脏附近的大血管病变所产生的杂音亦有其特定的听诊部位，室间隔缺损的收缩期杂音在胸骨左缘第3、4肋间可被听到；先天性主动脉缩窄的收缩期杂音在背部肩胛区听诊最清楚。

2）出现的时期：根据杂音出现的时期不同，可分为：①收缩期杂音（systolic murmur，SM），出现在 $S_1$ 与 $S_2$ 之间。②舒张期杂音（diastolic murmur，DM），出现在 $S_2$ 与下一心动周期的 $S_1$ 之间。根据杂音在收缩期或舒张期出现的早、晚可进一步分为早期、中期、晚期或全期杂音。例如，肺动脉瓣狭窄的收缩期杂音常为收缩中期杂音；二尖瓣关闭不全的收缩期杂音可占整个收缩期，并可遮盖 $S_1$ 甚至 $S_2$，称全收缩期杂音（holosystolic murmur）。二尖瓣狭窄的杂音常出现在舒张中晚期；主动脉瓣关闭不全的舒张期杂音则出现在舒张早期，也可为早中期或全期。③连续性杂音（continuous murmur），连续出现在收缩期及舒张期的杂音，并不为 $S_2$ 所打断。连续性杂音是由于不论在收缩期还是舒张期，血液均从一个高压腔通过一个异常通道向低压腔分流或回流产生。动脉导管未闭和动静脉瘘时可出现连续性杂音。④双期杂音（biphase murmur），指收缩期和舒张期均出现杂音，但不连续，如二尖瓣狭窄伴关闭不全。一般认为舒张期杂音及连续性杂音均为病理性，收缩期杂音则有很多是功能性的。

3）杂音的性质：杂音的性质与频率密切相关。不同性质的病变产生振动的频率不同，表现为杂音的音色音调亦不同。听诊器的膜型体件可滤过部分低频声音而适于听取高频声音，而钟型体件适于听取低频声音。为了听到低频的杂音，钟型听诊器应该紧贴体表，在一定的压力下产生一个空气密闭腔以排除外界杂音干扰。如果压力过大则皮肤被绷太紧，相当于起到膜的作用，使低频声音难以听到。除选择听诊器体件外，听诊时还可选择性地改变听诊器体件的压力，以辨别低频高频的声音。如果杂音在很小的压力下能听到，而加大压力声音消失，说明这种杂音是低频的。临床上可根据杂音发生的部位和性质，推断病变的部位和性质。如心尖区粗糙的吹风样收缩期杂音，常提示二尖瓣关闭不全；心尖区舒张中晚期隆隆样杂音是二尖瓣狭窄的特征性杂音；主动脉瓣第二听诊区叹气样舒张期杂音，见于主动脉瓣关闭不全；胸骨左缘第2肋间及其附近机器声样连续性杂音，见于动脉导管未闭；乐音样杂音听诊时其音色如海鸥鸣或鸽鸣样，多由瓣膜穿孔、乳突肌或腱索断裂所致，常见于感染性心内膜炎及梅毒性主动脉瓣关闭不全。

杂音的性质又可分为粗糙、柔和。一般说来，器质性杂音常是粗糙的，而功能性杂音则较为柔和。

如果在同一时期内，有两个性质不同的杂音存在，则肯定有两个不同的病变同时存在。在病程中心脏杂音的性质可随病变的变化而变化。如在短时期内杂音性质发生变化多提示为感染性心内膜炎，其杂音的性质改变是由于赘生物生长或脱落、瓣膜穿孔、腱索断裂等造成的。在二尖瓣狭窄的病程中，随着二尖瓣狭窄逐渐加重，临床上可能听不到典型的舒张期隆隆样杂音，如果没有加以详细询问病史和全面体检可能会漏诊。

4）强度和形态:杂音的强度(响度)与下列因素有关:①狭窄程度:一般而言,狭窄越重杂音越强。但当极度狭窄以致通过的血流极少时,杂音反而减弱或消失。②血流速度:血流速度越快,杂音越强。③狭窄口两侧压力差:压力差越大,杂音越强。如室间隔缺损面积大,左右心室之间压力阶差反而小,则杂音弱甚至无。④心肌收缩力:心肌收缩力可影响血流速度及狭窄口两侧压力差。如风湿性二尖瓣狭窄伴心衰加重时,心肌收缩力减弱、狭窄口两侧压力差减小、血流速度减慢,杂音减弱甚至消失,当心功能改善使两侧压力差增大、血液加快,杂音又增强。⑤心外因素:如胸壁厚薄(肥胖、水肿等)、肺气肿、心包积液等。

收缩期杂音的强度一般采用 Levine 6 级分级法。

1 级——杂音很弱,所占时间很短,初次听诊时往往不易发觉,须仔细听诊才能听到。

2 级——较易听到的弱杂音,初听时即被发觉。

3 级——中等响亮的杂音,不太注意听时也可听到。

4 级——较响亮的杂音,常伴有震颤。

5 级——很响亮的杂音,震耳,但听诊器如离开胸壁则听不到,均伴有震颤。

6 级——极响亮,听诊器稍离胸壁时亦可听到,有强烈的震颤。

杂音强度的记录方法是将所听到的杂音的级别作为分子,6 级为分母,如"2/6 级收缩期杂音"、"4/6 级收缩期杂音"等。一般而言,3/6 级和以上的收缩期杂音多为器质性的。但应注意,杂音的强度不一定与病变的严重程度成正比。病变较重时,杂音可能较弱;相反,病变较轻时也可能听到较强的杂音。因此,应该结合杂音的部位、性质、粗糙程度、传导远近等,来辨别其为功能性抑或器质性。因为舒张期杂音绝大多数为器质性,所以一般不分级,但也有学者主张按照 Levine 6 级分级法描述舒张期杂音,也有学者主张舒张期杂音只需分为轻、中、重三级。

杂音的形态指在心动周期中杂音强度的变化规律。从心音图记录中,可以清楚地看到杂音的形态,通过听诊亦可加以辨别。①递增型杂音:杂音由弱渐强,如二尖瓣狭窄的舒张中晚期杂音。②递减型杂音:杂音由较强逐渐减弱,如主动脉瓣关闭不全的舒张期杂音。③递增-递减型杂音(菱形杂音):杂音由弱渐强,再由强渐弱,如主动脉瓣狭窄的收缩期杂音;动脉导管未闭时的连续性杂音在 $S_1$ 后开始,先弱然后逐渐增强,到 $S_2$ 处达最高峰,以后逐渐减弱直到下一个 $S_1$ 之前,此型实际为占据收缩期和舒张期的大菱形杂音。④一贯型杂音,强度大体保持一致,如二尖瓣关闭不全的收缩期杂音。

5）传导方向:由于杂音来源不同,听诊最强部位和传导方向均有所不同。杂音的传导方向则有助于判断杂音来源及病理性质。

杂音常沿着产生该杂音的血流方向传导,亦可借周围组织向外扩散,但后者传导范围小,所以杂音的传导方向主要由血流方向决定。主动脉瓣狭窄的收缩期杂音以主动脉瓣区最响,并随血流方向向上传至右侧胸骨上窝及颈部;二尖瓣关闭不全时收缩期血流从左心室向左心房反流,杂音在心尖部最响,并向左腋下及左肩胛下角处传导;主动脉瓣关闭不全的舒张期杂音在主动脉瓣第二听诊区最响,并沿胸骨左缘向胸骨下端或心尖部传导;肺动脉瓣关闭不全的舒张期杂音在肺动脉瓣区最响,向下传导的距离较短,仅可传导至胸骨左缘第 3 肋间,但如右心室显著扩大时亦可传导至心尖部。

部分杂音传导较局限。二尖瓣狭窄时血流由左心房流向左心室时受阻,产生的舒张期杂音常局限于心尖部;由于进入肺循环的血流速度较慢,所以肺动脉瓣狭窄的收缩期杂音传导范围局限,不能传导到颈部,常局限于胸骨左缘第 2 肋间;室间隔缺损的收缩期杂音常局限于胸骨左缘第3、4肋间;三尖瓣发出的杂音常局限于胸骨体下端近剑突稍偏右或稍偏左处。当右心室明显扩大而显著顺钟向转位时,三尖瓣关闭不全的杂音可在心尖区听到,但不会向左腋下或左肩胛下角处传导。

杂音传导越远,强度越弱,但性质不变。如果在两个瓣膜区听到不同性质和(或)不同时期的杂音时,应判断为两个瓣膜同有病变。如果在心前区两个部位都听到同性质和同时期的杂音时,应判断杂音是来自一个还是两个瓣膜听诊区。其方法是将听诊器由一个瓣膜区向另一个瓣膜区逐渐移动,若杂音逐渐减弱则可能为杂音最响处的相应瓣膜有病变(寸移法);如果杂音逐渐减弱,但当移近另一瓣膜区时杂音又增强,则可能为两个瓣膜均有病变。

6)与体位、呼吸、运动的关系:左侧卧位可使二尖瓣狭窄的舒张中晚期隆隆样杂音更明显;上半身前倾坐位,特别是深呼气末屏住呼吸可使主动脉瓣关闭不全的舒张期叹气样杂音更易于听到;仰卧位则使肺动脉瓣、二尖瓣、三尖瓣关闭不全杂音更明显。

深吸气时胸腔内压下降,静脉回心血量增多,右心排血量相对增加而左心排血量相对减少,因此,深吸气时杂音增强提示杂音来源于右心(三尖瓣、肺动脉瓣)。吸气时减弱的杂音则提示杂音不是来源于右心系统。比如,左室流出道狭窄的收缩期杂音在深吸气时减弱。另外,深吸气时心脏沿长轴有顺钟向转位,使三尖瓣更接近胸壁,也是右心杂音增强的另一原因。同理,深呼气时胸腔内压上升使肺循环阻力增加,肺循环容量减少,血液更多地回流入左心,且深呼气时心脏沿长轴有逆钟向转位,使二尖瓣更接近胸壁,导致左心(二尖瓣、主动脉瓣)的杂音增强。

运动后心率加快,增加循环血流量及流速,在一定范围内可使器质性杂音增强。例如,运动可使二尖瓣狭窄的舒张中晚期杂音增强。

(3)杂音的临床意义:杂音对判断心血管疾病有重要的意义,但不能单凭有无杂音来判定有无心脏病。在分析杂音的临床意义时,必须要注意区分器质性杂音、相对性杂音和功能性杂音。由于病变部位的器质性损害产生的杂音称为器质性杂音。功能性杂音是指产生杂音的部位没有器质性病变,包括生理性杂音。健康人在某些条件下(如运动、发热、妊娠等)出现的杂音,比如肺动脉喷射性杂音、振动性杂音、锁骨上部动脉杂音和连续柔和的颈静脉营营声等,称之为功能性杂音。相对性杂音是指瓣膜本身无器质性的病变,而是由于心室腔、瓣环的扩大引起的相对性关闭不全,或者由于主、肺动脉根部扩大引起瓣膜口相对性狭窄产生的杂音。相对性杂音具有一定的临床意义。功能性杂音与器质性杂音的鉴别要点见表30-8。

表30-8 器质性与功能性收缩期杂音的鉴别

| | 器质性 | 功能性 |
|---|---|---|
| 年龄 | 不定 | 儿童青少年多见 |
| 部位 | 任何瓣膜听诊区 | 肺动脉瓣区和(或)心尖部 |
| 持续时间 | 长,常占全收缩期,可遮盖 $S_1$ | 短,不遮盖 $S_1$ |
| 性质 | 多种性质,粗糙 | 吹风样,柔和 |
| 传导 | 较广而远 | 比较局限,传导不远 |
| 强度 | 常在 3/6 级或以上 | 一般在 2/6 级或以下 |
| 震颤 | 3/6 级以上者常伴有 | 无 |
| 心脏大小 | 可有心房和(或)心室增大 | 正常 |

笔记

**收缩期杂音**

1）二尖瓣区：心尖部收缩期杂音可由器质性或相对性二尖瓣关闭不全引起，亦可能是生理的。①器质性：见于风湿性心瓣膜病、二尖瓣脱垂、冠心病乳头肌功能不全等。杂音为吹风样、较粗糙，响亮、高调，多在 3/6 级以上，往往占全收缩期，可掩盖 $S_1$，向左腋下传导，吸气时减弱、呼气时增强，左侧卧位时更清楚。②相对性：见于左心室扩张引起的二尖瓣相对关闭不全，如高血压心脏病、风湿热、扩张型心肌病及贫血性心脏病等。杂音为 3/6 级以下柔和的吹风样收缩期杂音。③其他一些使血流增加的情况，如运动、发热、贫血、妊娠、甲状腺功能亢进症等。一般为 2/6 级或以下柔和的吹风样收缩期杂音，较局限、不传导，休息或病因去除后杂音消失。

2）主动脉瓣区：为器质性或相对性主动脉瓣狭窄所致。①器质性：多见于各种病因的主动脉瓣狭窄。杂音为喷射性、响亮而粗糙，呈递增-递减型，沿大血管向颈部传导，常伴有收缩期震颤，可有收缩早期喷射音，伴 $A_2$ 减弱。②相对性：见于主动脉粥样硬化、高血压性心脏病等引起的主动脉扩张。杂音柔和或粗糙，常有 $A_2$ 增强。

3）肺动脉瓣区：在此区出现的收缩期杂音可由器质性或相对性肺动脉瓣狭窄引起，亦可为功能性杂音，且以功能性杂音多见。①器质性：见于肺动脉瓣狭窄，多为先天性。杂音呈喷射性、粗糙，强度在 3/6 级以上，呈递增-递减型，常伴收缩期震颤，可有收缩早期喷射音，且 $P_2$ 减弱。②相对性：见于二尖瓣狭窄、房间隔缺损等病，由于肺淤血或肺动脉高压导致肺动脉扩张引起的相对性肺动脉瓣狭窄。杂音时限较短，较柔和，伴 $P_2$ 增强亢进。③功能性：非常多见，尤其在儿童与青年中。呈柔和、吹风样，强度在 2/6 级以下，时限较短。在部分发热、贫血、甲状腺功能亢进症患者中亦可听到这一杂音，为一柔和而较弱的收缩期杂音，卧位吸气时明显，坐位时减弱或消失。

4）三尖瓣区：①相对性：见于右心室扩大导致的相对性三尖瓣关闭不全，如二尖瓣狭窄伴右心衰。为吹风样全收缩期杂音，多呈递减型，吸气时增强，右室明显扩大时杂音可传至左锁骨中线，但一般不向左腋下传导，可与二尖瓣关闭不全的杂音相鉴别。②器质性：极少见。听诊特点同相对性杂音，但不传至腋下，可伴颈静脉搏动及肝脏收缩期搏动。

5）其他部位收缩期杂音：①室间隔缺损时，可在胸骨左缘第3、4肋间听到响亮而粗糙的收缩期杂音，常伴有收缩期震颤，可在心前区广泛传导，但不传向左腋下；②梗阻性肥厚型心肌病时，在胸骨左缘第3、4肋间常可闻及粗糙的收缩期杂音，该杂音也不向腋下传导。

**舒张期杂音**

1）二尖瓣区：①器质性：主要见于风湿性二尖瓣狭窄，偶可为先天性。为心尖部隆隆样舒张中晚期杂音，呈递增型，音调较低而局限，左侧卧位呼气末时较清楚，常伴有 $S_1$ 亢进、二尖瓣开放拍击音及舒张期震颤，$P_2$ 亢进及分裂；②相对性：主要为主动脉瓣关闭不全所致二尖瓣开放不良（左室舒张期容量负荷过高，及主动脉瓣反流入左心室的血流将二尖瓣前叶冲起，使二尖瓣基本处于半关闭状态）时出现的相对性狭窄的舒张期杂音，称为奥-弗杂音（Austin-Flint murmur）。此外，也见于其他原因所致的左心室扩大、二尖瓣口流量增加等情况。相对性二尖瓣狭窄的舒张期杂音多为柔和的舒张中期杂音，不伴有 $S_1$ 亢进、$P_2$ 亢进、开瓣音和舒张期震颤。少数瓣膜退变纤维化、钙化的患者，因瓣叶僵硬，偶可致二尖瓣开放不良，产生心尖区舒张期杂音。

2）主动脉瓣区：①器质性：常见于风湿性主动脉瓣关闭不全，以及主动脉粥样硬化、梅毒、二叶式主动脉瓣、马方综合征（Marfan syndrome）及特发性主动脉瓣脱垂（idi-

笔记

opathic aortic valve prolapse)等所致的主动脉瓣关闭不全。为叹气样、递减型,可传至胸骨下端左侧或心尖部,前倾坐位、主动脉瓣第二听诊区、深呼气末屏住呼吸时最易听到,伴有 $A_2$ 减弱及周围血管征。②相对性:常见于高血压、升主动脉或左心室扩张。杂音柔和、时限较短,以主动脉瓣区最清楚,伴 $A_2$ 亢进。

3)肺动脉瓣区:器质性极少,多由相对性肺动脉瓣关闭不全所引起,常见于二尖瓣狭窄、肺心病等,伴明显肺动脉高压。杂音频率高、叹气样、柔和、递减型、卧位吸气末增强,紧接 $S_2$ 肺动脉瓣成分后出现,常伴 $P_2$ 亢进,称为格-斯杂音(Graham-Steell murmur)。最易在胸骨左缘 2、3 肋间隙听到,可传至胸骨左缘第 4 肋间隙。

4)三尖瓣区:见于三尖瓣狭窄,极少见。局限于胸骨左缘第 4、5 肋间隙,低调隆隆样。

**连续性杂音**

常见于先天性心脏病动脉导管未闭,因主动脉内的血压无论是收缩期还是舒张期都高于肺动脉,因此,血液不断从主动脉经过未闭的动脉导管进入肺动脉产生湍流场、形成杂音。此音是一种连续的、粗糙的类似机器转动的声音。在胸骨左缘第 2 肋间隙及其附近听到,向左锁骨下与左颈部传导。杂音在 $S_1$ 后开始,呈递增型,至收缩晚期达高峰,与 $S_2$ 连续。杂音在舒张早、中期递减,从而形成一个连续于收缩、舒张期的大菱形杂音,菱峰在 $S_2$ 处,往往掩盖 $S_2$,常伴有连续性震颤。连续性杂音亦可见于动-静脉瘘、主-肺动脉间隔缺损等。此外,冠状动-静脉瘘、主动脉窦瘤破裂也可产生连续性杂音。

连续性杂音应与双期杂音相区别。双期杂音的收缩期与舒张期之间有一间歇,且杂音性质多不相同;而连续性杂音其间并无间歇,杂音性质一致。

6. 心包摩擦音 指脏层与壁层心包由于生物性或理化因素致纤维蛋白沉积而粗糙,以致在心脏搏动时产生摩擦而出现的声音。心包摩擦音音质粗糙,高调,似用指腹摩擦耳廓声,近在耳边,但有时较柔和,与心搏一致;通常在胸骨左缘第 3、4 肋间隙处较易听到;将听诊器体件向胸部加压时,可使摩擦音增强,坐位稍前倾、深呼气后屏住呼吸时易于听到。见于结核性、化脓性等感染性心包炎和急性非特异性心包炎,也可见于风湿性病变、急性心肌梗死、尿毒症、心包原发或继发性肿瘤和系统性红斑狼疮等非感染性心包炎。心包积液渗出较多时,由于两层心包被积液隔开,心包摩擦音即可消失。

心包摩擦音呈来回性,收缩期及舒张期均可听到,以收缩期较明显,且与呼吸无关。心包摩擦音与胸膜摩擦音的区别主要为屏住呼吸时胸膜摩擦音消失,但心包摩擦音则不消失,仍随心脏搏动而出现。

 **知识链接**

### 心脏听诊的历史

在诊断疾病时用耳朵贴近胸壁直接听诊心脏的方法可追溯至希波克拉底(公元前 460—前 377)。William Harvey(1578—1657)可能是最先用心音来诊断疾病的人。1816 年,Rene Laënnec(1781—1826)发明了听诊器,被称为"听诊器之父"。Laënnec 将他的听诊器命名为 "stethoscope"是源自拉丁语"胸部的间谍"。最初他所采用的听诊装置是木制空心管结构,后来不断得到发展,出现了许多不同材质的听诊器。捷克医生 Joseph Skoda(1805—1881)是第一个描述心音和杂音的人。他提出了心音听诊的部位,并把听到的体征进行定义,使得心脏病理状态的诊断通过听诊得以实现。

## 第六节　血管检查

血管检查是心血管检查的重要组成部分。本节重点从视诊、触诊、听诊阐述周围血管检查。

### 一、视诊

1. 肝-颈静脉回流征(hepatojugular reflux sign)　令患者卧床,头垫一枕,观察平静呼吸时的颈静脉充盈度,如有颈静脉怒张者,应将床头抬高30°~45°,使颈静脉怒张水平位于颈根部。检查者右手掌面轻贴于肝区,逐渐加压,持续10秒钟,同时观察颈静脉怒张程度。如果患者肝脏明显肿大,直接按压肿大的肝脏会引起患者的不适,做肝颈反流征时可按压患者腹部脐周部位。如见患者颈静脉充盈度增加,称为肝-颈静脉回流征阳性,亦称为腹-颈静脉回流征阳性,提示肝脏淤血,是右心功能不全的重要早期征象之一。其发生机制是患者淤血的肝脏因腹压增高而间接受压时,回流至下腔静脉和右心房的血量增加,但因右心房淤血或右心室舒张受限,不能完全接受回流的血量,因而颈静脉血量增多,充盈更加明显。肝-颈静脉回流征阳性亦可见于渗出性或缩窄性心包炎。

2. 毛细血管搏动征(capillary pulsation sign)　用手指轻压患者指甲床末端,或以干净玻片轻压患者口唇黏膜,如见到红白交替的、与患者心搏一致的节律性微血管搏动现象,称为毛细血管搏动征阳性。见于脉压增大的疾病,如主动脉瓣关闭不全、重症贫血、甲状腺功能亢进症等。

### 二、触诊

血管触诊包括动脉和静脉,这里仅叙述动脉的触诊。触诊脉搏时,必须选择较浅表的动脉,一般均检查桡动脉,必要时可检查颞动脉、耳前动脉、肱动脉、股动脉、足背动脉等。通常用示指、中指及环指的指腹(互相靠拢)平放于桡动脉近手腕处,进行细致触诊。

首先应注意对比两侧脉搏的大小及出现的时间是否相同。生理情况下,两侧差异很小。某些病理情况下可有明显差异。如上肢无脉型多发性大动脉炎时,两侧桡动脉强弱大小不等;主动脉弓动脉瘤时,左侧脉搏的出现可能较右侧为晚。

检查脉搏时,还需注意脉搏的速率、节律、紧张度、动脉壁的情况(见第二十七章一般检查)以及脉搏的形状。脉搏波形最好用无创性脉波描记仪进行描记,但手指触诊时可根据动脉内压力上升及下降的情况大略估计。临床常见而有意义的异常脉搏如下:

1. 水冲脉(water-hammer pulse)　脉搏骤起骤降,急促而有力,有如潮水冲涌,故名水冲脉。检查时,检查者用手指掌侧紧握患者桡动脉处,将患者的上肢高举过头,感觉桡动脉的搏动,判断有无水冲脉。脉波图上可见脉波上升支骤起达到高于正常的高度,其顶峰持续时间极短,降支骤然下陷。这是由于左心室排血时,周围动脉的充盈阻力极低,患者血压表现为收缩压增高或偏高,舒张压降低而脉压增大。常见于主动脉瓣关闭不全、发热、甲状腺功能亢进、严重贫血、动脉导管未闭等。

2. 交替脉(pulsus alternans)　为一种节律正常而强弱交替的脉搏。测量血压时常可遇到轻搏与重搏间有5~30mmHg的压力差。产生交替脉的机制尚无令人满意的解释,可能是由于患者心室肌收缩不协调,当部分心肌纤维发生收缩、而部分心肌仍处于相对不应期而未收缩则产生弱脉。全部心室肌收缩则产生强脉。它的出现表示心肌受损,为左室衰竭的重要体征。见于高血压心脏病、急性心肌梗死或主动脉瓣关闭不全等。

3. 重搏脉(dicrotic pulse)　正常脉波的降支上可见一切迹(代表主动脉瓣关闭)其后有一重搏波,此波一般不能触及。在某些病理情况下,此波增高而可以触及,触诊时感觉一次心搏似有 2 个脉波。当双峰的第二次搏动发生在舒张早期,称为重搏脉,出现在心搏出量低时,如重度心力衰竭。当双峰的第二次搏动发生在收缩晚期,称为双峰脉,见于严重的主动脉关闭不全伴狭窄者,偶见于肥厚型梗阻性心肌病。

4. 奇脉(pulsus paradoxus)　指吸气时脉搏明显减弱或消失的现象,又称为吸停脉。常见于心包积液和缩窄性心包炎时,是心包填塞的重要体征之一。不太明显的奇脉只有在听诊血压时方能发现,即在呼气时听到的动脉音在吸气时减弱或消失,或收缩压在吸气期较呼气期降低 10mmHg 以上。奇脉的产生与左心室搏出量的变化有关。正常人吸气时胸腔负压加大,肺循环血容量增加,同时,体循环血液向右心的回流亦相应增加,右心排血量增加,故从肺循环回到左心的血量并无明显改变,周围脉搏的大小无明显变化。心包填塞时,吸气使胸腔负压增加,肺血容量增加,血液贮留在肺血管内;而心包填塞使心脏舒张受限,致体循环的血液向右心室回流不能相应地增加,右心室排血量不足以补偿肺血容量的增加,使肺静脉流回到左心的血量减少,左心室搏出量减少,出现吸气时脉搏减弱或消失。

5. 无脉(pulseless)　即脉搏减弱或消失,见于:①严重休克,伴血压测不到;②多发性大动脉炎,多发性大动脉炎使某一部位动脉闭塞而致闭塞下段脉搏消失;③肢体动脉栓塞:多发生于下肢动脉,可见一侧胫后或足背动脉的脉搏减弱或消失。

## 三、听诊

1. 正常动脉音　在颈动脉及锁骨下动脉处可听到相当于 $S_1$ 与 $S_2$ 的两个声音,称为正常动脉音。此音在其他动脉处听不到。

2. 枪击音、杜氏双重杂音　主动脉瓣关闭不全时,将听诊器体件放在肱动脉或股动脉处,可听到"嗒——、嗒——"音,称为枪击音(pistol shot sound),这是由于脉压增大使脉波冲击动脉壁所致。如再稍加压力,则可听到收缩期与舒张期双重杂音,称为杜氏双重杂音(Duroziez sign),这是脉压增大时血流往返于听诊器胸件所造成的人工动脉狭窄处所引起的。有时在甲状腺功能亢进症、高热、贫血的患者,亦可听到枪击音及杜氏双重杂音。

3. 其他血管杂音　①在甲状腺功能亢进症患者肿大的甲状腺上,可听到病理性动脉杂音,此音常为连续性,但收缩期较强;②主动脉瘤时,在相应部位可听到收缩期杂音;③动-静脉瘘时,在病变部位可听到连续性杂音;④主动脉狭窄时,收缩期杂音可传至右侧颈动脉处;⑤多发性大动脉炎上肢无脉症型,可在两侧锁骨上及颈后三角区听到收缩期杂音;⑥肾动脉狭窄时,可在腰背部及腹部听到收缩期杂音;⑦主动脉缩窄时,可在背部脊柱左侧听到收缩期杂音。

## 四、周围血管征

周围血管征包括头部随脉搏呈节律性点头运动、颈动脉搏动明显、毛细血管搏动征、水冲脉、枪击音及杜氏双重杂音。它们都是由脉压增大所致,常见于主动脉瓣关闭不全,亦可见于发热、贫血及甲状腺功能亢进症等。

## 第七节 常见循环系统病变体征

常见循环系统病变体征见表30-9。

表30-9 常见循环系统病变体征

| 病变 | 视诊 | 触诊 | 叩诊 | 听诊 |
|---|---|---|---|---|
| 二尖瓣狭窄 | 二尖瓣面容,心尖搏动略向左移,中心性发绀 | 心尖搏动向左移,心尖部可触及舒张期震颤 | 心浊音界早期稍向左,以后向右扩大,心腰部膨出,呈梨形 | 心尖部 $S_1$ 亢进,心尖部较局限的递增型隆隆样舒张中晚期杂音,可伴开瓣音,$P_2$ 亢进、分裂,肺动脉瓣区格-斯杂音,三尖瓣区收缩期杂音 |
| 二尖瓣关闭不全 | 心尖搏动向左下移位 | 心尖搏动向左下移位,常呈抬举性 | 心浊音界向左下扩大,后期亦可向右扩大 | 心尖部 $S_1$ 减弱,心尖部有 3/6 级或以上较粗糙的吹风样全收缩期杂音、范围广泛,常向左腋下及左肩胛下角传导,并可掩盖 $S_1$,$P_2$ 亢进、分裂,心尖部可有 $S_3$ |
| 主动脉瓣狭窄 | 心尖搏动向左下移位 | 心尖搏动向左下移位,呈抬举性,主动脉瓣区收缩期震颤 | 心浊音界向左下扩大 | $A_2$ 减弱或消失,可听到高调、粗糙的递增-递减型收缩期杂音,向颈部传导,可有收缩早期喷射音,甚至 $S_2$ 逆分裂 |
| 主动脉瓣关闭不全 | 颜面较苍白,颈动脉搏动明显,心尖搏动向左下移位且范围较广,可见点头运动及毛细血管搏动 | 心尖搏动向左下移位并呈抬举性,有水冲脉 | 心浊音界向左下扩大,心腰明显,呈靴形 | 心尖部 $S_1$ 减弱,$A_2$ 减弱或消失,主动脉瓣第二听诊区叹气样递减型舒张期杂音,可向心尖部传导,心尖部可有柔和的吹风样收缩期杂音,也可有奥-弗杂音。可有动脉枪击音及杜氏双重杂音 |
| 心包积液 | 前倾坐位,呼吸困难,颈静脉怒张,心尖搏动减弱或消失 | 心尖搏动减弱或消失,脉搏快而小,有奇脉,肝-颈静脉回流征阳性 | 心浊音界向两侧扩大,并可随体位改变而变化,相对浊音界与绝对浊音界几乎一致 | 心音遥远,心率快,有时可听到心包摩擦音 |

续表

| 病变 | 视诊 | 触诊 | 叩诊 | 听诊 |
|---|---|---|---|---|
| 左心衰竭 | 不同程度的呼吸急促,发绀,高枕卧位或端坐位,心尖搏动向左下移位 | 心尖搏动向左下移位,严重者有交替脉 | 心浊音界可向左下扩大 | 增快,心尖部 $S_1$ 减弱,可闻及舒张期奔马律,$P_2$ 亢进并有分裂。双侧肺底部可听到对称性湿啰音,心衰程度越重,湿啰音范围越大,可间有少量哮鸣音;急性肺水肿时,全肺可满布湿啰音 |
| 右心衰竭 | 周围性发绀,颈静脉怒张,下垂性凹陷性水肿,淤血性肝硬化者可有巩膜、皮肤黄染 | 肝肿大并有压痛,肝-颈静脉回流征阳性,下肢及尾骶部凹陷性水肿,严重者可全身性水肿 | 心浊音界向左、也可向右扩大,可有胸水体征(右侧为多)及腹水体征 | 心率快,胸骨左缘第3、4、5肋间隙或剑突下闻及右室舒张期奔马律及相对性三尖瓣关闭不全吹风样收缩期杂音 |

## 学习小结

1. 学习内容

胸部体表标志(胸骨角、棘突、肩胛骨、剑突、腹上角)

垂直线(前正中线、锁骨中线、腋中线、肩胛线)

自然陷窝(腋窝、胸骨上窝、肩胛间区、肩胛上区、肩胛下区)

肺部体格检查(视、触、叩、听)

视诊
呼吸运动:
增强、减弱、反常呼吸

呼吸频率:
呼吸过速
呼吸过缓

呼吸节律:
潮式呼吸
间停呼吸

呼吸深度:
库斯莫尔呼吸

触诊
胸廓扩张度:
幅度与对称

语音震颤:
增强与减弱

胸膜摩擦感:
见于胸膜炎

叩诊
正常叩诊音:
清音

异常叩诊音:
清音区出现清音以外的其他叩诊音为异常叩诊音

肺上界:
正常为4~6cm

肺下界

肺下界移动度:
正常为6~8cm

听诊
正常呼吸音:
三种正常呼吸音的特征与分布

异常呼吸音:
病理性肺泡呼吸音、支气管呼吸音、支气管肺泡呼吸音

啰音(干湿啰音)
听觉语音
胸膜摩擦音
胸腔振水音

2. 学习方法

（1）熟悉呼吸系统的解剖及生理,复习相关的病理及病理生理知识。联系病理与临床表现的关系去理解各病理体征的临床意义。重视理论与临床实践相结合,加强肺部听诊训练。在学习了后续的呼吸系统影像学及肺功能知识后,可与肺脏检查相互印证,提高体格检查水平。

笔记

（2）熟悉心脏及大血管的解剖及结构,复习心动周期的有关知识。重视理论与临床实践相结合,加强心脏听诊训练。也可使用相关心脏听诊的音频资料或电子模拟人反复训练心脏听诊。在学习了后续的心脏超声、心电图及影像学等相关知识后,可与心脏听诊相互印证,提高听诊的准确度。

（杨继兵 刘维琴）

## 复习思考题

1. 体格检查为什么离不开体表标志?

2. 胸部体格检查中视诊与其他三种检查方法比较有什么局限性? 为什么四种体格检查方法均不能缺位?

3. 湿啰音听诊有哪些特点?

4. 试述干啰音的产生机制、特点及分类。

5. 男性,22 岁,突发左胸痛伴呼吸困难 2 小时,大汗淋漓,无发热及咳嗽。既往体健。体格检查最有可能的体征有哪些? 最有可能的诊断是什么? 鉴别诊断需考虑哪些疾病?

6. 何谓抬举性心尖搏动?

7. 何谓震颤? 试述心前区震颤的临床意义

8. 简述心脏叩诊方法及正常成人相对浊音界参考范围。

9. 何谓靴形心及梨形心? 简述其临床意义。

10. 试述心脏瓣膜听诊区名称及听诊部位。

11. 简述第一心音和第二心音的鉴别要点。

12. 试述器质性与功能性收缩期杂音的鉴别要点。

13. 何谓周围血管征?

# 第三十一章

# 腹 部 检 查

📖 学习目的

通过学习腹部检查,掌握腹部检查的方法及内容,熟悉阳性体征的临床意义,为腹部疾病的诊断打下基础。

学习要点

腹部视诊、触诊、叩诊及听诊检查的内容、方法及临床意义;腹部常见疾病的主要体征。

腹部检查运用视、触、叩、听诊等方法,尤以触诊最为重要。为减少触诊、叩诊对胃肠蠕动的影响,引起肠鸣音发生变化,也可按视、听、叩、触诊的顺序进行,但在记录病历时为使格式统一,仍按视、触、叩、听诊顺序。检查时应先由正常部位开始,逐渐移向病变部位。腹腔脏器正常解剖位置常有变异,且相互重叠,关系复杂较难辨别。因此,正确的诊断,除依赖完整病史和体征外,有时需辅以必要的实验室检查、X线、超声波、CT、内镜、磁共振成像等检查。

## 一、腹部体表标志与分区

腹部的范围:内部上方以膈为顶,下至骨盆为底。外部前面上起肋弓和剑突下缘,下至耻骨联合及腹股沟;后面以肋骨、脊柱、骨盆壁及骶骨为支架;左右两侧上方为第 10 肋或第 11 肋下缘;下为髂嵴。

### (一)体表标志

为便于准确地描述腹部症状和体征的位置,常用以下体表标志:①肋弓下缘(costal margin):由 8~10 肋软骨和第 11、12 浮肋构成肋弓,其下缘为体表腹部上界;②剑突(xiphoid process):胸骨下端的软骨,是腹部体表的上界;③腹上角(upper abdominal angle):为两侧肋弓至剑突根部的交角;④脐(umbilicus):为腹部中心,平于第 3~4 腰椎之间;⑤腹中线(midabdominal line):相当于腹白线,为前正中线延伸至耻骨联合;⑥腹直肌外缘(lateral border of rectus muscles):相当于锁骨中线的延续;⑦腹股沟韧带(inguinal ligament):两侧腹股沟韧带与耻骨联合上缘共同构成腹部体表的下界;⑧髂前上棘(anterior superior iliac spine):髂嵴前方凸出点;⑨耻骨联合(pubic symphysis):两耻骨间的纤维软骨连接,与耻骨共同构成腹部体表下界;⑩肋脊角(costovertebral angle):背部两侧第 12 肋骨与脊柱的交角(图 31-1)。

笔记

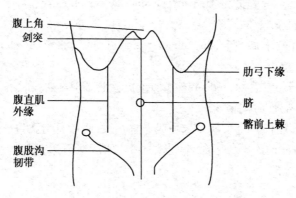

图 31-1 腹部前面体表标志

（二）腹部分区

1. 九区法　用两条水平线和两条垂直线将腹部分成为九个区。上水平线为两侧肋弓下缘最低点的连线，下水平线为两侧髂前上棘连线；两条垂直线为通过左右髂前上棘至腹中线连线的中点所作的垂直线。自上而下将腹部分成九区。各区命名（图31-2）及各区脏器的分布（图31-4）如下：

图 31-2 腹部体表九区法分区示意图

（1）左上腹部（左季肋部，left hypochondriac region）：胃、脾、结肠脾曲、胰尾、左肾上腺、左肾上部。

（2）左侧腹部（左腰部，left lumbar region）：降结肠、空肠和回肠、左肾下部。

（3）左下腹部（左髂部，left iliac region）：乙状结肠、女性左侧卵巢及输卵管、男性左侧精索及淋巴结。

（4）上腹部（epigastric region）：肝左叶、胃幽门端、十二指肠、胰头和胰体、大网膜、横结肠、腹主动脉。

（5）中腹部（脐部，umbilical region）：大网膜、下垂的胃或横结肠、十二指肠下部、空肠和回肠、输尿管、腹主动脉、肠系膜及淋巴结。

（6）下腹部（耻骨上部，hypogastric region）：回肠、输尿管、乙状结肠、胀大的膀胱、增大的子宫。

（7）右上腹部（右季肋部，right hypochondriac region）：肝右叶、胆囊、部分十二指肠、结肠肝曲、右肾上腺、右肾。

（8）右侧腹部（右腰部，right lumber region）：升结肠、空肠、部分十二指肠、右肾下部。

（9）右下腹部（右髂部，right iliac region）：盲肠、阑尾、回肠下端、淋巴结、女性右侧卵巢及输卵管、男性右侧精索。

2. 四区法　以脐为中点，划一水平线与垂直线，将腹部分为左上腹部、左下腹部、右上腹部、右下腹部四区。各区命名见图31-3。四区法简单，但病变定位不如九区法更细致、准确。

图31-3　腹部体表四区法分区示意图

图31-4　腹部脏器位置分布图

## 二、视诊

腹部视诊时，室内要温暖，嘱患者排空膀胱，取仰卧位，暴露全腹，一般医师站在患者右侧，自上而下按一定顺序观察全腹。有时为发现腹部外形异常，可不同角度视诊。光线应充足适宜，因灯光下不易辨别皮肤黄染、紫绀等变化，故以自然光线为佳。观察腹部体表蠕动波、脏器轮廓、搏动及包块时，以侧面光线为宜。

腹部视诊的主要内容包括:腹部外形、呼吸运动、腹壁静脉、皮疹、疝和腹纹、胃肠型及蠕动波等。

（一）腹部外形

正常成人仰卧时,腹部外形对称,前腹壁大致与自胸骨下端至耻骨联合的连线相平,称为腹部平坦。前腹壁稍内凹或低于此线者,称为腹部低平,常见于消瘦者。前腹壁稍高于此线者,称为腹部饱满,见于小儿及肥胖者。

1. 腹部膨隆　仰卧时前腹壁明显高于胸骨下端至耻骨连线,外形呈凸起状,称为腹部膨隆(abdominal bulge)。生理情况下见于较胖者、妊娠等;病理情况分为全腹膨隆和局部膨隆。

（1）全腹膨隆:①腹腔积液(ascites):当腹腔内大量积液,平卧位时液体因重力作用下沉于腹腔两侧,使腹部外形呈扁而宽状,称为蛙腹(frog belly)。坐位时下腹部明显膨出。常见于肝硬化门脉高压症、心力衰竭、缩窄性心包炎、肾病综合征、结核性腹膜炎、腹膜转移癌等。结核性腹膜炎或肿瘤浸润时,致腹肌紧张,全腹膨隆,脐部较突出,腹形常呈尖凸状,称为尖腹(apical belly)。②腹内积气:积气多在胃肠道内,大量积气可致全腹膨隆,腹部呈球形,两侧腰部膨出不明显,变换体位时其形状无明显改变,可见各种原因所致的肠梗阻或肠麻痹。积气在肠道外腹腔内者,称为气腹(pneumoperitoneum),见于胃肠穿孔或治疗性人工气腹。③腹腔巨大肿块:见于巨大卵巢囊肿、畸胎瘤,以前者最常见。

当全腹膨隆时,为观察其程度和变化,需定期在同等条件下测量腹围并比较。方法:嘱患者排尿后平卧,用软尺在脐水平绕腹一周,测得的周长即为腹围(abdominal perimeter),以厘米(cm)为单位计算。

 知识链接

气　腹

　　腹腔内存在游离气体的现象,多由胃肠道穿孔等所致。表现为腹部叩诊肝浊音区消失,病人站立做 X 线检查时,可见膈下有游离气体。如因消化性溃疡或伤寒等并发急性胃或肠穿孔时,须立即手术治疗,因诊断和治疗上需要将气体注入腹腔内所致的气腹,称人工气腹。

　　在化疗前及化疗时代的早期,人工气腹作为萎陷疗法之一广泛应用于肺结核的治疗。目前,人工气腹只在个别情况下作为辅助治疗之用。

（2）局部膨隆:腹部局限性膨隆常因腹内炎性包块、胃肠胀气、脏器肿大、肿瘤、腹壁上的肿物和疝等所致。视诊时应注意膨隆的部位、外形、有无搏动、是否随呼吸运动或体位改变而移位。上腹部膨隆见于肝左叶肿大、胃扩张、胃癌、胰腺囊肿或肿瘤等。左上腹膨隆见于脾大、结肠脾曲肿瘤或巨结肠等。右上腹膨隆见于肝肿大(淤血、脓肿、肿瘤)、胆囊肿大及结肠肝曲肿瘤等。腰部膨隆见于多囊肾、大量肾盂积水或积脓、巨大肾上腺瘤等;脐部膨隆见于脐疝、腹部炎性包块(如结核性腹膜炎所致的肠粘连)等。左下腹部膨隆见于降结肠及乙状结肠肿瘤、干结粪块(灌肠后消失)。下腹部膨隆多见于子宫增大(妊娠、子宫肌瘤)、卵巢囊肿、尿潴留等,尿潴留时排尿或导尿后,膨隆消失。右下腹部膨隆见于阑尾周围脓肿、回盲部结核或肿瘤、Crohn 病等。

局部膨隆呈圆形者,常见于炎性包块(有压痛且边缘不规则)、囊肿或肿瘤;呈长形者,多见于肠梗阻、肠扭转、肠套叠和巨结肠症等所致的肠管病变;膨隆伴搏动可为动脉瘤,也可能由压在腹主动脉上的脏器或肿块传导其搏动;膨隆随呼吸移动,多为膈下脏器或其肿块;膨隆随体位改变而移位明显者,可能为带蒂的肿物(卵巢囊肿等)、游走的脾或肾等脏器、肠系膜或大网膜上的肿块。腹壁或腹膜后肿物(神经纤维瘤、纤维肉瘤等),一般不随体位改变而移位。腹压增加时出现局部膨隆,而卧位或腹压降低后消失者,见于腹股沟、脐、腹白线或手术瘢痕等部位的可复性疝。

为鉴别局部肿块是位于腹壁上还是腹腔内,可嘱患者双手置于枕部,做仰卧位曲颈坐起的动作,使腹壁肌肉紧张,如肿块被紧张的腹肌托起而更为明显,提示在腹壁上,如肿块被紧张的腹肌所遮盖,而变得不明显或消失,提示在腹腔内。

2. 腹部凹陷　仰卧时前腹壁明显低于胸骨下端至耻骨联合的连线,称为腹部凹陷(abdominal concavity)。分全腹凹陷和局部凹陷两种。

(1) 全腹凹陷:常见于严重脱水、明显消瘦及恶病质等。严重者前腹壁几乎贴近脊柱,肋弓、髂嵴和耻骨联合显露,全腹外形呈舟状,称为舟状腹(scaphoid abdomen),见于恶性肿瘤、结核、糖尿病、神经性厌食及甲状腺功能亢进症等慢性消耗性疾病的晚期。早期急性弥漫性腹膜炎因腹肌痉挛性收缩,膈疝时腹内脏器进入胸腔,均可使全腹凹陷。吸气时全腹凹陷,见于上呼吸道梗阻和膈肌麻痹。

(2) 局部凹陷:较少见,可由腹壁瘢痕收缩所致,立位或加大腹压时,凹陷可明显。白线疝(腹直肌分裂)、切口疝在卧位时可见凹陷,而立位或加大腹压时膨出。脐内陷可见于粘连性结核性腹膜炎时。

(二) 呼吸运动

见第三篇第三十章第三节。

(三) 腹壁

1. 腹壁静脉　正常人腹壁静脉一般不显露,较瘦者或皮肤较薄而松弛的老年人,有时隐约可见腹壁静脉显露,呈较直的条纹,不迂曲,属于正常。当门静脉循环障碍或上、下腔静脉回流受阻导致侧支循环形成时,则腹壁静脉呈现扩张、迂曲状态,称为腹壁静脉曲张(abdominal wall varicosis)。检查腹壁曲张静脉的血流方向,有利于鉴别静脉曲张的来源。

鉴别血流方向的方法:选择一段没有分支的腹壁静脉,医师将右手示指和中指并拢压在该段静脉上,然后用一手指紧压并向外滑动,挤出该段静脉中的血液,至一定距离(约7.5~10cm)时放松该手指,另一手指仍紧压不动,观察挤空的静脉是否快速充盈,如迅速充盈,则血流方向是从放松手指端流向紧压的手指端。再用同法放松另一手指,观察血流方向(图31-5)。

正常时脐水平线以上的腹壁静脉血流自下而上经胸壁静脉和腋静脉而进入上腔静脉,脐水平线以下的腹壁静脉血流自上而下经大隐静脉而进入下腔静脉。门静脉高压(portal hypertension)形成侧支循环时,腹壁曲张的浅静脉以脐为中心向四周伸展,血流方向基本正常,血液经脐静脉(胚胎时的脐静脉在胎儿出生后闭塞而形成的肝圆韧带,此时因门静脉高压再通)进入腹壁曲张的浅静脉流向四方,形如水母头(caput medusae),常在此处听到静脉血管杂音(图31-6A)。上腔静脉阻塞时,上腹壁或胸壁曲张的浅静脉,血流转向下方进入下腔静脉(图31-6B)。下腔静脉阻塞时,曲张的浅静脉多分布在腹壁的两侧,有时在臀部及股外侧,脐以下的腹壁浅静脉血流方向转向

图 31-5  鉴别腹壁静脉血流方向示意图

A. 医师用中指、示指并拢紧压曲张的静脉,中指向上移动挤出血液;B. 放松中指,静脉不充盈,说明血流方向是自下而上,反之如静脉充盈,说明血流方向是自上而下;C. 如重复 A 检查法,放松示指,静脉充盈快,说明血流方向是自下而上

上方进入上腔静脉(图 31-6C)。

图 31-6  腹壁静脉曲张

A. 门静脉受阻时,曲张静脉的血流方向正常;B. 上腔静脉受阻时,曲张静脉的血流向下;C. 下腔静脉受阻时,曲张静脉的血流向上

2. 皮肤改变

(1) 皮疹:充血性或出血性皮疹常出现于发疹性高热疾病或某些传染病(如麻疹、猩红热、伤寒、斑疹伤寒)及药物过敏等。一侧腹部或腰部的疱疹且沿脊神经走行分布,常提示带状疱疹。紫癜或荨麻疹可能是过敏性疾病全身表现的一部分。

(2) 腹纹(abdominal marking):白纹因长期腹壁真皮层的结缔组织张力增高而断裂,呈银白色,多分布于下腹部和髂部,见于经产妇(又称妊娠纹,妊娠期呈淡蓝色或粉红色)、肥胖者和曾患腹水者。紫纹(purplish striae)因糖皮质激素引起蛋白质分解增强和被迅速沉积的皮下脂肪膨胀,导致真皮层结缔组织胀裂,紫纹处的真皮萎缩变薄,其上覆盖一层薄薄的表皮,此时皮下毛细血管网丰富,红细胞较多,故条纹呈紫色。常分布于下腹部和臀部,亦可见于肩背部或股外侧,是皮质醇增多症的常见征象。

3. 疝   任何脏器或组织离开了原来的部位,经人体正常或不正常的薄弱点或缺损、空隙进入另一部位即为疝(hernia)。腹部疝可分为腹外疝和腹内疝两大类,以前者多见,是腹腔内容物经腹壁或骨盆薄弱部分或孔隙向体表凸出而形成。如脐疝(umbilical hernia)多见于大量腹水者、经产妇或婴幼儿,因腹内压显著增加并脐组织

薄弱时致脐部膨出；股疝(femoral hernia)位于腹股沟韧带中部,女性多见；腹股沟疝则位于腹股沟韧带偏内侧。男性腹股沟斜疝(indirect inguinal hernia)可下降至阴囊；手术瘢痕愈合不良者可有切口疝；先天性双侧腹直肌闭合不良可有白线疝。因疝在直立位或用力咳嗽时明显,仰卧时可缩小或消失,也可用手法还纳,所以必要时可嘱患者变换体位或咳嗽时再行检查。疝嵌顿可引起急性腹痛。腹内疝是由脏器或组织进入腹腔内的间隙囊内而形成,如网膜孔疝,较少见。

4. 脐　正常时脐与腹壁相平或稍凹陷。脐部凸出或凹陷已在前述。当脐内分泌物呈浆液性或脓性,有臭味,多为炎症所致;分泌物呈水样,有尿臊味,是脐尿管未闭征象;脐部溃烂,可能为化脓性或结核性感染所致;脐部溃疡如呈坚硬、固定而凸出,多为癌肿所致;脐部皮肤变蓝色,见于急性重症胰腺炎或宫外孕破裂所致腹壁或腹腔内出血。

5. 胃肠型和蠕动波　正常人腹部一般看不到蠕动波及胃型和肠型,有时在腹壁菲薄或松弛的老年人、经产妇或极度消瘦者可见到。胃肠蠕动呈现出波浪式运动,称蠕动波(peristalsis)。当胃肠道发生梗阻时,梗阻近端的胃或肠段饱满而隆起,可显出各自的轮廓,称胃型或肠型(gastral or intestinal pattern),可伴有该部位的蠕动加强,看到蠕动波。幽门梗阻时,因胃的蠕动增强(腹壁肥厚者除外),可见到较大的胃蠕动波自左肋缘下向右缓慢推进,到达右腹直肌旁(幽门区)消失,此为正蠕动波;也可见到自右向左运行的逆蠕动波。脐部出现肠蠕动波见于小肠梗阻,严重梗阻时,可见胀大的肠袢呈管状隆起,横行排列呈多层梯形的肠型和较大肠蠕动波,运行方向不一,此起彼伏,听诊时可闻高调肠鸣音或呈金属音调。结肠梗阻时,宽大的肠型多出现于腹壁周边,同时盲肠多胀大呈球形,随每次蠕动波的到来而更加隆起。观察蠕动波时,需选择适当角度,从侧面观察更易察见,也可用手轻拍腹壁诱发后察看。

6. 上腹部搏动　上腹部搏动(epigastric pulsation)大多由腹主动脉搏动传导而来,可见于正常人较瘦者。腹主动脉或其分支的动脉瘤及肝血管瘤时,上腹部搏动明显。右心室增大者吸气时上腹部明显搏动。严重三尖瓣关闭不全时,在上腹部可见淤血肿大的肝脏搏动。

### 三、触诊

#### (一)触诊方法及注意事项

触诊时患者一般在排尿后,取头垫低枕仰卧位,双手平放于躯干两侧,双腿屈曲并稍分开,使腹肌松弛,嘱其张口缓慢做腹式呼吸,使膈下脏器上下移动以便检查。肝脏、脾脏触诊时,还可分别采取左、右侧卧位;肾脏触诊时可取坐位或立位;触诊腹部肿瘤时可取肘膝位。医师应面对患者,位于其右侧,前臂尽量与其腹部表面在同一水平。触诊时指甲剪短,手要温暖,动作轻柔,由浅入深,先从健康部位开始,逐渐移向病变区。一般自左下腹部开始逆时针方向顺序对腹部各区仔细进行触诊,边触诊边观察患者的反应与表情,对精神紧张或有痛苦者,可边触诊边与其交谈,转移其注意力以减少腹肌紧张。

触诊方法见第三篇第二十六章基本检查法。

#### (二)触诊内容

1. 腹壁紧张度(abdominal wall tensity)　正常人腹壁触之柔软,较易压陷,但有一定张力,称腹壁柔软。如某些人因怕痒等引起腹肌自主性痉挛,可在诱导或转移注意力后消失,属于正常。某些病理情况可使全腹或局部腹壁紧张度增加或减弱。

（1）腹壁紧张度增加:全腹壁紧张度增加常见以下情况:

1）急性胃肠穿孔或实质脏器破裂所致急性弥漫性腹膜炎:因炎症刺激腹膜引起腹肌反射性痉挛,腹壁常有明显紧张,甚至强直硬如木板,称为板状腹(rigidity)。

2）结核性腹膜炎:因炎症发展缓慢,对腹膜刺激不强,且有腹膜增厚和肠管、肠系膜粘连,故全腹触之柔韧而具抵抗力,不易压陷,如揉面之感,称为柔韧感(dough kneading sensation)或揉面感,此征还见于腹膜转移癌。

3）肠胀气或气腹、腹腔内大量腹水:因腹腔内容物增加,触诊腹壁张力较大,但无腹肌痉挛和压痛。

局部腹壁紧张见于该处脏器的炎症累及腹膜,如急性胰腺炎出现上腹或左上腹壁紧张,急性胆囊炎可出现右上腹壁紧张,急性阑尾炎常出现右下腹壁紧张,急性胃穿孔时,胃内容物顺肠系膜右侧流至右下腹,可引起该处腹壁紧张和压痛。

（2）腹壁紧张度减低:多因腹肌张力降低或消失所致。触诊腹壁松软无力,失去弹性,为腹壁紧张度降低。全腹紧张度减低见于经产妇、体弱的老年人、脱水患者、慢性消耗性疾病及大量腹水放出后的患者。全腹紧张度消失见于重症肌无力和脊髓损伤所致腹肌瘫痪。局部腹壁紧张度减低较少见,可由局部的腹肌瘫痪或缺陷(如腹壁疝等)而致。

2. 压痛及反跳痛　正常腹部无压痛及反跳痛,重按时仅有压迫感。触诊时,由浅入深进行按压,如发生疼痛,称为压痛(tenderness)。在检查到压痛后,并拢的 2～3 个手指(示、中、无名指)压于原处稍停片刻,使压痛感趋于稳定,然后将手突然抬起,此时如患者感觉腹痛骤然加剧,并伴有痛苦表情或呻吟,称为反跳痛(rebound tenderness),提示炎症已累及到腹膜壁层,当突然抬手时腹膜被牵拉而引起疼痛。腹壁紧张,同时伴有压痛和反跳痛,称为腹膜刺激征(peritoneal irritation sign),亦称腹膜炎三联征,是急性腹膜炎的重要体征。

压痛多由腹壁或腹腔内病变所致。如腹部触痛在抓捏腹壁或仰卧起坐时明显,多为较表浅的腹壁病变,否则多为腹腔内病变。腹腔内的病变常因脏器的炎症、淤血、结石、破裂、扭转、肿瘤以及腹膜的刺激(炎症、出血等)等病变所致。压痛的部位常提示存在相关脏器的病变。如阑尾炎早期局部可无压痛,以后才有右下腹压痛。胰体和胰尾的炎症和肿瘤,可有左腰部压痛。盆腔疾病如膀胱、子宫及附件的疾病可在下腹部出现压痛。压痛局限某一部位时,称为压痛点(tenderness point)。某些疾病常有位置较固定的压痛点,如:①胆囊点,位于右侧腹直肌外缘与肋弓交界处,胆囊病变时此处有明显压痛;②阑尾点,又称麦氏点(McBurney point),位于脐与右髂前上棘连线中、外1/3 交界处,阑尾病变时此处有压痛。当医师用右手压迫左下腹降结肠区,相当于麦氏点对称部位,再用左手按压其上端使结肠内气体传送至右下腹盲肠和阑尾部位,如引起右下腹疼痛,则为罗夫辛征(Rovsing sign)阳性,提示右下腹部有炎症。当遇下腹痛腹部触诊无明显压痛时,嘱患者左侧卧位,两腿伸直,并使右下肢被动向后过伸,如发生下腹痛,称为腰大肌征(iliopsoas sign)阳性,提示炎症阑尾位于盲肠后位。

腹部常见疾病压痛点的位置见图31-7。此外,胸部病变如下叶肺炎、胸膜炎、心肌梗死等也常在上腹部或季肋部出现压痛。

3. **液波震颤** 检查时患者仰卧,医师用一手掌面贴于患者腹壁一侧,另一手四指并拢屈曲,用指端叩击对侧腹壁,如腹腔内有大量游离液体(3000~4000ml 以上)时,贴于腹壁的手掌可感到被液体波动冲击的感觉,称为液波震颤(fluid thrill)或波动感(fluctuation)。为防止腹壁本身的震动造成的错觉,可让另一人将手掌尺侧缘轻压于患者脐部腹中线上,即可阻止腹壁震动的传导(图 31-8)。

图 31-7 腹部常见疾病的压痛点

图 31-8 液波震颤检查法

4. **腹腔内脏器触诊**

(1) 肝脏触诊:检查时嘱患者仰卧位,双膝关节屈曲,使腹壁松弛,并做较深腹式呼吸使肝脏上下移动。腹壁软薄者或肝下缘较表浅易触时,常用单手触诊。医师位于患者右侧,将右手掌平放于患者右侧腹壁上,腕关节自然伸直,四指并拢,掌指关节伸直,以示指前端的桡侧或示指与中指指端对着肋缘,自髂前上棘连线水平,右侧腹直肌外侧开始自下而上,逐渐向右季肋缘移动。嘱患者做慢而深的腹式呼吸运动,触诊的手应与呼吸运动紧密配合。随患者深吸气,右手在继续施压中随腹壁隆起缓慢抬高,上抬的速度要慢于腹壁的隆起,并向季肋缘方向触探肝缘。呼气时,腹壁松弛并下陷,触诊指端向腹深部按压,如肝脏肿大,则可触及肝下缘从手指端滑过。若未触及,则反复进行,直至触及肝脏或肋缘。

为提高触诊效果,可用双手触诊法。医师右手位置同单手触诊法,用左手掌托住患者右后腰,左大拇指张开置于右肋缘,在吸气的同时,左手向上推,使肝下缘紧贴前腹壁下移,并限制右下胸扩张,以增加膈肌下移的幅度,如此,随吸气下移的肝下缘就更易碰到迎触的右手指(图 31-9)。用上述方法,还应在腹中线上由脐平面到剑突区域(肝左叶)进行触诊。如遇腹水患者,深触诊不能触及肝脏时,也可用沉浮触诊法。在腹部某处触及肝下缘后,应自该处起向两侧延伸触诊,以了解整个肝脏和全部肝下缘的情况。

正常成人的肝脏一般触不到,但腹壁松弛的瘦者于深吸气时可触及肝下缘,多在肋弓下 1cm 以内。剑突下如能触及肝左叶下缘,多在 3cm 以内。2 岁以下小儿的肝脏相对较大,易触及。正常肝脏质地柔软、边缘较薄、表面光滑、无压痛和叩击痛。触及肝脏后,应详细描述以下几点。

1) 大小:记录肝脏大小,一般在平静呼吸时,测量右锁骨中线上肋下缘至肝下缘垂直距离(以 cm 为单位),并注明以叩诊法叩出的肝上界位置。同时应测量前正中线

图31-9 肝脏触诊法（双手触诊）

剑突下至肝下缘垂直距离。肝脏下移时，可触及肝下缘，但肝上界也相应下移，且肝上下径正常，见于内脏下垂、肺气肿、右侧大量胸腔积液等导致的膈肌下降。肝大（hepatomegaly）时，肝上界正常或升高。病理性肝大可分为弥漫性和局限性。弥漫性肝大见于肝炎、脂肪肝、肝淤血、早期肝硬化、布-加综合征（Budd-Chiari syn-drome）、白血病、血吸虫病、华支睾吸虫病等；局限性肝大见于肝脓肿、肝囊肿（包括肝包虫病）、肝肿瘤等，并常能触及或看到局部膨隆。肝脏缩小见于急性和亚急性重型肝炎、晚期肝硬化。

2）质地：肝脏质地一般分为三级：质软、质韧（中等硬度）和质硬。正常肝脏质地柔软，如触口唇；急性肝炎及脂肪肝时质地稍韧；慢性肝炎及肝淤血质韧，如触鼻尖；肝硬化质硬，肝癌质地最硬，如触前额；肝脓肿或囊肿有积液时呈囊性感，大而浅者可能触到波动感。

3）表面形态及边缘：触及肝脏时应注意其表面是否光滑，有无结节，边缘是否整齐及厚薄。正常肝脏表面光滑，边缘整齐且厚薄一致。肝炎、脂肪肝、肝淤血表面光滑，边缘圆钝；肝硬化表面不光滑，呈结节状，边缘不整齐且较锐利；肝癌、多囊肝和肝包虫病表面不光滑，呈不均匀的粗大结节状，边缘厚薄也不一致；巨块型肝癌、肝脓肿及肝包虫病表面呈大块状隆起。

4）压痛：正常肝脏无压痛。当肝包膜有炎性反应或因肝肿大被牵张，则肝有压痛。急性肝炎、肝淤血时，常有弥漫性压痛；慢性肝炎压痛较轻。较表浅的肝脓肿有局限性剧烈的压痛，并可有叩击痛。肝硬化晚期、脂肪肝无压痛。肝癌时压痛明显。

5）肝-颈静脉回流征：当右心衰竭引起肝淤血肿大时，用手压迫肝脏可使颈静脉怒张更明显，称肝-颈静脉回流征（hepatojugular reflux sign）阳性。检查方法是嘱患者仰卧，头垫低枕，张口平静呼吸，避免Valsalva憋气动作，如有颈静脉怒张者，应将床头抬高30°~45°，使颈静脉怒张水平位于颈根部，检查者右手掌紧贴于患者右上腹肝区，逐渐加压持续10秒钟，同时观察颈静脉怒张程度。正常人颈静脉不扩张，或施压之初可有轻度扩张，但迅即下降到正常水平，右心衰竭患者颈静脉持续而明显怒张，但停止压迫肝脏后下降（至少4cmH$_2$O），称肝颈静脉回流征阳性，为早期右心功能不全、肺动脉高压、心包积液的重要体征。其发生机制是因压迫淤血的肝脏使回心血量增加，已充血的右心房不能接受回心血液而使颈静脉压力上升所致。

6）搏动：正常肝脏触不到搏动。由炎症、肿瘤等引起的肝大，未压迫到腹主动脉，或右心室未增大到向下推压肝脏时，也触不到肝脏搏动。如果触到肝脏搏动，应鉴别是肝脏本身的扩张性搏动还是传导性搏动。医师将右手放于肝前面，左手放于肝后面（或右外表面），嘱患者暂停呼吸，即可感到双手被肝脏推向两侧的感觉，则为肝脏本身的扩张性搏动，见于三尖瓣关闭不全。因右心室收缩期搏动随血液反流到右心房、下腔静脉而传导至肝脏，使其呈扩张性搏动。如仅右手被推向上，左手无感觉，则为传导性搏动，见于肿大的肝脏压在腹主动脉上（向前搏动），或右心室增大（向下搏动）。

笔记

189

7）肝区摩擦感：需用触诊法检查，嘱患者作腹式呼吸运动，医师将右手掌面轻贴于肝区，正常时掌下无摩擦感。肝周围炎时因其表面与邻近腹膜有炎性渗出物而变得粗糙，两者相互摩擦产生的震动可用手触知，为肝区摩擦感。如用听诊器听到，即为肝区摩擦音。

8）肝震颤：检查时手指掌面稍用力按压肝囊肿表面片刻，如感到一种微细的震动感，称为肝震颤（liver thrill），也可用左手中间 3 指按压在肝囊肿表面，中指重压，示指和环指轻压，再用右手中指叩击左手中指第二指骨的远端，每叩一次，叩指应在被叩指上停留片刻，用左手的示指和环指感触震动感觉，肝震颤见于肝包虫病。其发生机制为包囊中的多数子囊浮动，撞击囊壁而形成震颤。

由于肝脏病变性质不同，物理性状也各异，故触诊时需逐项仔细检查，以了解肝脏下缘的位置、表面、质地、边缘及搏动等，综合判断其临床意义。

（2）胆囊触诊：触诊法与肝脏触诊相同。正常胆囊不能触及。胆囊肿大（gallbladder enlargement）时，在右肋下腹直肌外缘处可触及一梨形或卵圆形、张力较高、表面光滑、随呼吸而上下移动的肿块，其质地和压痛视病变性质而定。如急性胆囊炎因胆囊渗出物潴留所致胆囊肿大，呈囊性感，有明显压痛；壶腹周围癌等因胆总管阻塞，胆汁大量潴留所致胆囊肿大，呈囊性感而无压痛；胆囊结石或胆囊癌因胆囊内有大量结石或癌肿所致胆囊肿大，有实性感。

胆囊触痛检查法：医师将左手掌平放于患者右肋下部，先以左手拇指指腹用适度压力勾压右肋下部胆囊点处，然后嘱患者缓慢深吸气。在深吸气时发炎的胆囊下移时碰到用力按压的拇指而引起疼痛，患者因疼痛而突然屏气，为墨菲征（Murphy sign）阳性（图 31-10），又称胆囊触痛征，见于急性胆囊炎。此检查法对于未明显肿大到肋缘以下的胆囊炎，不能触及胆囊时更有意义。在胰头癌压迫胆总管导致阻塞，出现黄疸进行性加深，胆囊显著肿大，但无压痛，称为库瓦西耶征（Courvoisier sign）阳性，又称无痛性胆囊增大征阳性。当胆总管结石导致阻塞，因胆囊常有慢性炎症，囊壁因纤维化而皱缩，且与周围组织粘连而失去移动性，虽然黄疸明显，但胆囊常不肿大。

（3）脾脏触诊：正常脾脏不能触及。内脏下垂、左侧大量胸腔积液或积气时，膈肌下降，使脾下移而可触及。除此之外，能触及脾脏则提示脾大（splenomegaly）至正常 2 倍以上。脾脏明显肿大而位置较表浅时，用单手浅部触诊即可触及。如肿大的脾脏位置较深，则用双手触诊法进行检查。患者仰卧，双腿稍屈曲，医师左手绕过患者腹部前方，手掌置于患者左胸下第 9～11 肋处，将脾从后向前托起，右手掌平放于脐部，与左肋弓成垂直方向，以稍弯曲的手指末端轻压向腹部深处，随患者腹式呼吸运动，由下向上逐渐移近左肋弓，直到触及脾缘或左肋缘（图 31-11）。

脾脏轻度肿大而仰卧位不易触及时，可嘱患者改换右侧卧位，患者右下肢伸直，左下肢屈髋、屈膝，用双手触诊较易触及。触及脾脏后应注意其大小、质地、表面形态、有无压痛及摩擦感等。

临床上常将脾大分为三度：深吸气时脾脏在肋下不超过 2cm 者为轻度肿大；超过 2cm 至脐水平

图 31-10 墨菲征检查法

图 31-11　脾脏触诊法

线以上,为中度肿大;超过脐水平线或前正中线为高度肿大,又称巨脾。中度以上脾大时其右缘常可触及脾切迹,这一特征可与左肋下其他包块相区别。脾大的测量方法见图 31-12。

当轻度脾大时只测量甲乙线(又称第 1 线),即在左锁骨中线与肋缘交点至脾下缘的垂直距离,以厘米表示(下同)。脾脏明显肿大时,应加测甲丙线(第 2 线)和丁戊线(第 3 线)。

甲丙线为左锁骨中线与左肋缘交点至最远脾尖之间的距离。丁戊线为脾右缘到前正中线的距离,如脾大向右未超过前正中线,测量脾右缘至前正中线的最短距离,以"−"表示;超过前正中线则测量脾右缘至前正中线的最大距离,以"+"表示。

轻度脾大常见于急性或慢性肝炎、粟粒性肺结核、伤寒、急性疟疾、感染性心内膜炎、败血症等,一般质地柔软;中度脾大见于肝硬化、慢性溶血性黄疸、慢性淋巴细胞性白血病、系统性红斑狼疮、淋巴瘤和疟疾后遗症等,一般质地较硬;高度脾大,表面光滑者见于慢性粒细胞性白血病、慢性疟疾、黑热病和骨髓纤维化等,表面不平而有结节者见于淋巴瘤和恶性组织细胞病

图 31-12　脾大的测量法

等。脾囊肿时,表面有囊性肿物。脾脓肿、脾梗死和脾周围炎时,由于脾包膜常有纤维素性渗出物,并累及腹膜壁层,故可触到摩擦感且压痛明显,也可听诊闻及摩擦音。

(4)肾脏触诊:肾脏触诊常用双手触诊法。患者可取仰卧位或立位。仰卧触诊右肾时,嘱患者双腿屈曲并做较深的腹式呼吸。医师位于患者右侧,将左手掌放在其右后腰部向上托(触诊左肾时,左手绕过患者前方托住左后腰部),右手掌平放于被检侧季肋部,以微弯的手指指端放在肋弓下方,随患者呼气,右手逐渐深压向后腹壁,与在后腰部向上托起的左手试图接近,双手夹触肾脏。如未触及肾脏,应让患者深吸气,此时随吸气下移的肾脏可能滑入双手之间被触知。如能触及肾脏大部分,则可将其在两手间夹住,同时患者常有类似恶心或酸痛的不适感。有时只能触及光滑、圆钝的肾下极,它常从触诊的手中滑出(图 31-13)。

若患者腹壁较厚或配合不当,以致右手难以压向后腹壁时,可采用反击触诊法。即在患者吸气时,用左手手指向右手的方向有节律地冲击后腰部,如肾脏下移至两手之间时,右手则有被顶举之感(也可相反地用右手指向左手方向做冲击动作)。检查左肾时,也可位于患者左侧进行,左右手的位置和检查右肾时相反。如仰卧位未触及肾,还可嘱患者取坐位或立位,腹肌放松,医师位于患者侧面,双手前后配合触诊肾脏。在肾下垂或游走肾时,立位较易触到。

图 31-13 肾脏双手触诊示意图

触及肾脏时应注意其大小、形状、质地、表面状态、敏感性和移动度等。正常肾脏表面光滑而圆钝、质地结实而富有弹性,有浮沉感。正常人肾脏一般不能触及,身材瘦长者有时可触及右肾下极。肾脏代偿性增大、肾下垂及游走肾常被触及。如在深吸气时能触及 1/2 以上的肾,即为肾下垂。肾脏明显下垂并能在腹腔各个方向移动时,称为游走肾。有时左肾下垂易误认为脾大,右肾下垂易误认为肝大,应注意鉴别。肾脏肿大见于肾盂积水或积脓、肾肿瘤及多囊肾等。肾盂积水或积脓时,其质地柔软,富有弹性,有波动感;肾肿瘤则质地坚硬,表面凹凸不平;多囊肾时,肾脏不规则形增大,有囊性感。

当肾脏和尿路疾病,尤其是炎性疾病时,可在一些部位出现压痛点(图 31-14):①季肋点(前肾点):在第 10 肋骨前端,右侧位置稍低,相当于肾盂位置,压痛亦提示肾脏病变。②上输尿管点:在脐水平线上腹直肌外缘;③中输尿管点:在两侧髂前上棘水平腹直肌外缘,相当于输尿管第二狭窄处(入骨盆腔处),输尿管有结石、化脓性或结核性炎症时,在上或中输尿管点出现压痛。④肋脊点:在背部脊柱与第 12 肋所成的夹角顶点,又称肋脊角(costovertebral angle);⑤肋腰点:在第 12 肋与腰肌外缘的夹角顶点,又称肋腰点,肋脊点和肋腰点是肾脏一些炎症性疾病如肾盂肾炎、肾结核或肾脓肿等常出现压痛的部位。如炎症深隐于肾实质内,可无压痛而仅有叩击痛。

(5)膀胱触诊:正常膀胱空虚时隐于骨盆内,不易触到。当膀胱充盈胀大时,超出耻骨上缘,可在下腹部触及圆形具有压痛的弹性肿物。触诊膀胱一般用单手滑行触诊法。在患者仰卧屈膝情况下,医师位于其左侧,以右手自脐开始向耻骨方向触摸,触及包块后应详查其性质,以便鉴别其为膀胱、子宫或其他肿物。因膀胱胀大多由积尿所致,呈扁圆形或圆形,触之有囊性感,不能被推移,按压并有尿意,排尿或导尿后缩小或消失。以此可与妊娠子宫、卵巢囊肿、直肠肿物等常见耻骨上区包块相鉴别。

膀胱胀大常见于尿道梗阻(如前列腺肥大或癌)、脊髓病(如截瘫)所致的尿潴留,也见于昏迷、腰椎或骶椎麻醉后、手术后局部疼痛的患者。

季肋点
上输尿管点
中输尿管点

肋脊点
肋腰点

图 31-14 肾脏疾病压痛点示意图

（6）胰腺触诊：胰腺位于腹膜后,横于上腹部相当于第 1、2 腰椎处,位置较深而柔软,故不能触及。胰头约位于腹中线偏右,胰体、胰尾在腹中线左侧。胰腺病变的体征可出现于上腹部,在上腹中部或左上腹有横行带状压痛和腹壁紧张,并涉及左腰部,提示急性胰腺炎;如同时有左腰部或脐周皮下淤血而发蓝紫（Grey-Turner 征或 Cullen 征）,则提示急性出血坏死型胰腺炎。上腹部触及质硬而无移动性肿物时,如为横行索条状,应考虑为慢性胰腺炎;如呈坚硬块状,表面似有结节不光滑,则可能为胰腺癌。在上腹部肝下缘或左季肋部触及囊性肿物,如果位置固定,表面光滑,无压痛,多为假性胰腺囊肿。胰头癌时,可出现梗阻性黄疸及无压痛性胆囊肿大,即库瓦西耶征征阳性。

5. 正常腹部可触到的脏器或组织　正常时除可触及瘦弱者和多产妇的右肾下缘及儿童的肝下缘外,尚可触及以下脏器,应与病理性包块区别。

（1）腹直肌肌腹与腱划：在腹肌发达者,于腹壁中上部可触及隆起略呈圆形、较硬的腹直肌肌腹与其间横行凹沟的腱划,在前正中线两侧对称,位置较表浅,于仰卧起坐腹肌紧张时更明显,可与腹壁肿物及肝脏区别。

（2）腹主动脉：腹壁薄软者,在脐或偏左的深部,可触及搏动的腹主动脉,按压时可有微痛。

（3）腰椎椎体与骶骨岬：腹壁薄软及瘦弱者,在脐附近前正中线位常可触及第 3~5 腰椎椎体或骶骨岬,呈骨质硬度,自腹后壁向前突出,有时可触及腰椎上腹主动脉的搏动。易将其误认为后腹壁肿瘤。

（4）横结肠：正常较瘦者上腹部可触及,一可移动中间稍向下弯曲的横条状物,光滑柔软,腊肠样粗细。当内脏显著下垂时,横结肠呈"U"字形向下弯曲,可达脐部或以下。

（5）乙状结肠：正常乙状结肠用滑行触诊法常可触及,位于左下腹近腹股沟韧带处,呈光滑索条状,可向左右移动,而无压痛。当有干结粪块贮留于内时,可触及较粗索条状或类圆形包块,有轻度压痛,易误认为肿瘤。为鉴别可在肿块部位皮肤上做标志,隔日复查,如于排便或洗肠后包块移位或消失,即可明确。

（6）盲肠：部分较瘦者在右下腹麦氏点内侧稍上部位可触到盲肠。正常时触之如圆柱状,其下部为梨状扩大的盲端,表面光滑,稍能移动,无压痛。

6. 腹部包块（abdominal masses）　在腹部如触到上述脏器以外的包块,应视为异常,多有病理意义。包括肿大的脏器、炎性组织、肿大的淋巴结、囊肿以及良性或恶性肿瘤等。当触及时必须注意以下几点：

（1）部位：腹部某部位包块,一般多源于该区脏器的病变。

（2）大小：应准确测量包块的纵径、横径和前后径,前后径难以测出时可粗略估计,然后以厘米表示,如 3cm×5cm×2cm。明确大小以便进行动态观察。如肿块大小变异不定,甚至消失,则可能是痉挛、充气的肠袢所致。

（3）形态：应注意包块的形状,轮廓是否清楚,表面是否光滑,边缘是否规则,有无切迹等。如脾脏明显肿大时可有切迹。在右上腹触及边缘光滑的卵圆形包块,应考虑胆囊肿大。

（4）质地：实质性包块,质地可能柔软、中等硬或坚硬,见于炎症、结核和肿瘤。如为囊性,质地柔软,见于脓肿或囊肿等。

（5）压痛：炎性包块压痛明显，如阑尾周围脓肿、肠结核或 Crohn 病。而肿瘤的压痛则可轻微或不明显。

（6）搏动：触及腹正中线附近膨胀性搏动的包块时，应考虑腹主动脉或其分支的动脉瘤，有时尚可触及震颤。而腹主动脉附近的包块，也可因传导而触及搏动，应予鉴别。

（7）移动度：肝、胆囊、胃、脾、肾或其包块，可随呼吸而上下移动。肝和胆囊的移动度最大，不易用手固定。如肿块能用手推动者，可能源于胃、肠或肠系膜。游走肾、游走脾及带蒂的包块，移动范围广且距离大。局部脓肿或炎性包块及腹腔后的肿瘤，一般不能移动。

（8）与邻近器官的关系：触及包块还应确定与邻近皮肤、腹壁和脏器的关系。如能将包块与皮肤单独捏起，表示该包块与腹内脏器组织无关。如该处皮肤不能捏起或反而出现牵缩性凹陷，表示该包块与腹壁之间有粘连。腹壁包块在患者从仰卧起坐时，触及仍清楚；如为腹腔内包块，则多不能触及。腹膜内位的包块，常可推动，较易触及；而腹膜后（外位）的包块，除明显肿大可触及外，一般因部位较深，不易触及，也不能推动。如肿块与邻近组织粘连，不易推动，压痛明显，以炎症的可能性最大。如包块边界清楚，质地不坚硬，表面光滑，压痛不明显，移动度较大，可能为良性肿瘤；如包块边界模糊，质地坚硬，表面不平，移动度差，则多为恶性肿瘤。

## 四、叩诊

腹部叩诊的目的是了解某些脏器的大小和叩痛，胃与膀胱的扩大程度，胃肠道充气情况，腹腔内有无积液、积气和包块等。还可验证和补充视诊与触诊所得的结果。

### （一）腹部叩诊音

正常腹部除肝、脾所在部位叩诊呈浊音或实音外，其余部位均为鼓音。鼓音明显，范围增大，可见于胃肠高度胀气、胃肠穿孔所致气腹和人工气腹。肝、脾或其他实质性脏器极度肿大，腹腔内大量积液或肿瘤时，鼓音区缩小，病变部位可出现浊音或实音。

### （二）肝脏及胆囊叩诊

以叩诊定肝上、下界时，一般是沿右锁骨中线、右腋中线和右肩胛线，由肺区往下叩向腹部，当清音转为浊音时，即为肝上界，此处相当于被肺遮盖的肝顶部，故又称肝相对浊音界；再往下轻叩，由浊音转为实音时，此处肝脏不被肺遮盖，直接贴近胸壁，称肝绝对浊音界；继续往下叩，由实音转为鼓音处，即为肝下界。定肝下界时，也可由腹部鼓音区沿右锁骨中线或正中线向上叩，当鼓音转为浊音处即是。由于肝下界与胃和结肠等重叠，很难叩准，故常用触诊或叩诊法确定。一般叩得的肝下界比触得的肝下界约高 1～2cm，但肝缘若明显增厚，则叩诊和触诊结果较为接近。体型对肝脏位置有一定影响，匀称型者正常肝上界在右锁骨中线上第 5 肋间，下界位于右季肋下缘，两者之间的距离为肝上下径，为 9～11cm；在右腋中线上肝上界在第 7 肋间，下界相当于第 10 肋骨水平；在右肩胛线上，肝上界为第 10 肋间，下界不易叩出。瘦长型者肝上下界均可低一个肋间，矮胖型者则可高一个肋间。

病理情况下，肝浊音界向上移位见于右肺不张、右肺纤维化、气腹及鼓肠等；肝浊音界向下移位见于肺气肿、右侧张力性气胸等。肝浊音界扩大见于肝炎、肝脓肿、肝淤血、肝癌和多囊肝等；膈下脓肿时，因肝下移和膈升高，肝浊音界也扩大，但肝脏本身未增大;肝浊音界缩小见于急性重型肝炎、晚期肝硬化和胃肠胀气等;肝浊音界消失代之以鼓音者,多因肝表面有气体覆盖所致,是急性胃肠穿孔的一个重要征象,亦可见于人工气腹、腹部大手术后数日内、间位结肠(结肠位于肝与膈之间)、全内脏转位等。

肝区叩击痛对肝炎、肝脓肿有一定的诊断意义。胆囊位于深处,且被肝脏覆盖,叩诊不能检查胆囊的大小,只能检查胆囊区有无叩击痛,胆囊区叩击痛是胆囊炎的重要体征。

（三）胃泡鼓音区

胃泡鼓音区(traube space)位于左前胸下部肋缘以上,呈半圆形,为胃底含气而形成,叩诊呈鼓音。其上界为膈及肺下缘,下界为肋弓,左界为脾脏,右界为肝左缘。正常时此区的大小与胃内含气量的多少有关,还受邻近器官和组织病变的影响。有调查正常成人 Traube 区长径中位数为 9.5cm(5.0～13.0cm)。宽径为 6.0cm(2.7～10.0cm)。此区明显扩大见于幽门梗阻等;明显缩小见于左侧胸腔积液、心包积液、脾大及肝左叶肿大等;此区鼓音消失而转为实音常由胃内充满食物或液体所致,见于进食过多导致急性胃扩张或溺水者。

（四）脾脏叩诊

脾浊音区宜采用轻叩法,在左腋中线自上而下进行叩诊,正常脾浊音区在该线上第9～11肋间,宽4～7cm,前方不超过腋前线。脾浊音区缩小或消失见于左侧气胸、胃扩张及鼓肠等;脾浊音区扩大见于各种原因所致脾大。

（五）肾脏叩诊

主要检查肾脏有无叩击痛。正常时肾区无叩击痛。检查时,患者取坐位或侧卧位,医师以左手掌平放于患者肾区(肋脊角处),右手握拳用轻到中等力量叩击手背。在肾炎、肾盂肾炎、肾结石、肾周围炎及肾结核时,肾区常有不同程度的叩击痛。

（六）膀胱叩诊

在耻骨联合上方进行叩诊。膀胱空虚时,因小肠位于耻骨上方遮盖膀胱,故叩诊呈鼓音,叩不出膀胱的轮廓。膀胱充盈时,耻骨上方叩出圆形浊音区。妊娠的子宫、卵巢囊肿或子宫肌瘤等,该区叩诊也呈浊音应予鉴别。腹水时,耻骨上方叩诊可呈浊音区,但此区的弧形上缘凹向脐部,而膀胱胀大的浊音区弧形上缘凸向脐部。排尿或导尿后复查,如浊音区转为鼓音,即为尿潴留而致的膀胱胀大。

（七）移动性浊音

当腹腔内有较多游离液体(在1000ml以上)时,如患者仰卧位,液体因重力作用多积聚于腹腔低处,含气的肠管漂浮其上,故叩诊腹中部呈鼓音,腹部两侧呈浊音;在患者侧卧位时,液体随之流动,叩诊上侧腹部转为鼓音,下侧腹部呈浊音。这种因体位不同而出现浊音区变动的现象称移动性浊音(shifting dullness)。它是发现腹腔内有无积液的重要检查方法。如果腹水量少,用上述方法不能查出时,可嘱患者取肘膝位,使脐部处于最低位,由侧腹部向脐部叩诊,如由鼓音转为浊音,则提示有腹水的可能。也可让患者排空膀胱后取立位,自耻骨联合上缘向腹部叩诊,如下腹部积有液体耻骨上方则呈浊音,浊音的上界呈一水平线,此水平线以上为浮动的肠管,故叩诊为鼓音。

肠梗阻时肠管内有大量液体潴留,可因患者的体位变动,出现移动性浊音,但常伴有肠梗阻的征象。

巨大卵巢囊肿患者,腹部可出现大范围浊音易误为腹水,其鉴别如下:①患者仰卧

195

时,卵巢囊肿所致的浊音常位于腹中部,而鼓音在腹部两侧(因肠管被挤压至两侧所致),且浊音不呈移动性,与腹水相反(图31-15)。②尺压试验(ruler pressing test):即患者仰卧时,医师将一硬尺横置于腹壁上,两手将硬尺下压,如硬尺发生节奏性跳动,则为卵巢囊肿(系由腹主动脉的搏动经囊肿传至硬尺所致)。如硬尺无此种跳动,则为腹水。

图 31-15　卵巢囊肿与腹水叩诊鉴别图

## 五、听诊

### (一) 肠鸣音

肠蠕动时,肠管内气体和液体随之而流动,产生一种断断续续的咕噜声(或气过水声)称为肠鸣音(bowel sound)或肠蠕动音。正常时肠鸣音大约每分钟4~5次,在脐部听得最清楚。

当肠蠕动增强,但音调不特别高亢,肠鸣音超过每分钟10次,称肠鸣音活跃,见于服泻药后、急性肠炎或胃肠道大出血等。

如肠鸣音次数多,且呈响亮、高亢的金属音,称肠鸣音亢进,见于机械性肠梗阻,系由肠腔梗阻积气增多而扩大,肠壁被胀大变薄且极度紧张,与亢进的肠鸣音产生共鸣所致。

肠鸣音明显少于正常,或3~5分钟可听到一次,称肠鸣音减弱或稀少,见于老年性便秘、电解质紊乱(低血钾)、腹膜炎及胃肠动力低下等。如持续听诊3~5分钟未闻及肠鸣音,称肠鸣音消失或静腹,见于急性腹膜炎或各种原因所致的麻痹性肠梗阻。

### (二) 振水音

患者仰卧,医师用一耳凑近患者上腹部或将听诊器体件放于此处,然后用稍弯曲的手指以冲击触诊法连续迅速冲击患者上腹部,如听到胃内液体与气体相撞击的声音,称为振水音(succussion splash)。也可用双手左右摇晃患者上腹部以闻及振水音。正常人餐后或饮入多量液体时,上腹部可出现振水音。但若在空腹或餐后6~8小时以上仍有此音,则提示胃内有液体潴留,见于胃扩张、幽门梗阻及胃液分泌过多等。

### (三) 血管杂音

正常腹部无血管杂音。腹部血管杂音对诊断某些疾病有一定价值。血管杂音有动脉性和静脉性杂音。

动脉性杂音常位于中腹部或腹部两侧。如在上腹部的两侧出现收缩期血管杂音，常提示肾动脉狭窄，见于年轻的高血压患者。左叶肝癌压迫肝动脉或腹主动脉时，亦可在包块部位闻及吹风样血管杂音。中腹部收缩期血管杂音提示腹主动脉瘤或腹主动脉狭窄，前者于该处触及搏动性包块，后者则搏动减弱，严重者触不到足背动脉搏动，下肢血压低于上肢。下腹两侧出现收缩期血管杂音，应考虑髂动脉狭窄。

静脉性杂音为连续的嗡鸣音，无收缩期与舒张期性质。此音多出现于脐周或上腹部，尤其是在腹壁静脉显著曲张时，常提示肝硬化所致门静脉高压侧支循环的形成，称克吕韦耶-鲍姆加滕综合征（Cruveilhier-Baumgarten syndrome），压迫脾脏此嗡鸣音可增强。

### （四）摩擦音

在肝周围炎、胆囊炎、脾梗死或脾周围炎等累及局部腹膜的情况下，于深呼吸时，可在各相应部位听到摩擦音（friction sound），严重时可触及摩擦感。腹膜纤维渗出性炎症时，亦可在腹壁听到摩擦音。

## 六、腹部常见疾病的体征

腹部常见疾病的体征见表 31-1。

表 31-1　消化系统腹部常见病变的体征

| 病变 | 视诊 | 触诊 | 叩诊 | 听诊 |
|---|---|---|---|---|
| 肝硬化 | 可见肝病面容、蜘蛛痣及肝掌，晚期患者黄疸，男性常有乳房发育，腹部膨隆，呈蛙腹状，腹壁静脉曲张，脐疝 | 肝脏由轻度肿大而变小，质地变硬，表面不光滑，压痛不明显。脾脏轻至中度肿大。晚期腹壁紧张度增加，液波震颤阳性，下肢水肿 | 肝浊音区早期轻度扩大，晚期缩小，移动性浊音阳性 | 肠鸣音正常，脐周腹壁静脉曲张处可听到静脉连续性营营声，脾周围炎时，可出现左上腹隐痛和脾区摩擦感和摩擦音 |
| 幽门梗阻 | 可有消瘦和脱水，严重者可出现恶病质样体质，上腹部可见局部膨隆、胃蠕动波、胃型及逆蠕动波 | 上腹部紧张度增加 | 上腹部浊音或实音 | 可出现振水音 |
| 急性腹膜炎 | 急性危重病容，强迫仰卧位，腹式呼吸减弱或消失，腹腔渗出液增多及肠管发生麻痹时，可见腹部膨隆 | 腹膜刺激征 | 鼓肠或有气腹时，肝浊音区缩小或消失，腹腔内有较多渗液时，可叩出移动性浊音 | 肠鸣音减弱或消失 |
| 急性阑尾炎 | 急性病容，腹式呼吸减弱 | 右下腹部麦氏点有显著而固定的压痛及反跳痛，可出现结肠充气试验阳性 | 右下腹部可有叩击痛 | 肠鸣音无明显变化 |
| 急性胆囊炎 | 急性病容，右上腹部稍膨隆，腹式呼吸减弱 | 右肋下胆囊区有腹壁紧张、压痛及反跳痛。墨菲征阳性 | 右肋下胆囊区有叩击痛 | 肠鸣音无明显变化 |

续表

| 病变 | 视诊 | 触诊 | 叩诊 | 听诊 |
|---|---|---|---|---|
| 急性胰腺炎 | 急性病容,出血坏死型可出现明显腹胀,有时可见侧腹部皮肤或脐周皮肤呈青紫 | 轻型者上腹部或左上腹部有中度压痛,重型者全腹有典型的腹膜刺激征 | 可出现移动性浊音 | 肠鸣音减弱或消失 |
| 肠梗阻 | 急性病容,腹部膨隆,腹部呼吸运动减弱,机械性肠梗阻时,可见肠型及蠕动波 | 腹壁紧张,有压痛,绞窄性肠梗阻有压痛性包块及反跳痛 | 腹部鼓音明显,当腹腔有渗液时,出现移动性浊音 | 机械性肠梗阻时,肠鸣音亢进呈金属音调;麻痹性肠梗阻时肠鸣音减弱或消失 |

**知识链接**

### 搔 刮 试 验

搔刮试验(scratch test)用于肝下缘触诊不清楚时,以协助测定肝下缘。患者取仰卧位,检查者左手持听诊器膜型体件置于其右肋缘肝脏上方,右手示指在上腹部沿听诊器膜型体件半圆形等距离搔刮腹壁,当其未达肝缘时,只听到遥远而轻微的声音,当搔刮至肝脏表面时,声音明显增强而近耳。这是因为实质性脏器对声音的传导优于空腔脏器之故。此法常用于腹壁较厚或不能满意地配合触诊的患者,有时用于鉴别右上腹肿物是否为肿大的肝脏。

## 学习小结

1. 学习内容

## 2. 学习方法

熟悉腹部脏器的解剖及体表投影,从病理与临床表现的关系去学习各病理体征的临床意义。重视理论与临床实践相结合,加强腹部触诊训练。

（高燕鲁）

## 复习思考题

1. 触及肝脏应注意描述哪些内容?
2. 试述墨菲征的检查方法及临床意义。
3. 试述移动性浊音的检查方法及阳性的临床意义。
4. 何谓肠鸣音? 试述常见的肠鸣音异常及其临床意义。
5. 试述急性腹膜炎、急性阑尾炎的主要体征。

## 第三十二章

# 肛门、直肠及外生殖器检查

**学习目的**

通过学习,学会肛门、直肠与外生殖器检查的方法,熟悉其内容,能识别正常与异常,并能解释其临床意义,为后续的临床学习打下基础。

**学习要点**

肛门与直肠视诊内容,肛门、直肠触诊的方法。

肛门、直肠和外生殖器检查,是全身系统体格检查不可缺少的一部分,对临床诊断与治疗具有重要意义。应对被检查者说明检查的目的、重要性和方法。男医师检查女性患者,须有女医护人员陪同。

## 一、肛门与直肠检查

### (一)患者体位

根据检查目的不同,让患者采取适当的体位。

1. 左侧卧位　患者左腿伸直,右腿向腹部屈曲,臀部靠近检查床的边缘,医师位于患者背部检查。此位适用于女性及衰弱患者(图 32-1)。

图 32-1　左侧卧位

2. 膝胸位(或肘膝位)　患者两肘关节屈曲,置于检查床上,使胸部俯于床面,两膝关节呈直角屈曲跪于检查床上(图 32-2)。此位最常用,适用于检查直肠前部、前列腺和精囊的疾病。

3. 仰卧位或截石位　患者仰卧,臀部垫高。此位适于检查膀胱直肠窝和重症体弱患者,也可同时做直肠双合诊,即右手示指在直肠内,左手在下腹部,双手配合检查盆腔疾病。

肛门和直肠检查结果及其病变部位按时钟方向进行记录,并说明检查的体位。如

图 32-2　肘膝位

仰卧位时,肛门前正中点为 12 点钟位,后正中点为 6 点钟位,而膝胸位的时钟位则与此相反。

（二）视诊

正常肛门周围皮肤颜色较深,皱襞呈放射状。患者做排便动作时,皱襞变浅;肛门括约肌收缩时,皱襞加深。注意观察下列改变。

1. 肛门闭锁（proctatresia or hedratresia）与狭窄　常见于新生儿先天性畸形,狭窄也可由感染、外伤、手术瘢痕收缩而致。

2. 肛门外伤与感染　肛门有创口或瘢痕,多见于外伤与手术;肛门周围有红肿及压痛,见于肛门周围脓肿。

3. 肛裂（anal fissure）　肛门黏膜有狭长裂伤,可伴有梭形或多发性小溃疡,疼痛剧烈。常因惧痛而抑制便意,致大便干燥,并有少量出血。

4. 痔（hemorrhoid）　肛门和直肠下部静脉丛淤血扩张形成的包块称为痔。肛门外口（齿状线以下）有紫红色柔软包块,表面为皮肤覆盖,是由皮下静脉扩张而致,称外痔（external hemorrhoid）;肛门内口（齿状线以上）静脉曲张,有紫红色包块,表面为黏膜者称内痔（internal hemorrhoid）,常随排便而突出肛门口外,多有大便带血。兼有内痔和外痔表现者称为混合痔（mixed hemorrhoid）。

5. 肛门瘘　简称肛瘘（anal fistula）。在肛门内外可见瘘管开口,不易愈合。多由直肠周围脓肿或结核所致。

6. 直肠脱垂（proctoptosis）　又称脱肛（hedrocele）。检查时嘱被检查者取蹲位,屏气用力做排便动作,若在肛门外看到膨出部分呈椭圆形块状物,表面有环形皱襞,即为直肠壁全层脱垂（直肠完全脱垂）;若看到紫红色球状突出物,即为直肠黏膜脱垂（直肠部分脱垂）。

（三）触诊

对肛门或直肠的触诊称为肛门指诊或直肠检诊（digital rectal examination）。此检查法不仅对肛门直肠的疾病有重要诊断价值,而且对诊断盆腔疾病如阑尾炎、髂窝脓肿、前列腺与精囊病变、子宫及输卵管病变等,也是不可缺少的一项诊断方法。

触诊时,医师右手戴手套或指套,涂适量润滑剂。触诊的示指先在肛门口轻轻按摩,待患者肛门括约肌放松后,再将探查的示指指腹徐徐插入肛门（图 32-3）。触摸肛门口及直肠的四壁。有指征时再作双合诊。

有剧烈触痛见于肛裂与感染;触痛并有波动感见于肛门、直肠周围脓肿;触及柔软光滑而有弹性包块见于直肠息肉;触及质地坚硬、表面凹凸不平的包块应考虑直肠癌。指诊后指套带有黏液、脓液或血液,说明存在炎症并有组织破坏。必要时,取出物应做涂片镜检或细菌培养。

笔记

正确手法　　　　　　　　错误手法

图 32-3　直肠触诊

## 二、男性外生殖器检查

被检查者暴露下腹部,双下肢取外展位,先检查外生殖器(阴茎和阴囊),然后用直肠指诊法检查内生殖器(前列腺及精囊)。

1. 阴茎　阴茎前端膨大部分称为阴茎头。阴茎的皮肤在冠状沟前向内翻转覆盖在阴茎头上,称为包皮。阴茎的海绵体充血后使其变粗、变硬称为勃起(erection)。

(1) 包皮:成人阴茎松弛时,包皮不应掩盖尿道口,上翻后可被退到冠状沟,露出阴茎头。包皮长过阴茎头但上翻后能露出阴茎头,称为包皮过长(prepuce redundant),易引起炎症或包皮嵌顿,甚至成为致癌因素。若包皮上翻后不能露出阴茎头或尿道口者,称为包茎(phimosis),可由先天性包皮狭窄或炎症后粘连而致。

(2) 阴茎头与冠状沟:正常阴茎头与冠状沟表面红润光滑,质地柔软。若看到结节或触及硬结、伴暗红色溃疡、易出血者,应疑为阴茎癌。晚期阴茎癌呈菜花状、表面覆盖有腐臭味的灰白色坏死组织。冠状沟处发现单个椭圆形硬质溃疡,称为下疳(chancre),愈合后留有瘢痕,见于梅毒。尖锐湿疣的好发部位也在冠状沟。

(3) 尿道口:检查时以中指和环指夹持阴茎,用拇指和示指将尿道口分开。正常尿道外口呈竖鱼口形,分开后尿道口黏膜红润、清洁、无分泌物。如淋球菌或其他病原体感染引起尿道炎时尿道口红肿,附有分泌物或有溃疡,并沿尿道有触痛。尿道口狭窄见于先天性畸形或炎症引起粘连。尿道口位于阴茎腹面见于尿道下裂。

(4) 阴茎大小:正常成人阴茎长约 7～10cm。成人阴茎过小(婴儿型)见于垂体功能或性功能减退;儿童外生殖器呈成人型,见于肾上腺皮质肿瘤或睾丸间质细胞瘤。

2. 阴囊　为多层组织构成。皮色深暗,多皱褶,富有汗腺及皮脂腺,外有少量阴毛。检查时患者应取立位或仰卧位,两腿稍分开。医师将两手拇指置于阴囊前面,其余四指放在阴囊后面,双手同时触诊,以资对比。

阴囊是腹膜的延续部分,由隔膜分为左右两囊,各含精索、睾丸和附睾。一侧阴囊明显下垂或增大,不伴皮肤颜色改变者,见于精索静脉曲张、腹股沟斜疝、鞘膜积液和睾丸肿瘤等。阴囊皮肤肿胀发亮,达到透明程度,称阴囊水肿,见于全身水肿,也可由局部炎症、过敏反应、静脉回流受阻等而致。阴囊水肿、皮肤粗厚呈象皮状,称为阴囊象皮肿(chyloderma),见于丝虫病引起的淋巴管炎或淋巴管阻塞。

(1) 精索:位于附睾上方,由输精管、提睾肌、血管、神经、淋巴管等组成。正常呈

笔记

柔软的索条状,上下粗细一致,直径1～2mm,无挤压痛。急性炎症时,精索有挤压痛及局部皮肤红肿。沿精索若触到类似蚯蚓缠绕一起的索条,可捏瘪,为精索静脉曲张。输精管有硬结,呈串珠状改变,见于输精管结核。附睾附近的精索触及硬结,多由丝虫病引起。如沿精索触到表面光滑的长圆形或椭圆形囊性肿物,可能为鞘膜积液(睾丸鞘膜积液、精索鞘膜积液)、腹股沟斜疝或睾丸肿瘤。鉴别可用透光试验(transillumination):用不透明的纸片卷成圆筒,一端放在肿大的阴囊部位,在其对侧用手电紧贴皮肤照射,从纸筒的另一端观察。如阴囊被照亮,呈红色、均质的半透明状,则为阳性,见于鞘膜积液;阴性(不透光)者为腹股沟斜疝或睾丸肿瘤。

(2)睾丸:呈椭圆形,微扁,表面光滑柔韧,两侧大小一致。如阴囊内未触及睾丸,可能为隐睾、睾丸未发育或因提睾肌收缩而致睾丸上移,后者经按摩或热敷后可降入阴囊。如果睾丸未降入阴囊内而在腹腔、腹股沟管内或阴茎根部、会阴等处,称为隐睾症(cryptorchidism)。触诊时应仔细寻找。单侧隐睾多见,若为双侧者可影响生殖器官及第二性征的发育。睾丸未发育见于先天性睾丸发育不全症,由性染色体数目异常所致。

急性睾丸肿痛且明显压痛可为外伤或炎症,如流行性腮腺炎、淋病等。慢性睾丸肿痛多由结核导致。一侧睾丸肿大、坚硬,有结节,应考虑睾丸肿瘤。睾丸过小多由先天性或内分泌异常引起,如肥胖性生殖无能症。睾丸萎缩可为流行性腮腺炎、外伤后遗症及精索静脉曲张而致。

(3)附睾:位于睾丸后外侧,上端膨大,下端细小如囊锥状。精子产生后排移到附睾中成熟。急性附睾炎时肿痛明显。慢性附睾炎时,可触及附睾肿大,有结节,稍有压痛。附睾结核时,可触及附睾肿胀,呈结节状硬块,常伴有输精管增粗,呈串珠状。晚期结核灶与阴囊皮肤粘连,破溃后形成瘘管,经久不愈。

3. 前列腺　为一包绕尿道根部的实质性附属性腺。位于膀胱下方,耻骨联合后约2cm处,大小如栗,左右各一,紧密相连,腺体的排泄管开口于尿道内。

检查时患者取肘膝位或左侧卧位,医师示指戴指套,涂适量润滑剂,徐徐插入肛门,向腹侧触诊。正常成人前列腺距肛门4cm,正中有纵行浅沟称中间沟,将前列腺分为左、右两叶,每叶约拇指腹大小,表面光滑,质韧,有弹性,可触及中间沟。如需取前列腺液送检,可做前列腺按摩,用指诊的示指在前列腺上做向前、向内的方向左右按摩数次,再沿中间沟顺尿道方向滑行挤压,即可有前列腺液由尿道口流出。前列腺中间沟消失,表面平滑者,见于前列腺增生(prostate hyperplasia);肿大并有明显压痛者,见于急性前列腺炎;肿大,表面不平,呈结节状,质地坚硬者,多为前列腺癌。

4. 精囊　为长椭圆形囊状成对的附属性腺,位于前列腺后上方。正常精囊光滑柔软,直肠指诊时不易触知。精囊病变常继发于前列腺病,如精囊可触及索条状肿胀并有压痛,见于前列腺炎等所致的精囊炎;精囊表面呈结节状、质较硬,见于前列腺结核引起的精囊结核。

### 三、女性外生殖器检查

见妇产科学。

## 学习小结

### 1. 学习内容

```
肛门、直肠及外生殖器检查
├─ 肛门与直肠检查
│   ├─ 患者体位:左侧卧位、膝胸位、截石位
│   ├─ 视诊:肛裂、肛周脓肿、痔及脱肛
│   └─ 触诊:触诊方法、内容、临床意义
└─ 男性外生殖器检查
    ├─ 检查方法:先检查外生殖器(阴茎和阴囊),然后用直肠指诊法检查内生殖器(前列腺及精囊)
    └─ 检查内容、正常表现、异常的临床意义
```

### 2. 学习方法

结合病理体征图谱,学习肛门、直肠及外生殖器的检查方法与临床意义,明确此检查内容,是全身系统检查中不可缺少的一部分。

（高林林）

## 复习思考题

1. 肛门与直肠的视诊内容包括哪些? 其临床意义是什么?
2. 试述直肠指诊的检查方法。
3. 男性外生殖器检查的内容包括哪些?

# 脊柱与四肢检查

## 第一节　脊　柱　检　查

　　脊柱是躯体活动的枢纽,是维持躯体各种姿势及支持体重的重要支柱。脊柱的病变主要表现为疼痛、形态或姿势异常以及活动受限等。脊柱检查主要是了解其弯曲度、有无畸形、活动范围、有无压痛及叩击痛,以判断脊柱有无病变。脊柱检查的方法主要是视诊、触诊和叩诊。

### 一、脊柱弯曲度

　　1. 检查法　检查时被检者应取直立位或坐位,先从侧面观察脊柱生理弯曲是否存在,有无过度的前凸与后凸,再从后面观察脊柱有无侧弯,然后进一步用示、中指或拇指沿脊柱棘突以适当的压力从上向下划压,划压后的皮肤出现一条红色充血线,以此线为标准,观察脊柱有无侧弯,轻度侧弯时单用视诊不易发现,须借助触诊才能确定。

　　2. 生理弯曲度　正常人直立时,从侧面观察脊柱有"S"状的 4 个生理弯曲,即颈段稍向前凸,胸段稍向后凸,腰段明显向前凸,骶段明显向后凸。从后面观察脊柱无侧弯。

　　3. 病理性变形

　　(1) 脊柱后凸(kyphosis):脊柱过度后弯称为脊柱后凸,也称为驼背(gibbus),多发生于脊柱胸段。脊柱后凸时前胸凹陷,头颈部前倾。常见病因如下:

　　1) 佝偻病:多见于小儿,主要特征是坐位时胸段明显均匀性向后弯曲,仰卧位时弯曲可消失。

　　2) 脊柱结核:多见于青少年,由椎体破坏、压缩引起。其特点为棘突明显向后

笔记

凸,形成特征性的成角畸形,病变常累及下胸段及腰段。常伴有肺结核或其他脏器结核。

3)强直性脊柱炎:多见于成年人。其特点为脊柱胸段成弧形后凸,常有脊柱强直性固定,仰卧位时也不能伸直。

4)脊柱退行性变:多见于老年人,由脊柱退行性变致胸椎椎体被压缩引起。主要表现为胸椎明显后凸,常出现在胸段上半部。

5)其他:小儿发育期姿势不良、外伤引起的脊柱压缩性骨折、脊椎骨软骨炎等均可引起脊柱后凸。

(2)脊柱前凸(lordosis):脊柱过度向前弯曲称为脊柱前凸,多发生于腰椎。其特点为被检者腹部明显向前突,臀部明显向后突。多见于妊娠晚期、大量腹水、腹腔巨大肿瘤、髋关节结核及先天性髋关节后脱位等。

(3)脊柱侧凸(scoliosis):脊柱离开后正中线向左或向右偏曲称为脊柱侧凸。侧凸可发生在胸段、腰段或胸、腰段联合发生,由此分为胸段侧凸、腰段侧凸及胸、腰段联合侧凸。又根据侧凸的性状分为姿势性和器质性侧凸两种。

1)姿势性侧凸(posture scoliosis):指侧凸无脊柱结构的异常。其特点为早期脊柱的弯曲度多不固定,如平卧或向前弯腰时可使侧凸消失。多见于儿童发育期坐或立姿势不良、下肢长短不齐和肌力不平衡(如椎间盘突出症、脊髓灰质炎等)。

2)器质性侧凸(organic scoliosis):侧凸同时伴脊柱结构器质性改变。其特点为改变体位不能使侧凸得到纠正。颈段脊柱侧凸多见于先天性斜颈、颈椎病或一侧颈肌麻痹等。胸段脊柱侧凸多见于特发性脊柱侧凸症、佝偻病、脊椎损伤、肺纤维化、胸膜肥厚等。腰段脊柱侧凸多见于椎间盘突出、腰部外伤和一侧腰肌瘫痪等。

## 二、脊柱活动度

1. 检查法　检查颈段活动时,医师用手固定被检者的双肩,以头部正直为中立位,让被检者最大限度地做前屈、后伸、侧弯、旋转等动作,以观察颈段的活动范围及有无变形。检查腰段活动度时,被检者取立位,髋、膝关节伸直,医师用两手固定其骨盆,让被检者最大限度地做前屈、后伸、侧弯、旋转等动作,以观察腰段的活动范围及有无变形。有必要时也可检查胸段活动。注意:若脊柱已有外伤性骨折或关节脱位时,应避免脊柱活动,以防损伤脊髓。

2. 正常活动度　颈段与腰段活动范围最大,胸段的活动度较小,骶椎各节已融合成骨块状,几乎无活动。正常人直立位,在两肩及骨盆固定的条件下,颈段、腰段的活动范围参考值见表33-1。颈椎活动度一般为:前屈下颌可以放在胸骨上;后仰两眼可直视屋顶;侧弯两耳可以接触耸起的双肩。但脊柱活动范围受年龄、运动训练、脊柱结构差异等因素影响,存在较大个体差异。

表33-1　脊柱颈、腰段活动范围参考值

| | 前屈 | 后伸 | 左右侧弯 | 旋转度(一侧) |
|---|---|---|---|---|
| 颈段 | 35°~45° | 35°~45° | 45° | 60°~80° |
| 腰段 | 75°~90° | 30° | 20°~35° | 30° |

笔记

3. 活动受限 脊柱活动受限常见原因有：

（1）软组织损伤：多见于颈肌、腰肌肌纤维组织炎，颈肌、腰肌韧带劳损等。

（2）骨质增生：多发生在活动范围较大的颈段、腰段，如颈椎、腰椎的增生性关节炎。

（3）骨质破坏：多见于脊柱结核或肿瘤。

（4）脊椎外伤：如脊椎骨折或脱位，故检查时应注意问病史，观察局部有无肿胀或变形，避免做脊柱活动。

（5）椎间盘突出：多发生于腰椎，可使腰段各方向的运动均受限。

### 三、脊柱压痛与叩击痛

1. 脊柱压痛

（1）检查法：检查脊柱压痛时，被检者取端坐位，身体稍向前倾，医师用右手拇指从枕骨粗隆开始自上而下逐个按压脊椎棘突及椎旁肌肉，了解被检者是否有压痛。

（2）临床意义：正常人脊柱及椎旁肌肉均无压痛，若某一部位有压痛，提示压痛部位的脊柱或肌肉可能有病变或损伤。

2. 脊柱叩击痛

（1）检查法：脊柱叩击痛有两种检查法：

1）直接叩诊法：被检者取坐位，医师用中指或用叩诊锤直接叩击各个脊柱棘突，了解被检者是否有叩击痛。多用于检查胸、腰段。颈椎位置较深，一般不用此法检查。

2）间接叩诊法：被检者取坐位，医师将左手掌置于被检者头顶部，右手半握拳，以小鱼际肌部位叩击左手背，了解被检者的脊柱是否有疼痛。

（2）临床意义：正常人脊柱无叩击痛，若某一部位有叩击痛，提示该处有病变，如脊柱结核、脊椎骨折、脊椎肿瘤、椎间盘突出等。

## 第二节 四肢与关节检查

四肢及其关节的检查主要运用视诊和触诊的方法，两者相互配合，以观察四肢及其关节的形态、位置、软组织的状态、活动情况等，其中以关节检查为主。

### 一、肢体形态异常

1. 匙状甲（koilonychia） 又称反甲，指甲中央凹陷，边缘翘起，似匙状，指甲变薄，表面粗糙有条纹（图33-1）。常因组织缺铁和某些氨基酸代谢障碍所致。多见于缺铁性贫血。

2. 杵状指（趾）（acropachy） 杵状指是指手指末端指节明显增宽、增厚（图33-2），指甲从根到末端呈拱形隆起，使指端背面的皮肤与指甲所构成的基底角等于或大于180°（图33-3）。杵状趾的表现与杵状指类似。杵状指（趾）的发生机制一般认为因肢体末端慢性缺氧、代谢障碍及中毒性损害等因素有关，缺氧时肢体末端毛细血管增生、扩张，血液丰富而导致软组织增生膨大。杵状指（趾）常见于：①呼吸系统疾病：如支气管扩张、支气管肺癌、慢性肺脓肿、脓胸等；②某些心血管疾病：如发绀型先天性心脏病、亚急性感染性心内膜炎等；③营养障碍性疾病：如肝硬化。

图 33-1 匙状甲　　　　　　图 33-2 杵状指图

正常人拇指　　早期杵状指　　晚期杵状指
基底角约160°　基底角呈180°　基底角大于180°

图 33-3 正常人拇指基底角及其早、晚期杵状指变化

3. 指关节变形

（1）梭形关节（fusiform articulus）：梭形关节是最常见的指关节变形，其形态特点为双侧对称性近端指间关节增生、肿胀呈梭形畸形，早期局部红肿、疼痛，晚期明显强直、活动受限。常伴掌指关节肿胀、疼痛，手腕及手指向尺侧偏斜（图 33-4）。见于类风湿关节炎。

图 33-4 梭形关节

（2）爪形手（claw land）：爪形手的形态特点是指手关节呈鸟爪样变形。见于进行性肌萎缩、脊髓空洞症等，第 4、5 指爪形手见于尺神经损伤。

（3）其他：如老年性骨关节炎等。

4. 腕关节变形

（1）滑膜炎：多表现为腕关节背面和掌面结节状隆起，触之柔软，可有压痛，多影响关节活动。常见于类风湿关节炎。

（2）腱鞘囊肿：多发生在腕关节背面或桡侧,呈圆形无痛性隆起,触之坚韧,推之可沿肌腱的平行方向稍微移动。见于肌腱过度活动。

（3）其他：如腱鞘纤维脂肪瘤、腕关节及其附近的软组织炎症、外伤与骨折等。

5. 膝内翻（genu varum）、膝外翻（genu valgum）　正常人双脚并拢直立时双膝和双踝均能靠拢。如直立位当两踝并拢时两膝关节却远远分离,称为膝内翻或"O"形腿（图33-5）。当两膝关节靠拢时两踝部分离,称为膝外翻或"X"形腿（图33-6）。膝内翻或膝外翻见于佝偻病及大骨节病。

图33-5　膝内翻

图33-6　膝外翻

6. 膝关节变形

（1）关节炎：表现为两侧膝关节形态不对称,患侧膝关节红、肿、热、痛、活动障碍,如风湿性关节炎活动期。

（2）关节积液：表现为关节明显肿胀,当膝关节屈成90°时,髌骨两侧的凹陷消失,可有浮髌现象（floating patella phenomenon）。浮髌现象的检查方法为:被检者平卧,患肢伸直放松,医师左手拇指和其余四指分别固定于肿胀膝关节上方两侧,右手拇指和其余四指分别固定于肿胀膝关节下方两侧,然后用右手示指将髌骨连续向下方按压数次,压下时有髌骨与关节面的碰触感,松手时有髌骨随手浮起感称为浮髌试验阳性（图33-7）。见于各种原因引起的膝关节腔中等量以上的积液。如压下时髌骨与关节面的碰触感如同触及绒垫的柔软感,多见于结核性关节炎引起的膝关节积液。

图33-7　浮髌试验检查法

笔记

7. 足内翻(strephenopodia)、足外翻(strephexopodia) 正常人当膝关节固定时,足掌可向内、外翻35°。当足掌部活动受限,呈固定性内翻、内收位称足内翻(图33-8)。若足掌呈固定性外翻、外展位称足外翻。足内翻或足外翻多见于先天畸形、脊髓灰质炎后遗症等。

图33-8 足内翻

8. 肢端肥大症 其特点为肢体末端异常粗大。见于青春期发育成熟后,腺垂体功能亢进,生长激素分泌过多引起的肢端肥大症。

9. 骨折与关节脱位 骨折是指骨结构的完整性和连续性中断。骨折可使肢体缩短变形,局部肿胀、压痛,有时可触到骨擦感或听到骨擦音。关节脱位是指组成关节骨骼的脱离或错位。关节脱位可有关节畸形,并有疼痛、肿胀、瘀斑、关节功能障碍等。

10. 肌萎缩 是指肢体肌肉体积缩小、松弛无力。见于脊髓灰质炎、周围神经损害、肌炎和长期肢体废用等。

11. 下肢静脉曲张 多见于小腿,其特点为静脉如蚯蚓状怒张、弯曲,久立加重,卧位抬高下肢减轻,重者小腿有肿胀感,局部皮肤颜色暗紫或有色素沉着,甚至形成溃疡,经久不愈,是下肢浅静脉血液回流受阻或静脉瓣功能不全所致。多见于长期从事站立性工作者或栓塞性静脉炎。

12. 水肿 单侧肢体水肿多因静脉血或淋巴液回流受阻所致。多见于血栓性静脉炎、肿瘤压迫、偏瘫、神经营养不良、丝虫病等。如淋巴管长期阻塞,可使淋巴管扩张、破裂、淋巴液外溢致纤维组织大量增生,皮肤增厚,按压无凹陷,称为象皮肿(elephantiasis)(图33-9)。全身性水肿详见第一篇、第二篇有关水肿内容。

图33-9 象皮肿

13. 痛风性关节炎 痛风急性关节炎期表现为受累关节红、肿、热、痛和功能障碍,最多见于单侧踇趾及第一跖趾关节,其余依次为踝、膝、腕、指、肘关节。慢性关节炎期常在远端关节如跖趾、指间和掌指关节有痛风石,常多关节受累,表现为关节肿胀、僵硬、畸形及周围组织纤维化和变形,严重时患处皮肤发亮、菲薄,破溃后有白色豆腐渣样物排出,甚至形成瘘管经久不愈。

## 二、肢体运动功能

肢体的运动功能是在神经的协调下由肌肉、肌腱带动关节活动来完成的,其中任何一个环节受损害都会引起运动功能障碍。神经系统疾病引起的运动功能障碍详见第三十四章神经系统检查,本节介绍关节活动。

1. 检查法 一种是让被检者做各关节各方向的主动运动,即被检者用自己的力量活动。另一种是被动运动,即医师用外力使被检者的关节活动。观察其活动范围及有无疼痛等。

2. 关节活动障碍 见于相应部位骨折、脱位、炎症、肿瘤、关节的退行性变及肌腱、软组织损伤等。

**学习小结**

1. **学习内容**

脊柱检查
- 病理性变形
  - 脊柱前凸:妊娠晚期、大量腹水、腹腔巨大肿瘤、髋关节结核及先天性髋关节后脱位等
  - 脊柱后凸:佝偻病、脊柱结核、强直性脊柱炎、脊柱退行性变、姿势不良、外伤、脊椎骨软骨炎等
  - 脊柱侧凸:颈段:脊柱侧凸多见于先天性斜颈、颈椎病或一侧颈肌麻痹等
  - 胸段:脊柱侧凸多见于特发性脊柱侧凸症、佝偻病
- 活动受限:软组织损伤、骨质增生、骨质破坏、脊椎外伤、椎间盘突出
- 叩痛、压痛:压痛部位的脊柱或肌肉可能有病变或损伤如脊柱结核、脊椎骨折、脊椎肿瘤、椎间盘突出等

四肢与关节检查
- 四肢形态异常:匙状甲、杵状指(趾)、梭形关节、爪形手、腕关节变形、膝内翻、膝外翻、膝关节变形、足内翻、足外翻、肢端肥大症、骨折与关节脱位、肌萎缩、下肢静脉曲张、水肿、痛风性关节炎
  - 形态异常的特点
  - 临床意义
- 肢体运动功能检查
  - 检查法
  - 肢体功能障碍的临床意义

2. **学习方法**

本章形象的内容较多,如脊柱弯曲度、肢体形态异常,学习方法上应借助多媒体图像。

(高林林)

**复习思考题**

1. 如何检查脊柱与四肢?
2. 脊柱压痛有何临床意义?
3. 脊柱出现活动障碍考虑哪些病变或疾病?
4. 四肢与关节常见哪些变形? 有何临床意义?

# 第三十四章

## 神经系统检查

**学习目的**

通过学习神经系统的基本检查法及异常表现的临床意义,学会判别神经系统有无病变、病变部位及范围,从而为神经系统疾病的定位诊断和定性诊断打下基础。

**学习要点**

脑神经、感觉功能、运动功能、神经反射的基本检查法及临床意义。

神经系统检查首先应明确患者的意识状态、认知能力,然后检查脑神经、运动神经、感觉神经、神经反射和自主神经等。神经系统检查时常需备有叩诊锤、棉签、音叉、试管、手电筒、检眼镜及嗅觉、味觉测试用具等。

### 第一节 脑神经检查

脑神经共 12 对,其中嗅神经、视神经、蜗神经为单纯感觉神经;动眼神经、滑车神经、展神经、副神经和舌下神经为单纯运动神经;三叉神经、面神经、舌咽神经和迷走神经是运动和感觉神经兼有的混合神经。此外,动眼神经、面神经、舌咽神经和迷走神经还含有副交感神经纤维。检查时宜按顺序对称性进行,以免遗漏。

#### 一、嗅神经

嗅神经是特殊感觉神经,传导嗅觉。嗅觉感受器在鼻黏膜,嗅觉中枢位于大脑的颞叶。

1. 检查法 先确定被检者无嗅幻觉,嘱被检者闭目,用其手指压闭一侧鼻孔,拿带有香味的物质如香皂、牙膏或香烟等置于被检者另一侧鼻孔下,辨别气味。再用同样的方法检查另一侧鼻孔,了解被检者双侧嗅觉是否正常。注意不能使用挥发性、刺激性气味的物品,如醋酸、乙醇、甲醛溶液等,更不能使用有强烈刺激性溶液如氨水等,也不能用被检者不熟悉的物品。

2. 临床意义 ①一侧嗅觉丧失或减退,提示同侧嗅沟处病变,多见于脑肿瘤等压迫嗅球或嗅束。两侧嗅觉丧失多见于头面部外伤、颅底脑膜结核或鼻黏膜病变,如感冒、萎缩性鼻炎等。嗅觉减退还可见于帕金森病和阿尔茨海默病等。②幻嗅多见于颞叶肿瘤或癫痫的先兆期,还可见于神经分裂症、乙醇戒断和阿尔茨海默病等。③嗅觉过敏多见于癔症。

## 二、视神经

视神经传导视觉,感受器在视网膜,视觉中枢位于大脑枕叶。视神经检查包括视力、视野和眼底检查。

1. 视野　视野(visual fields)是指双眼注视前方不动时所能看到的最大空间范围,又称周边视野。周边视野反映黄斑中心凹以外的视网膜及视觉通路的功能。

(1) 检查法:视野有手动法和视野计法两种检查法,一般可先用手动法粗略测定,医师应为视野正常者。方法为:被检者背光与医师相对而坐,距离约100cm,各用手遮住相对一眼(如被检者为右眼,则医师为左眼),并相对凝视保持不动。医师置手指于两人等距离中间,分别从上、下、左、右等不同方位从外周逐渐向眼的中央部移动,嘱被检者发现手指时立即示意。以同样的方法检查另一眼。如被检者与医师在不同方位均能同时看到手指时视野大致正常;如在某方向上,当医师看到手指后再移动一定距离被检者才看到为视野缺失。如疑有视野缺失时,要进一步用视野计精确测定。

(2) 临床意义:凡视觉通路的某一部位遭受损害都可引起视野缺损。常见的视野缺损见图34-1。

图 34-1　常见视野缺损示意图

**2. 眼底**

（1）检查法：眼底检查需借助检眼镜（眼底镜），为不影响观察瞳孔，无须散瞳。检查时被检者背光而坐，眼球正视前方，查右眼时，医师站在被检者右侧，右手持检眼镜，右眼观察眼底，从离被检者50cm处开始寻找瞳孔并逐渐窥入，检眼镜要紧贴被检者面部。主要观察视盘、视网膜血管、黄斑区、视网膜各象限是否有异常改变。以同样的方法检查另一只眼。

（2）正常眼底：正常人视盘为淡红色，呈圆形或椭圆形，边界清楚。动脉较细，色鲜红，静脉较粗，色暗红，动、静脉管径之比为2∶3（图34-2）。视网膜全部为鲜橘红色，黄斑位于视盘颞侧偏下方，呈暗红色，在其中央有一小反光点。

图34-2　左眼底示意图

（3）临床意义：常见疾病的眼底表现见表34-1。

表34-1　常见疾病的眼底表现

| 常见疾病 | 眼底改变 |
| --- | --- |
| 颅内压升高 | 出现视盘水肿，表现为视盘隆起、水肿，边缘模糊不清，静脉淤血和迂曲，并可见火焰状出血 |
| 高血压、动脉硬化 | 早期为视网膜动脉痉挛。硬化期为视网膜动脉变细，反光增强，有动静脉交叉压迫现象，动脉呈铜丝状或银丝状。晚期视盘周围有火焰状出血，棉絮状渗出物，严重时有视盘水肿 |
| 糖尿病 | Ⅰ期：微血管瘤、出血；Ⅱ期：微血管瘤，出血并有硬性渗出；Ⅲ期：出现棉絮状软性渗出；Ⅳ期：新生血管形成，玻璃体积血；Ⅴ期：机化物增生；Ⅵ期：继发性视网膜脱离，失明 |
| 白血病 | 视盘边界不清，视网膜血管色淡，血管曲张、弯曲，视网膜上有带白色中心的出血斑及渗出物 |
| 原发性视神经萎缩 | 视盘色苍白，边界清晰 |

### 三、动眼神经、滑车神经、展神经

动眼神经、滑车神经、展神经这三对脑神经共同支配眼球的运动，一并检查，其核分别位于中脑和脑桥。动眼神经还支配提上睑肌、瞳孔括约肌和睫状肌，故检查项目除检查眼球运动外还包括眼裂、眼球位置和瞳孔的检查。

笔记

1. 检查法 眼球运动、眼裂、眼球位置和瞳孔的检查详见第二十八章头部检查。

2. 临床意义 ①动眼神经麻痹时出现眼睑下垂,眼球向内、向上及向下活动受限而出现外斜视和复视,并有瞳孔散大,调节和聚合反射消失。②滑车神经单独麻痹很少见,眼球向下及向外运动减弱,向下看时出现复视,但被检者多无斜视。③展神经受损时眼球不能外展,出现内斜视和复视。多见于脑肿瘤、结核性脑膜炎、脑出血、脑疝等。

## 四、三叉神经

三叉神经是传导感觉为主的混合神经,第一支眼神经分布于额顶部、上眼睑和鼻背部的皮肤,还有眼眶、眼球、泪腺、结膜、硬脑膜、部分鼻黏膜。第二支上颌神经主要分布于上颌牙齿、口腔和鼻腔黏膜、硬脑膜及睑裂与口裂之间的皮肤。第三支下颌神经为混合神经,其中感觉纤维分布于硬脑膜、下颌牙及牙龈、舌前2/3(传导一般感觉)及口腔底的黏膜、耳颞区和口裂以下的皮肤,运动纤维支配咀嚼肌、颞肌和翼状内外肌(图34-3)。

1. 检查法 分别在三个分支体表分布区检查触觉、痛觉和温度觉,其方法详见本章第二节感觉功能检查。运动的检查要先观察被检者的咀嚼肌和颞肌有无萎缩,然后医师触按被检者咀嚼肌和颞肌,嘱其做咬合动作,比较两侧的肌力有无减低,最后嘱被检者张口或露齿,以上下门齿中缝为准,观察张口时下颌有无偏斜。

图34-3 三叉神经感觉神经分布

1:眼支分布区;2:上颌支分布区;3:下颌支分布区

2. 临床意义 ①一侧三叉神经周围性损伤时(三叉神经半月结、三叉神经根或三个分支病变)出现同侧面部皮肤及眼、口和鼻黏膜一般感觉减弱或消失,咀嚼肌瘫痪,角膜反射减弱或消失,张口时下颌偏向病灶同侧。多见于颅中窝脑膜瘤、鼻咽癌颅底转移和三叉神经节带状病毒感染等。三叉神经刺激性病变可出现三叉神经痛,常为突然发作的一侧面部剧痛,可在三个分支的出面骨孔(眶上孔、上颌孔和颏孔)处有压痛点,且按压时可诱发疼痛。②三叉神经脊束核损害时出现同侧面部洋葱皮样分离性感觉障碍,即口鼻周围或面部周边痛温觉障碍而触觉和深感觉存在。常见于延髓空洞症、延髓背外侧综合征及脑干肿瘤等。③一侧三叉神经运动核受损时可出现同侧咀嚼肌瘫痪、萎缩,张口时下颌偏向病灶同侧。常见于脑桥肿瘤。

## 五、面神经

面神经是以运动神经为主的混合神经,主要支配面部表情肌和传导舌前2/3的味觉。面神经核位于脑桥,分为上下两部分,其上部分受双侧大脑皮质运动区的支配,并发出运动纤维支配同侧颜面上半部的肌肉,核的下部分仅受对侧大脑皮质的支配,并发出运动纤维支配同侧颜面下半部的肌肉(图34-4)。

1. 检查法 ①面肌检查要先观察两侧额纹有无消失,眼裂有无增宽,鼻唇沟有无变浅,然后嘱被检者做皱额、皱眉、闭眼、露齿、鼓腮、吹口哨等动作,观察两侧运动是否对称,口角是否下垂或歪向一侧。②检查味觉时,嘱被检者伸舌,用棉签蘸不同味觉的物质(如糖水、盐水、醋等)涂于一侧前2/3舌面测试味觉,被检者不能说话、缩舌和吞咽,用手指指出事先写在纸上的甜、咸、酸或苦四个字之一。试完一种味道漱口后再试另一种味道,先试可疑侧再试另一侧,两侧对比。注意:测试前应禁食和禁盐数小时,测试时需屏气以避免嗅觉干扰。此外,还需检查外耳道和耳后皮肤的感觉,有无疱疹和有无听觉过敏。

2. 临床意义　上述动作障碍称为面神经麻痹。面神经麻痹分为中枢型和周围型两型。

(1) 中枢型:为核上组织(包括皮质、皮质脑干纤维、内囊、脑桥等)受损时引起,出现病灶对侧颜面下部肌肉麻痹。从上到下表现为鼻唇沟变浅,露齿时口角下垂(或称口角歪向病灶侧,即瘫痪面肌对侧),不能吹口哨和鼓腮等(图34-4A)。多见于脑桥小脑角肿瘤,颅底、脑干病变等。

(2) 周围型:为面神经核或面神经受损时引起,出现病灶同侧全部面肌瘫痪,从上到下表现为不能皱额、皱眉、闭目、角膜反射消失、鼻唇沟变浅,不能露齿、鼓腮、吹口哨,口角下垂(或称口角歪向病灶对侧,即瘫痪面肌对侧)(图34-4B)。多见于受寒、耳部和脑膜感染引起的面神经管病变、Bell麻痹等。此外,还可出现舌前2/3味觉障碍等。

面神经刺激性病变可表现为面肌痉挛。

图34-4　中枢型和周围型面神经麻痹时的面部表现（让患者闭眼时）
A. 中枢型;B. 周围型

## 六、前庭蜗神经

前庭蜗神经包括蜗神经和前庭神经。前者传导听觉,后者传导平衡觉,感受器在内耳,中枢在大脑颞叶。

1. 检查法

(1) 听力(auditory acuity):为了区别传导性耳聋与感音性耳聋需做Rinne试验与

Weber 试验。Rinne 试验又称气导骨导比较实验,检查法是将 128Hz 的振动音叉柄部紧密放置于被检者一侧乳突部,被检者可听到振动的音响(骨导),当被检者表示音响消失时,迅速将音叉移至该侧外耳道口(气导),如仍能听到音响,表示气导大于骨导或 Rinne 试验阳性。以同样的方法检测另一耳。Weber 试验又称双耳骨导比较试验,检查方法是将震动的音叉柄部置于被检者额正中处,正常时两侧听音相等。如被检者健侧音响较强为 Weber 试验阴性;患侧音响较强为 Weber 试验阳性。

（2）前庭神经:检查时先询问被检者有无眩晕、平衡失调,检查有无自发性眼球震颤。然后做闭目难立试验,即 Romberg 试验等有关平衡的检查(详见本章第三节)。还可通过外耳道灌注冷热水试验或旋转试验观察眼球震颤有无反应减弱或消失来判断前庭功能。

2. 临床意义

（1）蜗神经刺激性病变出现耳鸣,破坏性病变出现耳聋。耳聋分为传导性耳聋、感音性耳聋、混合性耳聋、功能性耳聋(被检者自觉有耳聋,但检查时无听力丧失或与自觉症状程度不符)4 种,传导性耳聋与感音性耳聋的鉴别见表 34-2。传导性耳聋多见于外耳道与中耳的病变,如外耳道异物或耵聍、鼓膜穿孔和中耳炎等。感音性耳聋多见于内耳、蜗神经、蜗神经核、核上听觉通路病变,如迷路炎、药物(如链霉素、卡那霉素)中毒、脑肿瘤及炎症等。混合性耳聋多见于老年性耳聋、慢性化脓性中耳炎等。功能性耳聋见于癔症。

（2）前庭功能受损时可出现眩晕、呕吐、眼球震颤和平衡障碍等,见于梅尼埃病(Meniere's disease)、中耳炎、椎-基底动脉系统血管病、脑干肿瘤等。

表 34-2　传导性耳聋与感音性耳聋的音叉试验鉴别

| 音叉试验 | 正常耳 | 传导性耳聋 | 感音性耳聋 |
| --- | --- | --- | --- |
| Rinne 试验 | 气导>骨导 | 骨导>气导 | 气导>骨导(两者均缩短或消失) |
| Weber 试验 | 居中 | 患侧音响较强 | 健侧音响较强 |

## 七、舌咽神经和迷走神经

舌咽神经、迷走神经两者在解剖和功能上关系密切,常同时受损,故一并检查。舌咽神经传导舌后 1/3 和咽部的一般感觉和味觉,并支配软腭和咽肌的运动,此外,迷走神经还广泛分布于内脏,两神经核均接受双侧大脑皮质支配。

1. 检查法　嘱被检者头后仰,口张大并发"啊"音,此时医师用压舌板在舌的前 2/3 与后 1/3 交界处迅速压下,迅速观察两侧软腭是否上抬,悬雍垂是否居中,发音是否嘶哑,最后用压舌板轻轻刺激咽部,引起恶心动作为咽反射正常。

2. 临床意义　①一侧或双侧舌咽、迷走神经下运动神经元损害引起唇、腭、舌和声带麻痹或肌肉本身的无力称为延髓性麻痹(bulbar paralysis)或真性延髓性麻痹。双侧受损时出现声音嘶哑、吞咽困难、咽部感觉丧失,咽反射消失,常伴舌肌萎缩,如一侧受损时症状较轻,表现为病侧软腭不能上举,悬雍垂偏向健侧,病侧咽反射消失,而吞咽困难不明显。多见于脑炎、脊髓灰质炎、多发性神经病、鼻咽癌转移等。②核上受损只有两侧都受损时才出现临床表现,较少见。当双侧皮质脑干束受损时,与延髓性麻痹表现不同的是咽反射存在甚至亢进,舌肌萎缩不明显,常伴有下颌反射活跃和强哭强笑等,称假性延髓性麻痹(pseudobulbar paralysis),可发生于两侧脑血管病及脑炎等。

## 八、副神经

副神经支配胸锁乳突肌、斜方肌,做同侧耸肩及向对侧转颈。其神经核接受双侧大脑皮质支配。

1. 检查法　先观察被检者两侧胸锁乳突肌和斜方肌有无萎缩,有无斜颈和垂肩。然后嘱被检者耸肩、转头,医师用手做对抗动作,比较两侧肌力。

2. 临床意义　一侧副神经或其核受损时,该侧胸锁乳突肌和斜方肌萎缩、垂肩,斜颈、耸肩无力,头不能转向对侧或转头无力。见于副神经损伤和颈椎骨折等。

## 九、舌下神经

舌下神经为运动神经,支配舌肌运动,其核只受对侧大脑皮质的支配,常与舌咽、迷走神经一起引起真性延髓性麻痹。

1. 检查法　观察舌在口腔内位置及形态,嘱被检者做舌的侧方运动,以舌尖隔着面颊顶住医师手指,比较两侧舌肌肌力。再嘱被检者伸舌,观察舌尖方向、有无舌肌萎缩和震颤。

2. 临床意义　①一侧舌下神经或其核受损时,病侧舌肌瘫痪,伸舌时舌尖偏向病侧(图34-5),病侧舌肌萎缩,舌肌震颤。多见于多发性神经病和脊髓灰质炎等。双侧舌下神经麻痹时舌不能伸出口外,出现吞咽困难和构音障碍。②核性损害除上述核下病变的表现外,还可见舌肌束震颤。③一侧核上受损时,病灶对侧舌肌瘫痪,伸舌时舌头偏向病灶对侧,但无舌肌萎缩,也无舌肌束震颤。多见于脑外伤、脑肿瘤和脑血管病等。

图34-5　舌肌瘫痪

## 第二节　感觉功能检查

感觉系统检查主观性强,宜环境安静,被检者意识清楚,情绪稳定。应让被检者先了解检查的目的和方法,以取得充分配合,并嘱被检者闭目,以免主观臆断,也要避免暗示性问话,以获取准确的临床资料。检查感觉时宜从感觉缺失区向正常部位逐步移行进行,如感觉过敏也可由正常区移向障碍区。注意左右两侧对比,远端与近端对比,必要时可多次重复检查。

## 一、浅感觉

浅感觉(superficial sensibility)包括痛觉、触觉、温度觉。

1. 检查方法

(1) 痛觉(pain sense):为了避免被检者将触觉与痛觉混淆,医师用大头针的针尖和针背交替轻刺其皮肤进行检查比较,并两侧对比,让被检者回答有无疼痛的感觉。

(2) 触觉(touch sense):医师用棉絮轻触被检者皮肤,让其回答有无感觉或者让被检者随着检查者的触碰数说出"1、2、3……"

(3) 温度觉(temperature sense):医师分别用盛有 0 ~ 10℃ 冷水和盛有 40 ~ 50℃ 热水的玻璃试管交替接触被检者皮肤,让其辨别冷热。

如痛、触觉无异常,一般可不必再检查温度觉。如有感觉障碍,应记录部位、范围和是否两侧对称。

2. 临床意义  痛觉、温度觉障碍见于脊髓丘脑侧束损害,触觉障碍见于脊髓丘脑前束和后索损害。

## 二、深感觉

深感觉(deep sensibility)包括运动觉、位置觉和振动觉。

1. 检查法

(1) 运动觉:医师用拇指和示指轻轻夹住被检者手指或足趾末节两侧,上下移动 5°左右,让被检者说出移动方向。如感觉不明显可加大活动幅度或测试较大关节。

(2) 位置觉(position sense):将被检者肢体摆成某一姿势,让被检者说出该姿势,或用对侧肢体模仿。

(3) 振动觉(vibratory sense):将振动的音叉柄端置于被检者骨隆起处,如桡骨茎突、尺骨小头、内踝或外踝等,让被检者回答有无振动的感觉和持续的时间。

2. 临床意义  深感觉障碍见于后索病损。

## 三、复合感觉

复合感觉(synaesthesia)也称皮层感觉(sensory of cortex),是通过大脑皮质的分析和综合来完成的,是在深、浅感觉正常情况下了解大脑皮质功能的检查。复合感觉包括定位觉、实体觉、两点辨别觉和图形觉。

1. 检查法

(1) 定位觉(topesthesia):用叩诊锤柄端轻触被检者皮肤,让被检者指出被触部位。

(2) 实体觉(stereognosis):令被检者用单手触摸常用物品,如钥匙、钢笔、纽扣等,说出名称、形状等。先测功能差的手,再以同样的方法测另一只手,两手对比。

(3) 两点辨别觉(two-point discrimination):用分开一定距离的叩诊锤的两尖端接触被检者的皮肤,两点需同时刺激,用力相等,如被检者感觉为两点,再缩小两尖端的距离,直至被检者感觉为一点为止,测量感觉为两点的最小距离,并两侧对比。身体各部对两点辨别觉的敏感度不同,以舌尖、鼻端、手指最敏感,距离最小,舌尖 1mm,指尖为 2～4mm,手背 2～3cm,四肢近端和躯干最差,躯干为 6～7cm。

（4）图形觉(figure sense)：用钝物在被检者皮肤上画出简单图形,如三角形、方形、圆形等,请被检者辨别,应双侧对照。

2. 临床意义　定位觉、实体觉障碍见于大脑皮质病变;如触觉正常而两点辨别觉障碍为额叶病变;图形觉障碍常为丘脑以上病变。

## 四、感觉障碍种类和定位

1. 感觉障碍(sensory disturbance)种类

（1）疼痛(pain)：指无外界刺激而产生的自发性疼痛。①局部痛(topoalgia)：疼痛的部位与病变部位一致,是感受器或神经末梢的病变,如神经炎所致的疼痛。②牵涉痛(referred pain)：指某一脏器有病变,被检者除感觉患病的局部疼痛外,尚可感觉到同一脊髓节段所支配的远离该脏器皮肤区的疼痛。如肝胆疾患时右上腹疼痛牵涉到右肩部疼痛;急性心肌梗死时心前区疼痛牵涉到左肩、左臂尺侧疼痛等。③放射痛(radiating pain)：指神经根、神经干及中枢神经刺激性病变时疼痛可由局部扩散到所支配的区域,如椎间盘脱出时可有坐骨神经痛。④烧灼性神经痛(causalgia)：疼痛呈烧灼样,多见于正中神经或坐骨神经损伤。

（2）感觉减退(hypesthesia)、感觉缺失(anesthesia)：是感觉神经遭受破坏性损害,使冲动部分或全部不能传导所致,见于感觉神经不完全、完全损害。

（3）感觉异常(paraesthesia)：指无外界刺激的情况下,出现异常感觉如瘙痒感、麻木感、肿胀感、针刺感、蚁走感、沉重感、电击感、束带感、冷热感等。常见于周围神经或自主神经病变。

（4）感觉过敏(hyperesthesia)：指轻微的刺激引起强烈的感觉,如棉花触及皮肤就能引起疼痛,甚至难以忍受。常见于浅感觉障碍,如多发性神经病和带状疱疹等。

（5）感觉分离(sensory isolation)：指在同一区域内,一种或数种感觉缺失而其他感觉存在,如脊髓空洞症或脊髓内肿瘤时出现痛觉、温觉缺失而触觉存在。因为脊髓后角细胞司痛觉、温觉,发出纤维交叉到对侧,成脊髓丘脑束上行;而司深感觉和精细感觉的纤维自后根发出后在同侧后索上行至薄束核、楔束核。传导径路的不同是分离性感觉障碍的基础。

2. 感觉障碍的定位　感觉障碍的病变部位不同,其临床表现各异。根据解剖学感觉径路的分布,下面介绍几种感觉障碍常见的特殊定位(图 34-6)。

（1）末梢型：是肢体末端对称性各种感觉障碍(痛觉、温觉、触觉和深感觉),呈手套状、袜子状分布,远端重于近端,常伴有相应区内运动及自主神经功能障碍,也可有感觉异常、感觉过度和疼痛等。多见于多发性神经病。

（2）神经根型：感觉障碍范围与某种神经根的节段分布一致,呈节段型或带状,在躯干呈横轴走向,在四肢呈纵轴走向。疼痛较剧烈,常伴有放射痛或麻木感,是脊神经后根损伤所致,该神经根部可有压痛、皮肤变薄、充血及毛发稀少。见于椎间盘突出症、颈椎病和神经根炎、髓外肿瘤等。

（3）脊髓型：根据脊髓受损程度分为横贯型和半横贯型。①脊髓横贯型：为脊髓功能和(或)结构完全被横断引起的表现,其特点为病变平面以下各种感觉均缺失或

末梢型　　　　　神经根型　　　　脊髓横贯型

内囊型　　　　　脑干型　　　　　皮质型

图 34-6　感觉障碍的特殊定位

减弱(平面上可能有过敏带),并伴有截瘫或四肢瘫,尿、大便障碍。多见于急性脊髓炎、脊髓外伤等。②脊髓半横贯型:为仅一半脊髓的功能和(或)结构的损害,又称布朗-塞卡尔综合征(Brown-Sequard syndrome),其特点为病变同侧损伤平面以下深感觉丧失及痉挛性瘫痪;对侧痛、温觉丧失。见于脊髓外肿瘤和脊髓外伤等。

（4）内囊型:为偏身型感觉障碍,表现为对侧半身感觉缺失或减退。因所有感觉、运动传导路都经过内囊,且内囊较窄,如有病变常一并受损,故常同时出现偏瘫及同向偏盲(病灶对侧偏身感觉障碍、偏瘫及同向偏盲常称为三偏综合征)。常见于脑血管疾病。

（5）脑干型:为交叉性感觉障碍,即病变同侧面部感觉和对侧躯干及肢体感觉障碍。见于炎症、肿瘤和血管病变。因延髓较脊髓宽,各种感觉传导束也较分散,如病变较局限时,可表现为不同类型的感觉障碍。如延髓外侧和脑桥下部一侧病变损害脊髓丘脑侧束及三叉神经脊束和脊束核时,表现为病变同侧面部和对侧躯干及肢体分离性感觉障碍(痛、温觉消失,触觉存在),如 Wallenberg 综合征等。

(6) 皮质型:因大脑皮质感觉分布较广,发生损害时,其感觉障碍往往限于身体的一部分。皮质型感觉障碍的特点为:感觉障碍上肢重于下肢;肢体远端重于近端;复合感觉及深感觉障碍重于浅感觉障碍;肢体深浅感觉障碍合并复合感觉障碍。如为刺激性病灶,则出现局限性感觉性癫痫(发作性感觉异常)。

# 第三节 运动功能检查

运动功能(motor function)检查主要检查随意运动、被动运动、不随意运动和共济运动。此外,还需观察肌容积、姿势和步态。

## 一、随意运动

随意运动(voluntary movement)是受意识支配的动作,是大脑皮质通过锥体束由骨骼肌来完成,用肌力来衡量。肌力(muscle strength)是指肢体随意运动时肌肉的最大收缩力量。

1. 检查法 以关节为中心检查肌群的伸、屈、内收、外展、旋前、旋后等功能。医师从相反方向测试被检者对阻力的克服力量,注意两侧对比。必要时可对单块肌肉进行检查。肌力分为 0~5 级(表 34-3)。

表 34-3 肌力的 6 级分法

| 肌力级别 | 临床表现 | 肌力级别 | 临床表现 |
|---|---|---|---|
| 0 级 | 无肢体活动,也无肌肉收缩 | 3 级 | 肢体能抬离床面,但不能抵抗阻力 |
| 1 级 | 可见肌肉收缩,但无肢体活动 | 4 级 | 能做抵抗阻力的动作,但较正常差 |
| 2 级 | 肢体能在床面上做水平移动,但不能抬起 | 5 级 | 正常肌力 |

2. 临床意义 随意运动功能障碍称为瘫痪(paralysis)。瘫痪的分类见表 34-4。

表 34-4 瘫痪的分类

| 分类依据 | 分类 | 分类依据 | 分类 |
|---|---|---|---|
| 按瘫痪的病因 | 神经源性<br>神经肌肉接头性<br>肌源性 | 按瘫痪的肌张力状态 | 痉挛性瘫痪(肌张力过高)<br>松弛性瘫痪(肌张力过低) |
| | | 按瘫痪的分布 | 单瘫、偏瘫、截瘫、四肢瘫、交叉瘫 |
| 按瘫痪的程度 | 完全性瘫痪(肌力为 0 级)<br>不完全性瘫痪(肌力为 1~4级) | 按病变所在运动传导路的部位 | 中枢性瘫痪(上运动神经元性瘫痪)<br>周围性瘫痪(下运动神经元性瘫痪) |

（1）中枢性瘫痪（central paralysis）：病变在上运动神经元及其神经纤维（包括中央前回、皮质核束和皮质脊髓束）。正常时，高位中枢的下行纤维对下运动神经元有控制作用，上运动神经元受损时，解除了对下运动神经元的控制，使下运动神经元的兴奋性增高，因而出现反射亢进、肌张力过高、病理反射阳性。

中枢性瘫痪常见类型及临床特点见图34-7、表34-5。

图34-7　锥体束不同平面病损的瘫痪分布

（2）周围性瘫痪（peripheral paralysis）：病灶在下运动神经元及其神经纤维（包括脊髓前角细胞及其周围神经、脑神经核及其神经纤维）。因神经反射遭到破坏，故瘫痪肌肉张力过低、深反射减弱或缺失、无病理反射、肌萎缩较明显。中枢性瘫痪与周围性瘫痪的鉴别见表34-6。

## 二、不随意运动

不随意运动（involuntary movement）又称不自主运动，是指被检者意识清楚，随意肌不自主收缩所产生的一些无目的的异常动作，多数为锥体外系的损害。

1. 震颤（tremor）　是两组拮抗肌交替收缩引起的不自主动作。

表34-5　中枢性瘫痪常见类型及其临床特点

| 类型 | 病变部位 | 临床特点 |
|------|---------|---------|
| 皮质型 | 中央前回 | 病灶对侧单瘫或面瘫 |
| 内囊型 | 内囊 | 病灶对侧"三偏征" |
| 脑干型 | 脑干 | 交叉瘫,即病灶平面同侧脑神经周围性瘫痪,病灶对侧肢体中枢性瘫痪 |
| 脊髓型 | 脊髓半切损害 | 布朗-塞卡尔综合征 |
|  | 脊髓横贯性损害 | 病损平面以下两侧肢体中枢性瘫痪 |
|  | 颈膨大水平以上 | 四肢中枢性瘫痪伴完全性感觉障碍及括约肌功能障碍 |
|  | 颈膨大 | 双上肢周围性瘫痪,双下肢中枢性瘫痪 |
|  | 胸髓 | 双下肢中枢性瘫痪 |
|  | 腰膨大 | 双下肢周围性瘫痪 |

表34-6　中枢性瘫痪与周围性瘫痪的鉴别

|  | 中枢性瘫痪 | 周围性瘫痪 |
|------|---------|---------|
| 瘫痪分布 | 范围较广,偏瘫、单瘫、截瘫 | 范围较局限,以肌群为主 |
| 深反射 | 亢进 | 减弱或消失 |
| 肌张力 | 过高 | 过低或消失 |
| 病理反射 | 阳性 | 阴性 |
| 肌萎缩 | 无或有轻度失用性萎缩 | 较明显 |
| 肌束颤动 | 无 | 可有 |

（1）静止性震颤(static tremor)：是指在安静和肌肉松弛情况下出现的震颤,其特点为静止时震颤明显,意向性动作时减轻或消失,睡眠时消失。手指有节律地抖动,如搓丸样又称搓丸样震颤(pill rolling tremor),常伴肌张力过高,见于帕金森病。

（2）动作性震颤(kinetic tremor)：①运动性震颤：又称意向性震颤(intentional tremor),指肢体有目的地接近目标时,在运动过程中出现震颤,越接近目标震颤越明显。多见于小脑病变,丘脑、红核病变也可出现。②姿势性震颤(postural tremor)：随意运动时不出现,当运动完成,肢体和躯干主动保持在某种姿势时才出现,肢体放松时震颤消失。姿势性震颤以上肢为主,头部及下肢也可出现。见于特发性震颤、慢性乙醇中毒、肝性脑病、肝豆状核变性等。

（3）老年性震颤(senile tremor)：为静止性震颤,表现为点头、摇头或手抖,通常张力不高。多见于老年人。

（4）扑翼样震颤(asterixis)：将被检者两臂前伸,手腕背伸,手指张开,观察 1～2 分钟,需要时可劝诱患者保持这个姿势。如被检者突然、短暂、无节律地弯曲手和手指（与鸟扑翼相似）,为扑翼样震颤。见于代谢性脑病变,如肝性脑病、尿毒症和肺性脑病等。主要见于肝性脑病,也可见于尿毒症和肺性脑病。

2. 舞蹈症(chorea)　多由尾状核和壳核的病变引起,是肢体及头面部的一种快速、不规则、无目的、粗大、不对称、不能随意控制的动作,如耸肩、转颈、伸臂、抬臂、挤眉弄眼等。上肢比下肢重,远端比近端重,随意运动或情绪激动时加重,安静时减轻,睡眠时消失。多见于风湿热,也可继发于脑炎、脑内占位性病变、脑血管病、肝豆状核变性等。

3. 手足搐搦(carpopedal spasm,tetany) 发作时手足肌肉呈紧张性痉挛,上肢表现为屈腕、掌指关节屈曲,指间关节伸直,拇指对掌(图34-8)。在下肢表现为跖、趾关节跖屈,似芭蕾舞样足。发作间歇期可做激发试验,即在被检者前臂缠以血压计袖带,然后充气使水银柱达舒张压以上,持续4分钟,出现搐搦时称为低钙束臂征(Trousseau sign)阳性。见于低钙血症和碱中毒。

4. 手足徐动症(athetosis) 为手指或足趾的一种缓慢持续地伸展扭曲的奇形怪状的强制运动,可重复出现,较有规则。表现为腕过屈时手指常过伸、前臂旋前,缓慢交替为手指屈曲,拇指常屈至其他手指之下,腕略屈和旋后(图34-9)。足表现为跖屈、趾背伸。口唇、下颌及舌如被波及则发音不清,出现鬼脸。见于脑炎、脑性瘫痪、肝豆状核变性、脑基底节变性。

图34-8 手痉挛

图34-9 手徐动症

## 三、被动运动

被动运动(passive movement)是检查肌张力强弱的方法。肌张力(muscular tension)是指肌肉松弛状态下的肌肉紧张度,其实是一种牵张反射。

1. 检查法 持被检者完全放松的肢体,触摸肌肉的硬度初步判断肌张力的强度,再以不同的速度和幅度对各个关节做被动运动,医师所感到的阻力大小就是肌张力的强度。注意两侧对比。如肌肉松软,伸屈肢体时阻力低,关节运动范围扩大为张力过低。如肌肉坚实,伸屈肢体时阻力增加为张力过高(hypertonia)。在被动伸屈肢体时起始阻力大,终末突然阻力减弱,称折刀样张力过高;如被动伸屈肢体时始终阻力增加称铅管样张力过高;在此改变基础上又有震颤时,称齿轮样张力过高。

2. 临床意义 正常时肌肉有一定的张力。

(1) 张力过低或缺失(hypotonia、atonia):见于周围神经、脊髓灰质前角及小脑病变等。

(2) 张力过高:折刀样张力过高见于锥体束损害,铅管样肌张力过高见于锥体外系的损害。

## 四、共济运动

共济运动(coordination)是指机体完成任一动作时所依赖的某组肌群协调一致的运动,这种协调主要靠小脑的功能,前庭神经、视神经、深感觉及锥体外系均参与作用。共济运动障碍称为共济失调(ataxia)。

1. 检查法 先观察被检者日常活动是否协调,然后做以下检查:

(1) 指鼻试验(finger-nose test):让被检者手臂外展伸直,再以示指尖指触自己的鼻尖,先慢后快,先睁眼后闭眼,反复进行,观察动作是否稳准。

(2) 对指试验(finger-to-finger test):让被检者两上肢向外展开,伸出两个示指,再使两示指在前方相碰,先睁眼后闭眼,反复进行,观察动作是否稳准。

(3) 轮替动作(diadochokinesia):让被检者伸直手掌,快速做旋前旋后动作,先睁眼后闭眼,反复进行,观察其协调动作。

(4) 跟-膝-胫试验(heel-knee-tibia test):被检者仰卧,上抬一侧下肢,使其足跟放置对侧膝盖,再让被检者沿胫骨前缘向下移动,观察其动作是否稳准。

(5) 闭目难立试验(Romberg test):让被检者两足并拢,两臂向前平举,然后闭眼,观察其有无摇晃或倾倒。如出现摇摆不稳或倾倒为阳性。

2. 临床意义 正常人动作协调、稳准,如动作笨拙和不协调时称为共济失调(ataxia)。按病损部位分为小脑性、前庭性及感觉性共济失调3种。

(1) 小脑性共济失调(cerebellar ataxia):是随意动作的速度、节律、幅度和力量的不协调,与视觉无关,伴有张力过低,眼球运动障碍及言语障碍,但不伴有感觉障碍,尤其是深感觉。多见于小脑肿瘤、小脑炎等。

(2) 感觉性共济失调(sensory ataxia):是指睁眼时共济失调不明显,闭眼时明显,表现为站立不稳,迈步远近无法控制,落脚不知深浅,踩棉花感,并有深感觉障碍。深感觉传导径路中脊神经后根、脊髓后索、丘脑至大脑皮质顶叶任何部位的损害都可出现感觉性共济失调。

(3) 前庭性共济失调(vestibular ataxia):是以平衡障碍为主,表现为站立或步行时躯体易向病侧倾斜,摇晃不稳,沿直线走时更为明显,改变头位可使症状加重,四肢共济运动及语言功能正常。此外有明显的眩晕、呕吐、眼球震颤。多见于内耳疾病、脑血管病、脑炎及多发性硬化等。

## 第四节 神经反射检查

神经反射(nerve reflex)是神经系统活动的基本形式,是对刺激的非自主的反应,是通过反射弧来完成的。反射弧包括感受器、传入神经、中枢、传出神经及效应器5部分。反射分为正常、减弱、消失、活跃(或增强)、亢进。在反射弧通路上任何部分发生损害,都使反射减弱或消失,高级中枢有病变可使深反射出现亢进。正常人可引出的反射称为生理反射,而正常人不能引出,仅在某些神经系统疾病时出现的反射称为病理反射。反射包括浅反射、深反射和病理反射。检查反射时,要注意两侧对比,腱反射不对称是神经损害的重要定位体征。

## 一、浅反射

浅反射(superficial reflex)是刺激皮肤、黏膜或角膜引起的反射,属生理反射。

1. 角膜反射(corneal reflex) 角膜反射的反射弧其感受器是角膜,传入神经为三叉神经眼支,中枢为脑桥的三叉神经感觉主核和面神经核,传出神经为面神经,效应器为眼轮匝肌,引起眼睑闭合。

(1) 检查法:嘱被检者眼睛注视内上方,医师用细棉絮轻触被检者角膜外缘,正常时该侧眼睑迅速闭合,称为直接角膜反射,对侧眼睑也同时闭合称为间接角膜反射。

(2) 临床意义:①如直接角膜反射存在,间接角膜反射消失为受刺激对侧的面神经瘫痪;②如直接角膜反射消失,间接角膜反射存在为受刺激侧的面神经瘫痪;③若直接、间接角膜反射均消失为受刺激侧三叉神经病变,深昏迷被检者角膜反射也消失。

2. 腹壁反射(abdominal reflex) 腹壁反射的反射弧其感受器为腹壁皮肤,传入神经为脊髓感觉神经,通过脊髓传入大脑皮质,大脑皮质为其中枢,再由锥体束传出,通过脊髓,经脊髓运动神经传至腹部肌肉引起收缩。其中上腹壁反射通过胸髓7～8节,中腹壁反射通过胸髓9～10节,下腹壁反射通过胸髓12～12节。

(1) 检查法:被检者仰卧,两下肢稍屈曲使腹壁放松,然后用叩诊锤柄部末端钝尖部迅速从外向内分别轻划两侧上、中、下腹部皮肤(图34-10)。正常人在受刺激部位出现腹肌收缩。

图34-10 腹壁反射和提睾反射检查法

(2) 临床意义:①上腹壁或中腹壁或下腹壁反射减弱或消失分别见于胸髓7～8节、胸髓9～10节、胸髓12～12节病损;②一侧上、中、下腹壁反射同时消失见于一侧锥体束病损;③双侧上、中、下腹壁反射均消失见于昏迷和急性腹膜炎。应注意肥胖、老年人、经产妇由于腹壁过松也可出现腹壁反射减弱或消失。

3. 提睾反射(cremasteric reflex) 提睾反射的反射弧类似腹壁反射,其感受器是大腿内侧皮肤,通过腰髓1～2节,效应器为提睾肌。

(1) 检查法:男性被检者仰卧,双下肢伸直,用叩诊锤柄部末端钝尖部从下到上分别轻划两侧大腿内侧皮肤(图34-10)。健康男性可出现同侧提睾肌收缩,睾丸上提。

(2) 临床意义:①双侧反射减弱或消失见于腰髓1～2节病损;②一侧反射减弱或消失见于锥体束损害。老年人腹股沟疝、阴囊水肿等也可影响提睾反射。

## 二、深反射

深反射(deep reflex)是刺激骨膜、肌腱,通过深部感受器引起的反射。

深反射的反射弧其感受器为骨膜、肌腱的深部感受器,通过脊髓感觉神经传至脊髓,脊髓为反射中枢,再由脊神经的运动神经传到骨骼肌,引起肌肉收缩。传导途径上任何部位受损都会出现反射减弱或消失。大脑皮质通过锥体束抑制脊髓,故当锥体束受损时出现深反射亢进。

1. 检查法　检查时被检者肢体应尽量放松才易引出,注意两侧对比。

（1）肱二头肌反射（biceps reflex）：医师以左手托扶被检者屈曲的肘部,将拇指置于肱二头肌肌腱上,右手用叩诊锤叩击左手拇指指甲,正常时出现肱二头肌收缩,前臂快速屈曲（图34-11）。反射中枢在颈髓5~6节。

（2）肱三头肌反射（triceps reflex）：被检者半屈肘关节,上臂稍外展,医师左手托扶被检者肘部,右手用叩诊锤直接叩击尺骨鹰嘴突上方的肱三头肌肌腱附着处,正常时肱三头肌收缩,出现前臂伸展（图34-12）。反射中枢为颈髓6~7节。

图34-11　肱二头肌反射检查法

图34-12　肱三头肌反射检查法

（3）桡骨骨膜反射（radioperiosteal reflex）：医师左手托扶被检者腕部,并使腕关节自然下垂,用叩诊锤轻叩桡骨茎突,正常时肱桡肌收缩,出现屈肘和前臂旋前（图34-13）。反射中枢在颈髓5~6节。

图34-13　桡骨骨膜反射检查法

（4）膝反射（knee reflex）：坐位检查时,小腿完全松弛下垂,仰卧位检查时医师在其腘窝处托起下肢,使髋膝关节屈曲,用叩诊锤叩击髌骨下方之股四头肌腱,正常时出现小腿伸展（图34-14）。反射中枢在腰髓2~4节。

（5）踝反射（ankle reflex）：被检者仰卧,下肢外旋外展,髋、膝关节稍屈曲,医师左手将被检者足部背伸成直角,右手用叩诊锤叩击跟腱,正常为腓肠肌收缩,出现足向足跖面屈曲（图34-15）。反射中枢在骶髓1~2节。

（6）霍夫曼征（Hoffmann sign）：由颈7~胸1支配。医师用左手托住被检者的腕部,用右手示指和中指夹持被检者中指,稍向上提,使腕部处于轻度过伸位,用拇指快速弹刮被检者中指指甲,如引起其余四指轻度掌屈反应为阳性,阳性是深反射亢进的表现（图34-16）。

（7）肌阵挛（myoclonus）：肌阵挛分为髌阵挛（patella clonus）和踝阵挛（ankle clonus）。①髌阵挛：被检者仰卧,下肢伸直,医师用拇指与示指掐住髌骨上缘,用力向下快速推动数次,保持一定的推力（图34-17）,阳性反应为股四头肌节律性收缩使髌骨

A                    B

图 34-14　膝反射检查法

图 34-15　踝反射检查法

图 34-16　霍夫曼征检查法

上下运动;②踝阵挛:被检者仰卧,医师用左手托住腘窝,使髋、膝关节稍屈曲,右手紧贴被检者脚掌,用力使踝关节过伸,阳性表现为该足呈有节律性持续的屈伸(图 34-18)。

图 34-17　髌阵挛检查法

图 34-18　踝阵挛检查法

2. 临床意义 ①深反射减弱或消失多为器质性病变,是相应脊髓节段或所属的脊神经的病变,常见于末梢神经炎、神经根炎、脊髓灰质炎、脊髓休克状态等。注意如被检者肌肉没有放松也引不出反射,应重新检查。②深反射亢进见于锥体束的病变,如急性脑血管病、急性脊髓炎休克期过后等。阵挛是深反射极度亢进的表现,见于锥体束损害。

深、浅反射与脊髓节段的关系见表 34-7。

表 34-7 深浅反射与脊髓节段的关系

| 反射名称 | 脊髓节段 | 临床意义 |
|---|---|---|
| 肱二头肌反射 | $C_{5~6}$(中枢) | 减弱或消失为 $C_{5~6}$ 节或所属脊神经病变,亢进为锥体束病变 |
| 肱三头肌反射 | $C_{6~7}$(中枢) | 减弱或消失为 $C_{6~7}$ 节或所属脊神经病变,亢进为锥体束病变 |
| 桡骨骨膜反射 | $C_{5~6}$(中枢) | 同肱二头肌反射 |
| 霍夫曼征 | $C_7 \sim T_1$ | 阳性视为反射亢进,也见于腱反射活跃的正常人 |
| 腹壁反射 | 上腹壁 $T_{7~8}$(通过) | 减弱或消失为 $T_{7~8}$ 节或所属脊神经病变 |
|  | 中腹壁 $T_{9~10}$(通过) | 减弱或消失为 $T_{9~10}$ 节或所属脊神经病变 |
|  | 下腹壁 $T_{11~12}$(通过) | 减弱或消失为 $T_{11~12}$ 节或所属脊神经病变 |
| 提睾反射 | $L_{1~2}$(通过) | 减弱或消失为 $L_{1~2}$ 节或所属脊神经或锥体束病变 |
| 膝反射 | $L_{2~4}$(中枢) | 减弱或消失为 $L_{2~4}$ 节或所属脊神经病变,亢进为锥体束病变 |
| 踝反射 | $S_{1~2}$(中枢) | 减弱或消失为 $S_{1~2}$ 节或所属脊神经病变,亢进为锥体束病变 |
| 阵挛 |  | 是腱反射高度亢进的表现,见于锥体束损害 |

上述当锥体束受损时浅反射因反射弧中断而出现减弱或消失,深反射因失去上运动神经元的抑制而出现亢进的现象称为反射分离现象。

### 三、病理反射

1. 检查法

(1) 巴宾斯基征(Babinski sign):被检者仰卧,髋、膝关节伸直,医师以左手持被检者踝部,右手用叩诊锤柄部末端的钝尖部在足底外侧从后向前快速轻划至小趾根部,再转向跚趾侧。正常出现足趾向跖面屈曲,称巴宾斯基征阴性(也称为跖反射)。如出现踇趾背伸,其余四趾呈扇形分开,称巴宾斯基征阳性(图 34-19)。

(2) 巴宾斯基等位征:常见的巴宾斯基等位征如下:

1) 奥本海姆征(Oppenheim sign):医师用拇指和示指沿被检者胫骨前缘用力由上而下滑压,阳性表现同巴宾斯基征(图 34-19)。

2) 戈登征(Gordon sign):医师用手以适当的力量握腓肠肌,阳性表现同巴宾斯基征(图 34-19)。

巴宾斯基征阴性

巴宾斯基征阳性

奥本海姆征阳性

查多克征阳性

戈登征阳性

图 34-19　几种锥体束征检查法

3）查多克征（Chaddock sign）：医师用叩诊锤柄部末端钝尖部在被检者外踝下方由后向前轻划至跖趾关节处止，阳性表现同巴宾斯基征（图 34-19）。

2. 临床意义　巴宾斯基征阳性，提示锥体束受损。巴宾斯基等位征阳性一般认为同巴宾斯基征。1 岁半以内的婴儿由于神经系统发育未完善，也可出现这些反射，不属于病理性。

# 第五节　脑膜刺激征及拉塞格征

## 一、脑膜刺激征

脑膜刺激征（meningeal irritation sign）是脑膜病变或其附近病变波及脑膜时，刺激脊神经根，使相应肌群发生痉挛，当牵扯这些肌肉时出现防御反应的现象。

1. 检查法

（1）颈强直（cervical rigidity）：被检者去枕仰卧，下肢伸直，在确定被检者颈椎体或颈髓没有外伤时，检查者左手托其枕部，右手置于患者胸前，做被动屈颈动作，正常时下颌可贴近前胸。如下颌不能贴近前胸且医师感到有抵抗感，被检者感颈后疼痛时为阳性，部分老年人和肥胖者除外。

（2）凯尔尼格征（Kernig sign）：被检者去枕仰卧，一腿伸直，医师将另一下肢先屈髋、屈膝成直角，然后抬小腿伸直其膝部，正常人膝关节可伸达 135°以上（图 34-20）。如小于 135°时就出现抵抗，

图 34-20　凯尔尼格征检查法

且伴有疼痛及屈肌痉挛时为阳性,以同样的方法再检查另一侧。

(3) 布鲁津斯基征(Brudzinski sign):被检者去枕仰卧,双下肢自然伸直,医师左手托被检者枕部,右手置于被检者胸前,使颈部前屈,如两膝关节和髋关节反射性屈曲为阳性(图34-21)。或一侧下肢膝关节屈曲位,医师使该侧下肢向腹部屈曲,对侧下肢也发生屈曲也为阳性。

图34-21 布鲁津斯基征检查法

2. 临床意义 脑膜刺激征见于各种脑膜炎、蛛网膜下腔出血、脑炎、各种原因引起的颅内高压等。深昏迷时脑膜刺激征可消失。颈强直也可见于颈椎病、颈部肌肉病变,凯尔尼格征也可见于坐骨神经痛、腰骶神经根炎等。

## 二、拉塞格征

拉塞格征(Lasegue sign)是坐骨神经根受到刺激的表现。

1. 检查法 被检者仰卧,两下肢伸直,医师左手压在一侧膝关节上,使下肢保持伸直,右手将下肢抬起,正常可抬高70°以上。如不到30°即出现由上而下的放射性疼痛为阳性(图34-22)。以同样的方法再检查另一侧。

图34-22 拉塞格征检查法

2. 临床意义 拉塞格征见于坐骨神经痛、腰椎间盘突出或腰骶神经根炎等。

## 第六节 自主神经功能检查

自主神经检查包括一般检查,内脏、括约肌功能、自主神经反射和相关实验室检查等,下面仅叙述自主神经反射检查。

1. 眼心反射(oculocardiac reflex)　被检者仰卧片刻后闭眼,自测一分钟脉搏数,医师用左手示指、中指分别置于眼球两侧逐渐加压,以被检者不痛为限。加压 20 ~ 30 秒后计数一分钟脉率,并与加压前比较,正常人可减少 10 ~ 12 次/分。减少超过 12 次/分提示副交感神经功能增强;减少 18 ~ 24 次/分,提示副交感神经功能明显亢进。此类被检者易发生晕厥,手术时易心搏骤停。如除脉搏减慢外还出现脉弱、眼前发黑、头晕、恶心甚至呕吐,称为迷走神经紧张症。反之,压迫眼球后脉率不但不减少而增加者,提示交感神经功能亢进。

2. 卧立位试验(recumbent-up-right test)　先测被检者平卧位一分钟脉率,然后迅速站立,再测一分钟脉率,或先测被检者立位时一分钟脉率,然后迅速卧位,再测一分钟脉率。如从卧位到立位脉率增加超过 10 ~ 12 次/分,为交感神经兴奋性增强。反之,如从立位到卧位脉率减慢超过 10 ~ 12 次/分,为副交感神经兴奋性增强。

3. 皮肤划痕试验(dermatograph test)　用钝尖物以适当力度在皮肤上划过,正常时数秒后皮肤先出现白色划痕(血管收缩),高出皮面,以后变红。如白色划痕超过 5 分钟,提示交感神经兴奋性增高。如红色划痕(血管扩张)迅速出现,持续时间长,而且逐渐增宽或皮肤隆起,提示副交感神经兴奋性增高或交感神经麻痹。

4. 竖毛反射(pilomotor reflex)　竖毛肌由交感神经支配,将冰块置于被检者颈后或腋窝,数秒钟后可见竖毛肌收缩,毛囊处隆起如"鸡皮"状。如竖毛反射障碍表示交感神经功能障碍,根据部位来判断其范围。

## 学习小结

1. 学习内容

## 2. 学习方法

临床多看多训练,通过同学之间模拟训练及临床实践达到熟练应用。

(古 联)

## 复习思考题

1. 脑神经检查包括哪些内容?
2. 浅反射、深反射、病理反射、脑膜刺激征临床意义是什么?
3. 感觉障碍有哪些类型?
4. 肌力分几级,各有什么意义?
5. 共济运动检查的临床意义是什么?
6. 中枢性瘫痪和周围性瘫痪的区别是什么?

# 第三十五章

# 全身体格检查

📖 学习目的

通过学习全身体格检查,培养良好的职业习惯、规范的工作行为、系统有序的体格检查能力,为以后的临床实践打下基础。

学习要点

全身体格检查的顺序;全身体格检查的内容和方法。

全身体格检查(complete physical examination)是在分段学习各系统、各器官的检查之后,面对完整的临床个体,从头到足、全面系统、井然有序的体格检查方法。通过学习全身体格检查,应达到如下目的:①体格检查操作规范、全面系统而重点突出、不出现遗漏;②检查顺序合理而流畅,不增加患者体位变换的次数,减轻患者痛苦;③最大限度保证体检的效率、速度和可靠的检查结果。

全身体格检查应做好准备工作:①检查者着装整洁规范,严谨认真,清洁双手,避免交叉感染;②准备好体温表、血压计、听诊器、叩诊锤、手电筒、大头针、软尺、直尺、消毒棉签、压舌板、消毒手套、标记笔及记录本等常用器械;③检查前要告诉患者查体的注意事项,取得患者的配合。病房查体:医师步入病房,站在患者右侧,向患者问候,并作自我介绍。门诊查体:医师将患者带到检查室或有遮挡的检查床检查。男医师检查女性患者应有第三者在场。

## 第一节 全身体格检查的基本要求

全身体格检查是临床医师的基本功,在住院患者、健康人全面的体格检查时广泛使用。为保证检查内容全面系统、顺序合理流畅,应该注意以下基本要求:

1. 检查内容要全面系统 为了搜集尽可能完整的临床资料,以便用于疾病筛查,同时按照住院病历书写的要求,体格检查要求全面系统。但要根据已询问的病史内容重点的进行有关器官的深入细致检查。这可以保证全身体格检查不是机械地重复,而是在全面系统的基础上重点突出,达到检查内容既能满足住院病历书写的要求,又能重点反映患病的器官系统。

2. 要遵循一定的检查原则 全身体格检查要按照合理、规范的逻辑顺序进行。既要最大限度地保证体格检查的效率和速度,也要大大减少患者的不适和不必要的体位更动,并方便检查者操作。为了检查的方便,可以打破器官系统按照部位优先的检查原则进行,如皮肤、淋巴结、神经系统,采取分段检查,统一记录等。

3. 要遵循一定的检查顺序　检查的顺序应是从头到足分段进行。

患者卧位时:一般情况和生命征→头颈部前、侧胸部(心、肺)→(患者取坐位)后背部(包括肺、脊柱、肾区、骶部)(卧位)腹部→上肢、下肢→肛门直肠→外生殖器→神经系统(最后站立位)。

患者坐位时:一般情况和生命征→上肢→头颈部→后背部(包括肺、脊柱、肾区、骶部)→(患者取卧位)前胸部、侧胸部(心、肺)→腹部→下肢→肛门直肠→外生殖器→神经系统(最后站立位)。

上述顺序很好地保证了分段而集中的体格检查顺利完成。而在整个检查过程中,患者的体位变换也只有两三次。

4. 根据需要灵活调整检查顺序　按照上述检查内容和顺序的同时,根据受检者情况和医师的习惯,可以适当对个别检查顺序予以调整。如急诊、重症患者,应简单体检后即着手抢救或治疗,遗留的内容待病情稳定后进行补充;不能坐起的患者,背部检查在侧卧位进行。如甲状腺触诊,在卧位检查后,在坐位检查后胸时可再行触诊甲状腺,补充卧位检查内容。如检查前胸时,对发现的肺部体征可立即让患者改变体位检查后胸部进行验证。腹部检查顺序调整为视、听、叩、触更为合理。四肢检查中,上肢检查习惯上是由手至肩,而下肢应由近及远进行。肛门直肠、外生殖器的检查应根据病情需要确定,如确需检查应注意保护患者隐私。

5. 要边检查边思考,边检查边核实　检查过程中,医生一定要结合解剖、生理、病理等基础知识和临床经验对客观检查结果加以分析判断,必要时可重复问诊、检查和核实,才能获得完整而正确的资料。

6. 要注重加强医患交流　检查过程中的医患交流,不仅可以融洽医患关系、对患者进行健康教育及精神鼓励,而且可以及时补充病史资料。如检查到哪里,询问到哪里,可以补充系统回顾的资料。检查结束时要向患者说明重要发现,应注意的事项或下一步的检查计划等。对有些体征不能正确解释时,及需要保密的事项,不可随便解释和告知,以免增加患者思想负担或给医疗工作造成干扰。

7. 要掌握检查的进度和时间　全身体格检查一般应在40分钟内完成。

## 第二节　全身体格检查的基本项目和方法

1. 一般状况检查　首先仔细观察患者的面容、表情、体位、意识以及发育、营养、体型等。

2. 生命体征检查

(1) 体温:一般由护理人员操作。应注意:表内水银柱是否已甩至36℃以下;是否放置于腋窝深处,紧贴皮肤,患者用上臂夹紧;是否达到测量时间(10分钟后取出读数)。

(2) 脉搏:以示指、中指、无名指平放在患者右手桡动脉近手腕处,计数1分钟,或30秒×2。

(3) 呼吸:观察患者呼吸,计算胸廓或腹壁起伏频率,计数1分钟,或30秒×2。

(4) 血压:检查注意点:测量血压前患者须安静休息5~10分钟;血压计水银柱

液面是否与 0 点平齐;袖带紧贴皮肤缚于上臂,袖带下缘距肘弯横纹上 2~3cm。袖带不宜过紧或过松,一般以能伸进 1 指为宜;听诊器体件置于肱动脉上(不可将听诊器体件塞在袖带下);向袖带气囊内注气要适当(待动脉搏动消失,再升高 20~30mmHg);放气以每秒 2mm 速度均匀下降。

3. 头部检查　应尽量在自然光线下进行检查。

(1) 观察头颅外形、毛发分布,异常运动。检查头部有无压痛、包块、损伤等。

(2) 观察眉毛分布(有无脱落)、眼睑(有无下垂、水肿);检查睑结膜(左眼用右手,右眼用左手):嘱患者眼睛下视,用右手示指和拇指捏住左侧上眼睑中部的边缘,轻轻向前牵拉,然后示指向下压,并与拇指配合将睑缘向上捻转,翻转上眼睑。再用双手拇指置于下眼睑中部,嘱患者向上看,同时向下牵拉下眼睑边缘,观察下眼睑结膜、穹隆结膜、球结膜以及巩膜。

观察眼球外形,注意有无突出或下陷,双侧瞳孔是否等大、等圆。

检查直接对光反射和间接对光反射,取手电筒,用手电光由外向内移动直接照射(左、右眼)瞳孔,并观察瞳孔是否缩小;移开光源后,用手隔开双眼,再次用手电光直接照射左侧瞳孔并观察右侧瞳孔是否也缩小。

检查眼球运动(实际是检查六条眼外肌的运动功能),医师左手置于受检者头顶以固定头位,右手置目标物(棉签或手指),距离患者两眼中线前方约 30~40cm 处,嘱患者注视目标物的移动(头部固定),目标物按左侧→左上→左下,右侧→右上→右下,共 6 个方向进行。检查每个方向时目标物均从中线位开始。注意有无眼球震颤。

检查聚合反射,嘱患者注视 1 米外的示指,将 1 米外的示指缓慢移近眼球,观察两侧眼球的聚合现象。

怀疑有意识障碍的患者,检查双侧(先左后右)角膜反射,嘱患者向对侧上方注视,用棉签细纤维由眼角外向内轻触患者的角膜边缘,观察两侧眼睑闭合反应。

(3) 检查耳廓有无畸形、结节或触痛。查左耳时,使患者头部转向右侧,将左手拇指放在耳屏前将耳屏牵拉;右手中指和无名指将耳廓向后上方牵拉,拇指和示指持手电,观察外耳道有无溢液。检查乳突有无压痛。

(4) 观察鼻部外形和鼻腔。医师左手拇指将鼻尖上推,借助手电光观察鼻前庭和鼻腔。医师用手指压闭一侧鼻翼,嘱患者呼吸,以判断鼻腔通气状态(分别检查双侧)。检查额窦、筛窦和上颌窦有无压痛。

(5) 观察口唇色泽有无苍白或发绀,有无疱疹、口角有无糜烂。用手电筒和消毒压舌板,观察口腔黏膜、牙齿、牙龈,注意有无出血和溢脓。用压舌板及手电筒检查软腭、软腭弓、悬雍垂、扁桃体和咽后壁,注意有无黏膜充血、红肿、淋巴滤泡增生。如果扁桃体增大,需判断肿大程度。同时观察舌体、舌苔、伸舌运动、鼓腮动作。

4. 颈部检查

(1) 充分暴露颈部。观察颈部外形是否对称,皮肤有无红肿;观察左右颈静脉充盈情况,有无颈静脉怒张、颈动脉搏动。观察甲状腺是否肿大,两侧是否对称。

(2) 按顺序由浅入深触诊颈部淋巴结群。滑动触诊耳前→耳后→乳突区淋巴结→枕后淋巴结(患者分别向左、右转头)→触诊颈后三角(沿斜方肌前缘和胸锁乳突肌后缘触诊)→触诊颈前三角(沿胸锁乳突肌前缘触诊)→触摸颌下和左右颏下淋巴结。

检查锁骨上淋巴结时,患者取坐位或卧位,头稍向前屈,医师用双手触诊,左手触诊右侧,右手触诊左侧,由浅入深直至锁骨深部。根据需要,医师也可站在患者背后进行颈部淋巴结检查。

触到淋巴结肿大时,应从部位、大小、数目、硬度、压痛、活动度、有无粘连,局部皮肤有无红肿、瘢痕、瘘管等进行记录。

(3)触诊甲状腺,确定甲状腺的轮廓、大小、表面、有无肿块和震颤。检查时,肿大的甲状腺可随吞咽动作上下移位。

(4)将示指与无名指分别放在两侧胸锁关节上,将中指置于气管之上,观察中指与示指、无名指间的距离,判断有无气管移位。

(5)甲状腺肿大者需听诊颈部血管杂音,将听诊器放在肿大的甲状腺上,注意有无连续性静脉"嗡鸣音"或收缩期动脉杂音。

(6)在患者平卧、去枕,下肢自然伸直,颈部放松情况下,医师站在患者右侧,左手托住其枕部,右手放在胸前固定位置。左手使患者头部前屈做被动屈颈动作,测试颈肌抵抗力,感受有无颈强直;然后再次快速屈颈,观察两膝关节和髋关节的活动,如有两关节屈曲,为布鲁津斯基(Brudzinski)征阳性。

5.胸部与脊柱检查

(1)充分暴露胸部。观察呼吸频率、节律、活动度、两侧对称情况。

视诊胸壁皮肤,观察胸廓外形、肋间隙宽度、胸壁静脉有无曲张,比较胸廓前后径与左右径,有无桶状胸、佝偻病胸、扁平胸或局部隆起。视诊两侧乳房,注意大小和对称性、乳头位置,男性患者有无乳房增生。

检查胸壁有无皮下气肿及压痛,检查胸骨有无压痛。女性因病情需要检查乳房,应先由浅入深触诊健侧,再触诊患侧,最后触诊乳头。医师的手指和手掌平置在乳房上,用指腹轻轻施加压力,旋转滑动触诊,一般以能触及肋骨而不引起疼痛为度。注意乳房有无红、肿、热、痛或包块、乳头有无硬结和分泌物。

触诊腋窝淋巴结,医师左手扶患者左前臂,使左前臂屈肘外展抬高45°,右手指并拢,置于腋窝顶部,由浅入深滑动触诊。然后触诊腋窝后壁、内侧壁、前壁,外侧壁。同法检查右腋窝淋巴结。

(2)肺部检查:①胸廓扩张度:两手掌及伸展的手指置于胸廓前下部的对称位置,左右拇指分别沿两侧指向剑突,两拇指间距约2cm,然后嘱患者做深呼吸动作,比较两手动度是否一致。②触觉语颤:将双手掌置于患者左右胸部上、中、下部的对称位置,嘱患者以同等强度发"yi——"长音,比较两侧相应部位语音震颤的异同,注意有无增强或减弱,是否对称。然后双手交换一次,以排除两手感觉的误差。③胸膜摩擦感:双手掌置患者胸廓下侧部,嘱其深吸气,触诊有无胸膜摩擦感。④检查胸部叩诊音分布:以胸骨角为标志,确定肋间隙。板指与肋骨平行,从第1肋间至第4肋间,按由外向内、自上而下、两侧对比的原则叩诊。叩诊力度有均匀一致。注意叩诊音的改变及板指的震动感。⑤叩诊肺下界:分别按右锁骨中线、左腋中线、右腋中线顺序叩诊三条线,患者平静呼吸,医师扳指贴于肋间隙自上而下叩诊,当由浊音变为实音时,用标记笔标记该部位,数肋间隙认定肺下界。⑥肺部听诊:按左、右锁骨中线、腋前线和腋中线三条线,在上、中、下共18个对称部位听诊,比较两侧呼吸音有无异常变化,是否有呼吸音以外的附加音(干、湿性啰音),必要时嘱患者做深呼吸以配合检查。⑦检查语音共振:将听诊器体件置于左、右肺部的上、中、下三部位,嘱患者以一般的声音强度重复发"yi——"长音,由内到外,做两侧对比,注意有无增强或减弱,是否对称。⑧胸膜摩擦音检查:嘱患者深吸气,在前下侧胸壁听诊有无胸膜摩擦音。

（3）心脏检查：①视诊：从前胸壁切线位方向观察心前区是否隆起，观察心尖搏动的位置、强弱、范围、心前区有无异常搏动。②触诊：心前区有无震颤，检查心尖搏动的位置、范围，是否弥散，有无抬举性搏动，确定心前区异常搏动（包括剑突下搏动），触诊心包摩擦感。③叩诊：间接叩诊法叩出心脏浊音界，测量后（需先测量左锁骨中线与前正中线间的距离）加以记录。④听诊：包括心率（1分钟）、心律、心音（强度、性质、心音分裂、额外心音）、杂音。听诊顺序一般为二尖瓣区（心尖部）、肺动脉瓣区（胸骨左缘第2肋间）、主动脉瓣区（胸骨右缘第2肋间）、主动脉瓣第二区（胸骨左缘第3、4肋间）、三尖瓣区（胸骨体下端近剑突右或偏左处）。注意 $A_2$ 与 $P_2$ 的强度比较、心音分裂的部位；如听到杂音，应仔细辨别其最响的部位、时期、性质、传导、强度及与体位、呼吸、运动的关系。心包摩擦音在胸骨左缘第3、4肋间听诊。

（4）背部检查：触诊检查呼吸动度及语音震颤。背部叩诊部位在肩胛间区脊柱两侧上下共4个部位，以及左右腋后线与肩胛线附近上下共4个点，先左后右，比较叩诊音的分布是否正常。

检查肺下界移动范围时，患者上臂自然下垂，医师握其肘，稍做内收外展动作，另一手触摸肩胛下角，在上臂自然下垂时确定肩胛下角位置，通过此角的垂线为肩胛线。沿肩胛线自上而下，叩出平静呼吸时的肺下界。嘱患者做深吸气后屏住呼吸，迅速沿左肩胛线自上而叩至浊音区，翻转板指，在其中点作标记。恢复平静呼吸，再嘱其深呼气后迅速沿左肩胛线自上而下叩出浊音界并作标记。患者恢复平静呼吸，用直尺测量两个标记间的距离，即肺下界移动范围。用同法测量右肺。

背部听诊在肩胛间区脊柱两侧上下共4个部位，以及左右腋后线与肩胛线附近上下共4个点。注意两侧对称部位的呼吸音是否异常，有无干、湿性啰音，啰音出现的部位和性质。

嘱患者用面谈的声调重复发"一、二、三"或发长音"yi——"，对比两侧语音共振有无增强或减弱，临床意义同语音震颤。

用双拇指按压背部第12肋与脊柱夹角的顶点（即肋脊点）和第12肋与腰大肌外缘的夹角顶点（即肋腰点），同时询问患者有无疼痛。用左手掌平放在左肋脊角处，右手握拳用轻到中等的力量叩击左手背，询问有无疼痛，若有疼痛即为肾区叩击痛。同样方法检查右侧。

嘱患者前后左右活动颈部及腰部，观察脊柱的活动度，有无活动受限。医师手指沿脊柱的棘突以适当的压力从上往下划，观察划压后皮肤出现的红色充血线，以判断脊柱有无侧弯。脊柱压痛检查，医师用拇指自上而下逐个按压脊柱棘突及椎旁肌肉直至骶部，询问有无压痛。脊柱叩击痛检查，先采用间接叩击法，嘱患者坐正，将左手掌置于患者头顶部，右手半握拳叩击左手背，观察患者有无疼痛。疼痛部位多示病变部位。然后采用直接叩诊法，用叩诊锤直接叩击胸椎和腰椎的棘突，询问有无叩击痛。如有压痛或叩击痛，则以第7颈椎棘突为骨性标记，计数病变椎体位置。

6.腹部检查

（1）嘱患者取仰卧位，正确暴露腹部。医师蹲下平视腹部外形是否平坦，观察呼吸运动是否存在、有无异常，有无腹壁静脉曲张、胃肠型或蠕动波等。

（2）患者屈膝并松弛腹肌，以全手掌放于腹壁上部，并使患者适应片刻，然后轻柔地进行腹部浅触诊。一般自左下腹开始滑行触诊，然后沿逆时针方向移动，注意腹壁的紧张度、抵抗感、压痛、包块、搏动。再做深触诊，左手与右手重叠，以并拢的手指末端逐渐加压触摸深部脏器,触诊顺序同前。如有压痛,用指尖深压疼痛点,停留片刻后突然将手抬起,观察患者有无痛苦加重的表情,若有,则为反跳痛。如果触及肿物或包块,须注意其位置、大小、形态、质地、压痛、搏动、移动度、与腹壁的关系。触诊时应注意观察患者的反应及表情。

（3）肝脏触诊。用双手对应触诊法。嘱患者张口呼吸,将左手拇指置于右季肋部,其余四指于背部,以限制右下胸廓扩张、增加膈肌下移的幅度。医师右手三指并拢,掌指关节伸直,与肋缘大致平行,从右髂窝开始沿右锁骨中线向上滑行触诊。患者呼气时手指压向腹深部,吸气时手指向前迎触下移的肝缘。如此反复,手指逐渐向上滑行移动,直至触及肝缘或肋缘。注意吸气时手指上抬的速度要落后于腹壁的抬起。如果肋下触及肝脏,应在右锁骨中线叩出肝上界,以排除肝脏下移。然后在前正中线触诊肝脏左叶,一般从脐部开始,自下向上滑行移动,直至触及肝缘或剑突根部;如触及肝缘,需测量肝缘与剑突根部间的距离。触及肝脏还应检查其质地、表面、边缘、压痛、搏动感等。

检查肝区叩击痛,用左手掌平放在右季肋区,右手握拳用轻度至中等力量叩击左手背,询问叩击时有无疼痛。

肝脏肿大者做肝-颈静脉回流征检查,用手掌压迫右上腹,观察颈静脉,如出现颈静脉怒张或怒张更加明显,则为肝-颈静脉回流征阳性。

（4）脾脏触诊:左手掌置于患者左腰部第 7～10 肋处,从后向前托起脾脏,右手掌平放于腹壁,与肋弓呈垂直方向,从脐水平开始,两手配合,随呼吸运动向肋弓方向做深部滑行触诊,直至触及脾缘或左肋缘。触诊效果不满意时,可嘱患者右侧卧位,右下肢伸直,左下肢屈曲,使腹部皮肤松弛,再做触诊。如脾脏肿大,则测量甲乙线、甲丙线和丁线;此外还应注意脾脏的质地、表面、压痛等。

（5）胆囊触诊:患者屈膝放松腹壁,医师用右手在右肋弓与腹直肌外缘交界处（胆囊点）做深部滑行触诊,如触及肿大的胆囊,注意其大小、质地、压痛情况;如未触到肿大的胆囊,可做墨菲征检查:以左手掌平放于患者左侧后季肋区下部,以拇指指腹勾压腹直肌外缘与肋弓交界处,其余四指与肋骨交叉,然后嘱患者作深吸气,同时观察患者的面部表情,询问有无疼痛。如有疼痛,即为胆囊触痛;如因剧烈疼痛而突然中止吸气,称墨菲征阳性。

（6）肾及尿路压痛点检查:医师双手拇指依次深压两侧肋弓第 10 肋下缘偏内（即季肋点）、脐水平腹直肌外缘（上输尿管点）、髂前上棘水平腹直肌外缘（中输尿管点）,检查有无压痛。

（7）液波震颤检查:医师左手掌轻贴患者右侧腹部,右手四指并拢屈曲,叩击左侧腹壁（为排除腹壁本身振动的影响,让患者或助手用右手掌尺侧缘压在患者脐部的腹中线上）,如位于右侧腹壁的左手掌有被液体冲击的感觉,称为液波震颤阳性。

（8）振水音检查:医师左耳凑近患者上腹部,右手示指、中指、无名指并拢置于上腹部,手指与腹部约呈 70°,做数次急速有力的冲击动作,如闻及气体液体相撞击的声音即为振水音。

（9）腹部叩诊:从左下腹开始,按逆时针方向叩诊,检查有无异常的浊音或实音。肝浊音区、脾浊音区、膀胱及移动性浊音叩诊。

（10）腹部听诊:听诊肠鸣音时,在右下腹部或脐部听诊 1 分钟并记数。在脐部和脐上两侧听诊检查血管杂音。在腹部检查中,可根据需要将检查顺序改为视诊→听诊→触诊→叩诊。

（11）其他检查:双手触摸两侧腹股沟淋巴结,比较两侧股动脉搏动是否存在,搏动强度是否一致;并将听诊器体件置于股动脉搏动处,听诊有无枪击音;稍加压力,注意有无杜氏双重杂音。

取棉签分别沿肋弓、脐水平、腹股沟处由外向内轻划,检查上、中、下腹壁反射是否存在、是否对称、有无增强或减弱。

7. 周围血管检查　在卧位(如病情允许可取坐位),比较两侧桡动脉搏动是否一致,有无交替脉;嘱患者深吸气,检查有无奇脉;左手指掌侧紧握患者右手腕桡动脉处,将其前臂抬高过头,感觉桡动脉的搏动,判断有无水冲脉;用手指轻压患者指甲末端,观察有无红白交替现象,即毛细血管征。

8. 四肢与神经反射检查　暴露上肢,视诊上肢皮肤、关节、手指、指甲。检查上臂内侧肘上 3～4cm 处皮肤弹性。

用左手扶托患者左前臂,并屈肘约90°,以右手小指固定在患者的肱骨内上髁,医师示指、中指及无名指并拢,在其上 2～3cm 处的肱二头肌与肱三头肌沟中,纵行、横行滑动触摸滑车上淋巴结。同法检查右上臂皮肤弹性和右滑车上淋巴结。

嘱患者活动双上肢,观察有无运动功能障碍或异常。

肱二头肌反射检查,以左手托住患者屈曲的肘部,将大拇指置于肱二头肌肌腱上,用叩诊锤叩击拇指,观察前臂的屈曲动作;肱三肌反射是用叩诊锤直接叩击鹰嘴突上方的肱三头肌肌腱,观察前臂的伸展运动;桡骨膜反射是将患者腕部桡侧面向上,并使腕关节自然下垂,用叩诊锤叩击桡骨茎突上方,观察前臂前旋、屈肘动作;医师左手握住患者腕关节上方,右手以中指及示指夹持患者中指,稍向上提,使腕部处于过伸位,然后拇指迅速弹刮患者中指指甲,如果其余四指有轻微的掌屈动作,则为霍夫曼征阳性。左右两侧检查方法相同。

暴露下肢,视诊双下肢皮肤、静脉、关节、踝部及趾甲。嘱患者屈膝,触摸腘窝淋巴结,触压胫骨前缘内侧有无凹陷性水肿,同法检查左、右双下肢。

嘱患者活动下肢,观察有无运动功能障碍。

嘱患者仰卧,两腿伸直,医师先将一侧髋、膝关节屈曲成直角,左手固定于膝关节,右手托足跟抬高小腿,如患者伸膝受限,伸展在135°之内,伴有疼痛,同时对侧膝关节屈曲,即为凯尔尼格征阳性。同样方法检查左右两侧下肢。

膝反射检查,用左手在腘窝处托起下肢,使髋、膝关节稍屈,然后用叩诊锤叩击髌骨下方股四头肌腱,观察小腿伸展动作;先查左侧,后查右侧。

跟腱反射检查,使患者髋、膝关节稍屈,下肢外旋外展位,用左手使足掌背屈呈过伸位,然后以叩诊锤叩击跟腱,观察足向跖面屈曲运动。同样方法检查左右两侧。

病理反射检查:巴宾斯基征检查时,用手托住患者左踝部,用钝竹签沿足底外侧缘由后向前划,至小趾掌关节处再转向踇趾侧,观察足趾反应,如为跖屈,即巴宾斯基征阴性,是正常反应;如踇趾缓缓背屈、其余四趾扇形展开,为巴宾斯基征阳性。左右两侧检查方法相同。

用拇指和示指沿患者胫骨前缘用力由上向下滑压,称奥本海姆征;将膝部稍抬起,右手拇指及其他四指捏压腓肠肌,称戈登征;用竹签自外踝下方经足背外缘划到趾跖关节处,称查多克征。上述三种检查的阳性反应和临床意义与巴宾斯基征相同,只是检查方法不同,灵敏度有差异。检查左右两侧。

检查结束后整理并清点检查器具,向患者道别。患者有疑问或担心时,应作必要的解释和安慰,鼓励患者树立战胜疾病的信心。

## 第三节 重点体格检查

在临床中,门诊、急诊和值班住院医师的诊疗时间是十分有限,在医师通过问诊已经获得相关疾病资料的情况下,有目的地进行重点体格检查,在临床上已广泛应用。重点体格检查与全身体格检查顺序基本一致,但是更高级、更精炼的体格检查,是全身体格检查的升华。强调有的放矢,根据患者的体位、病情和需要对重点部位和内容做适当的调整,尽量减少患者的不适,做到快速、有针对性地检查。疾病的表现往往很复杂,所以,重点体格检查不能是"头痛查头、脚痛查脚"的简单检查,这就要求医生根据病史,结合丰富的疾病知识和建立诊断假设的能力,做出综合的分析判断。这实际上也反映了医生临床诊断思维的能力。

（一）重点体格检查的主要项目

1. 常规的生命体征检查,包括体温、脉搏、呼吸、血压。

2. 遵循全身体格检查顺序,有选择性的进行有关部位检查。

3. 对某些重点器官深入的视、触、叩、听全面检查。

4. 检查中要针对临床假设认真查询证据,"阴性"结果不要随意放过,要充分考虑少见病的表现。

5. 体检中有新的发现时,应重新询问病史,形成新的临床诊断假说,再次根据假设重点深入体检。

（二）重点体格检查的注意事项

1. 要遵循全身体格检查的逻辑顺序 避免体位变动过多给就诊者带来不适。做到从头到足有条不紊,连贯进行。

2. 要注意体格检查的技艺性 视、触、叩、听等操作要规范、熟练,节奏、轻重要得当。

3. 必要时要注意运用特殊检查手法 检查重点部位或器官时,必要时可运用特殊检查手法,如心尖搏动检查时采用端坐前倾位、必要时的阴囊透光试验、直肠指诊等。

4. 要做到医患正确沟通 检查前要说明检查目的、要点,检查中要观察和询问患者有无不适,检查结束时要叮嘱注意事项等。

## 第四节 老年人的体格检查

随着65岁老人比例的不断增加,我国已进入并将长期处于人口老龄化社会。除儿科医师外,临床各科都会面对越来越多的老年就诊者。体检时应注意检查的技巧,正确区分年龄因素引起的改变还是病态。

（一）老年人因年龄因素可能出现的改变

随着年龄增加可能出现的老年性改变有:①视力、听力下降;②记忆力力减退;③皮肤弹性降低;④瞳孔对光反射稍迟钝,眼球向上凝视能力下降;⑤收缩压略升高,但仍在正常范围;⑥脊柱后弓和椎体下塌致胸腔前后径增加。胸部听诊可能出现捻发音,叩诊可出现过清音;⑦肠蠕动功能下降,肠鸣音减少减弱;⑧性器官萎缩,前列腺增大;⑨肌肉轻度萎缩,骨关节改变致步态变慢,跨步变小;⑩某些深反射可能减弱等。

### （二）老年人体检技巧及注意事项

①定期做体格检查可以及早发现和控制常见病、多发病。②医务工作者态度要和蔼亲切,对老人讲清检查目的、配合方法和注意事项,消除其顾虑和紧张。③检查方法、顺序应灵活机动,检查应更耐心细致。老年人视力、听力多有不同程度下降,通常对耳语音及高调语音分辨能力较差,应加以注意。④并通过交谈了解神志、智力、记忆力状况。或从一般状态(appearance)、情感反应(affect)及语言、行为是否适度(appropriateness)三个"a",加以评价。⑤血压检查最好进行双臂检查,包括坐位、卧位,以了解循环代偿功能。心脏听诊注意第一心音是否有增强或减弱等老年人的疾病信号。

## 第五节　特殊情况的体格检查

体格检查有时会遇到一些特殊情况而不能完全按照常规体检进行,这些特殊情况包括患者具有生理或心理缺陷、病情受客观条件或体位限制等。针对不同的情况,需变通检查方式,采取灵活的方法进行体检。

### （一）病重或生理缺陷患者的体检

医师要更加耐心和细致,检查手法更轻柔,检查顺序可适当调整,以不增加患者痛苦为原则。同一体位的检查内容集中进行,尽量减少患者翻身、起坐、抬起和变换体位。尤其要注意重点检查与主诉、现病史有关的器官系统,避免检查时间过长,必要时需要助手协助。

1. 卧床的患者　对完全不能坐起或站立的患者,检查者有时需要变更自己的位置来完成检查。检查肺部、肾脏、脊柱时,需有助手帮助患者翻身,以侧卧位完成背面和侧面的视诊、触诊、叩诊与听诊。如心脏检查需要患者下蹲或做法氏动作配合听诊时,因患者活动不便,可嘱其握拳、被动抬腿或用血压计袖袋压迫双臂等方法增加回心血量,对心音和杂音的变化加以确定。

2. 轮椅上的患者　对采用坐位或立位能进行检查的项目,可在轮椅上进行,如头颅、心、肺、上下肢的检查;而腹部、直肠、外生殖器、臀部等部位的检查,则应转移至床上进行。

### （二）智力障碍、情绪障碍及精神病患者的体检

1. 智力障碍患者　智障患者常不能理解检查意图,或存在恐惧、不适应等情况,难以配合检查。对此,医师应更加和蔼、耐心,可让患者亲属在场,以减少患者的顾虑和紧张。检查顺序也应有所调整,将可能引起恐惧感、疼痛不适的项目安排在最后完成。检查手法要轻柔、速度要慢,如不能一次完成可分步完成。

2. 情绪障碍患者　情绪障碍患者常对检查充满敌意,不予合作,此时医师要与亲属配合,安抚情绪失控患者,可通过对话分散注意力,借机完成检查项目。

3. 精神病患者　对必须进行全身或重点体格检查的精神病患者,可给予镇静剂或适当约束后进行检查。

### （三）医院外场地的急救体检

医师在居民家中、旅途上、公共场所等遇到意外紧急情况,需要对急危患者进行体格检查时,在缺乏必要的器械的情况下,首先要做好思想准备,然后灵活应对现场的情景,冷静、果断处置。要腾出光线充足、较为平坦的检查场地,最好有助手或患者家属

帮助。

　　首先要检查生命征,同时一边抢救一边抓紧时机检查重要器官。重点检查脉搏、呼吸、神志状态、瞳孔大小、对光反射、四肢活动度、创伤部位、口唇皮肤色泽等;根据创伤、出血情况初步判断血压状况。场地急救检查不求全面系统,但一定要将与生命相关或创伤部位有关的体征及时发现、准确评估,为进一步检查、抢救提供正确的依据。场外急救检查处理后要及时送到医院进一步诊疗。检查结束后应注意将所有用过的物品按规定处理。

### 学习小结

**1. 学习内容**

**2. 学习方法**

　　在学习各系统、各器官的检查之后,面对完整的临床个体,结合多媒体课件,按照从头到足、全面系统、井然有序的体格检查方法,反复相互体检训练。

(闫平慧)

### 复习思考题

1. 全身体格检查应遵循的基本顺序(坐位、卧位)是什么?
2. 全身体格检查包括哪些内容?
3. 重点体格检查的主要项目和注意事项是什么?
4. 老年人体格检查应注意哪些情况?

244

实验诊断(laboratory diagnosis)是运用物理学、化学和生物学等实验技术,对患者的血液、体液、分泌物、排泄物及组织细胞等进行检验,以获得病原体、病理变化及脏器功能状态等资料,从而协助临床诊断的方法。

# 第三十六章

# 实验诊断概论

**学习目的**

通过概论学习,掌握实验诊断的基本概念、应用范围、影响因素、临床应用和评价、参考值范围与医学决定水平,以便在临床实践中能正确地申请检验项目和评价与应用检验结果。

学习要点

实验诊断的影响因素及临床应用和评价。

## 第一节 实验诊断的应用范围与影响因素

### 一、实验诊断的范畴

实验诊断指执行医师的医嘱,通过临床实验室分析,得到为预防、诊疗和预后评价所需信息的医学临床活动。包括实验室前、临床实验室和实验室后3个部分。

1. 实验室前 包括医师对患者的分析、检验项目的选择和组合、与上级医师的商讨、医嘱的制订、检验申请、患者的准备、原始样品的采集,运到实验室并在实验室内进行传输。

2. 临床实验室 接收合格的患者标本,对其进行生物学、微生物学、免疫学、化学、血液学、生理学、细胞学、病理学或其他方法的临床检验、分析,获得对疾病发展有重要意义的实验数据,并提供检查范围内的咨询服务,包括结果解释和进一步检查的意见和建议。

3. 实验室后 临床医师结合实验室检验项目报告及患者临床资料,分析患者的病情发展及制订有效的诊疗方案。

临床检验的内容包括:对原发性血液病以及非造血细胞疾病引起血液学变化的临床血液学检验;对脑脊液、精液、胆汁等各种体液以及尿液、粪便、痰等排泄物的检验;对机体的生理组成、代谢功能、重要脏器的生化功能、毒物分析及药物浓度监测等的临床生物化学检验;对机体免疫功能、感染性免疫、自身免疫及肿瘤标志物等的临床免疫学检验;对感染性疾病、医院感染、性传播疾病的病原体以及细菌耐药性检验等临床病原学检验;以及染色体分析、基因诊断和 POCT 等其他检验。

## 二、实验诊断的应用范围

实验诊断以往主要是为临床诊断所用,随着医学模式由单纯的疾病诊断逐渐向人群保健、疾病预防及遗传筛查等方向发展,其职能和应用价值均得到了巨大发展。

1. 为临床医疗工作服务  为疾病的诊断、治疗方案的制订、病情分析、疗效观察、预后判断等提供科学依据。

2. 为开展预防工作提供依据  能早期发现传染性疾病的传染源以及引起人体损害的各种致病因素,为制订预防措施,控制疾病传播提供重要资料。

3. 进行社会普查  可以了解社会群体的卫生状况和健康水平,及时发现潜在性疾病、遗传性疾病等,为制定卫生条例,提高防病治病的主动性,保护环境卫生,规划保健机构设置等提供依据。

4. 开展健康咨询  通过临床基础检验,为社会群体提供健康咨询,以保证健康,减少疾病,建立正确的生活规律,延长寿命。还可以为计划生育、优生优育等提供实验依据。

## 三、实验诊断的影响因素

正确的实验诊断离不开对实验室检验过程中质量体系的保证和对患者标本检查各环节中影响因素的分析。

1. 实验室前因素  实验室前质量管理已经成为国内外共同关注的热点。根据美国疾控中心和临床病理学院的统计,检验结果出错的原因 60% 以上来自实验室前因素,特别是标本的采集和处理方面。此外,还受到包括人种、民族、性别、年龄、月经周期和妊娠、精神状态、采血时间等生理因素,以及运动、体位、进食、吸烟、饮酒和咖啡等生活因素的影响。还有居住条件、居住地区和海拔高度等环境因素的影响,以及药物的体内作用对检验结果也有影响。

2. 实验室因素  标本的质量与处理、仪器与试剂、人员的技能与学识、操作技术与方法、质控物与校准品、安全性与成本等。

3. 实验室后因素  检查记录、结果书写和录入、计算机传输、实验室与临床的沟通等。

## 第二节  实验诊断的临床应用与评价

### 一、正确选择实验室检查项目

实验诊断是诊断学的一个重要组成部分,实验室对相关标本的检测结果,可以有不同的临床意义;有些疾病可以直接确诊,如白血病依靠骨髓检查,内分泌腺体疾病依靠内分泌功能检查即可明确诊断;有些检查具有辅助诊断价值,如肝病或肾病进行肝、肾功能检查,不能单凭这些检验就做出诊断,必须结合临床资料综合分析才能明确诊断;有些检验项目具有鉴别诊断意义,如发热患者外周血白细胞的变化,白细胞总数和中性粒细胞比值增高,考虑可能是化脓性感染引起的,而淋巴细胞增高则提示可能为病毒感染所致。因此选择项目时一定要认真详尽询问患者病史,对患者进行体格检查,在此基础上得到初步诊断后,再从疾病诊断的实际需要出发去申请检验项目,做到有的放矢,避免滥用和杜绝浪费。选择检验项目需遵循以下原则:

1. 针对性 目前检查项目繁多,各项目的临床意义不同,可以是疾病的早期预警或疾病诊断的金标准,也可以是手术或药物的疗效评估。因此,选择针对患者不同疾病阶段的最佳检查项目是临床诊疗的基础。

2. 有效性 检验项目对疾病的评价兼具了有效性和局限性,通常用敏感度和特异性来评价某检验项目对疾病的诊疗价值。由于不存在敏感度和特异性都是100%的检验项目,因此选择检验项目时应考虑假阴性和假阳性的存在。一般而言,人群筛查时,应使用敏感度较高的检验项目以防止假阴性。同样,在临床诊断时为排除某些疾病,亦可选择某些敏感度较高的检验项目,当结果阴性(或正常)时可缩小诊断范围。为了确诊,则应选用特异性较高的检验项目,或阳性似然比及验后概率比较高的项目。

3. 经济性 经济性是为了合理利用国家有限的医疗资源,同时减轻患者的经济负担。

4. 及时性 在某些急症情况下,特定检验项目的选择可为疾病诊断和治疗提供重要信息。尤其在心脏缺血、感染诊断方面,优势显著。

## 二、常用诊断性实验的评价指标

循证医学(evidence-based medicine)要求临床医师对患者诊治,应具有充分的科学依据,任何决策都需建立在科学证据的基础上。随着新技术不断应用于临床检验,新的检验项目和新的测定方法不断增加。临床迫切要求对检验项目在临床中使用的价值做出评价。临床实验室表示检验项目临床应用价值的指标主要有诊断灵敏度、诊断特异性和诊断准确度。

1. 诊断灵敏度 指某检验项目对某种疾病具有鉴别、确认的能力。诊断灵敏度的数学式为所有患者中获得真阳性的百分数。

2. 诊断特异性 指某检验项目确认无某种疾病的能力,它的数学式为所有非患者中获得真阴性结果的百分数。

3. 诊断准确度 指某检验项目在实际使用中,所有检测结果中诊断准确结果的百分比。

4. 连续定量数据分析 应使用检验项目临床性能评价(ROC)分析方法制成评价曲线。曲线上寻找最佳判断界限及其诊断灵敏度和特异性。ROC曲线中,患者和非患者人群的定量数据以分布图形表示。所有数据列表以不同的限值为判断限,计算出各组数据的真阳性率和假阳性率。常用于两种以上诊断性检验的诊断价值的比较。

### 三、检验结果解释须与临床结合

实验诊断在临床工作中虽然非常重要,但检查结果仅是静态的数据和现象,用来判断动态的复杂有机体有一定的局限性。由于患者处于动态的生理或病理状态,机体的反应性也因个体差异而不同,患相同疾病的患者可因健康问题、病期、病情轻重和个体差异等因素,出现不尽相同的检验结果。而有时不同的疾病同一检验项目却可出现相同的检验结果。因此评价检验结果时必须紧密结合临床情况进行具体分析,才能恰当地做出合理结论,指导临床诊治工作。

### 四、与非特异性检查项目的结合

在临床工作中,与疾病本身密切相关的检查项目以及一些非特异性项目的组合,增加了患者的信息,可以为临床提供有用的帮助,所以建议对一些检查项目进行组合应用。比如,在进行肝功能检查时联合肾功能检查,可以让临床工作者更全面了解患者的功能状态,为某些常见病的筛查、选择性用药以及药物副作用的评价等提供重要信息。

## 第三节 实验诊断的参考值与医学决定水平

### 一、参考值

检验的最终目的是衡量受检标本的结果是否异常,因此,各检验项目都应有判断标准。观测值(observed value):通过观测或者测量受试者某样本而获得的值。参考值(reference value)是通过观测或者测量某种特殊类型一定数量的参考个体而获得的值或测量结果。参考范围(reference range)是所有参考样品组的各个参考值的集合即为参考范围。参考限(reference limit)是依据所有参考值的分布特性以及临床使用要求,选择合适的统计方法进行归纳分析后确定的限值,包括参考上限和参考下限。参考值的一部分小于或等于参考下限,一部分大于或等于参考上限。参考区间(reference interval)是介于参考上限和参考下限之间的值,包括参考上限和参考下限。如空腹血糖的参考下限是 3.6mmol/L,参考上限是 6.1mmol/L,则参考区间是 3.6 ~ 6.1mmol/L。在某些情况下可能只有一个参考上限,若该限为"X",则相应的参考区间为 0 ~ X。

"正常值"、"正常范围"、"参考范围"、"参考值",这几个概念过去常被称为"正常值"。"正常"即健康,若观察值不在参考区间内,意即受检者为病态或不健康,亦即"不正常"。但健康只是相对的,事实上很难判断谁是健康或正常,因此,"正常值"和"正常范围"概念不清,现已弃去不用。参考范围即参考值组的整个范围,以实际的最小和最大测定值的一组值为界限,而参考区间通常介于确定的百分位数的参考限之间,是通过适当的统计学方法计算得出的参考范围的一部分。显然参考区间与参考范围明显不同,两者不能混淆。

本书列出的检验项目的参考值实际上是该项目的参考区间。某项目检查时,各医疗单位因使用的方法和仪器不同,可有不尽一致的参考区间,故各实验室应对某些检验项目建立自己的参考区间,供临床参考。

## 二、医学决定水平

医学决定水平是指不同于参考值的另一些限值,通过观察测定值是否高于或低于这些限值,可在疾病诊断中起排除或确认的作用,或对某些疾病进行分级或分类,或对预后做出评估,以提示医师在临床上应采取何种处理方式或决定采取某种治疗措施等。绝大多数项目高于或低于参考值均有临床意义,如内分泌激素检查,增高或减低分别反映功能亢进或减低;而某些检验项目则仅是高于或低于医学决定水平才有价值。临床上还可遇到检验结果略比参考值增高或降低称为临界值,对其意义的判断首先应排除技术或人为的误差,也可能是疾病早期或轻型的异常值,解释检验结果时必须结合其他临床资料综合考虑,以便能及时发现早期或潜伏期患者,必要时还需要进行动态观察,以利于做出正确判断。

## 三、危急值

危急值是指某些检验结果出现异常,超出一定界限时,可能危及患者生命,医师必须紧急处理,故称之为危急值。危急值的制订各医院不尽相同,需要临床科室和实验室根据病种差异来商讨制订,不同科室的危急值没有统一标准。出现危急值必须立即报告临床并详尽记录。如果临床医师能及时得到检验信息,迅速给予患者有效的干预措施或治疗,则可能挽救患者生命,否则就有可能出现严重后果,失去最佳抢救机会。由于检验样本的分析前影响因素较多,如果危急值与病情不符,需立即采样重新检查。

# 第四节　实验诊断的发展趋势

近年来,实验诊断已从手工操作发展到快速的高度自动化分析;从化学定性的实验发展到高精密度的定量实验;从应用常量标本一次检查一个项目发展到应用微量或超微量标本一次检查多个项目;从采血标本检查发展到部分项目经皮检查的无创伤性检查方法;从单项目的分析发展到多项目生物信息网的分析等。发展趋势具有五个方面的变化,即自动化、标准化、分子化、个体化和床旁化。

1. 自动化　许多医院实验诊断所用的硬件和软件系统已属国际主流,各种组合式流水线集合了自动、智能、快速、便捷的优点,对检验项目的精确度和准确度有强大的保障。除生化检查和免疫检查的自动化程度越来越高外,传统的形态学和病原学诊断也引入了自动化设备。自动化设备对异常细胞、异常指标均具有很好的鉴别和筛查功能,也可对微量扩增的病原体进行快速及时的报告。高难新尖实验项目的研究和推广,使检验内容更加完善,实验诊断学水平不断提高。目前,实验诊断工作者正为早日把后基因时代的生物信息真正及时应用到诊断中来而不懈努力。高通量检查方法的建立、系统生物信息处理模式的引进、网络信息节点疾病诊断模式的建立是体外诊断的发展趋势。

2. 标准化　标准化是检验过程中必须的内容。由于临床实验室检查患者标本的影响因素众多,测定方法和检验试剂多样,检验体系的标准化成为保障测定结果真实可靠的中心环节。

3. 床旁化　医学模式的转变,健康理念的更新,新医疗改革的深入,使医疗行为

笔记

向医院之外的区域扩展,社区和家庭成为新的医疗活动场所。床旁检查(point of care test,POCT)是指在患者旁边进行的医学检验,是未来实验诊断学的重要发展方向。该方法具有快速便捷、高效率、低成本、周期短、标本用量少等优点,极具发展潜力。

4. 分子化 分子生物学理论和技术的广泛应用给实验诊断带来跨时代的意义。转化医学模式在此方面表现最为突出。基础研究的成果适应临床需求,从基因表达到转录调节,从蛋白翻译到沉默修饰,全方位立体化的检验模式为临床诊断提供了大量的证据和信息。生物芯片和串联质谱等新兴技术可以从微量标本中检出海量的分子信息,使得疾病标志物的种类由传统的大分子高浓度物质向新型的小分子低浓度物质发生转变。

5. 个体化 被检个体的基因背景及病理状态的综合分析结果,应用于该个体的预防、诊断和治疗上,这种诊断称为个体化诊断。实验诊断在个体化诊断、精准医疗过程中发挥重要作用。

## 学习小结

1. 学习内容

### 2. 学习方法

明确概念,掌握实验诊断应用范围、影响因素、临床应用和评价,了解参考值与医学决定水平,熟悉实验诊断的现状及发展趋势。

(黄宪章)

## 复习思考题

1. 怎样合理申请检验项目?
2. 检验结果超出参考值是否异常?

# 第三十七章

# 临床血液学检查

**学习目的**

通过对血液系统各种血细胞及其他成分的计数、形态、分布等特点的学习,学会区分血细胞的正常与异常的表现,并掌握其临床意义,为今后临床实践搜寻疾病线索及诊断疾病打下基础。同时通过学习人体的血型分类、鉴别和配血,指导临床输血。

**学习要点**

常见的血细胞及相关成分检查的参考值及其异常的临床意义。

血液由血浆和血细胞两部分组成,通过血液循环遍布全身各组织器官,发挥着重要的生理功能。当血液发生病理变化时常影响组织器官功能,而组织器官的病变也可引起血液成分发生相应的病理变化,因此血液检查对于各系统疾病的诊断及鉴别诊断具有重要的意义。

## 第一节 血液一般检查

血液的一般检查包括血液细胞成分的常规检测(简称为血常规检测)、网织红细胞检测和红细胞沉降率检测。传统的血常规检测只包括红细胞计数、血红蛋白测定、白细胞计数及其分类计数。近年来由于血液分析仪器的广泛应用,血液常规检查的项目也相应增多,包括血红蛋白测定、红细胞计数、红细胞平均值测定和红细胞形态检测;白细胞计数及分类计数;血小板计数、血小板平均值测定和血小板形态检测。

### 一、血红蛋白测定和红细胞计数

红细胞起源于红系祖细胞,是由造血干细胞分化而来,在红细胞生成素的作用下分化为原始红细胞,然后经过有丝分裂后发育为早、中、晚幼红细胞,晚幼红细胞经过脱核后成为网织红细胞,再发育成为成熟的红细胞。红细胞生成的主要原料包括:维生素 $B_{12}$、叶酸、铁。红细胞生成后在外周血中存活 120 天左右。

【参考值】

1. 红细胞计数　成年男性 $(4.0 \sim 5.5) \times 10^{12}/L$;成年女性 $(3.5 \sim 5.0) \times 10^{12}/L$;新生儿 $(6.0 \sim 7.0) \times 10^{12}/L$。

2. 血红蛋白测定　成年男性 $120 \sim 160g/L$;成年女性 $110 \sim 150g/L$;新生儿 $170 \sim$

笔记

200g/L。

【临床意义】红细胞与血红蛋白异常的临床意义基本相同,但贫血时血红蛋白与红细胞减少的程度可不一致,如缺铁性贫血时由于铁是血红蛋白的主要组成成分,故血红蛋白的减少较红细胞为甚,巨幼细胞贫血时由于 DNA 合成障碍影响细胞分裂,则血红蛋白减少的程度较红细胞数减少相对较轻,因此同时检查红细胞和血红蛋白对贫血类型的鉴别具有重要意义。

1. 红细胞及血红蛋白减少　单位容积外周血液中红细胞数及血红蛋白低于参考值下限,称为贫血。临床上可分为生理性减少和病理性减少两类。

(1) 生理性减少:婴幼儿及 15 岁以前的儿童,由于生长发育迅速致造血原料相对不足;孕妇在妊娠中后期,血浆容量明显增多血液被稀释;老年人骨髓造血容量逐渐减少,造血功能减退。上述情况均可使红细胞数及血红蛋白减少,统称为生理性贫血。

(2) 病理性减少:根据贫血产生的病因和发病机制不同,可将贫血分为:

1) 红细胞生成减少:见于造血原料不足(如缺铁性贫血、巨幼细胞贫血等),造血功能障碍(如再生障碍性贫血、白血病等),其他系统慢性疾病(慢性感染、恶性肿瘤等)。

2) 红细胞破坏过多:见于各种溶血性贫血(如免疫性溶血性贫血、阵发性睡眠性血红蛋白尿、葡萄糖-6-磷酸脱氢酶缺乏症、脾功能亢进症等)。

3) 红细胞丢失过多:见于各种急性和慢性失血性贫血。

2. 红细胞及血红蛋白增多　指单位容积血液中红细胞数及血红蛋白量高于参考值上限。一般多次检查成年男性红细胞计数>$6.0 \times 10^{12}$/L,血红蛋白>170g/L;成年女性红细胞计数>$5.5 \times 10^{12}$/L,血红蛋白>160g/L 时即可认为增多。

(1) 相对性增多:是因脱水,血浆容量减少,血液浓缩,如严重呕吐、腹泻、大量出汗、大面积烧伤、慢性肾上腺皮质功能减退、尿崩症、甲状腺功能亢进危象、糖尿病酮症酸中毒等。

(2) 绝对性增多:按发病原因可分为继发性和原发性两类。

1) 继发性红细胞增多:是血中红细胞生成素增多所致。红细胞生成素代偿性增加:因缺氧所引起。红细胞增多的程度与缺氧程度成正比。生理性红细胞生成素代偿性增加见于胎儿及新生儿、高原地区居民。病理性增加则见于严重的慢性心、肺疾患如阻塞性肺气肿、肺源性心脏病、发绀型先天性心脏病,以及携氧能力低的异常血红蛋白病等。红细胞生成素非代偿性增加:红细胞生成素增加是与某些肿瘤或肾脏疾患有关,如肾癌、肝细胞癌、卵巢癌、肾胚胎瘤、肾上腺皮质腺瘤、子宫肌瘤以及肾盂积水、多囊肾等。

2) 原发性红细胞增多:见于真性红细胞增多症,是一种原因未明的红细胞增多为主的骨髓增殖性疾病,目前认为是多能造血干细胞受累所致。其特点为红细胞持续性显著增多,可高达$(7 \sim 10) \times 10^{12}$/L,血红蛋白达 180 ~ 240g/L,全身总血容量也增加,白细胞和血小板也不同程度增多。本病属慢性和良性增生,部分患者可转变为白血病等。

## 二、红细胞形态改变

正常红细胞染色后呈双凹圆盘形,无核,大小较一致,直径 6 ~ 9μm,平均

7.5μm。色为淡红,中心着色较淡,周边较深。外周血中红细胞常见的异常形态有以下几种:

1. 大小异常 红细胞的大小异常的主要原因是生成原料不足,可分为小红细胞、大红细胞、巨红细胞和红细胞大小不均4类。

(1) 小红细胞:红细胞直径小于6μm。由于血红蛋白合成不足,胞浆体积变小所致,中央淡染区扩大,见于小细胞低色素性贫血,如缺铁性贫血。遗传性球形细胞的直径也小于6μm,但其厚度增加,血红蛋白充盈好,中央淡染区消失(彩图37-1)。

(2) 大红细胞:直径大于10μm(彩图37-2)。见于急性失血性及溶血性贫血,也可见于巨幼细胞贫血。

(3) 巨红细胞:直径大于15μm,常由于叶酸或(和)维生素 $B_{12}$ 缺乏,导致细胞在发育时不能正常分裂,脱核后胞体成为巨红细胞,见于巨幼细胞贫血。巨红细胞常呈椭圆形,内含血红蛋白量高,中央淡染区常消失,若直径大于20μm 为超巨红细胞(彩图37-3)。

(4) 红细胞大小不均:红细胞大小悬殊,直径可相差1倍以上(彩图37-4)。这种现象见于病理造血,骨髓中红细胞系增生明显旺盛。在增生性贫血如缺铁性贫血、巨幼细胞贫血、溶血性贫血、失血性贫血中也可见,尤其是巨幼细胞贫血较明显。

2. 形态异常

(1) 球形红细胞:细胞圆球形,体积小,直径小于6μm 但厚度大于2.9μm,着色深,中央淡染区消失(彩图37-5)。一般高于20%才有诊断价值,主要见于遗传性球形细胞增多症,也可见于自身免疫性溶血性贫血。

(2) 椭圆形红细胞:细胞呈卵圆形,横径与长径之比<0.78(彩图37-6)。主要见于遗传性椭圆形红细胞增多症,一般高于25%才有诊断价值,巨幼细胞贫血时也可见到巨椭圆形红细胞。正常人血涂片中可有约1%的椭圆形红细胞。

(3) 口形红细胞:红细胞中央淡染区呈扁平裂缝状如鱼口,主要见于遗传性口形细胞增多症,血涂片中可出现10%以上的口形红细胞(彩图37-7)。正常人血涂片中偶见口形红细胞。

(4) 靶形红细胞:细胞的中央淡染区扩大,中心部位又有部分色素存留而深染,状似射击之靶标(彩图37-8)。血涂片中靶形红细胞占20%以上时见于珠蛋白生成障碍性贫血和异常血红蛋白病。缺铁性贫血、其他溶血性贫血以及黄疸时也可有少量的靶形红细胞。

(5) 镰形红细胞:细胞形状如镰刀(彩图37-9)。常见于血红蛋白 S 病即镰形细胞性贫血,主要因珠蛋白一条链上的谷氨酸被缬氨酸代替所致。

(6) 泪滴形红细胞:细胞呈泪滴状,有时也呈逗点符号状(彩图37-10)。出现较多泪滴形红细胞可见于骨髓纤维化、骨髓癌转移、珠蛋白生成障碍性贫血和溶血性贫血等。

(7) 棘细胞及刺细胞:棘细胞外周呈钝锯齿状突起,刺细胞外周呈不规则、不匀称的棘刺状突起(彩图37-11)。常见于棘形细胞增多症,也可见于脾切除后、酒精中毒性肝病、尿毒症等。

(8) 裂细胞:又称红细胞形态不整、红细胞异形症,即红细胞呈不同形态的改变,有梨形、泪滴形、新月形、长圆形、哑铃型、逗点型、三角形、盔形,以及球形、靶形等。见于红细胞因机械或物理因素所致的破坏,为微血管病性溶血的表现如弥散性血管内凝血(DIC)、血栓性血小板减少性紫癜、心血管创伤性溶血性贫血、溶血尿毒症综合征及恶性高血压等。

(9) 缗钱状红细胞:细胞呈串状叠连似缗钱状,常见于多发性骨髓瘤及原发性巨球蛋白血症。

3. 染色反应的异常　红细胞着色深浅取决于所含血红蛋白量的多少。正常红细胞在 Wright 染色的血涂片中呈淡橘红色圆盘状,中央有生理性淡染区,称为正常色素性红细胞。染色反应异常有以下几种:

(1) 低色素性:红细胞染色较正常浅,中央苍白区扩大(彩图 37-12)。见于血红蛋白含量明显减少,如缺铁性贫血、铁粒幼细胞性贫血和珠蛋白生成障碍性贫血等。

(2) 高色素性:红细胞着色较正常深,中央淡染区消失(彩图 37-13)。主要是由于血红蛋白含量增高。常见于巨幼细胞贫血,球形细胞也呈高色素性。

(3) 嗜多色性:红细胞呈淡灰蓝或紫灰色,这种红细胞刚脱核,其体积较正常红细胞稍大,称嗜多色性红细胞或多染色性红细胞。正常人外周血中约占 1%。其增多反映骨髓造血功能活跃,红细胞系增生旺盛。见于增生性贫血,尤以溶血性贫血时最多见。

4. 结构的异常　红细胞中出现正常细胞中所不含有的结构。

(1) 嗜碱性点彩:在血涂片中,红细胞胞浆内见到散在的大小和数量不一嗜碱点彩,这种细胞称为点彩红细胞(彩图 37-14)。颗粒为胞浆中的核糖体发生聚集变性所致。点彩红细胞属于未完全成熟红细胞,在正常人血片中极少出现。其增多表示骨髓红细胞系增生旺盛并伴有紊乱现象,见于巨幼细胞性贫血及骨髓纤维化等。在重金属中毒时如铅、汞、铋等,点彩细胞也会增加,常作为铅中毒诊断的重要指标之一。

(2) 染色质小体:为紫红色圆形小体,直径 0.5~1μm,位于成熟红细胞或晚幼红细胞胞浆中,可 1 个或多个(彩图 37-15)。此小体可能是幼红细胞在核分裂过程中出现的一种异常染色质,或是核染色质的残留部分。常见于溶血性贫血、巨幼细胞贫血、脾切除后,也可见于红白血病或其他增生性贫血。

(3) 卡-波环:在红细胞中出现的一种紫红色呈圆形或 8 字形细线状环(彩图 37-16),目前认为可能是纺锤体的残余物或是胞质中脂蛋白变性所致。见于溶血性贫血、巨幼细胞性贫血、白血病、脾切除后或铅中毒等。

(4) 有核红细胞:有核红细胞及幼稚红细胞(彩图 37-17),均存在于骨髓中,除 1 周内的新生儿外,正常人外周血不能见到,在外周血中出现有核红细胞均属病理现象。主要见于各种溶血性贫血、红血病或红白血病、髓外造血、骨髓转移癌和严重缺氧等。

## 三、白细胞计数及其分类计数

白细胞包括中性粒细胞、嗜酸性粒细胞、嗜碱性粒细胞、淋巴细胞和单核细胞 5 种。白细胞计数(white blood cell count,WBC)是测定血液中各种白细胞的总数,而分类计数则是求各种类型白细胞的比值(百分数)。

【参考值】

白细胞计数:成人$(4~10)\times10^9/L$;新生儿$(15~20)\times10^9/L$;6 个月 ~2 岁$(11~12)\times10^9/L$。白细胞的分类计数见表 37-1。

表 37-1　白细胞分类计数情况

| 细胞类别 | 百分数（%） | 绝对值（×10⁹） |
|---|---|---|
| 中性粒细胞（N） | | |
| 杆状核（Nst） | 1 ~ 5 | 0.04 ~ 0.5 |
| 分叶核（Nsg） | 50 ~ 70 | 2 ~ 7 |
| 嗜酸性粒细胞（E） | 0.5 ~ 5 | 0.02 ~ 0.5 |
| 嗜碱性粒细胞（B） | 0 ~ 1 | 0 ~ 0.1 |
| 淋巴细胞（L） | 20 ~ 40 | 0.8 ~ 4 |
| 单核细胞（M） | 3 ~ 8 | 0.12 ~ 0.8 |

【临床意义】

1. 中性粒细胞（neutrophil，N）　中性粒细胞来源于骨髓的造血干细胞，在骨髓中分化发育后，进入血液或组织，发挥趋化作用、吞噬作用和杀菌作用。在瑞氏染色涂片中，胞质呈无色或极浅的淡红色，有许多弥散分布的细小的浅红或浅紫色的特有颗粒。细胞核呈杆状或 2 ~ 5 分叶状，叶与叶间有细丝相连，一般以 2 ~ 3 叶居多，病理情况下分叶可达 10 叶。

（1）中性粒细胞增多：中性粒细胞增多常伴随白细胞总数的增多。在生理情况下，中性粒细胞下午较早晨为高，妊娠后期及分娩期、剧烈运动或劳动后、饱餐或淋浴后、高温或严寒等均可暂时性升高。中性粒细胞病理性增多见于反应性增多，即机体受到某些刺激后做出的应激性反应，也可见于造血干细胞的疾病引起的粒细胞增生性增多。

1）急性感染：化脓性球菌（如金黄色葡萄球菌、溶血性链球菌、肺炎链球菌等）感染为最常见的原因，还可见于某些病毒感染及寄生虫感染。在某些极重度感染时，白细胞总数不但不高，反而减低。

2）严重的组织损伤及大量血细胞破坏：严重外伤、大手术后、大面积烧伤、急性心肌梗死及严重的血管内溶血后 12 ~ 36 小时，中性粒细胞会明显增多。

3）急性大出血：在急性大出血后中性粒细胞变化比红细胞变化快且明显，尤其是内出血时白细胞可高达 $20×10^9$/L，因此白细胞的增高可作为内出血早期诊断的参考指标。

4）急性中毒：可见急性化学药物性中毒，如急性铅、汞中毒及安眠药中毒等；生物性中毒昆虫毒、蛇毒、毒蕈中毒等；代谢紊乱所致的代谢性中毒如糖尿病酮症酸中毒、尿毒症、妊娠中毒症等。

5）恶性肿瘤：见于各类恶性肿瘤，特别是消化道恶性肿瘤，如肝癌、胃癌等。

6）白血病、骨髓增殖性疾病：大多数白血病患者外周血中白细胞数量呈不同程度的增多，可达数万甚至数十万。急性或慢性粒细胞白血病时，还出现中性粒细胞增多，伴外周血中细胞质量改变。真性红细胞增多症、原发性血小板增多症和骨髓纤维化等骨髓增殖性疾病均可有中性粒细胞增多。

（2）中性粒细胞减少：当中性粒细胞绝对值低于 $1.5×10^9$/L 称为粒细胞减少症，低于 $0.5×10^9$/L 时称为粒细胞缺乏症。

1）感染：某些病毒感染性疾病最常见，如流感、麻疹、病毒性肝炎、水痘、风疹等。某些革兰阴性杆菌感染，如伤寒、副伤寒杆菌感染时，白细胞总数与中性粒细胞均减少。某些原虫感染，如疟疾、黑热病时白细胞亦可减少。

2）血液系统疾病：血液病引起中性粒细胞减少的同时也常引起红细胞及血小板减少，如再生障碍性贫血、巨幼细胞贫血、严重缺铁性贫血、阵发性睡眠性血红蛋白尿、白细胞减少的白血病、骨髓纤维化、多发性骨髓瘤、骨髓转移癌、淋巴瘤及恶性组织细胞病等。

3）物理、化学因素损伤：物理损伤包括 X 线、γ 射线、放射性核素等放射因素。化学损伤如苯、铅、汞等，以及化学药物，如氯霉素、磺胺类药、抗肿瘤药、抗结核药、抗糖尿病药、抗甲状腺药物和解热镇痛药等。

4）脾功能亢进：如肝硬化、班替综合征、淋巴瘤及脾动脉瘤等引起的脾脏肿大及其功能亢进，同时常引起中性粒细胞及血小板减少。

5）自身免疫性疾病：如系统性红斑狼疮等，产生自身抗体导致白细胞减少。

（3）中性粒细胞的核象变化：中性粒细胞的核象是指粒细胞的分叶状况，能反映其成熟程度。正常情况下，多为 3 叶。

1）核左移：周围血中不分叶核粒细胞包括杆状核粒细胞、晚幼粒、中幼粒或早幼粒细胞等的百分率增高超过 5% 时，称为核左移。常见于各种病原体所致的感染（特别是急性化脓性感染）、急性失血、急性中毒、急性溶血反应及恶性肿瘤晚期等。

2）核右移：周围血中中性粒细胞核若出现 5 叶或更多分叶（以至 15 叶），其所占比例超过 3% 者，称为核右移。主要见于巨幼细胞贫血及恶性贫血，也可见于应用抗代谢药物，如阿糖胞苷或 6-巯基嘌呤等。在炎症恢复期可出现一过性核右移。如在疾病进展期突然出现核右移的变化，则表示预后不良。

（4）中性粒细胞形态异常

1）中性粒细胞的中毒性改变：①细胞大小不均：表现为胞体增大，细胞大小悬殊。见于病程较长的化脓性炎症或慢性感染时。②中毒颗粒：中性粒细胞胞浆中出现较粗大、大小不等、分布不匀的深紫色的颗粒，称为中毒性颗粒。此种颗粒在较严重的化脓性感染及大面积烧伤等情况下多见。③空泡形成：粒细胞浆中出现空泡，大小不一，一个或数个，有时在胞核上也能见到，可能是细胞受损后，胞浆发生脂肪变性所致。常见于严重感染。④杜勒小体：呈云雾状天蓝色或蓝黑色的圆形或梨形，直径 1 ~ 2μm，是中性粒细胞胞质中毒性变化而保留的局部嗜碱性区域。此小体亦可在单核细胞胞质中出现。⑤核变性：有核固缩、核溶解和核碎裂等现象，称为中毒性核细胞。见于严重的急性感染，在化脓性感染时尤为明显；也可见于慢性感染、大面积烧伤、各种原因所致的急性中毒、恶性肿瘤等。以上各种改变可单独出现或同时存在于中性粒细胞中，它反映细胞的损伤程度。

2）巨多分叶核中性粒细胞：细胞胞体较大，直径达 16 ~ 25μm，核分叶过多，常超过 5 叶以上，甚至在 10 叶以上，核染色质疏松。多见于巨幼细胞贫血或应用抗代谢药物治疗后。

3）棒状小体（auer bodies）：为白细胞胞质中出现红色细杆状物质，一个或数个，长约 1 ~ 6μm，故称为棒状小体。棒状小体一旦出现在细胞中，就可拟诊为急性白血病。棒状小体在鉴别急性白血病类型时有重要价值。急性淋巴细胞白血病无此种小体,而在急性粒细胞白血病和急性单核细胞白血病时,则可见到。

4) 其他:系与遗传有关的异常形态变化。①Pelger-Huet 畸形:也称家族性粒细胞异常,表现为成熟中性粒细胞核先天性分叶异常,核畸形,如肾形、哑铃形、夹鼻眼镜形、花生形等,常为常染色体显性遗传性疾病,也可发生于某些感染、白血病和骨髓增生异常综合征等。②Chediak-Higashi 畸形:是常染色体隐形遗传性疾病,骨髓和血涂片的各期粒细胞中含有数个至数十个直径为 $2 \sim 5\mu m$ 的包涵体,呈淡紫红色或蓝紫色颗粒。患者易感染,常伴白化病。③Alder-Reilly 畸形:其特点是在中性粒细胞内含有巨大深染嗜天青颗粒,患者常伴有脂肪软骨营养不良或遗传性黏多糖代谢障碍。④May-Hegglin畸形:患者粒细胞终身含有淡蓝色包涵体,形态与 Döhle 小体相似,但常较大而圆;除中性粒细胞外,其他粒细胞,甚至巨核细胞中也能见到。

2. 嗜酸性粒细胞 嗜酸性粒细胞是在嗜酸性粒细胞因子刺激作用下由其前体细胞分化而来,此细胞呈圆形,胞质内充满鲜红色嗜酸性颗粒,胞核多为两叶,呈眼镜状,深紫色。其主要功能是:①限制嗜碱性粒细胞和肥大细胞在速发性过敏反应中的作用;②参与对蠕虫的免疫反应。

(1) 嗜酸性粒细胞增多

1) 过敏性疾病:如支气管哮喘、药物过敏、荨麻疹、食物过敏、血管神经性水肿、血清病等。

2) 寄生虫病:血吸虫病、蛔虫病、钩虫病等寄生虫病,其血中嗜酸性粒细胞增多常达 10% 或更多。

3) 皮肤病:如湿疹、剥脱性皮炎、天疱疮、银屑病等可见外周血嗜酸性粒细胞轻、中度增高。

4) 血液病:如慢性粒细胞白血病、嗜酸性粒细胞白血病、淋巴瘤、多发性骨髓瘤、嗜酸性粒细胞肉芽肿等,外周血嗜酸性粒细胞可有不同程度增高,有的可伴幼稚嗜酸性粒细胞增多。

5) 某些恶性肿瘤:某些上皮系肿瘤如肺癌等可引起嗜酸性粒细胞增高。

6) 某些传染病:急性传染病时,嗜酸性粒细胞大多减少,但猩红热时可引起嗜酸性粒细胞增多。

7) 其他:风湿疾病、腺垂体功能减低症、肾上腺皮质功能减低症、过敏性间质性肾炎等也常伴有嗜酸性粒细胞增多。

(2) 嗜酸性粒细胞减少:常见于伤寒、副伤寒初期,大手术、烧伤等应激状态,或长期应用肾上腺皮质激素后,其临床意义甚小。

3. 嗜碱性粒细胞 胞体呈圆形,直径为 $10 \sim 12\mu m$。胞质紫红色内有少量粗大但大小不均、排列不规则的黑蓝色嗜碱性颗粒,常覆盖于核面上。胞核一般为 $2 \sim 3$ 叶,因被颗粒遮盖,核着色较浅,而使分叶有模糊不清感。

(1) 嗜碱性粒细胞增多

1) 过敏性疾病:药物、食物及吸入物超敏反应、红斑及类风湿关节炎等嗜碱性粒细胞增多。

2) 血液病:慢性粒细胞白血病、嗜碱性粒细胞白血病及骨髓纤维化等嗜碱性粒细胞均可增多。

3) 恶性肿瘤:特别是转移癌时嗜碱性粒细胞增多。

4）其他：如糖尿病，传染病如水痘、流感、天花、结核等均可见嗜碱性粒细胞增多。

（2）嗜碱性粒细胞减少：嗜碱性粒细胞减少一般无临床意义。

4. **淋巴细胞**　淋巴细胞可按发育和成熟的不同途径分胸腺依赖淋巴细胞（T 淋巴细胞）、骨髓依赖淋巴细胞（B 淋巴细胞）和自然杀伤细胞（NK 细胞）；也可按细胞的大小分大淋巴细胞和小淋巴细胞。淋巴细胞的主要作用是参与机体的免疫功能。

（1）淋巴细胞增多：正常情况下，婴儿和儿童时期的淋巴细胞较高，4～6 岁时淋巴细胞比例逐渐减低。在再生障碍性贫血、粒细胞减少症和粒细胞缺乏症时由于中性粒细胞减少使淋巴细胞比例相对增高，但淋巴细胞的绝对值并不增高。淋巴细胞增多的病理意义有：

1）感染性疾病：主要为病毒感染，如麻疹、风疹、水痘、流行性腮腺炎、传染性单核细胞增多症、传染性淋巴细胞增多症、病毒性肝炎、肾综合征出血热等感染，也可见于百日咳杆菌、结核分枝杆菌、布鲁菌、梅毒螺旋体、弓形虫等感染。

2）肿瘤性疾病：急性和慢性淋巴细胞白血病、淋巴瘤等。

3）急性传染病的恢复期。

4）移植排斥反应：见于移植物抗宿主反应或移植物抗宿主病。

再生障碍性贫血、粒细胞减少症和粒细胞缺乏症时中性粒细胞减少，故淋巴细胞比例相对增高，但淋巴细胞的绝对值并不增高。

（2）淋巴细胞减少：淋巴细胞减少主要见于应用肾上腺糖皮质激素、烷化剂、抗淋巴细胞球蛋白等治疗以及放射线损伤、免疫缺陷性疾病、丙种球蛋白缺乏症等。

（3）异形淋巴细胞：外周血中有时可见到形态变异的不典型淋巴细胞，称为异形淋巴细胞。异形淋巴细胞主要是由 T 淋巴细胞受刺激后转化而来，也有少数为 B 淋巴细胞。Downey 根据细胞形态学特点将其分为 3 型：

Ⅰ型（泡沫型）：胞体较淋巴细胞稍大，呈圆形或椭圆形，部分为不规则形。核偏位，呈圆形、肾形或不规则形，核染质呈粗网状或小块状、无核仁。胞质丰富，呈深蓝色，含有大小不等的空泡，使胞质呈泡沫状，无颗粒或有少数颗粒。通常以此型最为多见。

Ⅱ型（不规则型）：胞体较Ⅰ型大，细胞外形常不规则，似单核细胞，故也称为单核细胞型。胞质丰富，呈淡蓝色或淡蓝灰色，可有少量嗜天青颗粒，一般无空泡。核形与Ⅰ型相似，但核染质较Ⅰ型细致，亦呈网状，核仁不明显。

Ⅲ型（幼稚型）：胞体大，直径 15～18μm。呈圆形或椭圆形。胞质量多，蓝色或深蓝色，一般无颗粒，有时有少许小空泡。核圆形或椭圆形，核染质呈纤细网状，可见1～2 个核仁。

除上述 3 型外，有时也可见到少数呈浆细胞样或组织细胞样的异形淋巴细胞。

异形淋巴细胞在正常人外周血中偶可见到，但不超过 2%。异形淋巴增多可见于：

1）感染性疾病：引起淋巴细胞增多的病毒性疾病均可出现异形淋巴细胞，尤其是传染性单核细胞增多症、肾综合征出血热等疾病，可高达 10% 以上。疾病恢复后异形淋巴细胞仍可在外周血中持续数周、数月才逐渐消失。某些细菌性感染、螺旋体病、立克次体病或原虫感染等疾病也可见淋巴细胞增多。

2）其他:药物过敏;输血、血液透析或体外循环术后;免疫性疾病、粒细胞缺乏症、放射治疗等。

5. 单核细胞 单核细胞是体积最大的白细胞,直径为 14～20μm,呈圆形或不规则形。单核细胞来源于骨髓系干细胞,随血液循环进入组织后会变为吞噬细胞形成单核-吞噬系统,共同发挥诱导免疫反应,吞噬杀灭病原体。

（1）单核细胞增多:婴幼儿及儿童可出现生理性增多。病理性增多见于:

1）某些感染:如感染性心内膜炎、疟疾、黑热病、急性感染的恢复期、活动性肺结核等。

2）某些血液病:如单核细胞白血病、粒细胞缺乏症恢复期、多发性骨髓瘤、恶性组织细胞病、淋巴瘤、骨髓增生异常综合征等。

（2）单核细胞减少:单核细胞减少一般无临床意义。

## 四、类白血病反应

类白血病反应(leukemoid reaction)是指机体对某些刺激因素所产生的类似白血病表现的血象反应。表现为周围血中白细胞数大多明显增高,并可有数量不等的幼稚细胞出现。当病因去除后,类白血病反应也逐渐消失。引起类白血病反应的病因很多,以感染及恶性肿瘤最多见,其次还有急性中毒、外伤、休克、急性溶血或出血、大面积烧伤、过敏及电离辐射等。不同原因可引起不同细胞类型的类白血病反应。类白血病反应按周围血白细胞总数的多少可分为白细胞增多性和白细胞不增多性两型,以前者为多见;按增多的细胞类型则可分为以下几种类型:

1. 中性粒细胞型 此型最常见。可见于各种感染、恶性肿瘤骨髓转移、有机磷农药或一氧化碳中毒、急性溶血或出血、严重外伤或大面积烧伤等,其中以急性化脓菌感染为最常见。血象中白细胞增多,总数可达 $(50～100)×10^9/L$,并伴有核左移现象,除杆状核增多外,还可出现晚幼粒或中幼粒细胞,甚至可有早幼粒细胞和原粒细胞出现,但一般不超过 10%。中性粒细胞常有中毒性改变及碱性磷酸酶(NAP)积分显著增高。血象中红细胞、血红蛋白、血小板一般多无明显变化。骨髓象除显示粒细胞系增生明显,伴核左移及中毒性改变外,其他各系细胞多无明显异常。

2. 嗜酸性粒细胞型 常见于寄生虫病、过敏性疾病,其他如风湿性疾病、Hodgkin病、晚期癌肿等。白细胞总数达 $20×10^9/L$ 以上,嗜酸性粒细胞显著增多,超过 20%,甚至达 90%,但多系成熟型嗜酸性粒细胞。骨髓中嗜酸性粒细胞增多,也以成熟型为主。

3. 淋巴细胞型 常见于某些病毒性感染,如传染性单核细胞增多症、百日咳、水痘、风疹等,也可见于粟粒性结核、猩红热、先天性梅毒、胃癌等。白细胞数常为 $(20～30)×10^9/L$,也有超过 $50×10^9/L$ 者。血片中多数为成熟淋巴细胞,并可见幼稚淋巴细胞和异形淋巴细胞。

4. 单核细胞型 见于粟粒性结核、亚急性感染性心内膜炎、细菌性痢疾、斑疹伤寒、风湿病等。白细胞增多,但一般不超过 $50×10^9/L$,分类计数单核细胞常超过 30%。

在中性粒细胞型、淋巴细胞型、单核细胞型等类白血病反应病例中,有白细胞总数不超过 $10×10^9/L$ 者,但周围血中出现较多该种类型的幼稚细胞,即为白细胞不增多性类白血病反应,曾有报道见于结核病、败血症、恶性肿瘤等。

类白血病反应需与白血病鉴别,尤其是中性粒细胞型类白血病反应与慢性粒细胞白血病的鉴别。一般而言:类白血病反应多能查到原发疾病,血象中除白细胞数量和形态改变外,红细胞和血红蛋白无明显变化,血小板正常或增多;骨髓象变化不大,除增生活跃及核左移外,原始细胞及早期幼稚细胞增高不明显,无细胞畸形及核浆发育失衡,红细胞及巨核细胞系无明显异常。类白血病反应在原发病好转或解除后也迅速恢复正常,预后一般良好(除原发疾病为恶性肿瘤者外)。

## 第二节　红细胞沉降率测定

红细胞沉降率(erythrocyte sedimentation rate,ESR)简称血沉,是指红细胞在一定条件下沉降的速率。将抗凝的血静置于垂直竖立的小玻璃管中,由于红细胞的比重较大,受重力作用而自然下沉,正常情况下因红细胞膜表面的唾液酸所具有的负电荷而互相排斥使细胞分散悬浮下沉缓慢。测定时常以红细胞在第一小时末下沉的距离表示红细胞沉降的速度。

【参考值】男性 0～15mm/h;女性 0～20mm/h。

【临床意义】不论男女其血沉值达 25mm/h 时,为轻度增快;达 50mm/h 时为中度增快;大于 50mm/h 则为重度增快。

1. 生理性增快　12 岁以下的儿童血沉较快;妇女月经期血沉略增快;妊娠 3 个月以上血沉逐渐增快,直到分娩后 3 周;60 岁以上的高龄者血沉也常增快。

2. 病理性增快

1) 各种炎症:急性细菌性炎症、风湿热的活动期及结核病。临床上常用血沉来了解结核病及风湿热有无活动性变化。

2) 组织损伤及坏死:手术创伤或心肌梗死等损伤时血沉会增快,一般 3 周左右会恢复。但心绞痛时血沉正常,临床上可用此作为鉴别依据。

3) 恶性肿瘤:增长迅速的恶性肿瘤血沉增快,可能与肿瘤细胞分泌糖蛋白(属球蛋白)、肿瘤组织坏死、继发感染或贫血等因素有关,而良性肿瘤血沉多正常。

4) 高球蛋白血症:各种原因导致的高球蛋白血症时,都可使血沉增快,如亚急性感染性心内膜炎、肝硬化、慢性肾炎、多发性骨髓瘤、系统性红斑狼疮、巨球蛋白血症、淋巴瘤、黑热病等。

5) 贫血:贫血较轻时血沉多正常,若血红蛋白低于 90g/L 时,血沉可增快,可能因红细胞数量减少,下沉时受到的摩擦阻力减少所致。因此贫血越严重,血沉增快越明显。

6) 其他:动脉粥样硬化、糖尿病、肾病综合征、黏液水肿等,血中胆固醇高等血沉也可增快。

## 第三节　血液的其他检查

### 一、网织红细胞计数

网织红细胞(Reticulocyte)是晚幼红细胞脱核后的细胞,即未完全成熟的红细胞(彩图 37-18)。当网织红细胞中 RNA 消失时则为成熟红细胞,所以网织红细胞与成熟红细胞比,体积稍大。网织红细胞是反映骨髓红系造血功能以及判断贫血和疗效的重要指标。

【参考值】百分数 0.005 ~ 0.015(0.5% ~ 1.5%);绝对数(24 ~ 84)×10$^9$/L。

【临床意义】

1. 反映骨髓造血功能状态　网织红细胞增多反映骨髓造血功能旺盛,常见于溶血性贫血、急性失血;网织红细胞减少反映骨髓造血功能减低,常见于再生障碍性贫血,骨髓病性贫血如急性白血病等。

2. 贫血疗效观察　缺铁性贫血、巨幼细胞贫血及某些贫血患者经补铁或维生素B$_{12}$及叶酸后,网织红细胞会增多。而再生障碍性贫血、急性白血病时,骨髓造血功能低下,网织红细胞会减少。

## 二、血细胞比容测定

血细胞比容(hematocrit,HCT)又称血细胞压积是指血细胞在全血中所占容积的百分比,主要反映红细胞与血浆的比值。用抗凝血在一定条件下离心沉淀即可测得。

【参考值】

1. 微量法　男 0.467±0.039;女 0.421±0.054。

2. 温氏法　男 0.40 ~ 0.50(40% ~ 50%);女 0.37 ~ 0.48(37% ~ 48%)。

【临床意义】血细胞比容测定可反映红细胞的增多或减少,但受血浆容量改变的影响,同时也受红细胞体积大小的影响。

1. 血细胞比容增高　常见于真性红细胞增多症、脱水血液浓缩,临床上还可用血细胞比容来计算脱水者的补液量。

2. 血细胞比容减低　常见于缺铁性贫血等贫血性疾病,由于贫血类型不同,红细胞体积的大小也不同,血细胞比容的减少与红细胞数减少并不一定成正比。因此必须将红细胞数、血红蛋白量和血细胞比容三者结合起来,计算红细胞各项平均值才更有参考意义。

## 三、红细胞平均值测定

测定血细胞比容,结合红细胞计数和血红蛋白测定,能求出平均每个红细胞的体积及所含血红蛋白的多少等红细胞平均值。红细胞平均值测定对各种贫血疾患的鉴别诊断有很大参考意义。

红细胞平均值测定包括:平均红细胞容积(mean corpuscular volume,MCV)即每个红细胞的平均体积,以飞升(fl)为单位;红细胞平均血红蛋白量(mean corpuscular hemoglobin,MCH)即每个红细胞内所含血红蛋白的平均量,以皮克(pg)为单位;红细胞平均血红蛋白浓度(mean corpuscular hemoglobin concentration,MCHC)即每升红细胞平均所含血红蛋白的克数。这 3 种数值的测定要求是在同一抗凝血标本中同时计数出,以便更准确地分析患者的红细胞形态特征。

【参考值】

1. 平均红细胞容积　80 ~ 100fl;

2. 平均红细胞血红蛋白量　27 ~ 34pg;

3. 平均红细胞血红蛋白浓度　320 ~ 360g/L。

【临床意义】见表37-2。

表37-2　贫血的形态学分类

| 贫血类型 | MCV（fl） | MCH（pg） | MCHC（g/L） | 病因 |
|---|---|---|---|---|
| 正常细胞性贫血 | 80~100 | 27~34 | 320~360 | 再生障碍性贫血、急性失血性贫血、骨髓病性贫血如白血病等 |
| 大细胞性贫血 | >100 | >34 | 320~360 | 巨幼细胞贫血及恶性贫血 |
| 单纯小细胞性贫血 | <80 | <27 | 320~360 | 慢性感染、肝病、尿毒症、恶性肿瘤等所致的贫血 |
| 小细胞低色素性贫血 | <80 | <27 | <320 | 缺血性贫血、珠蛋白生成障碍性贫血、铁粒幼细胞性贫血。 |

## 四、红细胞体积分布宽度测定

红细胞体积分布宽度（red blood cell volume distribution width, RDW）是反映外周血红细胞体积异质性的参数，是红细胞大小不等的客观指标，多数血细胞分析仪用所测红细胞体积大小的变异系数，即 RDW-CV 来表示。一般通过 RDW 和 MCV 这两个参数可进行贫血的形态学分类，对贫血的诊断有重要意义。

【参考值】

RDW-CV:11.5%~14.5%。

【临床意义】

1. 用于贫血的形态学分类　通常不同病因引起的贫血，其红细胞的形态学特点是不同的，Bassman 提出了按 RDW 和 MCV 两项参数对贫血的新的形态学分类法（表37-3），对贫血的鉴别诊断有一定的参考价值。

表37-3　根据 MCV、RDW 的贫血形态学分类

| 贫血类型 | MCV | RDM | 病因 |
|---|---|---|---|
| 大细胞均一性贫血 | 增大 | 正常 | 部分再生障碍性贫血 |
| 大细胞非均一性贫血 | 增大 | 增高 | 巨幼细胞贫血、骨髓增生异常综合征 |
| 正常细胞均一性贫血 | 正常 | 正常 | 急性失血性贫血 |
| 正常细胞非均一性贫血 | 正常 | 增高 | 再生障碍性贫血、阵发性睡眠性血红蛋白尿、红细胞酶异常等 |
| 小细胞均一性贫血 | 减小 | 正常 | 珠蛋白生成障碍性贫血、球形细胞增多症等 |
| 小细胞非均一性贫血 | 减小 | 增高 | 缺铁性贫血 |

2. 用于缺铁性贫血的诊断和鉴别诊断　缺铁性贫血和轻型 β-珠蛋白生成障碍性贫血均表现为小细胞低色素性贫血，缺铁性贫血患者 RDW 增高，而珠蛋白生成障碍性贫血患者88%为正常。缺铁性贫血患者在缺铁潜伏期时 RDW 即有增高，治疗后贫血已得到纠正，RDW 仍未降至正常水平，可能反映体内贮存铁尚未完全补足，故 RDW 对缺铁性贫血治疗中的动态监测可能有一定的价值。

### 五、血细胞直方图

血细胞直方图是利用电阻抗法血细胞分析仪,将血细胞电阻大小用电压产生的脉冲信号来体现,脉冲信号经处理后送入计数系统,而得到细胞计数结果,同时还提供细胞体积分布图形。这些显示细胞群分布情况的图形,称为细胞分布直方图。直方图的横坐标表示细胞体积,纵坐标表示细胞的相对数量。体积数据以飞升(fl)为单位。细胞分布直方图包括3种:白细胞直方图、红细胞直方图和血小板直方图(图37-1)。

图 37-1 血细胞体积分布直方图

1. 白细胞体积分布直方图 反映白细胞体积大小的频率分布图。正常人 WBC 直方图可见两个明显分离的峰,左峰为小细胞群,右峰为大细胞群,两峰之间为中间细胞群。小细胞群的细胞主要为淋巴细胞,包括成熟淋巴细胞、异型淋巴细胞。小细胞群峰又高又陡,若其峰越高,说明淋巴细胞比率越大。大细胞群较高较宽,若其峰越高,说明中性粒细胞比率越大。中间细胞群一般为有一定宽度的平坦区,若其峰值增高,说明嗜酸性粒细胞、嗜碱性粒细胞、单核细胞增多或出现病理性细胞。但由于同一群中包括多种细胞存在,其中任何一种细胞增多,都有可能使直方图产生相似的变化,所以白细胞直方图只是粗略判断细胞比例的变化或有无明显的异常细胞出现,常需进一步的细胞分类计数及形态观察。

2. 红细胞体积分布直方图 在典型的红细胞体积分布直方图上,有两个细胞群体:一种为红细胞主群:从50fl偏上开始,有一个近似两侧对称,基底较为狭窄的正态分布曲线,又称"主峰";另一种为小细胞群:位于主峰右侧,分布在 130~185fl 区域,又称"足趾部";它是一些二聚体、三聚体、多聚体细胞的反映,常忽略不计。

分析直方图时,要注意主峰的位置、峰的基底宽度,峰顶的形状及有无双峰现象等,这些变化与红细胞的其他参数结合分析,对某些贫血的诊断和鉴别诊断有重要价值。几种贫血的细胞直方图图形变化如下：

（1）缺铁性贫血：典型的缺铁性贫血呈小细胞贫血，MCV 降低，主峰曲线的波峰左移；红细胞大小的非均一性，RDW 增高，则波峰基底增宽，显示为小细胞非均一性贫血特征。

（2）轻型 β-珠蛋白生成障碍性贫血：其图形表现为波峰左移，基底变窄，呈小细胞均一性贫血。因此，这一特征可作为与缺铁性贫血鉴别的指标。

（3）铁粒幼细胞性贫血：红细胞呈典型的"双形"性改变，即小细胞低色素性红细胞与正常红细胞同时存在，故出现波峰左移、峰底增宽呈双峰。缺铁性贫血治疗有效时，也可出现峰底更宽的类似的双峰图形。

（4）巨幼细胞贫血：红细胞呈大细胞非均一性，直方图波峰右移，峰底增宽。经治疗有效时，正常红细胞逐渐增加，与病理性大细胞同时存在，也可出现双峰现象，故有助于判断疗效。

（5）混合性营养性贫血：营养性巨幼细胞贫血可同时合并缺铁性贫血，前者 MCV 增高，后者降低，故直方图图形需视哪一类细胞占优势。如两者的严重程度相似，则反映 MCV 的波峰位置可显示正常，而 RDW 明显增高，则峰底增宽。

3. 血小板直方图　是反映血小板体积大小分布频率的分布图，可反映血小板数、血小板平均容积、血小板分布宽度和血小板比容等参数。正常血小板直方图体积分布范围为 2～20fl，常呈左偏态分布。当血小板直方图左移时，提示血小板体积偏小；当血小板直方图右移时，提示血小板体积偏大。

## 六、溶血性贫血的实验室检查

溶血性贫血是指各种原因导致红细胞的破坏增多或加速，而骨髓造血功能代偿不足时发生的一类贫血。如果骨髓能够增加红细胞生成，足以代偿红细胞的生存期缩短，则不会发生贫血，这种状态称为代偿性溶血性疾病。若红细胞在血管内破坏为血管内溶血，若红细胞在血管外破坏则为血管外溶血。临床上按病因和发病机制可分为两大类，一为红细胞内在缺陷所致的溶血性贫血，多为遗传性的疾病，如遗传性球形红细胞增多症等，也有后天获得性疾病如阵发性睡眠性血红蛋白尿。二为红细胞外因素所致的溶血性贫血，细胞外因素所致的溶血性贫血均为后天获得性疾病。

1. 红细胞破坏增加的检验　正常人体内的红细胞寿命平均为 120 天，主要是因衰老而消失。另有极少数红细胞可被其他因素导致红细胞的变形性下降或细胞表面性质改变而过早破坏。当红细胞破坏异常时，可通过以下的检测来判断。

（1）红细胞寿命测定：正常人红细胞寿命为 100～130 天，平均 125 天左右。本实验是用 $^{51}Cr$ 标记红细胞检测红细胞半衰期。其半衰期为 25～32 天，溶血性贫血患者红细胞寿命常小于 15 天，红细胞寿命明显缩短，如镰状红细胞性贫血缩短至 5～15 天，阵发性睡眠性血红蛋白尿症缩短至 10 天左右。这是确定溶血性贫血的可靠方法。而真性红细胞增多症红细胞寿命延长。

（2）血浆游离血红蛋白测定：是测定血浆中血红蛋白的量。正常情况下，红细胞生存 120 天左右就衰老，在脾脏被破坏分解为血红蛋白。当红细胞破坏增加或增快时，如发生溶血，血红蛋白释放入血的量增加，血浆内游离血红蛋白增多，测定血浆游离血红蛋白，则可反映溶血性贫血患者血中红细胞破坏的情况。

【参考值】　<50mg/L（1～5mg/dl）。

【临床意义】血浆游离血红蛋白的增加是血管内溶血的指征。自身免疫性溶血性贫血,镰形细胞贫血及海洋性贫血血浆游离血红蛋白可轻度或中度增加。如果血浆中游离血红蛋白达到一定水平时(900~1000mg/L)则伴有血红蛋白尿症,见于蚕豆黄、阵发性寒冷性血红蛋白尿,不稳定血红蛋白症,冷凝集综合征等。还可见于严重输血反应,尤其是血型不合者,使血浆游离血红蛋白大幅度增加。

(3) 血清结合珠蛋白测定:血清结合珠蛋白是一种分子量为85 000的酸性糖蛋白,广泛存在于人体中,作为一种多功能的蛋白,它参与了炎症反应及抗氧化作用等多种生理效应,其主要功能是与游离血红蛋白结合成稳定的复合物,然后被单核-巨噬细胞系统处理掉。

【参考值】0.7~1.5g/L(70~150mg/dl)。

【临床意义】血清结合珠蛋白作为诊断溶血的一种可靠的实验室指标。其降低见于各种溶血性贫血,包括血管内或血管外溶血;还见于肝细胞损害、传染性单核细胞增多症、先天性无结合珠蛋白血症等。增高见于感染、组织损伤、肝外阻塞性黄疸、恶性肿瘤等。

(4) 含铁血黄素尿试验(Rous试验):含铁血黄素是血红蛋白经肾小管重吸收后在其上皮细胞内转化来的。当尿中有铁排出时,含铁血黄素尿试验可呈阳性,主要是利用普鲁士蓝反应,铁离子在酸化的低铁氰化钾溶液中生成蓝色的铁氰化铁。如尿液中脱落的肾小管上皮细胞有含铁血黄素,显微镜下观察尿沉渣中可有深蓝色物质出现,即为阳性。

【正常值】阴性。

【临床意义】慢性血管内溶血可呈现阳性,并持续数周。常见于阵发性睡眠性血红蛋白尿。在溶血初期可阴性。

2. 溶血性疾病的病因诊断

(1) 红细胞渗透脆性试验:一般红细胞在低渗氯化钠溶液中细胞会逐渐膨胀,由双凹圆碟形变成球形,甚至破裂而溶血,该试验是测定红细胞对不同浓度低渗氯化钠溶血的抵抗力的试验。凡能影响红细胞表面积和体积的的因素都能影响红细胞的渗透脆性,如珠蛋白缺乏,遗传性球细胞增多症,缺铁性贫血等。

【参考值】

开始溶血:0.42%~0.46%(4.2~4.6g/L)NaCl溶液;

完全溶血:0.28%~0.34%(2.8~3.4g/L)NaCl溶液。

【临床意义】红细胞对低渗氯化钠溶血的抵抗力减弱易于溶血为渗透脆性增高;反之,抵抗力增强者为渗透脆性减低。

1) 红细胞渗透脆性增高:开始溶血>0.50%、完全溶血>0.38% NaCl溶液时为红细胞渗透脆性增高。主要见于遗传性球形细胞增多症,也可见于某些自身免疫性溶血性贫血、遗传性椭圆形细胞增多症。

2) 红细胞渗透脆性减低:常见于海洋性贫血,也可见于缺铁性贫血、某些肝硬化及阻塞性黄疸等。

(2) 酸化溶血试验:酸化溶血试验又称Ham试验。阵发性睡眠性血红蛋白尿症者的红细胞对补体敏感性增高,在酸化的血清中(pH 6.6~6.8),经37℃孵育,易溶血。此法较敏感,假阴性较少。

【参考值】阴性。

【临床意义】阳性主要见于阵发性睡眠性血红蛋白尿症,为其诊断的重要依据。另外,在某些自身性免疫性溶血性贫血发作严重时也可阳性。

(3)抗人球蛋白试验:抗人球蛋白抗体是完全抗体,可与多个不完全抗体相结合,导致红细胞凝集现象,称为直接抗人球蛋白试验阳性,其目的是检测红细胞表面的不完全抗体。若之前先用正常的 RhD 阳性的 O 型红细胞吸附血清中的不完全抗体,后再用直接试验方法做后若红细胞凝集,称为间接抗人球蛋白试验阳性,是检测血清中有无游离的不完全抗体。

【参考值】 直接、间接抗人球蛋白均呈阴性反应。

【临床意义】 该试验是诊断自身免疫性溶血性贫血的重要依据,温抗体型自身免疫性溶血性贫血、新生儿溶血病为直接试验阳性。间接试验阳性主要见于 Rh 或 ABO 妊娠免疫性新生儿溶血病。该试验阳性也见于系统性红斑狼疮、类风湿关节炎、恶性肿瘤、淋巴瘤、甲基多巴及青霉素型等药物性溶血反应。

(4)血红蛋白电泳:血红蛋白的等电点不同,当缓冲液 pH 大于等电点则血红蛋白带负电荷,当缓冲液 pH 小于等电点则血红蛋白带正电荷。血红蛋白电泳就是利用其带电的特性,检测有无异常血红蛋白区带。

【参考值】

HbA 96% ~98% ;

$HbA_2$ 1. 2% ~3. 5% ;

HbF 1% ~2% 。

【临床意义】 该试验对诊断血红蛋白病有重要意义。当 $HbA_2$ 增高是诊断 β-轻型地中海贫血的重要依据。个别恶性贫血、叶酸缺乏所致巨幼细胞贫血、某些不稳定血红蛋白病也会增高。当 $HbA_2$ 减低,可见于缺铁性贫血及铁粒幼细胞贫血。

(5)高铁血红蛋白还原试验:该试验是在有足量的 NADPH 存在下,反应液中的高铁血红蛋白能被高铁血红蛋白还原酶还原成(亚铁)血红蛋白。当葡萄糖 6-磷酸脱氢酶(G6PD)含量正常时,由磷酸戊糖代谢途径生成的 NADPH 的数量足以完成上述还原反应。反之,则还原速度减慢,甚至不能还原。

【参考值】 高铁血红蛋白还原率>75% ;高铁血红蛋白 0. 3 ~1. 3g/L。

【临床意义】 高铁血红蛋白还原试验通过测定高铁血红蛋白的还原速度间接反映葡萄糖-6-磷酸脱氢酶(G6PD)的活性。其减低见于蚕豆病和伯氨喹型药物溶血性贫血,患者由于 G6PD 缺陷,高铁血红蛋白还原率明显下降。

# 第四节　出血、血栓与止血检测

正常人体具有完整而复杂的止血机制,这有赖于完整的血管壁、有效的血小板功能,以及凝血系统和纤溶系统之间保持动态平衡。出血、血栓性疾患的发病机制十分复杂,可概括为:血管壁的结构或功能异常,血小板量的减少、增多或质的异常,凝血因子含量减低、增高或分子结构异常,抗凝机制或纤溶机制减弱。

## 一、止血、凝血和纤溶机制概述

### (一)血管的作用

1. **血管的止血作用**　①血管收缩:血管受损后,通过神经反射和收缩血管的活性物质如血小板释放血栓烷 $A_2$(TXA$_2$)、5-羟色胺(5-HT),内皮细胞产生的内皮素及血管紧张素,使血管收缩,有利于止血。②激活血小板:血管内皮细胞下胶原纤维暴露及内皮细胞合成、释放血管性血友病因子(vWF),使血小板发生黏附、聚集和释放反应,形成血小板血栓,堵塞伤口。③激活凝血系统:内皮细胞下胶原纤维暴露,启动内源性凝血系统;释放组织因子,启动外源性凝血系统,以加强止血。

2. 血管的抗血栓作用 血管内皮细胞合成前列环素(PGI$_2$)、纤溶酶原激活物、蛋白聚糖和血栓调节蛋白等活性物质,保证血液在血管内顺畅流动。

（二）血小板的作用

1. 黏附功能 血管受损时血小板膜糖蛋白(GP)Ⅰb-Ⅸ经 vWF 介导迅速黏附于暴露的胶原组织,对初期止血起重要作用。

2. 聚集功能 血小板与血小板之间的黏附称为聚集。经 ADP、肾上腺素、凝血酶、胶原等诱导后,GPⅡb-Ⅲa 经纤维蛋白原介导发生相互聚集,形成血小板栓子,达到临时堵塞小血管的目的。

3. 分泌(释放)功能 在各种致聚剂作用下,血小板致密颗粒释放 ADP、ATP、5-HT、抗纤溶酶;α 颗粒释放血小板第 4 因子(PF$_4$)、β 血小板球蛋白(β-TG)、vWF、凝血酶敏感蛋白等,加速血小板聚集。

4. 促凝血活性 血小板的膜磷脂提供凝血反应表面,增加凝血因子 Ⅹa、Ⅴa、Ⅸa、Ⅷa 的局部浓度,极大地加速凝血酶原的激活和凝血酶的形成。血小板第 3 因子(PF$_3$)和 PF$_4$ 也有重要的凝血作用。

5. 血块收缩功能 血小板收缩蛋白(肌动蛋白和肌球蛋白)可使纤维蛋白网收缩,析出血清,使血栓更为坚固,从而起到持续止血的作用。

6. 维护血管内皮的完整性 血小板参与血管内皮细胞的再生、修复,增加血管壁的抵抗力,减低其通透性和脆性。

（三）凝血因子的作用

凝血过程分为 3 期:第一期为血液凝血活酶形成期;第二期为凝血酶形成期;第三期为纤维蛋白形成期。在凝血第一期中,因启动因子和参与因子不同,分为内源性凝血途径和外源性凝血途径;第二、第三期则为共同途径。

1. 外源性凝血途径 由组织因子启动的凝血过程称为外源性凝血途径。参与的有因子Ⅲ、因子Ⅶ、Ca$^{2+}$,反应速度快(15 秒以内)。现认为,血液凝固时首先启动外源性凝血途径。临床上常以凝血酶原时间测定来反映外源性凝血途径的状况。

2. 内源性凝血途径 参与的凝血因子全部来源于血液,反应步骤复杂、缓慢(5 ~ 10 分钟)。因子Ⅻ激活内源性凝血,带阳电荷的因子Ⅻ与带阴电荷的异物表面(胶原、玻璃、白陶土等)接触后即被激活(Ⅻa)。参与内源性凝血的因子还有激肽酶原、激肽酶、高分子量激肽原(HMWK)、因子Ⅷ、因子Ⅸ、因子Ⅺ、Ca$^{2+}$、PF$_3$等。内源性凝血途径第一期的各种凝血因子,特别是因子Ⅷ、Ⅸ、Ⅺ含量严重减低(如各型血友病),导致凝血时间延长。

3. 凝血共同途径 内、外源两条凝血途径一旦各自激活因子 Ⅹ 后就沿着一条共同的途径而进入其后的第二、第三期。凝血酶原激活物激活凝血酶原为凝血酶。凝血酶再激活纤维蛋白原为纤维蛋白,凝血即告完成。

（四）抗凝血系统的作用

1. 体液抗凝作用 抗凝血酶是血浆中最重要的抗凝因子,占体内总抗凝血作用的50%~67%,可灭活凝血酶和因子Ⅸa、Ⅹa、Ⅺa、Ⅻa等;肝素、肝素辅因子Ⅱ、蛋白C、蛋白S、组织因子途径抑制物、$\alpha_1$抗胰蛋白酶和$\alpha_2$巨球蛋白等也具抗凝作用。

2. 细胞抗凝作用 单核-吞噬细胞系统和肝细胞通过吞噬、清除、摄取或灭活凝血酶原激活物、红细胞溶解产物、免疫复合物、内毒素及纤维蛋白(原)降解产物等促凝物质和被激活的凝血蛋白发挥抗凝作用。

（五）纤溶系统的作用

血液凝固后,组织型、尿激酶型纤溶酶原激活物从血管内皮细胞、肾小球等被释放入血,激活纤溶酶原为纤溶酶。纤溶酶作用于纤维蛋白(原),使之降解成纤维蛋白(原)降解产物[F(g)DP],如X、Y、D、E等肽链碎片。纤溶酶还可水解凝血因子Ⅷ、Ⅸ、Ⅹ、Ⅺ、Ⅻ等。碎片X(X')、Y(Y')、D、E(E')具有较强的抗血小板聚集和抗凝血作用,可致血液呈低凝状态。

血液中还有相应的纤溶抑制物,如纤溶酶原激活抑制物-1灭活纤溶酶原激活物,$\alpha_2$抗纤溶酶灭活纤溶酶等,以保证纤溶系统平衡。

## 二、血管壁检测

### （一）毛细血管抵抗力试验

又称毛细血管脆性试验或束臂试验,是检测毛细血管的弹性及脆性的试验。

【原理】毛细血管结构、血小板质和量有缺陷,维生素等物质缺乏,血管受到各种因素的损害,毛细血管壁的完整性受到破坏,其脆性和通透性增加,则血管很容易破裂而发生出血。

【方法】上臂局部加压,压力为被检查者的收缩压和舒张压之间的压力,使静脉血流受阻,给毛细血管以负荷,维持8分钟后检查被加压肢体前臂屈侧直径为5cm的范围内的新出血点数目。

【参考值】新出血点<10个为阴性;新出血点>10个为阳性。

【临床意义】

（1）毛细血管壁异常:见于遗传性毛细血管扩张症;感染性紫癜如流行性脑脊髓膜炎、流行性出血热等;中毒性紫癜如砷中毒、蜂毒等动物毒;过敏性紫癜、坏血病等。

（2）血小板量与质异常:常见于原发性血小板减少性紫癜、原发性出血性血小板增多症、再生障碍性贫血、血小板无力症等。

（3）血管性血友病:是由于血浆内的凝血因子(von Willebrand factor ,vWF)缺乏或其分子结构异常引起的,是一类较常见的遗传性出血性疾病,男女都可患病。

（4）其他:如高血压、糖尿病、败血症、维生素C缺乏症、尿毒症、肝硬化和某些药物等。由于本实验在某些正常儿童和成年人中也可阳性,且试验结果受多种因素干扰,故临床价值有限。

### （二）出血时间测定

【原理】将血管刺破后血液流出,待其自然停止时所用的时间(初期止血时间)为出血时间,这需要血管、血小板及凝血因子等发挥功能来完成。

【参考值】测定器法:2.3~9.5分钟。

【临床意义】

（1）出血时间延长:常见于血小板减少,如原发或继发性血小板减少性紫癜;血小板功能不良,如血小板无力症、巨大血小板综合征;毛细血管壁异常,如维生素C缺乏症、遗传性出血性毛细血管扩张症；某些凝血因子缺乏，如血管性血友病、低或无纤维蛋白原血症；弥散性血管内凝血等；药物影响，如服用双嘧达莫、阿司匹林等。

（2）出血时间缩短：见于某些严重的高凝状态和血栓形成。

本试验敏感度和特异性均差，又受诸多因素干扰，故临床价值有限。

（三）血管性血友病因子抗原测定

【原理】 在含血管性血友病因子（vWF）抗体的琼脂凝胶板中加入一定量受检血浆（含 vWF 抗原），在电场作用下，泳动一定时间，出现抗原—抗体反应形成的火箭样沉淀峰，其高度与受检血浆中的血管性血友病因子的浓度成正相关，计算血浆中血管性血友病因子抗原（vWF:Ag）的含量。也可用酶联免疫吸附试验法（ELISA）测定。

【参考值】

1. 免疫火箭电泳法 94.1% ±32.5% ；

2. ELISA 70% ~150% 。

【临床意义】 vWF:Ag 是血管内皮细胞的促凝指标之一。它由血管内皮细胞合成和分泌，参与血小板的黏附和聚集反应，起促凝血作用。

1. 减低 见于血管性血友病（vWD），是诊断 vWD 及其分型的指标之一。

2. 增高 见于血栓性疾病，如急性冠脉综合征（ACS）、心肌梗死、心绞痛、脑血管病变、糖尿病、妊娠高血压综合征、肾小球疾病、大手术后、恶性肿瘤、免疫性疾病、感染性疾病、骨髓增生症等。

（四）6-酮-前列腺素 $F_{1\alpha}$ 测定

【原理】 将抗原包被酶标反应板加入受检血浆或 6-酮-前列腺素 $F_{1\alpha}$ 标准品和一定量的抗 6-酮-前列腺素 $F_{1\alpha}$ 抗血清作用一定时间后，再加入酶标记第二抗体，最后加底物显色。根据吸光度（A 值）从标准曲线上推算出受检血浆中 6-酮-前列腺素 $F_{1\alpha}$ 的含量。

【参考值】

ELISA 法：（22.9±6.3）mg/L。

【临床意义】 6-酮-前列腺素 $F_{1\alpha}$ 是血管内皮细胞的抗凝指标之一。它由血管内皮细胞合成和分泌，有抗血小板聚集和扩张血管的作用，起抗凝血作用。减低：见于血栓性疾病，如急性心肌梗死、心绞痛、脑血管病变、糖尿病、动脉粥样硬化、肿瘤转移、肾小球病变、周围血管血栓形成及血栓性血小板减少性紫癜（TTP）等。

（五）血浆凝血酶调节蛋白抗原测定

【原理】 以血浆凝血酶调节蛋白（TM）单抗（或抗血清）包被聚乙烯放免小杯，受检血浆中的 TM 结合于包被的放免小杯上，加入$^{125}$I-抗人 TM 单抗，根据结合的$^{125}$I 放射性强度计算出受检血浆中的 TM 含量。

【参考值】

放射免疫法（RIA）：血浆 TM:Ag 为 20 ~35μg/L。

【临床意义】 TM:Ag 水平增高反映血管内皮细胞的抗凝作用增强，见于血栓性疾病如糖尿病、心肌梗死、脑血栓、深静脉血栓形成、肺栓塞、弥散性血管内凝血（DIC）、血栓性血小板减少性紫癜（TTP）、系统性红斑狼疮（SLE）等。

## 三、血小板检测

（一）血小板计数

【参考值】 （100 ~300）×$10^9$/L。

【临床意义】当血小板数量少于 $100 \times 10^9/L$ 时,为血小板减少;当血小板数量大于 $400 \times 10^9/L$ 时,为血小板增多。

(1) 血小板减少:可见于:①血小板的生成障碍:如再生障碍性贫血、放射性损伤、急性白血病、巨幼细胞贫血、骨髓纤维化晚期等;②血小板破坏或消耗增多:如原发性血小板减少性紫癜、系统性红斑狼疮、恶性淋巴瘤、上呼吸道感染、风疹、新生儿血小板减少症、输血后血小板减少症、弥散性血管内凝血、血栓性血小板减少性紫癜、先天性血小板减少症;③血小板分布异常:如脾大、血液稀释等。

(2) 血小板增多:分为原发性和继发性。原发性增多见于骨髓增殖性疾病,如真性红细胞增多症和原发性血小板增多症、骨髓纤维化早期及慢性粒细胞白血病等;反应性增多见于急性感染、急性溶血、急性失血、某些癌症患者。

(二) 血小板平均体积和血小板分布宽度测定

血小板平均体积代表单个血小板的平均容积,血小板分布宽度反映血小板容积大小的离散度,常用所测单个血小板容积大小的变易系数(CV%)表示。

【参考值】血小板平均体积为 7~11fl;血小板分布宽度为 15%~17%。

【临床意义】

(1) 血小板平均容积增加:见于血小板破坏增加而骨髓代偿功能良好者,造血功能抑制解除后,血小板平均容积增加是造血功能恢复的首要表现。

(2) 血小板平均容积减低:见于骨髓造血功能不良,白血病。血小板平均容积随血小板数持续下降,是骨髓造血功能衰竭的指标之一。

(3) 血小板分布宽度增高:血小板分布宽度增高表明血小板大小悬殊,见于急性髓系白血病、巨幼细胞贫血、慢性粒细胞白血病、脾切除、巨大血小板综合征、血栓性疾病等。

(4) 血小板分布宽度减小:血小板分布宽度减少表明血小板的均一性高。

(三) 血小板相关免疫球蛋白测定

血小板相关免疫球蛋白(platelet associated Ig,PAIg)的测定包括 PAIgM、PAIgG 及 PAIgA 的测定。

将人抗 IgG 抗体包被在酶标反应板孔内,加入受检血小板破碎液,再加入酶标记的抗人 IgG 抗体,与结合在板上的 PAIgG 相结合,最后加入底物显色,颜色深浅与血小板破碎液中的 PAIgG 的量成正相关。受检者所测得的吸光度(A 值)可从标准曲线中计算出血小板破碎液中的 PAIgG 含量。近来用流式细胞术(FCM)和免疫荧光显微术测定日趋增多。

【参考值】

PAIgM:$0 \sim 78.8ng/10^7$ 血小板

PAIgG:$0 \sim 7.0ng/10^7$ 血小板

PAIgA:$0 \sim 2.0ng/10^7$ 血小板

【临床意义】血小板相关免疫球蛋白增高常见于原发性血小板减少性紫癜,输血后紫癜、新生儿免疫性血细胞减少症、药物免疫性血小板减少性紫癜、系统性红斑狼疮、淋巴瘤、慢性活动性肝炎等。

(四) 血小板黏附试验

常用玻珠柱法和玻璃滤镜器法等进行血小板黏附试验(PAdT)。

【原理】受检血液通过含一定量玻璃珠柱前、后血小板的差,该差数为黏附与玻璃珠和塑料管的血小板数,由此可计算出占血小板总数的百分比,即为血小板黏附率(%)。此过程含血小板聚集因素,故称为血小板滞留试验。

【参考值】

玻璃珠法:62.5%~8.6%。

【临床意义】PAdT是检测血小板体外黏附功能的方法,不能反映体内血小板的黏附功能,故其临床应用价值有限,逐被停用。血小板黏附是血小板膜糖蛋白通过vWF与血管内皮下胶原黏附作用。

1. PAdT增高 见于血栓前状态和血栓性疾病,如心肌梗死、心绞痛、脑血管病变、糖尿病、深静脉血栓形成、妊娠高血压综合征、肾小球肾炎、动脉粥样硬化、肺梗死、口服避孕药等。

2. PAdT减低 见于血管性血友病(vWD)、巨血小板综合征(BBS)、血小板无力症、尿毒症、肝硬化、异常蛋白血症、骨髓增生异常综合征(MDS)、急性白血病、服用抗血小板药、低(无)纤维蛋白原血症等。

(五)血小板聚集试验

【原理】血小板聚集试验(PAgT)是在富血小板血浆(PRP)中加入诱聚剂(ADP、肾上腺素、凝血酶、胶原、花生四烯酸、瑞斯托霉素等),血小板由于发生聚集反应,血浆的浊度减低,透光度增加。将此光浊度变化记录于图纸上,形成血小板聚集曲线。根据血小板聚集曲线中的透光度变化可了解血小板聚集功能。

【临床意义】PAgT是反映血小板聚集的有用指标,反映血小板膜糖蛋白通过纤维蛋白原与另一血小板膜糖蛋白结合的聚集能力。

1. PAgT增高 反映血小板聚集功能增强。见于血栓前状态和血栓性疾病,如心肌梗死、心绞痛、糖尿病、脑血管病变、妊娠高血压综合征、静脉血栓形成、肺梗死、口服避孕药、晚期妊娠、高脂血症、抗原-抗体复合物反应、人工心脏和瓣膜移植术等。

2. PAgT减低 反映血小板聚集功能减低。见于血小板无力症、贮藏池病、尿毒症、肝硬化、骨髓增生性疾病、原发性血小板减少性紫癜、急性白血病、服用抗血小板药、低(无)纤维蛋白原血症等。

## 四、凝血因子检测

(一)凝血时间

【原理】试管法:静脉血放入试管(玻璃试管、塑料试管)中,观察自采血开始至血液凝固所需的时间,称为凝血时间(CT),本试验是反映由因子Ⅻ被负电荷表面(玻璃)激活到纤维蛋白形成,即反映内源凝血系统的凝血过程。

【参考值】

试管法:4~12分;

硅管法:15~2分;

塑料管法:10~19分。

【临床意义】

1. CT延长 见于:①因子Ⅷ、Ⅸ、Ⅺ明显减少,即依次分别为血友病A、B和因子Ⅺ缺乏症。②凝血酶原、因子Ⅴ、Ⅹ等重度减少,如严重的肝损伤等。③纤维蛋白原严重减少,如纤维蛋白减少症、DIC等。④应用肝素、口服抗凝药时。⑤纤溶亢进使纤维蛋白原降解增加时。⑥循环抗凝物质增加,如肝素和类物质增多等。⑦DIC,尤其在失代偿期或显性 DIC 时 CT 延长。

2. CT 缩短　见于高凝状态,但敏感度差。

（二）活化部分凝血活酶时间测定

活化部分凝血活酶时间(activated partial thromboplastin time,APTT)是用磷脂代替血小板的凝血活酶,只是凝血活酶的一部分,故称为部分凝血活酶试验,反映了内源性凝血系统各凝血因子总的凝血状况。

【参考值】正常值为 32～43 秒;较正常对照延长 10 秒以上则为异常。

【临床意义】

1. 活化部分凝血活酶时间延长　常见于血浆内源性凝血因子(Ⅷ、Ⅸ、Ⅺ)的严重减少,凝血酶原严重减少,纤维蛋白原严重减少,弥散性血管内凝血后期继发纤溶亢进。

2. 活化部分凝血活酶时间缩短　常见于血液高凝状态,如弥散性血管内凝血早期、脑血栓形成、心肌梗死等。

凝血时间测定基本上已被活化部分凝血活酶时间取代。

（三）血浆凝血酶原时间测定

凝血酶原时间(prothrombin time,PT)也是凝血系统的一个较为敏感的筛选试验,是指在缺乏血小板的血浆中加入过量的组织因子后,凝血酶原转化为凝血酶,引起血浆凝固所需的时间,主要反映外源性凝血系统是否正常。

【参考值】正常值为 11～13 秒;超过正常对照 3 秒以上者有病理意义。

【临床意义】凝血酶原时间超过正常值时为凝血酶原时间延长,一般超过正常对照 3 秒以上者有病理意义。凝血酶原时间小于正常值为凝血酶原时间缩短。凝血酶原时间是反映肝脏合成功能、储备功能、病变严重程度及预后的一个非常重要的指标,也是监测口服抗凝剂的首选试验。

1. 凝血酶原时间延长　常见于先天性凝血因子缺乏,如凝血酶原、因子Ⅴ、因子Ⅶ、因子Ⅹ及纤维蛋白原缺乏;获得性凝血因子缺乏,如继发性或原发性纤维蛋白溶解功能亢进、严重肝病、维生素 K 缺乏,使用肝素等。血液循环中存在凝血酶原、因子Ⅴ、因子Ⅶ、因子Ⅹ及纤维蛋白原的抗体,可以造成凝血酶原时间延长。

2. 凝血酶原时间缩短　常见于妇女口服避孕药、血栓栓塞性疾病及高凝状态等。

3. 监测口服抗凝剂　凝血酶原时间是监测口服抗凝剂的首选试验。抗凝治疗的剂量范围以 INR(国际正常化比值)维持在 2.0～3.0 为宜。

（四）血浆纤维蛋白原测定

【原理】加入一定量的凝血酶到血浆中,使血浆中的纤维蛋白原变成纤维蛋白,然后通过比浊法计算出纤维蛋白原的含量。

【参考值】2～4g/L。

【临床意义】

1. 血浆纤维蛋白原增高　常见于急性心肌梗死、系统性红斑狼疮、急性感染、急性肾炎、糖尿病、多发性骨髓瘤、休克、大手术后、妊娠高血压综合征、恶性肿瘤、血栓前状态等。

2. 血浆纤维蛋白原减低　常见于弥散性血管内凝血、重症肝炎、肝硬化等。

### 五、抗凝物质检测

正常人 1L 的血浆中可激活的凝血酶大概可有 300 个单位,在止血时却只产生 10 个单位左右的凝血酶,说明人体的抗凝血酶作用很强。

（一）血浆抗凝血酶Ⅲ活性测定

【参考值】

血浆抗凝血酶Ⅲ活性:103.2% ~ 113.8%。

【临床意义】血浆中的抗凝血酶Ⅲ降低时,会发生血栓,而增高时会导致出血等病变。

（1）抗凝血酶Ⅲ活性增高:常见于先天性凝血因子缺乏,如血友病;后天性凝血因子缺乏,如急性肝炎、肾移植、使用抗凝药物等。

（2）抗凝血酶Ⅲ活性减低:常见于先天性抗凝血酶Ⅲ缺乏和功能异常,如肺梗死、深部静脉血栓等血栓性疾病;后天性减低,如弥散性血管内凝血、慢性肝病、心肌梗死等。

（二）血浆肝素定量测定

【参考值】0IU/ml。

【临床意义】主要用于监测肝素的合理用量,一般以血浆肝素浓度为 0.2 ~ 0.5IU/ml 为宜,这样在临床中应用肝素时既能有效治疗疾病,又能较少出现出血的症状。

（三）血浆凝血酶时间及其甲苯胺蓝纠正试验

【原理】凝血酶时间(TT)是在受检血浆中加入"标准化"凝血酶溶液,测定开始出现纤维蛋白丝所需的时间。

【参考值】手工法:16 ~ 18 秒;也可用血液凝固分析仪检测。必须指出本实验需设正常对照值。受检 TT 值延长超过正常对照值 3 秒以上为延长。

【临床意义】TT 延长见于低(无)纤维蛋白原血症和异常纤维蛋白血症;血中纤维蛋白(原)降解产物(FDPs)增高;血中有肝素或类肝素物质存在(如肝素治疗中、SLE 和肝脏疾病等)。TT 缩短无临床意义。

（四）APTT 交叉试验

【原理】本试验是用于鉴别凝血因子缺乏或有抗凝物质存在。延长的 APTT,若能被 1/2 量的正常新鲜血浆所纠正,表示受检血浆中可能缺乏凝血因子;若不能纠正则表示血浆中可能存在抗凝物质。

（五）狼疮抗凝物质测定

【原理】是一种改良 Russell 蝰蛇毒稀释试验。包括:①Lupo 试验Ⅱ:即当蝰蛇毒试验延长时,加入正常血浆后,蝰蛇毒时间仍延长,提示被检血浆中存在狼疮抗凝物质;②Lucor 试验:内含过量脑磷脂以中和狼疮抗凝物质,从而使凝固时间缩短或正常。

【参考值】

凝固法:Lupo 试验Ⅱ为 31 ~ 44 秒;Lucor 试验为 30 ~ 38 秒;Lupo 试验Ⅱ/Lucor 试验比值为 1.0 ~ 1.2。

【临床意义】本试验阳性见于有狼疮抗凝物质存在的患者,如 SLE、自发性流产、某些血栓性疾病以及抗磷脂抗体综合征等。

（六）抗心磷脂抗体测定

【原理】抗心磷脂抗体测定(ACA)是抗磷脂抗体(APA)中的一种主要抗体,它的靶抗原主要是血浆中的磷脂结合蛋白,如 $\beta_2$—糖蛋白 I( $\beta_2$—GPI)和凝血酶原等。从而导致 APA 与内皮细胞、血小板膜磷脂结合,引起血管壁受损和血小板活化等,促进血栓形成。

【参考值】阴性。

【临床意义】原发性抗磷脂抗体综合征(APS),如动/静脉血栓、自发性流产、免疫性溶血等。继发性 APS,如 SLE(本试验阳性率 70% ~80%)、类风湿关节炎(阳性率 33% ~49%)、脑血管意外、免疫性血小板减少和特发性血小板减少性紫癜等。

### (七)血浆蛋白 C 活性测定

【原理】从蛇毒液中提取的 protac 为蛋白 C(PC)特异性的激活剂,被激活后的 PC(即活化蛋白 C,APC)作用于特异的发色底物 Chromozym PCA,释放出对硝基苯胺(PNA)而显色,显色深浅与活化蛋白 C 呈线性关系。

【参考值】100. 24% ±13. 18%。

【临床意义】活化蛋白 C 是检测 PC 活性的方法之一。PC 是一种依赖维生素 K 的天然抗凝因子。在凝血酶(T)与凝血酶调节蛋白(TM)复合物(T-TM)的作用下,PC 转变为活化蛋白 C(APC),后者灭活因子Ⅷa、Ⅴa 和促进纤溶活性,起到抗凝血作用。减低:遗传性者见于遗传性或先天性 PC 缺陷症;获得性见于 DIC、肝病、手术后、口服抗凝剂、急性呼吸窘迫综合征等。

### (八)血浆游离蛋白 S 抗原和总蛋白 S 抗原测定

【原理】总蛋白 S(TPS)抗原包括游离蛋白 S(FPS)抗原和与补体 C4 结合的 PS(C4bp-PS)。火箭电泳法是在琼脂板上同时测定 TPS 和 FPS,即在待测血浆中加入一定量的聚乙二醇 6000,则 C4bp-PS 会沉淀下来,上清部分即为 FPS。

【参考值】

免疫火箭电泳法:FPS 为 100. 9% ±29. 1%;TPS 为 96. 6% ±9. 8%。

【临床意义】

FPS 减低:见于先天性和获得性 PS 缺陷症,后者见于肝病、口服抗凝剂和 DIC 等。

## 六、纤溶活性检测

纤溶分两种,一种为原发性,是指纤维蛋白原被降解,而纤维蛋白未被降解;另一种为继发性,是指纤维蛋白被降解,而纤维蛋白原未被降解。其活性的检测项目很多,临床上较常用的有三种:血浆纤维蛋白(原)降解产物测定、D-二聚体测定和鱼精蛋白副凝试验。

### (一)血浆纤维蛋白(原)降解产物测定

血浆纤维蛋白原降解后,形成很多碎片,包括片段 A、B、C、D、E、X、Y 等。

【参考值】<5mg/L。

【临床意义】血清纤维蛋白原降解产物增高见于原发性纤溶症;也见于弥散性血管内凝血、恶性肿瘤、急性早幼粒细胞白血病、肺栓塞、深静脉血栓形成、肾脏疾病、肝脏疾病、器官移植的排斥反应、溶栓治疗等继发性纤溶。

### (二)血浆 D-二聚体测定

D-二聚体是纤维蛋白被纤溶酶水解后再分解而产生的,是继发性纤溶的标志。

【参考值】<200μg/L。

【临床意义】D-二聚体增高常见于继发性的纤溶症,如各种栓塞、弥散性血管内凝血、恶性肿瘤等。临床上 D-二聚体增高对于诊断肺栓塞、肺梗死有重要的意义,也是诊断弥散性血管内凝血的重要依据。而原发性纤溶症的 D-二聚体为阴性或不升高,所以这项指标可以作为鉴别原发性和继发性纤溶症的重要指标。

（三）血浆鱼精蛋白副凝试验

大分子 FDP 可与纤维蛋白单体形成可溶性复合物,加入鱼精蛋白后可使复合物中的纤维蛋白单体游离,后者自行聚合成肉眼可见的纤维状物,此为血浆鱼精蛋白副凝试验(3P 试验)阳性反应。所以其阳性见于弥散性血管内凝血的早、中期。有时恶性肿瘤、上消化道出血、外科大手术后、败血症、肾小球疾病、人工流产、分娩等会出现假阳性。阴性见于正常人、原发性纤溶症、弥散性血管内凝血的晚期。

（四）血浆纤溶酶原活性测定

【原理】受检血浆中加链激酶(SK)和发色底物(S-2251),受检血浆中的血浆纤溶酶原(plasminogen,PLG)在 SK 的作用下,转变成纤溶酶(PL),后者作用于发色底物,释出对硝基苯胺(PNA)而显色。显色的深浅与纤溶酶的水平呈正相关,通过计算求得血浆中 PLG：A 的活性。

【参考值】

发色底物法:75% ~ 140%。

【临床意义】

1. PLG：A 增高　表示纤溶活性减低,见于血栓前状态和血栓性疾病。

2. PLG：A 减低　表示纤溶活性增高,见于原发性纤溶、继发性纤溶和先天性 PLG 缺乏症。

## 七、检测项目的选择和应用

血栓与止血的检测主要用于有出血倾向及出血病的患者、血栓前状态、血栓病患者的临床诊断、鉴别诊断、疗效观察和预后判断等,也用于抗血栓和溶血栓药物治疗的监测等。血栓与止血检查的方法很多,可先选择简单易行的筛选试验,再逐步做确诊试验。

（一）一期止血缺陷的选择

一期止血缺陷是指血管壁和血小板缺陷所致出血病。选用血小板计数(PLT)和出血时间(BT)作为筛检试验,根据筛检试验的结果,大致有以下 4 种情况:

1. BT 和 PLT 都正常　多数是由血管壁异常所致的血管性紫癜,临床上常见于过敏性紫癜、单纯性紫癜和其他血管性紫癜等。

2. PLT 减少,BT 延长　多数是由血小板数量减少所致,临床上多见于原发性和继发性血小板减少性紫癜。

3. PLT 增多,BT 延长　多数是由血小板数量增多所致,临床上多见于原发性和反应性血小板增多症。

4. PLT 正常,BT 延长　多数是由血小板功能异常或某些凝血因子严重缺乏所致的出血病,如血小板无力症、贮藏池病、低(无)纤维蛋白原血症、血管性血友病等。

（二）二期止血缺陷的选择

二期止血缺陷是指凝血因子缺陷或病理性抗凝物质存在所致的出血病。选用 APTT 和 PT 作为筛检试验,大致有以下 4 种情况:

1. APTT 和 PT 都正常　除正常人外,仅见于先天性和获得性因子ⅩⅢ缺陷症。

2. APTT 延长,PT 正常　多数是由内源性凝血途径中的凝血因子缺陷所引起的出血性疾病病,如血友病、因子Ⅺ缺乏症、DIC、肝硬化等。

3. APTT 正常,PT 延长　多数是由外源性凝血途径缺陷所引起的出血性疾病,如遗传性和获得性因子Ⅶ缺陷症等。

4. APTT 和 PT 都延长　多数是由共同凝血途径缺陷所引起的出血病,如遗传性和获得性因子Ⅹ、Ⅴ、凝血酶原(因子Ⅱ)和纤维蛋白原(因子Ⅰ)缺陷症。

（三）纤维蛋白溶解综合征

纤维蛋白溶解综合征指纤维蛋白(原)和某些凝血因子被纤溶酶降解所引起的出血。可选用 FDP 和 D-二聚体作为筛检试验,大致有以下 4 种情况:

1. FDP 和 D-二聚体均正常　表示纤溶活性正常,临床的出血症状可能与纤溶症无关。

2. FDP 阳性,D-二聚体阴性　多数为原发性纤溶,或属于 FDP 的假阳性,见于肝病、手术出血、重型 DIC、纤溶早期、剧烈运动后、类风湿关节炎、抗 Rh(D)抗体存在等。

3. FDP 阴性,D-二聚体阳性　多为继发性纤溶,或属于 FDP 的假阴性,见于 DIC、静脉血栓、动脉血栓和溶血栓治疗等。

4. FDP 和 D-二聚体都阳性　见于继发性纤溶,如 DIC 和溶血栓治疗后。这种情况临床最为多见。

（四）弥散性血管内凝血（DIC）项目的选择

弥散性血管内凝血(disseminated intravascular coagulation,DIC)是由多种致病因素激活凝血系统,导致全身血管内微血栓的形成,和多脏器功能衰竭,消耗了大量的血小板和凝血因子,并继发性纤溶亢进,造成血栓-出血的综合征。DIC 的实验诊断标准如下:

1. 同时有以下三项以上异常　血小板$<100\times10^9$/L 或进行性下降;血浆纤维蛋白原含量$<1.5$g/L 或进行性下降,或$>4$g/L;3P 试验阳性或血浆 FDP$>20$mg/L,或 D-二聚体升高或阳性;PT 缩短或延长 3 秒以上,APTT 缩短或延长 10 秒以上,或呈动态变化。

2. 疑难病例应具有下列一项以上异常　纤溶酶原含量及活性降低;抗凝血酶含量或活性降低;血浆因子Ⅷ的 C 活性$<50\%$;血浆纤溶酶-纤溶酶抑制物复合物浓度升高;血尿纤维蛋白肽 A 水平增高。

（五）血栓前状态

血栓前状态是指血液有形成分和无形成分的生物化学和流变学发生某些病理变化,有可能形成血栓或血栓栓塞性疾病。

1. 基础疾病　有心脑血管疾病,静脉血栓形成,妊娠期高血压疾病、肾病综合征、系统性红斑狼疮、糖尿病、严重创伤、大手术、恶性肿瘤、器官移植等。

2. 筛选试验　血小板增多、血小板聚集功能增强,活化部分凝血活酶时间和血浆凝血酶原时间缩短,纤维蛋白含量增多,全血和血浆黏度增高等。

3. 特异性指标　对诊断血栓前状态更有诊断价值,常选用血浆血小板 β 球蛋白、血小板第Ⅳ因子、组织因子、抗凝血酶活性、蛋白 G、蛋白 S、血浆纤溶酶原活性、纤溶酶原激活抑制物-1 活性测定等。

（六）普通肝素和低分子量肝素治疗的监测

应用普通肝素(UFH)的出血发生率为 7%～10%,血小板减少发生率 0～5%。较大剂量的低分子量肝素（LMWH）也存在着出血的可能性。

1. UFH 首先 APTT 作为监测试验,使 APTT 测定值维持在正常对照的 1.5~2.5 倍(国人以 1.5~2.0 倍为宜);也可选用 UFH 血浆浓度测定,使其维持在 0.2~0.4IU/ml。但在体外循环和血液透析中应用 UFH 抗凝时,需选用活化的凝血时间(ACT),参考值为 60~120 秒,使其维持在 250~360 秒为宜。

2. LMWH 一般常规剂量勿需作实验室监测。但较大剂量的 LMWH,可选用因子 Xa 抑制试验(抗因子 Xa 活性测定)。预防性用药使其维持在 0.2~0.4AFXa IU/ml;治疗用药使其维持在 0.5~0.7AFXa IU/ml(AFXa IU/ml＝抗活化因子 Xa 国际单位/ml)。

3. 血小板计数 无论应用 UFH 或 LMWH,均需观察血小板计数,使其维持在参考内,若低于 $50\times10^9$/L 需暂停用药,并检查血小板减少的原因。

4. 血浆 AT 活性(AT:A)测定 使其维持在正常范围 80%~120% 为宜。因为 AT:A 低于 70% 肝素效果减低,低于 50% 肝素效果明显减低,低于 30% 肝素失效。

（七）口服抗凝药治疗的监测

口服抗凝剂的出血率为 7.1%~20.5%。WHO 推荐应用国际正常化比值(INR),作为首选口服抗凝剂的监测试验,中国人的 INR 一般维持在 2.0~2.5 之间,一般不超过 3.0,<1.5 表示抗凝无效。

（八）溶血栓治疗的监测

溶栓治疗的主要并发症是出血,轻度出血的发生率为 5%~30%,重度出血为 1%~2%,可选用纤维蛋白原(Fg)、凝血酶时间(TT)和纤维蛋白(原)降解产物(FDPs)作为出血监测的实验室指标。目前多数作者认为维持 Fg 在 1.2~1.5g/L,TT 测定值维持在正常对照值 1.5~2.5 倍,FDPs 在 300~400mg/L 最为适宜。

（九）抗血小板药治疗的监测

临床上常用阿司匹林、氯吡格雷或阿昔单抗等药物作为血小板功能的抑制剂。可选用:①出血时间(BT)使其结果维持在治疗前的 15~2 倍为宜。②血小板计数(PLT),使其结果维持在 $(50~60)\times10^9$/L 为宜。③血小板聚集试验(PAgT),阿司匹林须选用花生四烯酸或胶原为诱导剂,氯吡格雷须选用 ADP 为诱导剂,使 PAgT 的最大振幅降至患者基础对照值的 40%~50% 为宜。

（十）降纤药治疗的监测

临床上常用的降纤药有东菱克栓酶和蝮蛇抗栓酶等。可选用①纤维蛋白原(Fg)测定:使其维持在 1.0~1.5g/L 为宜;②血小板计数:使其结果维持在 $(50~60)\times10^9$/L 为宜。

## 第五节　血型鉴定与交叉配血试验

通常意义上的血型是指红细胞膜上的特异性抗原的类型,是一种遗传性状,但从广义上来说还包括白细胞、血小板及某些血浆蛋白等的抗原成分的差异,并由它们共同构成血型系统。红细胞的血型是发现最早的人类血型,包括 ABO 血型系统、Rh 血型系统等。

## 一、ABO 血型系统

ABO 血型系统是红细胞血型系统中最重要的一个系统,在临床中最为常用,也最为人们所熟知。所谓的 ABO 血型系统就是根据红细胞膜上的抗原 A、B 来判断的。

### (一)ABO 血型系统的抗原和抗体

红细胞膜上的抗原有两种,即 A 抗原和 B 抗原。ABO 血型的分型就是根据红细胞表面是否具有这两种抗原分为 A 型、B 型、AB 型和 O 型 4 型。红细胞上具有 A 抗原,血清中有抗 B 抗体为 A 型;红细胞上有 B 抗原,血清中有抗 A 抗体为 B 型;红细胞上有 A 和 B 抗原,血清中不含抗 A 和抗 B 抗体者为 AB 型;红细胞上不具有 A 和 B 抗原,而血清中有抗 A 和抗 B 抗体者为 O 型。

A 或 B 抗原在第 5~6 周胚胎的红细胞上便能检出,出生时抗原的敏感性仍较低,估计仅为成人的 20%~50%,以后逐渐增强,至 20 岁左右时才达高峰。抗原性终生不变,但到老年敏感性有所下降。

ABO 血型系统抗体有免疫抗体和天然抗体之分。抗体有抗 A 和抗 B 两种,人在出生前尚未产生抗体,出生后 3~6 个月才开始出现,至青春期达高峰。产生抗体的功能可延续终生,但其效价随着年龄增长而逐渐降低。所谓天然抗体可能是由一种无觉察的抗原刺激而产生。人红细胞膜上的 A、B 抗原决定簇,在自然界非血型抗原所特有,如有些细菌表面就具有类似的 A 或 B 抗原物质,它们可不断给人以类 A、类 B 抗原的刺激而产生相应的抗体。血型抗体也是免疫球蛋白(IgG、IgM、IgA),免疫性抗体主要是 IgG,天然抗体主要是 IgM。

A 和 B 血型物质除存在于红细胞和其他组织细胞表面外,还广泛存在于体液和分泌液中,以唾液中含量最丰富,其次如血浆、胃液、精液、羊水中含量也丰富,汗液、泪液、胆汁及乳汁中也有少量存在,但脑脊液中则无。故通过检查各种组织和体液中的血型物质也可帮助确定血型。

ABO 血型的亚型:ABO 血型系统中重要的亚型是 A 抗原亚型。

1. A 亚型 A 型中主要的亚型有 $A_1$ 和 $A_2$。$A_1$ 亚型的红细胞上具有 $A_1$ 和 A 抗原,其血清中含有抗 B 抗体。$A_2$ 亚型的红细胞上只有 A 抗原,其血清中除含有抗 B 抗体外,尚可有少量的抗 $A_1$ 抗体(见于 1%~2% 的 $A_2$ 型)。已知 $A_1$ 抗原与抗 $A_1$ 抗体之间呈特异性凝集反应,故 $A_1$ 与 $A_2$ 两亚型之间的输血可能引起输血反应。据国内资料,$A_2$ 亚型只占 A 型的 0.77%~2.41%。ABO 系统中除 $A_1$、$A_2$ 亚型之外,还有 $A_3$、$A_x$ 及 $A_m$ 等亚型,但因抗原性均很弱,意义较小。其中 $A_x$ 红细胞与 B 型血清(抗 A 抗体)不发生凝集或凝集反应甚弱,但却能与 O 型血清发生凝集。因此,在作 ABO 血型鉴定时,应加 O 型血清,以防将 $A_x$ 型误定为 O 型。

由于 A 抗原中有 $A_1$、$A_2$ 两种主要亚型,故 AB 型中也有 $A_1B$ 和 $A_2B$ 两种主要亚型。$A_1B$ 的红细胞上具有 $A_1$、A 和 B 抗原,血清中无任何抗体;$A_2B$ 的红细胞上具有 A 和 B 抗原,血清中虽多无任何抗体,但在约 25% 的 $A_2B$ 型人中含有抗 $A_1$ 抗体。据国内资料,$A_2B$ 亚型占 AB 型的 0.87%~8.67%。

2. B 亚型 B 亚型不多见,命名也不统一,一般称为 B 亚型或弱 B,因其抗原性很弱,故 B 亚型的临床意义不大。

### (二)ABO 血型系统的血型鉴定

ABO 血型的鉴定是通过其抗体与相应的红细胞抗原在生理盐水中发生的凝集反

应来判断的。用标准的抗 A、B 血清鉴定被检者红细胞上的抗原,为直接试验;同时用标准的 A、B 型红细胞鉴定被检者血清中的抗体,为反转试验。只有这两种鉴定所得结果完全相符时才能肯定其血型的类别,见表 37-4。

表 37-4 ABO 血型系统定型结果

| 受检红细胞+标准血清 | | | 受检血清+标准红细胞 | | | 定型（ABO 血型） |
|---|---|---|---|---|---|---|
| 抗 A 血清 | 抗 B 血清 | 抗 AB 血清（O 型血清） | A 型红细胞 | B 型红细胞 | O 型红细胞 | |
| + | − | + | − | + | − | A |
| − | + | + | + | − | − | B |
| − | − | − | + | + | − | O |
| + | + | + | − | − | − | AB |

注:"+"表示凝集反应阳性,"−"表示凝集反应阴性

有时 $A_x$ 亚型由于其抗原性较弱而会被误定为 O 型,可加用 O 型血清来检出抗原性较弱的 $A_x$ 亚型红细胞。如果被检者的血清与 O 型红细胞凝集,表明其血清中可能存在着非典型的冷凝集素或自身抗体,需进一步做有关鉴定试验。

（三）临床意义

ABO 血型的鉴定在临床上最为常用的是在输血治疗时。若输血由于没有做血型鉴定而导致输血反应,很可能会威胁到生命。所以输血前必须准确鉴定供血者与受血者的血型,选择同型人的血液,并经交叉配血试验,证明完全相配合时才能输血。其次是在母婴的血型上,若母亲与胎儿血型不合,也会引起血型抗原免疫而导致溶血。ABO 溶血病多发生于母亲为 O 型而孕育的胎儿为 A 型或 B 型者。ABO 血型的鉴定还可用于器官移植,如果供者与受者 ABO 血型不合,可加速对移植物的排斥,特别是皮肤和肾移植。

## 二、Rh 血型系统

Rh 血型系统也是红细胞血型中的一种,仅次于 ABO 红细胞血型。在红细胞表面含有这种抗原者称为 Rh 阳性,不含这种抗原者称为 Rh 阴性。

（一）Rh 血型系统的抗原和抗体

Rh 血型系统中的抗原主要有 5 种,其抗原性强弱依次为 D、E、C、c、e,以 D 的抗原性最强,其临床意义更为重要。大多数 Rh 血型不合的输血反应和新生儿 Rh 溶血病都是由于抗 D 抗体引起。所以若含 D 抗原的红细胞为 Rh 阳性,不含 D 抗原的为 Rh 阴性。我国 Rh 阴性者甚为少见,但有些少数民族的阳性者比较多。

（二）Rh 血型系统的血型鉴定原则

由于临床实验室不易得到 5 种 Rh 抗血清,而其中的 D 抗原的抗原性最强、出现频率高、临床意义最大,所以一般只做 D 抗原的鉴定,并将含 D 抗原的红细胞称为 Rh 阳性,不含 D 抗原的称为 Rh 阴性。

（三）临床意义

Rh 血型系统可导致溶血性输血反应,Rh 血型系统由于不存在天然抗体,一般在第一次输血时不会发现 Rh 血型不合,所以在 Rh 阴性的受血者接受了 Rh 阳性血液输入后机体产生免疫性抗 Rh 抗体,当再次输入 Rh 阳性血液时,就会出现溶血性输血反

应。如 Rh 阴性妇女曾孕育过 Rh 阳性的胎儿，当输入 Rh 阳性血液时可发生溶血反应。在临床上尤为重要的是母亲与胎儿的 Rh 血型不合。

### 三、白细胞抗原系统

白细胞抗原是人类最主要的组织相容性复合物又称组织相容性抗原。它是一种膜抗原，除存在于淋巴细胞、单核细胞、粒细胞外，还存在于血小板、原纤维细胞，以及胎盘、肾、脾、肺、肝、心、精子、皮肤等组织细胞上。白细胞抗原系统的遗传受控于第 6 号染色体短臂上紧密连锁的基因座，是一个复杂的多态性遗传系统。目前已发现它有 140 多种特异性抗原，通过不同的组合，人类可有上亿种不同组合的白细胞抗原型。白细胞抗原配型在器官移植时对提高移植物存活率有非常密切的关系。白细胞抗原也可作为遗传标志，用于做亲子鉴定，更重要的是可用来研究人类学以及与疾病的相关性等。

### 四、血小板抗原及抗体

血小板表面具有复杂的血小板血型抗原，通常分为血小板非特异性抗原和特异性抗原。非特异性抗原是与其他血液成分共有的抗原，如与红细胞共有的抗原有 ABO 等，与白细胞共有的抗原有白细胞抗原。血小板特异性抗原为血小板本身特有的抗原。血小板抗原系统主要有 HPA-1、HPA-2 系统，是由遗传决定的。血小板抗体包括同种抗体和自身抗体。血小板同种抗体是由输血、输血小板或妊娠等同种免疫反应产生。当再输入血小板后，可使输入的血小板迅速破坏，或降低输入的血小板存活，造成输血后血小板减少症。或在输血后 1 周左右发生紫癜，称输血后紫癜。HPA-1 系统的抗体多为 IgG，可通过胎盘引起新生儿血小板减少性紫癜。多数原发性血小板减少性紫癜患者血清中可检得血小板自身抗体。这种抗体可通过胎盘使新生儿发生一过性免疫性血小板减少症。

### 五、交叉配血试验

交叉配血包括主试验和副试验两种：主试验为受血者血清加供血者红细胞悬液，副试验为供血者血清加受血者红细胞悬液。这两种配血均无凝集反应时为配血成功，若配型不成功则不能输。当患者危急时，没有相同的血型时，若只有副试验出现较弱的凝集反应可以少量输入，但若是主试验出现凝集反应则绝对不可以输。

输血前必须进行交叉配血试验，其目的主要是进一步验证供者与受者的 ABO 血型鉴定是否正确，以避免血型鉴定错误导致输血后严重溶血反应。为避免输血反应必须坚持同型输血，而交叉配血则是保证输血安全的关键措施。此外，也可检出 ABO 血型系统的不规则凝集素，以及发现 ABO 系统以外的其他血型抗体。

ABO 血型系统的配血，对无输血史及妊娠史者，可只做盐水介质凝集试验。对有反复输血史及妊娠史者，尤其是有输血反应史或曾生育过有新生儿溶血病婴儿的妇女，则应作间接抗人球蛋白配血法，以防有不完全抗体而引起输血反应。在 48 小时内输入 5L 或更多量的大量输血时，因需同时输入多名供血者的血液，因此除了进行受血者与各供血者的交叉配血外，还应坚持做供血者之间的交叉配血试验，只有相互交叉配血完全相合时才能输用。

笔记

## 学习小结

### 1. 学习内容

### 2. 学习方法

（1）学习血液检查时首先要学习血液中的细胞及血液其他成分的类型,生理功能,各种细胞成分的计数、形态及直方分布图的临床意义,为分析血液系统疾病打下基础。

（2）了解血细胞的表面抗原及抗体,以鉴别血型帮助配血。

（姚宇红）

## 复习思考题

1. 试述血红蛋白测定和红细胞计数改变的临床意义。
2. 简述中性粒细胞增多、减少的临床意义。
3. 简述网织红细胞计数检测的临床意义。
4. 简述血沉增快的临床意义。
5. 简述如何选择血栓与止血的检测项目。

# 第三十八章

# 临床骨髓细胞学检查

**学习目的**

通过对血细胞起源、发育及骨髓象检查的学习,学会用实验的方法分析血液系统的各种疾病,为后续的临床血液学疾病的学习打下坚实的基础。

**学习要点**

血细胞的起源、发育;骨髓血细胞检查结果分析和常见血液系统疾病的骨髓象与血象特点。

## 一、骨髓细胞学检查的临床价值

骨髓是人体主要造血器官,由网状组织、造血细胞和基质组成。骨髓细胞学检查简称骨髓象检查,是在血象(全血细胞计数和血细胞形态)检查的基础上进行的后续检查,其在临床发挥以下作用:

1. 诊断造血系统疾病 如对各型白血病、恶性组织细胞病、巨幼细胞贫血、再生障碍性贫血、多发性骨髓瘤、原发性血小板减少性紫癜、典型的缺铁性贫血等具有决定性诊断价值。同时,还对增生性贫血如溶血性贫血、粒细胞缺乏症、骨髓增生异常综合征、骨髓增殖性疾病、类白血病反应等,具有辅助诊断价值。在疾病的治疗过程中,动态观察骨髓变化,也有利于分析疗效和预后。

2. 协助诊断其他非造血系统疾病 可以通过骨髓细胞学的检查来诊断一些感染或代谢性疾病等,如黑热病、感染性心内膜炎、伤寒;戈谢病、尼曼-匹克病,某些骨髓转移癌(瘤)等,因在骨髓涂片中能查到相应的病原体或特殊细胞而得以诊断。

3. 鉴别诊断的应用 一些发热或恶病质,肝、脾、淋巴结肿大,骨痛、关节痛等,而又找不到原因时;或周围血中出现一些可疑细胞或未成熟细胞增多时;可以通过骨髓细胞学检查,协助查找原因。

患者有明显出血倾向如 A 型血友病患者及局部皮肤感染者,就不宜做骨髓穿刺检查。

## 二、血细胞的起源、发育体系及发育规律

### (一)血细胞的起源及发育体系

多能干细胞是血细胞的起源细胞,该细胞受多种因素的调控,如体液、造血微环境

笔记

等,其自我复制的能力很强,同时具有高度自我更新和多向性分化能力。其发育体系见图38-1。

图38-1　造血干细胞的分化及增殖示意图

### （二）血细胞的发育规律

骨髓中血细胞由原始、幼稚发育至成熟,其形态变化具有一定的规律性,掌握这些规律有助于正确地辨认各种血细胞。

1. 细胞大小、外形　血细胞的大小在各个时期是不一样的,随着血细胞的发育成熟,胞体由大逐渐变小;但巨核细胞由小变大,越成熟胞体越大。其外形也在不断地变化,胞体大小变化的同时常发生形态变化如巨核细胞、单核细胞、浆细胞,从圆形或椭圆形变为不规则形。

2. 胞核变化　细胞内的胞核大小也随着其发育而有所改变,多由大变小,由规则变为不规则,甚至分叶,但巨核细胞核由小变大,红细胞系核变小,核形规则而最终消失。

3. 染色质　由细致疏松逐渐变为粗糙、致密或凝集成块,着色由浅变深:淡红→紫红→深紫。

4. 核仁　原始阶段均有核仁,随发育进行,核仁由大变小,数目由多→少→消失。

5. 细胞质　细胞质的量一般是由少变多,但淋巴细胞例外。颜色一般在红细胞、粒细胞、巨核细胞系的胞质均呈由深蓝→淡蓝→淡红的规律,单核细胞系则一直呈浅灰蓝色不变,浆细胞系由浅灰蓝→深蓝色,淋巴细胞系呈透明天蓝色。其颗粒也常是从无到有,由非特异性颗粒到出现特异性颗粒,但红细胞系例外。其空泡除浆细胞胞质中可见小空泡外,其他细胞系中均不见空泡,空泡出现多见于细胞退行性改变。

病理情况下细胞发育紊乱,可不符合上述演变规律,如胞核发育明显落后于胞浆(见于巨幼细胞贫血)、核尚大而染色质浓集,核成熟但有核仁等(见于白血病),这些异常现象有助于对病理性细胞的识别及鉴别诊断。

## 三、骨髓血细胞检查结果分析

### （一）骨髓增生程度

骨髓增生程度通常以骨髓中有核细胞的量来反映。估计有核细胞量的方法有多种,最常用的是根据成熟红细胞与有核细胞之比,可以将骨髓增生程度分为5级,见表38-1。

表 38-1 骨髓增生程度的分级

| 增生程度 | 成熟红细胞：有核细胞（平均比值） | 有核细胞 | 常见病因 |
|---|---|---|---|
| 极度活跃 | 1:1 | 50% 以上 | 各型白血病,特别是慢性粒细胞白血病 |
| 明显活跃 | 10:1 | 10% ~50% | 增生性贫血、白血病、骨髓增殖性疾病 |
| 活跃 | 20:1 | 1% ~10% | 正常骨髓、某些贫血 |
| 减低 | 50:1 | 0.5% ~1% | 非重型再障、粒细胞减少或缺乏症 |
| 极度减低 | 200:1 | 0.5% 以下 | 重型再障、骨髓坏死 |

（二）粒细胞系与有核红细胞的比例

粒细胞系各阶段细胞总和与各阶段幼红细胞总和之比,称粒红比值。粒红比值（M:E）正常人为 2:1 ~ 4:1。

1. 粒红比值正常 见于正常骨髓象;骨髓病变未累及粒、红两系,如原发性血小板减少性紫癜;粒、红两系平行增多或减少,前者如红白血病,后者如再生障碍性贫血。

2. 粒红比值增高 见于粒细胞系增生,如化脓性感染、粒细胞性白血病;幼红细胞严重减少,如纯红细胞再生障碍性贫血。

3. 粒红比值减低或倒置 见于幼红细胞增生,如各种增生性贫血、巨幼细胞贫血、真性红细胞增多症或继发性红细胞增多症;粒系细胞减少,如粒细胞缺乏症。

（三）巨核细胞计数

巨核细胞是骨髓中的一种从造血干细胞分化而来的细胞,核很大,但数量非常少。

1. 参考值 巨核细胞参考值 7 ~35 个/1.5cm×3.0cm 面积。分类:原始巨核细胞 0,幼稚巨核细胞 0 ~0.05,颗粒型巨核细胞 0.10 ~0.27,产血小板型巨核细胞 0.44 ~ 0.60,裸核型巨核细胞 0.08 ~0.30。

2. 原始巨核细胞增多 见于巨核细胞白血病（$M_7$）。幼稚型巨核细胞比例增多见于特发性血小板减少性紫癜的急性型。颗粒型巨核细胞比例增多见于特发性血小板减少性紫癜的慢性型。巨核细胞减少见于巨核细胞系统再生障碍及某些白血病。

（四）正常骨髓象

正常的骨髓象其增生活跃,各系统、各阶段造血细胞比例正常,无各种异常细胞和寄生虫,若骨髓象符合下列情况者可视为正常骨髓象。

1. 骨髓增生程度为增生活跃,粒红比值 2:1 ~ 4:1。

2. 粒细胞系 粒细胞占总有核细胞的 40% ~60%,其中原粒细胞<2%,早幼粒细胞<5%,中幼粒细胞和晚幼粒细胞各<15%,而杆状核细胞百分率高于分叶核粒细胞,嗜酸性粒细胞<5%,嗜碱性粒细胞<1%。细胞形态基本正常。

3. 红细胞系 幼红细胞约占有核红细胞的 20% 左右,其中原红细胞<1%,早幼红细胞<5%,中幼红细胞和晚幼红细胞各占约 10%。细胞形态染色基本正常。

4. 淋巴细胞系统 淋巴细胞约占 20%,小儿较高,可达 40%,主要为成熟淋巴细胞。

5. **单核细胞系统** 均为成熟型单核细胞,一般<4%。

6. **浆细胞系统** 为成熟阶段的浆细胞,一般<2%。

7. **巨核细胞系统** 巨核细胞通常在 1.5cm×3.0cm 骨髓涂片膜上可见 7~35 个,多为产血小板型巨核细胞。

8. **其他细胞** 可见少量网状细胞、内皮细胞、组织嗜碱细胞等非造血细胞,此为骨髓中特有的细胞成分,但所占的百分率很低。

9. 核分裂细胞约为 0.1%。

（五）分析结果时的注意事项

1. 血液形态学与临床资料结合,进行综合分析。

2. 骨髓象和血象应进行对照加以判断。有些疾病的骨髓象相似,但血象有区别,如溶血性贫血和失血性贫血;某些疾病血象无明显区别,而骨髓象明显不同,如某些类型的急性白血病与再生障碍性贫血。因此骨髓细胞学检查需同血片检查综合起来分析才能有诊断意义。

3. 有些血液病在早期时细胞形态学的特征不明显,难以明确诊断,应根据需要适当进行复查,在动态观察中才能明确诊断。

## 四、常见血液病的血液学特点

（一）贫血

1. **缺铁性贫血**

【血象】红细胞、血红蛋白均减少,以血红蛋白减少更为明显。血细胞比容相应减少,红细胞平均体积(MCV)、红细胞平均血红蛋白(MCH)、红细胞平均血红蛋白浓度(MCHC)均减少。轻度贫血时成熟红细胞的形态无明显异常。中度以上贫血才显示小细胞低色素性特征,红细胞体积减小,淡染,中央苍白区扩大。严重贫血时红细胞中央苍白区明显扩大而呈环形,并可见嗜多色性红细胞及点彩红细胞增多。网织红细胞轻度增多或正常。白细胞计数和分类计数,以及血小板计数一般正常。严重贫血时,白细胞和血小板可轻度减少。

【骨髓象】缺铁性贫血骨髓象的特点为骨髓增生明显活跃。红细胞系统增生活跃,以中、晚幼红细胞为主,有时细胞边缘可见不规则突起,核畸形,晚幼红细胞的核固缩呈小而致密的紫黑色"炭核"（彩图 38-1）。粒系细胞和巨核细胞数量和形态均正常,骨髓铁染色异常,表现为细胞外铁阴性,铁粒幼细胞小于 15% 阳性。

2. **巨幼细胞贫血**

【血象】大细胞正色素性贫血(MCV>100),红细胞、血红蛋白减少,以红细胞减少更明显。因发病隐袭缓慢,多数病例血红蛋白在 60g/L 以下,甚至在 30g/L 以下。红细胞大小不均,易见椭圆形巨红细胞,并可见嗜多色性红细胞、点彩红细胞、Howell-Jolly 小体及 Cabot 环。有时可出现中、晚幼红细胞。网织红细胞正常或轻度增多。白细胞计数正常或轻度减少,中性粒细胞分叶过多,可有 5 叶或 6 叶以上的分叶。偶见少数幼稚巨粒细胞。血小板计数减少,可见巨大血小板。

【骨髓象】巨幼细胞贫血骨髓象的特点为骨髓增生明显活跃。红细胞系统明显增生、幼红细胞常在40%～50%,甚至更高,并出现巨幼红细胞系列。贫血越严重,红系细胞及巨幼红细胞的比例越高。巨幼红细胞系列的形态特征为胞体及胞核均增大,核染质纤细疏松呈细网状、胞质量丰富,细胞核发育落后于胞质。分裂型细胞多见。易见 Howell-Jolly 小体及点彩红细胞等。粒细胞系相对减少。本病早期巨粒细胞先于巨幼红细胞出现,以巨晚幼粒细胞及巨杆状核粒细胞为多见,分叶核粒细胞有分叶过多现象,具有早期诊断意义。巨核细胞数大致正常或增多,也可出现胞体巨大,核分叶过多,核质发育不平衡现象(彩图38-2)。

3. 再生障碍性贫血(简称再障)

(1) 急性再障:起病急,发展迅速,常以严重出血和感染为主要表现。

【血象】呈全血细胞减少,红细胞、血红蛋白显著减少,两者平行下降,呈正常细胞正色素性贫血。网织红细胞、白细胞明显减少,淋巴细胞相对增高。外周血中一般不出现幼稚细胞。血小板明显减少,常<20×10$^9$/L。

【骨髓象】骨髓损害广泛,多部位穿刺显示下列变化。骨髓增生明显减低。粒、红两系细胞均明显减少,淋巴细胞相对增高,可达80%以上。红细胞系中以晚幼红细胞减少最为多见,粒细胞系中以成熟粒细胞减少最为多见。另外巨核细胞显著减少,多数病例常无巨核细胞可见。而浆细胞比值增高,有时还可有肥大细胞(组织嗜碱细胞)、网状细胞增高(彩图38-3)。

(2) 慢性再障:起病和进展缓慢,以贫血和轻度皮肤、黏膜出血多见。

【血象】全血细胞减少,但不如急性型再障显著。通常血小板减少常早期出现。红细胞、血红蛋白平行性下降,血红蛋白多为中度或重度减低,呈正常细胞正常色素性贫血。网织红细胞减少,绝对值低于正常,常小于15×10$^9$/L;白细胞减少,多在(2.0～3.0)×10$^9$/L,中性粒细胞减少,但绝对值>0.5×10$^9$/L;淋巴细胞相对增高,一般不超过50%。血小板减少,多在(30～50)×10$^9$/L。

【骨髓象】慢性再障的骨髓中可出现一些局灶性代偿性造血灶,故不同部位骨髓穿刺结果差异较大,有时需多部位穿刺检查及配合骨髓活检,才能获得较可靠的诊断依据。骨髓多为增生减低。巨核细胞、粒细胞、红细胞三系均不同程度减少。巨核细胞减少常早期出现。淋巴细胞相对增多,浆细胞、肥大细胞和网状细胞也可增高,但均比急性型为少。有时可有中性粒细胞核左移及粒细胞退行性变等现象(彩图38-4)。

4. 溶血性贫血　溶血性贫血(hemolytic anemia)是由于各种原因使红细胞寿命缩短,破坏增加,而骨髓造血功能不能相应代偿时所引起的一组贫血。主要表现为红细胞系明显的代偿性增生。

【血象】

(1) 红细胞、血红蛋白减少,两者呈平行性下降。

(2) 红细胞大小不均,易见大红细胞、嗜多色性红细胞及有核红细胞(以晚幼红或中幼红细胞为主),以及可见 Howell-Jolly 小体、Cabot 环、点彩红细胞等。不同原因所致的溶血性贫血,有时出现特殊的异形红细胞增多,如球形细胞、靶细胞、裂细胞等,对病因诊断具有一定意义。

(3) 网织红细胞增多,尤其是急性溶血时常明显增多。

（4）急性溶血时白细胞和血小板计数常增多。中性粒细胞比例增高,并有中性粒细胞核左移现象。

【骨髓象】溶血性贫血骨髓象具有如下特点:

（1）骨髓增生明显活跃。

（2）红细胞系显著增生,幼红细胞常>30%,急性溶血时甚至>50%,粒红比例降低或倒置。各阶段幼红细胞增多,以中幼及晚幼红细胞增多为主。核分裂型幼红细胞多见。可见幼红细胞胞质边缘不规则突起、核畸形、Howel-Jolly 小体、嗜碱点彩等。成熟红细胞形态与血象相同。

（3）粒细胞系相对减少,各阶段细胞的比例及形态大致正常。

（4）巨核细胞系一般正常。

（二）白血病

白血病是造血系统的一种恶性肿瘤。其特点为造血组织中白血病细胞异常增生与分化成熟障碍,并浸润其他器官和组织,而正常造血功能则受抑制。临床上出现不同程度的贫血、出血、感染和浸润症状。根据白血病的细胞分化程度和自然病程,白血病可分为急性和慢性两大类。国内急性白血病明显多于慢性白血病,约为 5.6:1。成人急性白血病中以急粒白血病最多见,儿童则以急淋白血病较多见。慢性白血病中慢粒白血病较慢淋白血病为多见。

1. 急性淋巴细胞白血病　是一种恶性疾病,由于原始及幼稚淋巴细胞在骨髓中增生过度导致。其分型有三个亚型:$L_1$、$L_2$ 和 $L_3$ 型。

【血象】急性淋巴细胞性白血病的血象中白细胞的计数不定,有部分患者是正常或者减少,但多数是增多的,甚至可高达 $100 \times 10^9/L$ 以上。其中占主要部分的白细胞类型为原始和幼稚淋巴细胞,粒细胞减少明显。此外,血象中的血红蛋白、红细胞和血小板也减少。

【骨髓象】急性淋巴细胞性白血病的骨髓象呈增生明显活跃或极度活跃状态。其中淋巴细胞系呈过度增生,以形态异常的原始及幼稚淋巴细胞为主,其细胞为核大浆少。而粒细胞、红细胞和巨核细胞系均受抑制,各阶段细胞都明显减少。

（1）$L_1$ 型:为原始和幼淋巴细胞以小细胞为主（彩图 38-5）。

（2）$L_2$ 型:为原始和幼淋巴细胞以大细胞为主,大小不一致（彩图 38-6）。

（3）$L_3$ 型:为原始和幼淋巴细胞以大细胞为主,大小一致,细胞内有明显空泡,胞浆嗜碱性,染色深（彩图 38-7）。

2. 急性非淋巴细胞性白血病　又称急性髓细胞白细胞,分 8 个亚型,即 $M_{0\sim7}$。

【血象】血象中白细胞的计数不定,可正常,可增高,也可减少。主要以原始及幼稚细胞为主。而血红蛋白、红细胞及血小板明显减少。

【骨髓象】骨髓增生明显活跃或极度活跃,并出现大量白血病细胞,少部分病例骨髓有核细胞增生降低,该类病例的外周血亦同时示白细胞计数减少。粒细胞系、巨核细胞系、红细胞系均受到抑制,各阶段细胞均减少。

（1）急性髓细胞白血病微分化型（$M_0$）:骨髓原始细胞≥30%,无嗜天青颗粒及 Auer 小体,核仁明显,髓过氧化物酶及苏丹黑 B 阳性细胞<3%（彩图 38-8）。

（2）急性粒细胞白血病未分化型（$M_1$）:原粒细胞占骨髓非红系有核细胞的 90% 以上,其中至少 30% 以上的细胞为髓过氧化物酶阳性（彩图 38-9）。

（3）急性粒细胞白血病部分分化型（$M_2$）：原粒细胞占骨髓非红系有核细胞的30%～89%，其他粒细胞>10%，单核细胞<20%（彩图38-10）。

（4）急性早幼粒细胞白血病（$M_3$）：骨髓中以颗粒增多的早幼粒细胞为主，此类细胞在骨髓非红系有核细胞中>30%（彩图38-11）。

（5）急性粒-单核细胞白血病（$M_4$）：骨髓中原始细胞占骨髓非红系有核细胞的30%以上，各阶段粒细胞占30%～80%，各阶段单核细胞>20%（彩图38-12）。

（6）急性单核细胞白血病（$M_5$）：骨髓非红系有核细胞中原单核、幼单核及单核细胞≥80%（彩图38-13）。

（7）红白血病（$M_6$）：骨髓中幼红细胞≥50%，骨髓非红系有核细胞中原始细胞≥30%（彩图38-14）。

（8）急性巨核细胞白血病（$M_7$）：骨髓中原始巨核细胞≥30%（彩图38-15）。

3. 慢性粒细胞白血病

【血象】白细胞显著增高为突出表现。疾病早期可在（20～50）×$10^9$/L，随后显著增高，多数在（100～300）×$10^9$/L，高者可达500×$10^9$/L。分类计数粒细胞比例增高，以中性中幼粒以下各阶段细胞为主，嗜碱及嗜酸性粒细胞常同时增多。血红蛋白及红细胞早期正常或轻度减少，随病情发展贫血逐渐加重，急变期呈重度贫血。血小板早期增多或正常，疾病加速期及急变期，血小板可进行性下降。

【骨髓象】增生极度活跃或明显活跃。粒红比值显著增高。粒细胞系极度增生，各阶段粒细胞均见增多，以中性中幼粒、晚幼粒细胞增多为主，原粒细胞较少，一般<0.05。嗜碱性及嗜酸性粒细胞常同时增多，一般均<10%。粒细胞常见大小不一，核浆发育不平衡现象。核分裂相易见。幼红细胞增生受抑制，成熟红细胞形态无明显异常。巨核细胞及血小板早期正常或增多，晚期减少。慢性粒细胞白血病病程晚期可发生急性变（彩图38-16）。

4. 慢性淋巴细胞白血病

【血象】红细胞及血红蛋白早期减少不明显。病情发展，或并发自身免疫性溶血性贫血则逐渐明显，多为轻度或中度贫血。白细胞数增高，多在（15～100）×$10^9$/L，少数>100×$10^9$/L，淋巴细胞≥60%～70%，晚期可达90%以上。血片中蓝色细胞明显增多。中性粒细胞比值减少；血小板减少者为晚期表现。

【骨髓象】骨髓增生明显活跃或极度活跃。淋巴细胞系显著增多占50%以上，以成熟小淋巴细胞为主，细胞形态与正常淋巴细胞形态相似，原始和幼稚淋巴细胞占5%～10%。粒细胞系和红细胞系均减少。晚期巨核细胞减少（彩图38-17）。

（三）特发性血小板减少性紫癜

【血象】血小板计数减少，急性型血小板形态大致正常，慢性型可见异常血小板、巨大血小板等。急性出血或反复多次出血之后，红细胞及血红蛋白常减少，白细胞增高，网织红细胞于大出血后可增多。除非大量出血，一般无明显贫血和白细胞减少。

【骨髓象】增生活跃或明显活跃。如无严重出血，粒、红两系一般无明显异常。巨核细胞系明显增生，出现成熟障碍。急性型者以原始型及幼稚型巨核细胞居多，慢性型者以颗粒型巨核细胞居多；无论急性型抑或慢性型，产生血小板型巨核细胞均减少；巨核细胞胞质中颗粒减少，嗜碱性较强，胞质中出现空泡、变性（彩图38-18）。

**学习小结**

### 1. 学习内容

### 2. 学习方法

（1）学习骨髓象检查首先要学习各种血细胞的起源及其发育规律特点，然后在这些基础知识的基础上，再学习各种血液系统疾病的骨髓象改变。

（2）学习骨髓象检查要注意各系血细胞的数量及形态等特点，注意比较各类细胞的异同。

（3）学习骨髓象要围绕相关临床知识，结合临床、图谱来理解及记忆。

（姚宇红）

### 复习思考题

1. 试述骨髓细胞学检查的临床价值。
2. 简述常见血液病血液学的特点。

# 第三十九章

# 排泄物、分泌物及体液检查

**学习目的**

　　通过学习排泄物、分泌物及体液检查，为临床课程，尤其是泌尿系统疾病、消化系统疾病、浆膜疾病、神经系统疾病、呼吸道疾病的学习打下基础。

**学习要点**

常见的排泄物、分泌物及体液检测项目的临床意义。

## 第一节　尿　液　检　查

　　尿液是血液经过肾小球滤过、肾小管和集合管重吸收、排泌和离子交换后所产生的终末代谢产物。尿液的变化不仅可反映泌尿系统的疾病，且对其他系统疾病的诊断、治疗及预后判断均有重要意义。尿液检查主要用于：

　　1. 泌尿系统疾病的诊断和疗效观察　　炎症、结核、结石、肿瘤及肾脏移植等，均可引起尿液的变化，治疗后病情好转时尿液可逐步改善。因此尿液检查是泌尿系统疾病诊断和疗效观察的首选项目。

　　2. 其他系统疾病的诊断　　疾病引起血液成分变化时，均可引起尿液相应成分的变化。临床上，心血管、内分泌、消化、造血、生殖等系统疾病的诊断和鉴别诊断均可采用尿液检查。如糖尿病的尿糖检查、急性胰腺炎的尿淀粉酶检查、黄疸鉴别诊断时的尿三胆检查、溶血时的血红蛋白尿检查、多发性骨髓瘤的本-周蛋白尿检查等。通过尿液中重金属量的检测，还可以对铅、镉、铋、汞等中毒有诊断价值。

　　3. 安全用药的监护　　某些药物如磺胺药、卡那霉素、庆大霉素和多黏菌素等，可引起肾损害。在用药前和用药过程中需要检测尿液的变化，保证用药安全。

### 一、标本的采集与保存

　　一般常规检查时，因晨尿浓度较高，易发现病理成分，因而送检以晨尿为好。门诊和急诊患者，随机留取尿液即可。标本收集及送检应注意：使用清洁容器，每次 100 ~ 200ml，标本应在低温或防腐条件下 2 小时内完成检测。成年女性留标本时，应避开月经期；为避免白带等分泌物混入，应留取中段尿送检。

　　化学定量检查时，如尿蛋白、尿糖、电解质等，容器加适当防腐剂（甲苯、甲醛等），应留 24 小时昼夜尿,记录尿量后送检。

作细菌培养时,为防止污染,男性可用 1∶1000 苯扎溴铵清洗阴茎头(尿道口),女性用上述溶液清洗外阴。留取中段尿 10~20ml 于灭菌容器内,必要时进行导尿。

## 二、一般性状检查

### (一)尿量

尿液形成与肾小球滤过、肾小管重吸收功能直接相关。与饮水量、机体的内分泌功能、精神因素、环境温度、代谢水平、药物应用等多因素相关。

【参考值】 正常人尿量为 1000~2000ml/24h。

【临床意义】

1. 多尿 尿量超过 2500ml/24h 为多尿(polyuria)。①生理性多尿:见于大量饮水或进食有利尿作用的食物(茶、咖啡)。②病理性多尿:见于糖尿病、尿崩症等内分泌疾病和慢性肾小球肾炎、慢性肾盂肾炎、慢性间质性肾炎、急性肾衰竭多尿期等有浓缩功能障碍的肾脏疾病及精神性多尿等。

2. 少尿或无尿 尿量少于 400ml/24h(或 17ml/h)者称为少尿(oliguria);尿量少于 100ml/24h 者,称为无尿(anuria)或尿闭。原因有:①肾前性:各种原因所致的肾血流量减少,如休克、脱水、心力衰竭及肾动脉栓塞等;②肾性:各种肾实质性损害,如急性肾小球肾炎、慢性肾小球肾炎急性发作、急性肾衰竭少尿期及慢性肾衰竭终末期等;③肾后性:尿路梗阻如肿瘤、结石、尿道狭窄等,或因排尿功能障碍所致。

### (二)颜色和透明度

正常新鲜尿为黄色或淡黄色,透明,可受食物、药物和尿量影响。

【临床意义】病理性尿液外观改变如下:

1. 血尿(hematuria) 尿液内含有一定量的红细胞,称为血尿。可呈淡红色云雾状、洗肉水样或混有血凝块。每升尿液中含血量超过 1ml,即可出现淡红色,称肉眼血尿。如尿液外观变化不明显,离心沉淀后,镜检时每高倍镜视野红细胞平均>3 个,称为镜下血尿。血尿多见于泌尿系统的炎症、结核、结石、肿瘤及出血性疾病(血小板减少性紫癜、过敏性紫癜)等。

2. 血红蛋白尿(hemoglobinuria)及肌红蛋白尿(myoglobinuria) 尿液呈浓茶色、红葡萄酒色或酱油色。血红蛋白尿主要见于严重的血管内溶血,如蚕豆病、恶性疟疾、血型不合的输血反应、阵发性睡眠性血红蛋白尿等。肌红蛋白尿常见于挤压综合征、缺血性肌坏死等。

3. 胆红素尿(bilirubinuria,BIL) 为尿内含有大量结合胆红素所致,呈深黄色,振荡后泡沫亦呈黄色。见于肝细胞性黄疸及阻塞性黄疸。

4. 乳糜尿(chyluria) 呈乳白色,如含有较多的血液,则称为乳糜血尿。乃因淋巴通道阻塞从肠道吸收的乳糜液逆流进入尿中所致。常见于丝虫病,少数因结核、肿瘤引起。

5. 脂肪尿(lipiduria) 尿中出现脂肪小滴,用乙醚等有机溶剂抽提乳糜微粒、脂肪小滴,尿液变清,可与其他混浊尿鉴别。见于脂肪挤压损伤、骨折和肾病综合征等。

6. 脓尿(pyuria)和菌尿(bacteriuria) 尿内含有大量的脓细胞、炎性渗出物或细菌时,排出的新鲜尿即可混浊。菌尿呈云雾状,静置后不下沉;脓尿放置后可见白色絮状沉淀。此两种尿液不论加热、加酸,其混浊均不消失。脓尿和菌尿见于泌尿系统感染,如肾盂肾炎、膀胱炎。

7. 盐类结晶尿(crystalluria)　一些盐类结晶可使新鲜尿液混浊,应加以鉴别。如尿酸盐沉淀:在酸性尿冷却后,可有淡红色的尿酸盐结晶析出,加热或加碱皆可溶解;磷酸盐和碳酸盐沉淀:在碱性尿中,可有磷酸盐、碳酸盐结晶析出呈灰白色,加酸后可溶解,碳酸盐遇酸后可产生气泡。

（三）气味

正常尿液的气味来自尿内的挥发性酸。尿液久置后,尿素分解可出现氨臭味。尿液新鲜排出时即有氨味,提示膀胱炎及慢性尿潴留。糖尿病酮症酸中毒时尿呈烂苹果味,苯丙酮尿症者尿有鼠臭味。有机磷中毒者,尿带蒜臭味。此外,有些药物和食物（葱、蒜）也可使尿液散发特殊气味。

（四）pH 值

正常新鲜尿多呈弱酸性至中性反应,pH 5.0 ~ 7.0(平均6.0),肉食为主者尿液偏酸性,素食(蔬菜、水果)为主者尿液偏碱性。尿液 pH 值受代谢情况影响。

【临床意义】

1. 尿液酸度增高　见于酸中毒、高热、痛风、糖尿病及口服氯化铵、维生素 C 等酸性药物。低钾性代谢性碱中毒时,酸性尿为其特征之一。

2. 尿液碱度增高　见于服用碳酸氢钠类药物、代谢性碱中毒、肾小管性酸中毒、呕吐、尿潴留、膀胱炎、应用利尿剂等。

（五）比密（specific gravity）

是指4℃下同体积尿与纯水的重量比。尿比密的高低,主要取决于肾小管的浓缩稀释功能,与尿内所含溶质(盐类、有机物)的浓度成正比,与尿量成反比。正常人在普通膳食情况下,尿比密波动在1.015 ~ 1.025。若大量饮水尿比重可降低至1.003以下,晨尿一般>1.020,机体缺水时尿比密可高达1.030以上。随机尿比密>1.025 提示肾浓缩功能正常。

【临床意义】

1. 尿比密病理性增高　见于急性肾小球肾炎、糖尿病、蛋白尿、失水等。

2. 尿比密减低　见于尿崩症(常<1.003)、慢性肾小球肾炎、肾衰竭和肾小管间质疾病等。

3. 比密固定　常在1.010左右,称为等张尿,见于肾实质严重损害。

## 三、化学检查

（一）尿蛋白

健康成人经尿排出的蛋白总量为 0 ~ 80mg/24h。当尿液用常规定性方法检查蛋白呈阳性或定量检查超过120mg/24h 者,称为蛋白尿(proteinuria,PRO)。

【参考值】

1. 定性试验　阴性。

2. 定量试验　0 ~ 80mg/24h。

定性尿蛋白± ~ +,定量为0.2 ~ 1.0g/24h;+ ~ ++常为1 ~ 2g/24h;+++ ~ ++++常>3g/24h,可供临床参考。

【临床意义】

1. 生理性蛋白尿　泌尿系统无器质性病变,因剧烈运动、发热和血管活性剂等刺激引起肾脏血流动力学改变,尿内暂时出现蛋白质,程度较轻,定性试验多不超过+,持续时间短,诱因解除后消失,称生理性蛋白尿。

2. 病理性蛋白尿:

(1) 肾小球性蛋白尿:当肾小球毛细血管壁断裂或电荷屏障改变,使大量高、中、低分子量的蛋白漏出,超过肾小管重吸收能力而出现于终尿中,称为肾小球性蛋白尿(glomerular proteinuria)。常见于肾小球肾炎、肾病综合征等原发性肾小球损害性疾病;糖尿病、高血压、系统性红斑狼疮、妊娠高血压综合征等继发性肾小球损害性疾病。

根据肾小球滤过膜损伤程度及蛋白尿的组分又可分为:①选择性蛋白尿(selective proteinuria):肾小球滤过膜损害较轻时,以中分子白蛋白为主,有少量小分子量蛋白($\beta_2$-MG),尿中无或很少有大分子量蛋白(IgG、IgA、IgM、C3),免疫球蛋白/白蛋白清除率<0.1,常见于微小病变型肾病。②非选择性蛋白尿(non-selective proteinuria):肾小球滤过膜损害严重时,尿内出现不同分子量的蛋白,尤其是 IgG、IgA、IgM、补体 C3 等大分子量蛋白,免疫球蛋白/白蛋白清除率>0.5,见于各类原发、继发肾小球疾病。判断蛋白尿有无选择性对肾脏病的诊断、治疗及估计预后有一定意义。

(2) 肾小管性蛋白尿:原尿中95%的蛋白主要在近曲小管被重吸收,由于炎症或中毒使肾近曲小管受损而对低分子量蛋白质重吸收的功能减退所产生的蛋白尿,称为肾小管性蛋白尿(tubular proteinuria)。临床常见于肾盂肾炎、间质性肾炎、中毒性肾病(汞、镉、铋等重金属中毒及应用庆大霉素、卡那霉素、多黏菌素等引起)、肾移植术后及一些中草药如马兜铃、木通过量等。

(3) 混合性蛋白尿:肾脏病变同时累及肾小球和肾小管而产生的蛋白尿,称为混合性蛋白尿(mixed proteinuria)。见于肾小球疾病后期(如慢性肾小球肾炎)累及肾小管,肾小管间质疾病后期(如炎症、中毒)涉及肾小球,以及全身性疾病同时侵犯肾小球和肾小管(如糖尿病肾病、系统性红斑狼疮肾病等)。

(4) 溢出性蛋白尿:肾脏滤过及重吸收的功能正常,但由于血液循环中出现大量低分子量蛋白质如免疫球蛋白轻链、游离血红蛋白或肌红蛋白等可经肾小球滤出,但肾小管不能将其全部重吸收,而随尿排出所致的蛋白尿,称为溢出性蛋白尿(overflow proteinuria)。临床可见于多发性骨髓瘤、浆细胞病、溶血性贫血、挤压综合征、大面积心肌梗死等。

尿本-周蛋白即凝溶蛋白,为免疫球蛋白的轻链多肽,分子量小,可通过肾小球滤过膜,为溢出性尿蛋白之一。多见于多发性骨髓瘤、巨球蛋白血症。

(5) 组织性蛋白尿:在尿液形成过程中,肾小管代谢产生的和肾组织破坏分解的蛋白质及炎症、药物刺激分泌的蛋白质,称组织性蛋白尿(histic proteinuria)。肾脏炎症、中毒时排出量增多。

(6) 假性蛋白尿(false proteinuria):尿中混有大量血、脓、黏液等成分而导致蛋白定性试验阳性。不伴有肾本身的损害,治疗后容易恢复正常。见于肾以下泌尿道疾病,如膀胱炎、尿道炎、尿道出血及阴道分泌物掺入尿内等。

(二) 糖

正常人尿内可有微量葡萄糖,尿内含糖量为 0.56 ~ 5.0mmol/24h(100 ~ 900mg/

24h),定性试验为阴性。

【参考值】

1. 定性试验 阴性

2. 定量试验 0.56~5.0mmol/24h尿。

【临床意义】当血糖升高超过肾糖阈8.89mmol/L(160mg/dl)或血糖正常而肾糖阈值降低时,尿糖定性检测尿糖呈阳性,称为糖尿。一般指葡萄糖尿(glucosuria,GLU)。

1. 血糖增高性糖尿 血糖浓度受内分泌激素的调节,胰岛素使血糖浓度下降,胰高血糖素、皮质醇、甲状腺素、肾上腺素、生长激素等则使血糖上升。①最常见于因胰岛素相对减少或绝对不足所致的糖尿病;②也见于继发性高血糖性糖尿,如Cushing综合征、甲状腺功能亢进症、嗜铬细胞瘤、肢端肥大症及肝硬化、胰腺炎等。

2. 血糖正常性糖尿 由于肾小管对葡萄糖的重吸收功能减退,肾糖阈值降低所致的糖尿,又称肾性糖尿(renal glucosuria)。先天性者如家族性糖尿、新生儿糖尿;病理性者则见于慢性肾小球肾炎、肾病综合征。妊娠时,由于细胞外液容量增加,近曲小管的重吸收功能受到抑制,亦可使肾糖阈值下降而出现糖尿。

3. 暂时性糖尿 见于:①超过肾阈值的生理性糖尿,如短时间内摄入大量糖,或静注大量葡萄糖后;②应激性糖尿,在强烈的精神刺激、颅脑外伤、急性脑血管疾病时,肾上腺素或胰高血糖素分泌过多或延髓血糖中枢受到刺激,可出现暂时性高血糖和糖尿。

4. 非葡萄糖性糖尿 乳糖、半乳糖、果糖等进食过多,或肝硬化时对果糖、半乳糖的利用下降等情况,可出现果糖尿或半乳糖尿。哺乳期产生过多乳糖,可形成乳糖尿。

5. 假性糖尿 尿中不少物质具有还原性,如维生素C、尿酸、葡萄糖醛酸或随尿排出的药物如异烟肼、链霉素、水杨酸、阿司匹林、黄柏、黄连、大黄等,可使班氏(Benedict)试剂中氧化高铜还原成氧化低铜,使尿糖定性试验出现假阳性反应。

（三）酮体

酮体(ketone bodies,KET)包括乙酰乙酸、β-羟丁酸和丙酮,三者都是脂肪代谢的中间产物。当体内糖分解代谢不足时,脂肪分解活跃但氧化不完全可产生大量酮体,从尿中排出形成酮尿(ketonuria)。

【参考值】

1. 尿酮体(以丙酮计)定量 0.34~0.85mmol/24h(20~50/24h)。

2. 尿中酮体定性试验 阴性。

【临床意义】

1. 糖尿病性酮尿 糖尿病酮症酸中毒时尿酮体呈强阳性反应,此时多伴有高糖血症和糖尿。

2. 非糖尿病性酮尿 高热、剧烈呕吐、腹泻、禁食、长期饥饿、酒精性肝炎、肝硬化等,可致脂肪分解增多,引起尿酮体阳性。

（四）尿隐血

当尿中存在有血红蛋白及肌红蛋白时,在尿中加入过氧化物和氧化性显色剂后,因血红蛋白及肌红蛋白中的血红素基团有过氧化物酶活性,可催化过氧化物释放新生态氧,使氧化显色剂显色,称为尿隐血试验(urine occult blood test)阳性。

### （五）尿胆红素与尿胆原

由于肝及胆道内外各种疾病引起胆红素代谢障碍,结合胆红素在血中潴留,部分从尿中排出为尿胆红素(urine bilirubin);结合胆红素排入肠道转化为尿胆原(urobilinogen),从粪便中排出为粪胆原,大部分尿胆原从肠道被重吸收经肝转化为结合胆红素再排入肠道,小部分尿胆原从肾小球滤出和肾小管排出后即为尿中尿胆原,尿胆原与空气接触变成尿胆素。尿胆红素、尿胆原和尿胆素三者共称尿三胆。

【参考值】正常人尿胆红素定性阴性,定量≤2mg/L;尿胆原定性为阴性或弱阳性,定量≤10mg/L。

【临床意义】尿胆红素增高见于:①急性黄疸性肝炎、阻塞性黄疸。②门脉周围炎、纤维化及药物所致的胆汁淤积。③先天性高胆红素血症Dubin-Johnson综合征和Rotor综合征;尿胆原增高见于肝细胞性黄疸和溶血性黄疸。尿胆原减少见于阻塞性黄疸。

### （六）亚硝酸盐

正常尿中有适量硝酸盐存在,某些细菌含有硝酸盐还原酶,可使硝酸盐还原为亚硝酸盐,使试剂呈粉红色。正常人尿亚硝酸盐定性试验一般为阴性。本试验主要用于对尿路感染的快速过筛,阳性提示尿路细菌感染。感染率与细菌的种类有关,大肠埃希菌、假单胞杆菌和肺炎杆菌阳性率较高,沙门菌属和革兰阳性菌阳性率较低。

## 四、显微镜检查

在显微镜检查尿沉渣的各种有形成分,用于肾、尿路疾患的诊断。检查方法是取新鲜混匀的尿液约10ml于试管内,经离心沉淀后,取其沉渣1滴(约50μl)置载玻片上覆盖玻片后镜检。先用低倍镜(10×10)将涂片全面观察一遍,寻找有无细胞、管型及结晶体,以免遗漏量少而有意义的物体,再用高倍镜(10×40)仔细辨认。计数10个视野内所见到的最低和最高数目;+表示5~10/HP,++表示10~15/HP,+++表示15~20/HP,++++表示>20个/HP;管型则计数20个低倍视野内所见到的最低和最高数。

### （一）细胞

1. 红细胞(erythrocyte,ERY) 新鲜红细胞为淡黄色,大小均匀,呈双凹圆盘状;在碱性尿中红细胞边缘不规则;在高渗尿内常皱缩呈星形;在低渗尿中则胀大,甚至可使血红蛋白脱出,形成大小不等的空环,称为红细胞淡影(blood shadow)。

【参考值】正常尿液中一般无红细胞,或偶见个别红细胞。玻片法:平均0~3/HP;定量检查:0~5个/μl。

【临床意义】离心后的尿沉渣若每个高倍视野均见到1~2个红细胞,即为异常表现。若每个高倍镜视野红细胞超过3个,尿外观无血色者,称为镜下血尿(microscopic hematuria);尿内含血量较多,外观呈红色,称肉眼血尿(macroscopic hematuria)。血尿常见于肾小球肾炎、尿路感染、肾结核、肾结石、狼疮性肾炎、紫癜性肾炎、血友病及泌尿系肿瘤等。用相差显微镜检查可分辨尿红细胞形态,多形性红细胞>80%时,提示肾小球源性血尿;多形性红细胞<50%时,提示非肾小球源性血尿。

2. 白细胞(leukocytes,LEU)和脓细胞 新鲜尿中白细胞外形完整,无明显退行性变,结构清晰,常分散存在。尿中以中性粒细胞较常见,亦可见到淋巴细胞及单核细胞。脓细胞系指在炎症过程中破坏或死亡的中性粒细胞,外形常不规则,胞浆内充满粗大颗粒,胞核模糊,数量较多且易黏集成团。

【参考值】 正常尿中,离心沉渣尿,平均 0~5 个/HP;不离心尿不超过 1 个/HP;定量检查 0~10 个/μl。

【临床意义】 若离心后每高倍镜视野超过 5 个白细胞或脓细胞,定量检查超过 10 个/μl,称镜下脓尿;多为泌尿系统感染,见于肾盂肾炎、膀胱炎、尿道炎及肾结核等。成年女性生殖系统有炎症,尿内常混入阴道分泌物,镜下除成团的脓细胞外,还可见到多量扁平上皮细胞,应与泌尿系统炎症相鉴别,需取中段尿复查。

3. 上皮细胞(epithelial cells) 由泌尿生殖道不同部位的上皮细胞脱落而来。

(1) 复层鳞状上皮细胞(扁平上皮细胞):来自阴道及尿道黏膜表层,正常成年女性尿中多见。尿中大量出现或片状脱落且伴有白细胞、脓细胞,见于尿道炎。

(2) 移行上皮细胞:①表面移行上皮细胞(大圆上皮细胞):来自膀胱上皮表层和尿道,阴道上皮中层,偶见于正常人尿内,大量出现见于膀胱炎。②中层移行上皮细胞(尾形上皮细胞):多来自肾盂,又称肾盂上皮细胞,有时来自输尿管。此类细胞在正常尿中不易发现,肾盂肾炎、输尿管炎时可见成片脱落。

(3) 肾小管上皮细胞(小圆上皮细胞):来自远曲和近曲肾小管,尿中出现此类细胞表示肾小管有病变,常见于急性肾小球肾炎,成堆出现表示有肾小管坏死,也见于肾移植术后急性排斥反应。在某些慢性炎症时,可见肾小管上皮细胞发生脂肪变性,胞质中充满脂肪颗粒,称为脂肪颗粒细胞(fatty granular cells)。

(二) 管型

管型(cast)是蛋白质、细胞或碎片在肾小管、集合管中凝结而成的圆柱状蛋白聚合体。形成管型的必要条件是:①尿中白蛋白、肾小管上皮产生的 Tamm-Horsfall 糖蛋白是构成管型的基质;②尿液的充分酸化和尿液的高度浓缩,促进蛋白变形聚集;③有可供交替使用的肾单位,则可产生局部性尿液积滞,以利蛋白质浓缩、沉析并凝聚成管型。

1. 透明管型(hyaline cast) 由 Tamm-Horsfall 糖蛋白、白蛋白和氯化物构成,为无色透明的圆柱状体,两端钝圆,偶有少许颗粒。偶见于健康人(0~偶见/LP);剧烈运动、高热、心功能不全时,可见少量;肾病综合征、慢性肾炎等肾实质病变及恶性高血压时,明显增多。

2. 颗粒管型(granular cast) 肾实质病变崩解的细胞碎片、血浆蛋白及其他有形物凝聚于 Tamm-Horsfall 糖蛋白上而构成颗粒管型。管型内的颗粒常超过 1/3 管型体积,故称为颗粒管型。可分为粗颗粒(白细胞碎片)和细颗粒(上皮细胞碎片)管型两种。正常人尿中无粗颗粒管型,可有少量细颗粒管型。粗颗粒管型见于慢性肾小球肾炎、肾盂肾炎或某些原因(药物中毒等)引起的肾小管损伤;大量细颗粒管型见于慢性肾小球肾炎或急性肾小球肾炎后期。

3. 细胞管型(cellular cast) 细胞含量超过管型体积的 1/3,称为细胞管型。此类管型出现常表示肾脏病变在急性期。按基质中所含细胞的不同分类如下。

(1) 红细胞管型(erythrocyte cast):多与肾小球性血尿同时存在。主要见于肾小球疾病,如急进性肾小球肾炎、急性肾小球肾炎、慢性肾小球肾炎急性发作、狼疮性肾炎及肾移植术后急性排斥反应等。

(2) 白细胞管型(leukocyte cast):常提示肾实质有活动性感染病变,主要见于肾盂肾炎、间质性肾炎等。

（3）肾小管上皮细胞管型（renal tubular epithelial cell cast）：是肾小管上皮细胞脱落的指征。常见于急性肾小管坏死、肾病综合征、慢性肾小球肾炎晚期、高热、妊娠高血压疾病、金属（镉、汞、铋）和化学物质中毒等。

（4）混合管型（mixed cast）：同时含有各种细胞和颗粒物质的管型，可见于各种肾小球疾病。

4. 蜡样管型（waxy cast） 由颗粒管型、细胞管型在肾小管中长期停留变性或直接由淀粉样变性的上皮细胞溶解后形成。尿液中出现蜡样管型，提示局部肾单位有长期阻塞性少尿或无尿，说明肾小管病变严重，预后较差。见于慢性肾小球肾炎晚期、慢性肾衰竭及肾淀粉样变性。

5. 脂肪管型（fatty cast） 在管型蛋白基质中含有多量脂肪滴或嵌入含有脂肪滴的上皮细胞时，称为脂肪管型。常见于肾病综合征、慢性肾小球肾炎急性发作、中毒性肾病。

6. 肾衰竭管型（renal failure cast） 又称宽幅管型（broad cast）：由蛋白质及坏死脱落的肾小管上皮细胞碎片在集合管内凝聚而成，外形宽大（可达 $50\mu m$ 以上，是一般管型的 $2\sim6$ 倍），不规则，易折断。宽大管型可是透明状，也可包容颗粒、细胞等各种成分，也可形成蜡样变化。在急性肾衰竭多尿早期，此管型大量出现；慢性肾衰竭时，如出现提示预后不良。宽大管型具有所有管型的特征，既宽又长，可横跨整个视阈，不规则，易折断，有时呈扭曲形。宽大管型一般形成于较宽大的肾小管内，主要是在破损扩张的肾小管、集合管或乳头管内形成。

7. 细菌管型（bacterial cast） 含有大量的细菌、真菌及白细胞的管型，需与颗粒管型鉴别。见于肾脓毒性疾病。

（三）结晶体

食物代谢后产生的酸性物质（如磷酸、硫酸、尿酸和氨基酸等）与钙、镁、铵等离子结合生成各种无机盐及有机盐，排入尿中就形成结晶。结晶的形成与该物质在尿中的溶解度、浓度、当时温度以及尿中的 pH 等有关。结晶体的发现一般临床意义较小。若经常出现于新鲜尿中并伴有较多红细胞时，应怀疑有泌尿系结石的可能。

酸性尿中常见的结晶体有尿酸结晶、草酸钙结晶、非结晶形尿酸盐、亮氨酸结晶和酪氨酸结晶等。碱性尿中常见的结晶体有三价磷酸盐结晶、尿酸铵结晶、非晶形磷酸盐、磷酸钙结晶和碳酸钙结晶等。磺胺药物结晶种类甚多，形状各异。易在酸性尿中形成结晶，多在肾小管内析出。

若在服用磺胺药物时，尿中出现大量磺胺结晶且伴有红细胞或管型时，有发生泌尿道结石或尿闭及急性肾衰竭的可能，应及时停药采取有效措施。

## 五、病原体检查

用无菌操作取清洁中段尿，做尿液直接涂片镜检，或细菌定量培养，或形态染色鉴定，可查见大肠埃希菌或葡萄球菌（肾盂肾炎、膀胱炎）、结核杆菌（肾结核）、淋病球菌（淋病）等。尿液直接涂片若平均每个油镜视野>1 个以上细菌，为尿菌阳性。细菌定量培养菌落计数>$10^5$/ml 为尿菌阳性；<$10^4$/ml 为污染（假阳性）；在 $10^4\sim10^5$/ml 范围者，应复查或结合临床判断。

### 六、尿液的其他检查

1. 尿沉渣计数(urinary sediment count)　目前常采用1小时尿细胞计数法。

【标本收集】患者照常工作、学习,不限制饮食,但不能服利尿剂及过量饮水。准确留取3小时的全部尿液,置于干燥洁净的容器内,即时送检。计数后除以3而得出1小时细胞的排泄率。

【参考值】

红细胞:男<3万/小时,女<4万/小时;

白细胞:男<7万/小时,女<14万/小时。

【临床意义】肾盂肾炎、膀胱炎和前列腺炎时以白细胞数增多为主。急性肾小球肾炎、慢性肾炎急性发作等以红细胞数增多为主。

2. 尿红细胞形态(urine red blood cell morphology)

【原理】尿红细胞形态多用相差显微镜观察。肾小球源性血尿时,红细胞通过有病理改变的肾小球基膜裂孔时受到挤压损伤,其后在漫长的各段肾小管中受到不同pH和渗透压变化的影响,使红细胞大小不一、形态异常和血红蛋白含量不一,出现多形性变化。非肾小球源性血尿主要指肾小球以下部位和泌尿通道上的出血,多因有关毛细血管破裂所致,不存在通过肾小球毛细血管基膜裂孔,红细胞形态可完全正常,呈均一性。近来,利用血细胞计数仪测定尿红细胞容积分布曲线和红细胞平均体积,也有助于鉴别血尿的来源。

【参考值】尿红细胞计数<1万/ml。肾小球源性血尿多形性红细胞>80%,尿红细胞平均体积(58.3±16.35)fl;非肾小球源性血尿多形性红细胞<50%,平均体积(112.5±14.45)fl。

【临床意义】肾小球源性血尿见于各类肾小球疾病,应进一步确诊疾病性质,需做肾活检进行病理分型诊断。非肾小球源性血尿红细胞呈均一性,见于肾盂肾炎、膀胱炎、结石、肿瘤、畸形和血液病等。

3. 尿白蛋白(urine microalbumin,mALB)

【原理】$\alpha_1$-微球蛋白、$\beta_2$-微球蛋白的分子量分别为2.7万、1.18万,属小分子蛋白;白蛋白、转铁蛋白的分子量分别为6.6万、7.9万,属中分子蛋白;IgG、IgA、IgM和C3的分子量分别为16万、17万、90万和18.5万,属大分子蛋白。正常情况下肾小球基底膜上皮细胞为精细滤器,血浆内蛋白质分子量小于6万,半径小于3.5nm才有可能通过。在无尿路感染和心力衰竭的情况下,尿中有少量白蛋白的存在,浓度在20～200μg/min的亚临床范围。常用放免法或酶联免疫吸附法、免疫比浊法检测。

【参考值】尿白蛋白排出率<30mg/24h尿(<20μg/min尿)。

【临床意义】尿白蛋白排出率持续超过30mg/24h尿(20μg/min尿),是糖尿病、高血压、SLE等全身性疾病早期肾损害的敏感诊断指标。尿微量白蛋白也见于大多数肾小球疾病、小管间质疾病、肥胖、高脂血症及剧烈运动、饮酒等。

4. 尿$\beta_2$微球蛋白($\beta_2$-microglobulin,$\beta_2$-MG)

【原理】$\beta_2$-微球蛋白是由淋巴细胞、血小板、多形核白细胞产生的一种小分子球蛋白,正常人每天生成的$\beta_2$-微球蛋白约为150～200mg,可自由通过正常肾小球滤过膜,但99.9%被肾近曲小管重吸收,并在肾小管细胞中降解为氨基酸,只有0.1%的

$\beta_2$-微球蛋白出现在终尿中。

【参考值】成人尿 $\beta_2$-MG<0.3mg/L。

【临床意义】$\beta_2$-微球蛋白是评价肾小管重吸收功能的敏感指标。尿中 $\beta_2$-微球蛋白增高提示肾小管功能受损,见于急慢性肾盂肾炎,高血压、糖尿病、药物或中毒性肾损害早期,也见于肾移植后急性排斥反应早期。

5. 尿免疫球蛋白(Ig)及 $C_3$

【原理】IgG、IgA、IgM 和 $C_3$ 等大分子蛋白,正常情况下不能通过肾小球基底膜滤过,尿中均不出现。当肾小球病变时,因毛细血管壁增厚、变形、断裂、结构破坏,尿液内可出现以上蛋白。

【临床意义】微小病变性肾病和肾小管疾病,尿 IgG 和 C3 多为阴性。如尿中 IgG 和 C3 阳性,说明是中、大分子量蛋白的非选择性蛋白尿。尿 IgM 增高,提示肾小球滤过膜损害严重、治疗效果及预后差。

## 七、泌尿系统常见疾病的尿液特点

泌尿系统常见疾病的尿液特点见表 39-1。

表 39-1　泌尿系统常见疾病的尿液特点

| 病名 | 颜色 | 比重 | 蛋白定性 | 红细胞 | 白细胞 | 管型 | 蛋白尿性质 |
|---|---|---|---|---|---|---|---|
| 急性肾小球肾炎 | 较深黄色或洗肉水样 | 1.020 ~ 1.030 | + ~ ++ | 多量,变形红细胞为主 | 少量 | 透明管型及细颗粒管型为主,也可见红细胞及肾上皮细胞管型 | 肾小球蛋白尿 |
| 慢性肾小球肾炎 | 淡黄 | 1.010 ~ 1.020 | ++ ~ +++ | 少量,变形红细胞为主 | 少量 | 细、粗颗粒管型偶见脂肪管型、蜡样管型 | 混合性蛋白尿 |
| 肾病综合征 | 淡黄 | 1.020 ~ 1.040 | +++ ~ ++++ | 少量 | 少量 | 脂肪管型、细、粗颗粒管型 | 肾小球蛋白尿(选择性或非选择性) |
| 急性肾盂肾炎 | 淡黄或血色 | 1.010 ~ 1.020 | ± ~ + | 少量或多量 | 多量 | 白细胞管型 | 肾小管蛋白尿 |
| 慢性肾盂肾炎 | 浅黄 | 1.010 ~ 1.020 | + ~ ++ | 少量 | 多量 | 可见白细胞管型、粗颗粒管型 | 肾小管蛋白尿,晚期为混合性蛋白尿 |
| 急性膀胱炎 | 淡黄或血色 | 1.015 ~ 1.025 | + | 少量或多量 | 多量 | 无 | 偶然性蛋白尿 |

# 第二节　粪 便 检 查

正常粪便由已消化的和未消化的食物残渣、消化道分泌物、大量非致病菌和水分所组成。粪便检查(fecal examination)对了解消化道及通向肠道的肝、胆、胰腺等器官有无病变,间接地判断胃肠、胰腺、肝胆系统的功能状况有重要价值。

## 一、标本采集

标本采集一般采用自然排出的粪便,应注意以下事项:

1. 粪便标本应新鲜,盛器要洁净干燥,不可混入尿液、消毒液或其他杂物。

2. 一般检查留取指头大小粪便即可,如孵化血吸虫毛蚴最好留取全份大便。采集标本应选取有黏液、脓血的部分,若无,则从粪面、深处及粪端等多处取材。

3. 对某些寄生虫及虫卵的初筛检测,应采取三送三检,因为许多肠道原虫和某些蠕虫卵都有周期性排出现象。

4. 检查痢疾阿米巴滋养体时,应于排便后立即取材送检,寒冷季节标本注意保温。

5. 粪便隐血检测,患者应素食 3 天,并禁服铁剂及维生素 C,否则易出现假阳性。

6. 无粪便而又必须检查时,可经肛门指诊或采便管获取粪便。

## 二、一般性状检查

1. 量　健康成人大多每日排便 1 次,其量约为 100～300g。若食物以细粮及肉类为主者,粪质细腻而量少;进食粗粮而纤维含量又较多者,则粪便量较多。当胃肠、胰腺有病变或其功能紊乱时,则粪便次数及粪量可增多,也可减少。

2. 颜色及性状　正常成人的粪便为黄褐色圆柱状软便,婴儿粪便呈金黄色。病理情况可见以下改变。

(1) 水样或粥样稀便:常因肠蠕动亢进或肠黏膜分泌过多所致。见于各种感染性或非感染性腹泻,如急性胃肠炎、甲状腺功能亢进症等。大量黄绿色稀汁样便,并含有膜状物时见于伪膜性肠炎。艾滋病患者伴发肠道隐孢子虫感染时,可排出大量稀水样粪便。副溶血性弧菌食物中毒,排出洗肉水样便。出血坏死性肠炎排出红豆汤样便。

(2) 米泔样便:呈白色淘米水样,含黏液片块,量大,见于霍乱、副霍乱患者。

(3) 黏液脓样或黏液脓血便:说明下段肠道有病变,常见于痢疾、溃疡性结肠炎、局限性肠炎、结肠或直肠癌等。黏液、脓、血的多少,取决于炎症的性质和程度。在阿米巴痢疾时,以血为主,呈暗红色果酱样;细菌性痢疾则以黏液及脓为主。

(4) 冻状便:呈黏冻状、膜状或纽带状,见于肠易激综合征,也可见于某些慢性菌痢的患者。

(5) 鲜血便:多见于肠道下段出血(如直肠息肉、直肠癌、痔疮等)。痔疮时常在排便之后有鲜血滴落,而其他疾患则鲜血附着于粪便表面。

(6) 柏油样便:色黑、质软、黏稠而富有光泽,宛如柏油。见于各种原因所致的上消化道出血。服用活性炭、铋剂等之后也可排出黑便,但无光泽且隐血试验阴性;若食用较多动物血、肝或口服铁剂等也可使粪便呈黑色,隐血试验亦可阳性,应注意鉴别。

(7) 灰白色便(白陶土样便):进入肠道的胆汁减少,因而在肠道形成的尿胆原减少,以致粪胆素相应减少所致,见于阻塞性黄疸。

(8) 细条状便:由于直肠狭窄致粪便呈扁带状或细条状,多见于直肠癌。

（9）绿色粪便:乳儿粪便稀而带绿色或见有黄白色乳凝块均提示消化不良。

（10）羊粪样便:粪便干结坚硬呈圆球状或羊粪状,有时呈硬条状便。常因习惯性便秘,粪便在结肠内停留时间过久,水分被过度吸收所致。多见于老年人及经产妇排便无力者。

（11）乳凝块:乳儿粪便中见有黄白色乳凝块,亦可呈蛋花汤样便,见于婴儿消化不良、腹泻等。

3. 气味　正常粪便因含有蛋白质分解产物,如吲哚、粪臭素、硫醇、硫化氢等而有臭味;肉食者味浓,素食者味淡。慢性肠炎、胰腺疾病,尤以直肠癌溃烂继发感染时有恶臭;阿米巴痢疾时有特殊的腥臭;脂肪和碳水化合物消化或吸收不良时粪便呈酸臭味。

4. 寄生虫体　蛔虫、蛲虫、绦虫节片等较大虫体,肉眼即可分辨,钩虫体则需将粪便冲洗过滤后方易找到。

5. 结石　粪便中可见胆石、胰石、胃石、粪石等,最重要的是胆结石,一般需用铜筛淘洗后方易找到。

### 三、显微镜检查

一般用生理盐水涂片即可,查阿米巴包囊时可加做碘液法,涂片后覆以盖片镜检。

1. 细胞

（1）白细胞:主要指中性粒细胞,正常粪便中不见或偶见。肠道发生炎症时增多,其数量多少与炎症轻重程度有关。大量白细胞出现,见于急性细菌性痢疾、溃疡性结肠炎。过敏性结肠炎、肠道寄生虫时,可见较多的嗜酸性粒细胞。

（2）红细胞:正常粪便中无红细胞。肠道下段炎症或出血时可见,如痢疾、溃疡性结肠炎、结肠癌、痔疮出血、直肠息肉等。阿米巴痢疾时红细胞多于白细胞,多成堆出现并有残碎现象;细菌性痢疾时红细胞少于白细胞,散在分布,形态正常。

（3）巨噬细胞:为一种吞噬较大异物颗粒及细胞碎屑的大单核细胞,胞体较中性粒细胞大,核形多不规则。见于细菌性痢疾、溃疡性结肠炎、急性出血性肠炎等。

（4）肠黏膜上皮细胞:正常粪便中见不到,结肠炎时增多,伪膜性肠炎的黏膜小块、黏冻状分泌物中,可见较多的上皮细胞。

（5）肿瘤细胞:乙状结肠癌、直肠癌患者的血性粪便,涂片后可找到成堆的癌细胞。

2. 食物残渣　正常粪便中的食物残渣是已充分消化后的无定形小颗粒,仅偶见淀粉颗粒和脂肪小滴等。在肠蠕动亢进、腹泻、慢性胰腺炎、胰头癌、吸收不良综合征等时,由于消化或吸收不良,粪便中淀粉颗粒、脂肪小滴或肌肉纤维、植物细胞及植物纤维增多。

3. 寄生虫　肠道寄生虫的诊断主要靠镜检查找虫卵、原虫滋养体及其包囊。为提高虫卵的检出率,需行各种集卵法。主要包括阿米巴、鞭毛虫、孢子虫和纤毛虫等几类单细胞寄生虫,吸虫、绦虫、线虫等蠕虫等。阿米巴分为溶组织阿米巴和结肠阿米巴,前者具有病理意义。蓝氏贾第鞭毛虫可引起慢性腹泻、胆囊炎,可在粪便中找到其滋养体。隐孢子虫为艾滋病患者及儿童腹泻的重要病原,从粪便中可查出其卵囊。

## 四、化学检查

1. 粪便隐血试验(fecal occult blood test,FOBT)

【原理】当胃肠道少量出血时,红细胞被消化破坏,粪便外观无异常改变,肉眼和显微镜均不能证实的出血。血红蛋白中的含铁血红素有催化过氧化物分解的作用,能催化试剂中的过氧化氢,分解、释放新生态氧,氧化色原物质而显色。显色的深浅与血红蛋白的含量呈正相关。

【参考值】正常人24小时的胃肠道生理性失血量约0.6ml,用高灵敏度的化学法隐血试验(可检出消化道出血1ml以上)为阴性。

【临床意义】

(1)隐血试验对消化道出血鉴别有一定意义。消化性溃疡活动期,阳性率为40%~70%;消化道恶性肿瘤,如胃癌、结肠癌,阳性率可达95%,呈持续性阳性;急性胃黏膜病变、肠结核、克罗恩(Crohn)病、溃疡性结肠炎、钩虫病及流行性出血热等,隐血试验均常为阳性。本试验对消化道出血的诊断及消化道肿瘤的普查、初筛和监测均有重要意义。

(2)假阳性。服用铁剂、食用动物血或肝类、瘦肉以及大量绿叶蔬菜时,可出现假阳性。口腔出血或消化道出血被咽下后,也可呈阳性反应,临床应加以鉴别。

(3)近年来本试验用免疫学检查法可鉴别消化道出血的部位,所用抗体有两种:一种为抗人血红蛋白抗体,可检出消化道任何部位的出血;另一种为抗人红细胞基质抗体,可检出下消化道的出血,因上消化道出血经消化酶作用后,其红细胞基质已被消化殆尽。

2. 粪胆色素试验(stercobilin test) 粪胆色素是粪便中胆红素类物质的总称,包括胆红素、粪胆原、粪胆素。正常人胆汁中的胆红素在回肠末端和结肠被细菌分解为粪胆原,其部分被肠道重吸收进入肠肝循环外,大部分在结肠被氧化为粪胆素,并随粪便排出体外。

正常粪便粪胆素为阴性。当总胆管结石、肿瘤等致完全阻塞时,粪便中因无胆色素而呈白陶土色;溶血性贫血或黄疸时,因胆汁生成过多而粪胆素呈强阳性。

正常人粪胆红素为阴性。当肠道炎症、腹泻等肠蠕动加速,使胆红素来不及被肠道菌还原时,胆红素试验为阳性;乳儿因正常肠道菌群尚未建立,粪便亦可出现胆红素。

## 五、病原学检查

粪便中细菌极多,占干重的1/3,多为正常菌群。大肠埃希菌、厌氧菌和肠球菌是成人粪便中主要正常菌群,产气杆菌、变形杆菌、铜绿假单胞菌多为过路菌,还有少量芽胞菌和酵母菌,这些细菌出现均无临床意义。肠道致病菌的检查主要靠培养分离与鉴定,但有时也做直接涂片检查,如粗筛霍乱弧菌,可做粪便悬滴和涂片染色检查。怀疑伪膜性肠炎时,涂片染色后查找葡萄球菌、白假丝酵母菌及厌氧性难辨芽胞梭菌等。怀疑肠结核时行耐酸染色后查找其分枝杆菌。粪便培养(普通培养、厌氧培养或结核培养)有助于确诊和菌种鉴定。

粪便的球菌与杆菌比例测定可用于诊断菌群失调及监测临床抗生素的应用。正常粪便菌群以杆菌为主,球菌∶杆菌=1∶10。菌群紊乱时,球菌比例增高,出现真菌。

### 六、粪便检查的应用

粪便检查在临床主要用于:

1. 肠道感染性疾病的诊断 肠炎、细菌性痢疾、阿米巴痢疾、霍乱、假膜性肠炎、肠伤寒等,除一般性状观察外,粪便涂片及培养有确立诊断及鉴别诊断价值。

2. 肠道寄生虫病的诊断 如蛔虫病、钩虫病、鞭虫病、蛲虫病、姜片虫病、绦虫病、血吸虫病等,可根据粪便涂片找到相应虫卵而确定诊断。

3. 消化吸收功能过筛试验 如慢性腹泻患者粪便镜检时发现较多淀粉颗粒、脂肪小滴或肌肉纤维等,常提示慢性胰腺炎等胰腺外分泌功能不全性疾病。

4. 消化道肿瘤过筛试验 粪便隐血持续阳性常提示为胃肠道的恶性肿瘤,间歇阳性,提示为溃疡病等其他原因的消化道出血。粪便涂片找到癌细胞可确诊为结肠、直肠癌。

5. 黄疸的鉴别诊断 阻塞性黄疸,粪便为白陶土色,粪胆原定性试验阴性;溶血性黄疸,粪便深黄色,粪胆原定性试验阳性。

# 第三节 痰液检查

痰(sputum)是来自于气管、支气管和肺泡的分泌物。健康人痰量很少,呼吸系统病变时,分泌物增多,痰量增加。痰液主要由黏液和炎性分泌物组成,也可含有多种病理成分,如致病菌、寄生虫、血液、肿瘤细胞等。痰液检查的目的:①诊断肺结核、肺癌、肺吸虫病等;②辅助诊断支气管哮喘、支气管扩张症、慢性支气管炎等;③根据痰量和性状的变化观察疾病的疗效和预后等。

### 一、标本采集要点

痰液标本采集主要采用自然咳出法,必要时可采用气管穿刺或经支气管镜采集。标本采集时应注意避免混入唾液和鼻咽分泌物。一般检查以清晨第一口痰为宜,患者先漱口,然后用力咳出气管深处痰液。做细菌培养时,需用无菌容器留取并及时送检。做浓集结核菌检查时,需留24小时痰液送检。

### 二、一般性状检查

1. 痰量 正常人无痰或仅少量黏液样痰。在肺脓肿、慢性支气管炎、支气管扩张、肺结核等时,痰量增多,病情好转后痰量逐渐减少。肺脓肿向支气管破裂时,痰量可突然增加并呈脓性。

2. 颜色 正常人痰为无色或灰白色。痰液呈红色或红棕色,表示痰内有血液或血红蛋白成分,见于肺结核、支气管扩张、肺癌等;粉红色泡沫痰为急性肺水肿的特征;铁锈色痰多由血红蛋白变性所致,见于肺炎链球菌肺炎、肺梗死;棕褐色痰见于肺阿米巴脓肿及肺淤血;黄色脓性痰,提示呼吸系统有化脓性感染;黄绿色痰见于铜绿假单胞菌感染或干酪性肺炎;砖红色胶冻样痰见于克雷伯杆菌肺炎;烂桃样灰黄色痰见于肺吸虫病;灰黑色痰多见于煤矿工人或长期吸烟者。

3. 气味　正常人痰少且无气味。肺结核、肺癌的痰液因有出血而有血腥味;肺癌晚期的痰液有特殊臭味;肺脓肿、支气管扩张等有恶臭味;膈下脓肿与肺组织相通时的痰液有粪臭味。

4. 性状

（1）黏液性痰:黏稠、略呈灰白色。见于支气管炎、支气管哮喘、肺炎早期等。

（2）浆液性痰:稀薄泡沫状。见于肺水肿、肺淤血,因毛细血管内液体渗入肺泡所致。

（3）脓性痰:黄色混浊,含大量脓细胞,提示化脓性感染。见于肺脓肿、支气管扩张症及脓胸向肺内破溃等。大量脓痰久置可分 3 层,上层为泡沫黏液,中层为浆液,下层为脓及坏死组织。

（4）血性痰:痰内混有血丝或血块,为喉以下的呼吸器官出血所致,见于肺结核、支气管扩张症、肺癌等。

（5）混合性痰:由上述两种或 3 种痰混合而成,如黏液脓性、浆液黏液性痰等。

5. 支气管管型　是由纤维蛋白、黏液等在支气管内形成的灰白色树枝状体。如混有血红蛋白则呈红色或红棕色。在新咳出的痰内常卷曲或呈球形或呈块状,如将其浮于盐水中则迅速展开成树枝状,见于慢性支气管炎、肺炎等。

## 三、显微镜检查

1. 不染色涂片检查　正常人痰内可有少量白细胞及上皮细胞。

（1）脓细胞及红细胞:大量脓细胞表示呼吸系统有化脓性感染;出现多量红细胞见于肺、气管或支气管出血等。

（2）上皮细胞:鳞状上皮细胞增多,见于急性喉炎和咽炎;柱状上皮细胞增多,见于支气管炎、支气管哮喘等。

（3）色素细胞:吞噬了色素颗粒的巨噬细胞称为色素细胞（pigment cell）。吞噬含铁血黄素者称为心力衰竭细胞（heart failure cells）,心功能不全所致的肺淤血时,肺泡腔中可见肺泡巨噬细胞吞噬红细胞形成的心衰细胞。吞噬炭粒者为含碳细胞,见于炭末沉着症或吸入大量烟尘者。

（4）夏科-雷登（Charcot-Leyden）结晶:为无色透明两端尖形八面体状结晶,可能来自嗜酸性粒细胞,常见于支气管哮喘及肺吸虫病。

（5）枯什曼（Curshman）螺旋体:是由气流对黏液丝多次扭转而成,见于支气管哮喘等,常与夏科-雷登结晶、嗜酸性粒细胞同时出现。

（6）寄生虫及其虫卵:见于肺吸虫病、肺孢子虫（卡氏囊虫）病、阿米巴肺脓肿等。

2. 染色涂片　临床疑及肺癌,用巴氏染色法连续多次查痰找癌细胞。检查一般细菌用革兰染色;检查结核杆菌则用抗酸染色。

## 四、病原体培养

痰中的微生物种类很多,平常主要是呼吸道的正常菌群。疑为呼吸道感染性疾病时,可分别做细菌、真菌、支原体等的培养。用咳痰法留取标本时,应先用消毒液充分漱口,并在结果判定时考虑到污染的可能性。进行厌氧菌培养时,不能用咳出之痰,必须用环甲膜穿刺取痰。必要时可采集支气管肺泡灌洗液进行病原菌培养。

## 第四节　浆膜腔积液检查

人体的胸腔、腹腔和心包腔通称为浆膜腔。生理情况下,腔内有由浆膜壁层毛细血管内静水压作用而产生的少量液体起润滑作用,健康成年人胸膜腔内液不超过30ml,腹腔内液不超过100ml,心包腔液20～50ml。病理情况下,腔内液体增加而积聚称为浆膜腔积液(serous membrane fluid)。

### 一、发生机制与病因

根据浆膜腔积液的形成机制及性质的不同,可分为漏出液(transudate)和渗出液(exudate)两类。

1. 漏出液　属非炎症性积液,形成机制、病因为:①血浆胶体渗透压降低:当血浆白蛋白低于25g/L时,导致血管与组织间渗透压平衡失调,水分进入组织或潴留在浆膜腔而形成积液。如肝硬化、肾病综合征、重度营养不良等。②毛细血管内压力增高:使过多的液体滤出,组织间液增多。如慢性心功能不全、静脉栓塞等。③淋巴管阻塞:常见于肿瘤压迫或丝虫病引起的淋巴回流受阻。

2. 渗出液　为炎性积液。常由以下原因所致:①感染性:如胸膜炎、腹膜炎、心包炎等;②非感染性:包括化学因素,如血液、胆汁、胃液、胰液等化学性刺激;恶性肿瘤,因瘤细胞产生血管活性物质及浸润性阻塞等,也常引起渗出性积液;风湿热、系统性红斑狼疮及外伤等。以上因素均可导致血管通透性增加,以致血液中大分子物质(白蛋白、球蛋白、纤维蛋白原及各种细胞成分等)渗出而形成渗出液。

### 二、标本采集

一般以无菌操作对各积液部位进行穿刺而收集(附录一)。送检标本收集于无菌管内。常规检查及细胞学检查留取约2ml,生化检验留取2ml,厌氧菌培养留取1ml,结核菌检测时应留取10ml。标本分为两份,一份加1/10标本量的3.8%枸橼酸钠抗凝;另一份不加抗凝剂以观察能否自凝。标本留取后立即送检。

### 三、一般性状检查

1. 颜色　漏出液多为淡黄色;渗出液的颜色与病因相关,如血性积液(淡红色、红色或暗红色),见于恶性肿瘤,急性结核性胸、腹膜炎,风湿性及出血性疾病,外伤或内脏损伤等;脓性积液见于化脓菌感染;绿色积液可因铜绿假单胞菌感染引起;乳白色积液系胸导管或淋巴管阻塞引起的真性乳糜液。假性乳糜液是积液中含较多乳糜微粒或变性的脂肪细胞形成,真、假乳糜液可用脂蛋白电泳、乙醚试验及镜检加以区别。

2. 透明度　漏出液多为透明;渗出液因含大量细胞及其他渗出成分而呈不同程度的混浊。

3. 比重　漏出液比重多在1.018以下;渗出液因含较多的蛋白及细胞等比重多高于1.018。

4. 凝固性　漏出液一般不凝固;渗出液中含有较多纤维蛋白原及组织细胞裂解产物,往往自行凝固或有凝块出现。若内含大量纤溶酶,也可不凝固。

## 四、化学检查

1. 黏蛋白定性(Rivalta)试验　浆膜上皮细胞受炎症刺激后,可产生大量浆膜黏蛋白,其等电位点为 pH 3~5(酸性糖蛋白),因而可在稀醋酸溶液中析出,产生白色沉淀。漏出液黏蛋白含量很少,多为阴性反应;渗出液中含有大量黏蛋白而呈阳性。

2. 蛋白质定量试验　漏出液蛋白多在 25g/L 以下;渗出液蛋白多在 30g/L 以上。如蛋白质含量为 25~30g/L,可采用蛋白电泳方法进一步鉴别。漏出液电泳可见 $\alpha_2$ 和 $\gamma$ 球蛋白等大分子蛋白质的比例低于血浆,而白蛋白相对较高;渗出液的蛋白电泳中大分子蛋白质显著高于漏出液。

3. 葡萄糖测定　漏出液中葡萄糖含量与血糖接近;渗出液中葡萄糖可被某些细菌分解而减少。化脓性胸(腹)膜炎、化脓性心包炎,积液中葡萄糖含量明显减少,常<1.11mmol/L,甚至无糖;结核性渗出液有 30%~50%、癌性积液有 10%~50% 葡萄糖含量可减少。类风湿性浆膜腔积液糖含量常<3.33mmol/L,红斑狼疮积液糖基本正常。

4. 乳酸测定　浆膜腔积液中的乳酸稍高于血乳酸水平。在感染性疾病时由于细菌将葡萄糖分解成乳酸,而使积液中乳酸含量增加。当乳酸含量>10mmol/L 时,高度提示为细菌感染。尤其在使用抗生素治疗后,细菌检查又为阴性时更有价值。风湿活动、心力衰竭及恶性肿瘤引起的积液中乳酸含量可见轻度增高。严重感染时,浆膜腔积液中蛋白含量显著增高,乳酸水平升高并伴葡萄糖浓度的下降。因此,本试验与浆膜腔积液蛋白及糖含量合并分析意义更大。

5. 酶活性测定

(1) 乳酸脱氢酶(lactate dehydrogenase,LDH):当炎症、组织损伤等时,LDH 可以从组织细胞中逸出,故渗出液中 LDH 常大于 200U/L,积液 LDH/血清 LDH>0.6,其活性越高,表明炎症越明显。各种渗出液中 LDH 的活性升高依次为:化脓性积液、癌性积液和结核性积液等。

(2) 淀粉酶(amylase,AMS):急性胰腺炎引起的腹水、胸水 AMS 活性明显升高。食道破裂时的胸水 AMS 亦增高。

(3) 溶菌酶(lysozyme,LZM):溶菌酶主要存在于单核细胞、巨噬细胞、中性粒细胞及类上皮细胞的溶酶体中。正常胸、腹水中 LZM 含量为 0~5mg/L。在炎症时,由上述细胞释放 LZM 而使浆膜腔液的 LZM 活力增加,化脓性积液、结核性积液中的 LZM 含量明显升高。

(4) 腺苷脱氨酶(adenosine deaminase,ADA):ADA 在红细胞和 T 细胞中含量最丰富。浆膜腔积液中 ADA 的升高,对结核性积液的诊断及疗效观察具有重要价值,当 ADA>40U/L 应考虑为结核性,当抗结核治疗有效时,ADA 活性随之下降。

(5) 血管紧张素转换酶-1(angiotensin-coverting enzyme1,ACE-1):ACE-1 在肺毛细血管内皮细胞损害时外溢。ACE-1 在结核性胸膜炎积液中常常增高。

(6) 碱性磷酸酶(alkaline phosphates,ALP):腹膜腔积液中 ALP 增高,见于小肠扭转、穿孔,其值可达血清的 2 倍。恶性肿瘤性积液中 ALP 也增高。

## 五、显微镜检查

1. 细胞计数 一般漏出液细胞数较少，常<100×10$^6$/L；渗出液细胞数较多，常>500×10$^6$/L。此标准在临床上要结合其他指标综合分析。

2. 细胞分类 漏出液中主要为间皮细胞和淋巴细胞。渗出液中各种细胞增多的临床意义各不相同：①中性粒细胞增多：见于化脓性感染及结核的早期；②淋巴细胞增多：见于结核性、梅毒性、肿瘤性等慢性炎症以及结缔组织病引起的积液；③嗜酸性粒细胞增多：见于气胸、血胸、过敏性疾病或寄生虫病所致的积液；④其他细胞：炎性积液中除大量中性粒细胞外，常有组织细胞出现；浆膜受损或受刺激时，积液中间皮细胞增多；在狼疮性浆膜炎中，偶可查见狼疮细胞。陈旧性出血的积液中可见含铁血黄素细胞。如浆膜腔积液中检出肿瘤细胞，是诊断原发性或转移性肿瘤的重要依据。

## 六、细菌学检查

疑为渗出液时，可做细菌学检查。用沉淀涂片法检查病原菌，必要时可进行细菌培养或动物接种以明确诊断。

## 七、漏出液与渗出液的鉴别要点

漏出液与渗出液的鉴别要点见表39-2。

表39-2 漏出液与渗出液的鉴别要点

| 项目 | 漏出液 | 渗出液 |
|------|--------|--------|
| 原因 | 非炎症所致 | 炎症、肿瘤或物理化学刺激 |
| 外观 | 淡黄、浆液性 | 不定，可为黄色、脓性、血性、乳糜性 |
| 透明度 | 透明或微混 | 多混浊 |
| 比重 | <1.018 | >1.018 |
| 凝固 | 不自凝 | 能自凝 |
| 黏蛋白定性 | 阴性 | 阳性 |
| 蛋白质定量 | 25g/L 以下 | 30g/L 以上 |
| 葡萄糖定量 | 与血糖相近 | 常低于血糖水平 |
| LDH（U/L） | <200 | >200 |
| 积液 LDH/血清 LDH | <0.6 | >0.6 |
| 细胞计数 | 常<100×10$^6$个/L | 常>500×10$^6$个/L |
| 细胞分类 | 以淋巴、间皮细胞为主 | 不同病因，分别以中性粒或淋巴细胞为主 |
| 细菌检查 | 阴性 | 可找到致病菌 |
| 细胞学检查 | 阴性 | 可找到肿瘤细胞 |

## 第五节　脑脊液检查

脑脊液(cerebrospinal fluid,CSF)是循环于脑室和蛛网膜下腔、脊髓周围内的无色透明液体,70%来自脑室脉络丛的主动分泌和超滤,30%由大脑和脊髓细胞间隙所产生。人体每天分泌的脑脊液量为400~500ml,健康成年人脑脊液总量为120~180ml,平均150ml;新生儿为10~60ml。脑脊液经脊髓蛛网膜绒毛吸收返回入体静脉系统。

脑脊液的主要功能为:缓冲、减轻和消除外力对脑和脊髓的震荡;调节颅内压;为脑、脊髓供应营养物质及运输代谢产物;调节神经系统碱储量,维持酸碱平衡。

生理状态下血液和脑脊液之间存在血-脑脊液屏障。病理状态下(炎症、损伤、肿瘤、出血、缺氧等),血-脑脊液屏障破坏,通透性增加,可引起脑脊液性状、成分等发生改变,因此脑脊液检查对神经系统疾病的诊断、观察病情、指导用药等方面具有重要意义。

### 一、适应证及禁忌证

1. 适应证　①中枢神经系统感染的鉴别诊断。出现发热、头痛、呕吐、意识障碍,脑膜刺激征,视乳头水肿,外周血检查白细胞升高时,需要明确诊断者。②脑血管疾病的诊断与鉴别诊断:头痛、偏瘫、昏迷者,脑脊液为血色,提示为蛛网膜下腔出血或脑出血。脑脊液为无色透明者,提示为缺血性脑病。③中枢神经系统恶性肿瘤的诊断。④有剧烈头痛、昏迷、抽搐及瘫痪等表现而原因未明者。⑤中枢神经系统手术前的常规检查;⑥中枢神经系统疾病需椎管内给药者。

2. 禁忌证　若颅内压明显增高或伴显著视盘水肿者,则禁忌穿刺,以免发生脑疝。如疑有颅内压增高而又必须通过脑脊液检查明确诊断者,应于穿刺前使用脱水剂,并谨慎操作(慢放、少取)。

### 二、标本采集

一般常用腰椎穿刺术取得,特殊情况下可采用小脑延髓池或脑室穿刺。穿刺后先做压力测定,然后将脑脊液收集于3个无菌试验管中,每管1~2ml,总量不超过5ml。第一管做细菌学检查,第二管做化学及免疫学检查,第三管做细胞学检查。收集后立即送检,放置过久容易出现细胞破坏、葡萄糖分解或形成凝块,影响检查结果。

### 三、一般性状检查

1. 压力测定　正常成人及儿童侧卧位的压力为70~180mmH$_2$O,随呼吸波动在10mmH$_2$O之内,坐位可为卧位的1倍左右。婴儿为30~80mmH$_2$O。也可根据脑脊液从穿刺针滴出的滴数来估计压力的高低:如每分钟45~60滴,表示颅内压大致正常;每分钟60滴以上则提示颅内压增高。

压力增高常见于:①中枢神经系统感染,如化脓性脑膜炎、结核性脑膜炎、病毒性脑膜炎、流行性乙型脑炎、脊髓灰质炎等;②中枢神经系统非炎症性病变,如脑肿瘤、脑脓肿(未破者)、脑出血、蛛网膜下腔出血、硬膜下及硬膜外出血、脑积水等。压力减低见于:脊髓-蛛网膜下腔阻塞、脱水、脑脊液分泌减少、循环衰竭、脑脊液漏患者。也可见于不明原因的低颅压综合征和正常人。压力低于正常可做动力试验,以了解蛛网膜下腔有无梗阻。

2. 颜色 正常脑脊液为无色液体。①红色:穿刺时的损伤出血时,仅最初数滴为血性,随后流出者渐清,离心(1500r/min)后上清液呈无色透明,沉渣中有新鲜红细胞。蛛网膜下腔出血或脑出血时,脑脊液呈均匀红色(血性),离心后上清液仍呈淡红色或黄色。②黄色:当脑实质或蛛网膜下腔陈旧性出血以及因脊髓肿瘤压迫引起蛛网膜下腔梗阻时,因脑脊液浓缩、蛋白质含量增高而常呈黄色,称为黄变症(xanthochromia)。淡黄色多见于结核性脑膜炎。③乳白色:多因白细胞增多所致,见于各种化脓性脑膜炎;④褐色或黑色:见于脑膜黑色素瘤。⑤微绿色:见于铜绿假单胞菌、肺炎链球菌、甲型链球菌所致的脑膜炎。

3. 透明度 正常脑脊液清晰透明。若细胞数中等量增多可呈毛玻璃样混浊,见于结核性脑膜炎;若细胞数显著增加则呈脓样甚至出现凝块,见于化脓性脑膜炎。病毒性脑膜炎、流行性乙型脑炎、中枢神经系统梅毒等由于脑脊液中细胞数仅轻度增加,脑脊液仍清晰透明或微浊。

4. 凝结 正常脑脊液不含纤维蛋白原,放置24小时不会形成薄膜及凝块。当脑脊液蛋白超过10g/L时,可出现自发性凝固。化脓性脑膜炎时,静置1~2小时即可出现凝块;结核性脑膜炎时,静置12~24小时后在其表面可见纤细的薄膜形成,取此薄膜检查结核菌阳性率较高。若脑脊液同时有胶冻状凝结、黄变症及蛋白-细胞分离现象(蛋白明显增加而细胞数轻度增多),称为Froin-Nonne综合征,提示脊髓受压、蛛网膜下腔梗阻,见于脊髓肿瘤等。蛛网膜下腔阻塞时,阻塞远端脑脊液蛋白质含量常高达15g/L,使脑脊液呈黄色胶冻状。

## 四、化学检查

1. 蛋白质检查

(1) 蛋白质定型及定量检查:脑脊液中蛋白来自血清,由于血脑屏障的作用,脑脊液中蛋白含量很低,大约为血浆的0.5%,主要为白蛋白。脑脊液蛋白含量增高是血-脑脊液屏障功能障碍的标志。

【参考值】

蛋白定性(Pandy试验):阴性或弱阳性(当总蛋白量超过0.25g/L可呈弱阳性反应)。

蛋白定量:儿童0.20~0.40g/L;成人0.15~0.45g/L(腰椎穿刺液),0.1~0.25g/L(小脑延髓池液),0.05~0.15g/L(脑室液)。

【临床意义】脑脊液中蛋白质总量增高主要见于:①中枢神经系统炎症,如化脓性脑脊髓膜炎为高度,结核性脑膜炎为中度,脊髓灰质炎和病毒性脑炎、脑膜炎呈轻度。此外还见于神经梅毒。②出血、内分泌或代谢性疾病、药物中毒等,如蛛网膜下腔出血、脑出血等,糖尿病性神经病变,甲状腺及甲状旁腺功能减退、尿毒症及脱水等,以及乙醇、酚噻嗪、苯妥英钠中毒等。③脑脊液循环障碍，如脑部肿瘤或脊髓肿瘤、蛛网膜下腔粘连等引起的椎管内梗阻。④如脑肿瘤、脑出血、蛛网膜下腔出血及梗阻。⑤鞘内免疫球蛋白合成增加伴血脑屏障通透性增加，如吉兰-巴雷(Guillain-Barre)综合征、胶原血管疾病、慢性炎症性脱髓鞘性多发性神经根病等，均可致蛋白显著增高而细胞数正常(蛋白-细胞分离)。

（2）脑脊液蛋白电泳

【参考值】

前白蛋白:0.02~0.07(2%~7%);

白蛋白:0.56~0.76(56%~76%);

$\alpha_1$球蛋白:0.02~0.07(2%~7%);

$\alpha_2$球蛋白:0.04~0.12(4%~12%);

β球蛋白:0.08~0.18(8%~18%);

γ球蛋白:0.03~0.12(3%~12%)。

【临床意义】前白蛋白增高见于舞蹈症、帕金森病、手足徐动症等;前白蛋白减少常见于脑膜炎;白蛋白增高见于脑血管病，如脑梗死、脑出血等;白蛋白减少见于脑外伤急性期;$\alpha_1$-球蛋白增高常见于脑膜炎、脑脊髓灰质炎等;$\alpha_2$-球蛋白增高见于脑肿瘤、转移癌、胶质瘤等;β-球蛋白增高见于某些退行性变如帕金森病、外伤后偏瘫等;γ-球蛋白增高见于脑胶质瘤、重症脑外伤、癫痫、视神经脊髓炎、多发性硬化症、脑部感染、周围神经炎等。

（3）免疫球蛋白测定:IgG增高见于神经梅毒、化脓性脑膜炎、结核性脑膜炎、病毒性脑膜炎、小舞蹈病、神经系统肿瘤;IgA增高常见于化脓性脑膜炎、结核性脑膜炎、病毒性脑膜炎、肿瘤等;IgM增高常见于化脓性脑膜炎、病毒性脑膜炎、肿瘤、多发性硬化症等;IgE增高常见于脑寄生虫病等。

（4）tan蛋白测定:tau蛋白是正常脑组织存在的磷酸蛋白，是含量最高的微管相关蛋白(microtubule-associated protein,MAP)。是微管形成和动力学稳定的主要蛋白，神经元胞体与轴突间营养物质运输依赖于微管系统的完整性。脑脊液中的tau蛋白是诊断阿尔茨海默病(Alzheimer disease,AD)的标志物，其临界值为375ng/L。从早期到晚期AD患者，脑脊液tau蛋白水平均增高。增高还见于痴呆、急慢性脑损伤、脑膜病变等。

2. 葡萄糖定量试验 脑脊液中葡萄糖的含量取决于血糖浓度、血-脑脊液屏障的通透性和脑脊液中葡萄糖的酵解程度。正常情况下脑脊液葡萄糖含量约为血糖浓度的50%~80%,平均60%。

【参考值】

腰椎穿刺:2.5~4.4mmol/L;

小脑延髓池穿刺:2.8~4.2mmol/L;

侧脑室穿刺:3.0~4.4mmol/L。

【临床意义】

(1)葡萄糖降低:化脓性脑膜炎时因大量细菌分解葡萄糖，脑脊液含量可显著减少或缺如;结核性脑膜炎时亦多减低,但不如化脓性脑膜炎时显著;颅内肿瘤时,因癌细胞代谢活跃,脑脊液中葡萄糖迅速酵解及影响血-脑屏障等,而致糖含量降低;其他见于神经梅毒、低血糖等。

（2）葡萄糖升高:见于血性脑脊液、病毒性脑炎、高血糖等。急性颅脑外中毒、缺氧、脑出血等致下丘脑损伤,肾上腺素分泌增多,糖原分解致血糖增高。

3. 氯化物定量检查 脑脊液氯化物含量受血氯浓度和pH、血-脑脊液屏障通透性及脑脊液中蛋白质含量的影响。由于脑脊液含蛋白较少,为维持脑脊液和血浆渗透压（Donnan平衡）,氯化物含量较血浆高20%。

【参考值】120～130mmol/L（700～760mg/dl）（腰池液）。

【临床意义】当脑脊液中蛋白质含量增加时,为维持渗透压平衡,氯化物的含量则减低。脑脊液氯化物含量减低常见于细菌性脑膜炎,特别是结核性脑膜炎更显著,可降至102mmol/L以下。其他中枢系统疾患（如病毒性脑炎、脑脓肿等）则多属正常。此外,如大量呕吐、腹泻、水肿等情况使血中氯化物减低,则脑脊液中氯化物亦随之减少。脑脊液中氯化物含量增高主要见于慢性肾功能不全、肾炎、尿毒症、呼吸性碱中毒等。

4. 酶学检查 正常脑脊液中含有多种酶,但因血-脑脊液屏障的存在,其活性明显低于血清。如因脑组织受损或缺氧,脑细胞内酶的逸出,血-脑屏障、血-脑脊液屏障通透性增加及脑脊液酶清除下降等,均可使脑脊液中酶的活性增高。恶性肿瘤时,与肿瘤有关酶的逸出,亦可使脑脊液中酶的活性增高。

（1）乳酸脱氢酶（lactic acid dehydrogenase,LDH）:正常脑脊液中LDH量相当于血清的1/10,成人低于40U/L。脑脊液中LDH活性测定的意义在于:①鉴别中枢神经系统炎症的性质:细菌性脑膜炎时LDH活性增高,以LDH$_4$和LDH$_5$为主,其主要来自粒细胞;病毒性脑膜炎LDH活性多正常,少数可以轻度升高,以LDH$_1$和LDH$_2$为主,来自受损的脑组织。②鉴别颅脑外伤与脑血管疾病:颅脑外伤时红细胞新鲜、完整,脑脊液中LDH活性正常;脑血管疾病时LDH活性多明显增高。③中枢神经系统恶性脑肿瘤、脱髓鞘病的进展期,脑脊液中LDH活性增高,缓解期下降。

（2）肌酸激酶（creatine kinase,CK）测定:在脑脊液中同工酶全部是脑性CK（CK-BB）,含量为（0.94±0.25）U/L（比色法）,其活性约为血浆的1/50。化脓性脑膜炎时CK-BB明显增高;结核性脑膜炎、出血性脑血管病、脑肿瘤及脑损伤等亦见升高;病毒性脑膜炎时CK-BB常不高或轻度增高。据此,有利于中枢神经系统细菌性与病毒性感染的鉴别。

（3）天门冬氨酸氨基转移酶（aspartate aminotransferase,AST）测定:正常脑脊液中AST为5～20U/L,其活性约为血清的1/4。临床意义同CK检查。

（4）溶菌酶（lysozyme,LZM）:在正常人脑脊液中含量甚微或无。结核性脑膜炎时可升高30倍,其次升高还见于化脓性脑膜炎和病毒性脑膜炎。

（5）腺苷脱氨酶（adenosine deaminase,ADA）:脑脊液中ADA范围为0～8U/L。结核性脑膜炎时显著增高,常用于该病的诊断及与其他化脓性脑膜炎的鉴别诊断。

## 五、免疫学检查

1. 免疫球蛋白检测 正常脑脊液中主要含有IgG和少量IgA,免疫电泳扩散法:

IgG 0.01~0.04g/L,IgA 0.001~0.006g/L。

IgG 增加见于多发性硬化症、亚急性硬化性全脑炎以及结核性脑膜炎和梅毒性脑膜炎等。IgA 增加见于各种脑膜炎及脑血管疾病。正常脑脊液中 IgM 含量甚微,升高提示中枢神经系统近期感染及活动性变态反应性疾病的持续存在,如结核性脑膜炎、脑肿瘤、多发性硬化症、急性病毒性脑炎等。

2. 结核性脑膜炎的抗体检测　通常应用 ELISA 检测结核性脑膜炎患者血清及脑脊液中抗结核杆菌的特异性 IgG 抗体,若脑脊液中抗体水平高于自身血清,有助于结核性脑膜炎的诊断。PCR 技术可检出脑脊液中微量结核杆菌,是目前最敏感方法,但易出现假阳性。

3. 乙型脑炎病毒抗原检测　用荧光素标记的特异性抗体检测细胞内的乙型脑炎病毒抗原,可对乙型脑炎做出早期诊断,但阳性率不高。

4. 单克隆抗体技术检测脑脊液中的癌细胞　当常规细胞学检查脑脊液中癌细胞形态难以肯定或出现假阴性结果时,可采用单克隆抗体技术检测脑脊液中的癌细胞,此项检查,不仅有助于中枢神经系癌性病变的早期诊断,还可对恶性细胞的组织来源进行鉴定。

### 六、显微镜检查

脑脊液细胞计数一般应在 1 小时内进行。如放置过久,细胞会破坏或沉淀。对于澄清的标本,混匀后用滴管直接滴入细胞计数板计数红、白细胞数;对于混浊或带血的标本适当稀释后再滴入计数板计数。正常脑脊液中无红细胞,仅有少量白细胞。

【参考值】正常脑脊液中不含红细胞,仅有少量白细胞,成人为 $(0~8)×10^6/L$ $(0~8/\mu l)$,儿童为 $(0~10)×10^6/L(0~10/\mu l)$。

【临床意义】脑脊液中细胞增多见于:①中枢神经系统感染:如化脓性脑膜炎细胞数显著增加,白细胞总数增高到 $(1000~20\ 000)×10^6/L$ 之间,以中性粒细胞为主;结核性脑膜炎细胞中度增加,多不超过 $500×10^6/L$,特征是中性粒细胞、淋巴细胞及浆细胞同时存在;病毒性脑炎、脑膜炎,细胞数仅轻度增加,一般不超过 $1000×10^6/L$,以淋巴细胞为主;新型隐球菌性脑膜炎,细胞数中度增加,以淋巴细胞为主。②肿瘤性疾病:细胞数可正常或稍高,以淋巴细胞为主,脑脊液中找到白血病细胞,可诊断为脑膜白血病。③脑寄生虫病:脑脊液中嗜酸性粒细胞升高,离心沉淀镜检可发现有关虫卵、虫体等。④脑室和蛛网膜下腔出血:为均匀血性脑脊液,红细胞明显增加,还可见中性粒细胞升高。出血时间超过 2~3 天可发现含有红细胞或含铁血黄素的吞噬细胞。

### 七、病原学检查

一般采用直接涂片法,也可用培养或动物接种法。在病理情况下如细菌性脑膜炎,可发现葡萄球菌、脑膜炎双球菌、肺炎链球菌、结核杆菌等。如疑及新型隐球菌性脑膜炎,应用墨汁染色,可见未染色的荚膜。

### 八、常见中枢神经系统疾病的脑脊液特点

常见中枢神经系统疾病的脑脊液特点见表 39-3。

表39-3 常见中枢神经系统疾病的脑脊液特点

| | 压力（kPa） | 外 观 | 细胞数及分类 | 蛋白质定性 | 蛋白质定量（g/L） | 葡萄糖（mmol/L） | 氯化物（mmol/L） | 细菌 |
|---|---|---|---|---|---|---|---|---|
| 正常 | 侧卧位 0.69～1.76 | 无色透明 | 0～8个,多为淋巴细胞 | 阴性 | 0.15～0.45 | 2.5～4.5 | 119～129 | 无 |
| 化脓性脑膜炎 | 显著增高 | 混浊脓性可有凝块 | 显著增加,数千,中性粒细胞为主 | ++以上 | 显著增加 | 明显减少或消失 | 稍低 | 可发现致病菌 |
| 结核性脑膜炎 | 增高 | 微浊,毛玻璃样,静置后有薄膜形成 | 增加,数十或数百,早期以中性粒细胞为主,其后以淋巴细胞为主 | 阳性++ | 增加 | 减少 | 明显减少 | 抗酸染色可找到结核杆菌 |
| 病毒性脑炎或脑膜炎 | 稍增高 | 清晰或微浊 | 增加,数十或数百,早期中性粒细胞增多,后期以淋巴细胞为主 | 阳性+ | 轻度增加 | 正常 | 正常 | 无 |
| 脑脓肿（未破裂） | 增高 | 无色或黄色微浊 | 稍增加,以淋巴细胞为主 | 阳性+ | 轻度增加 | 正常 | 正常 | 有或无 |
| 脑肿瘤 | 增高 | 无色或黄色 | 正常,或稍增加,以淋巴细胞为主 | ±～+ | 轻度增加 | 正常 | 正常 | 无 |
| 蛛网膜下腔出血 | 稍增高 | 血性为主 | 增加,以红细胞为主 | +～++ | 轻度增加 | 正常 | 正常 | 无 |

笔记

## 第六节 生殖系统体液检查

### 一、阴道分泌物检查

阴道分泌物(vaginal discharge)俗称"白带",是女性生殖系统分泌液的总称。主要由宫颈腺体及前庭大腺分泌,部分由子宫内膜、阴道黏膜等分泌。正常情况下阴道内 pH 保持在 4.0~4.5,在此环境中只有阴道杆菌得以生存,形成阴道的自然防御功能。雌激素水平下降致阴道鳞状上皮细胞变薄、细胞内不含糖原,阴道内无阴道杆菌生存,pH 可达 7.0 左右,阴道防御功能下降。

（一）标本采集

阴道分泌物标本应在 24 小时内无性交、盆浴、阴道检查、阴道灌洗和局部用药等条件下采集,根据不同的检测目的,采集不同部位的标本。常用生理盐水浸湿的棉拭子,自阴道深部或后穹隆、宫颈管口等处采集,用生理盐水直接涂片或用 95% 乙醇固定后送检。

（二）检查项目

1. 一般性状检查 正常阴道分泌物为无色、无特殊气味的稀糊状,pH 4~4.5。量的多少与雌激素水平高低和生殖器官充血程度有关。近排卵期白带量多,清澈透明、稀薄;排卵期 2~3 天后白带减少,混浊、黏稠;行经前量又增加,妊娠期白带量较多。生殖系统有炎症时,白带量增多,颜色、气味、质地均可异常。

2. 阴道清洁度检测 取阴道分泌物涂片后在高倍镜下观察,根据阴道杆菌、上皮细胞、白细胞(或脓细胞)和杂菌的多少来划分清洁度,见表 39-4。

表 39-4 阴道分泌物清洁度分度

| 清洁度 | 所见成分 | 临床意义 |
| --- | --- | --- |
| Ⅰ度 | 可见大量阴道杆菌及上皮细胞,白细胞 0~5 个/HP,球菌无或极少 | 正常 |
| Ⅱ度 | 有部分阴道杆菌及上皮细胞,白细胞 5~15 个/HP,可见少量球菌 | 基本正常 |
| Ⅲ度 | 少量阴道杆菌和上皮细胞,白细胞 15~30 个/HP,可见脓细胞,球菌较多 | 提示阴道炎 |
| Ⅳ度 | 无阴道杆菌,有少量上皮细胞,白细胞>30 个/HP,有大量球菌 | 较重的阴道炎 |

3. 病原学检测 包括滴虫、真菌、阴道加德纳菌和性传播疾病的病原菌检测等。滴虫常用阴道分泌物生理盐水涂片观察,滴虫呈梨形,为白细胞的 2~3 倍大,顶端有 4 根鞭毛,可见活动。在阴道防御能力降低时,可发生真菌性阴道炎,以白假丝酵母菌多见。引起人类性传播疾病的病毒有单纯疱疹病毒、人巨细胞病毒、人乳头状病毒等。

（三）临床意义

滴虫及化脓性阴道炎,白带多呈黄色或黄绿色,有臭味;念珠菌性阴道炎,白带呈豆腐渣或凝乳状小碎块。清洁度为Ⅲ~Ⅳ度时,常能检出病原菌。子宫颈癌,白带为血性,并有特殊臭味;癌症患者可检出肿瘤细胞。

### 二、精液检查

精液(seminal fluid)是男性生殖器官的分泌物,乳白色、有特殊气味。人类的精液由 5% 精子(sperm)和 95% 精浆(seminal plasma)组成。精子产生于睾丸,在附睾内发育成熟,精浆由前列腺液(约 15% ~30%)、精囊液(约 50% ~80%)和尿道球腺分泌液(约 5%)组成。精液中有多种成分,如果糖、凝固酶、蛋白酶、电解质及激素等,复杂的精液成分对于精子的存活和生理运动有重要作用。

（一）精液检查的目的及标本采集

1. 精液检查(semen examination)的意义 ①评价男性生育功能,为不育症的诊断和疗效观察提供依据;②计划生育科研和输精管结扎术后的效果观察;③男性生殖系统疾病如炎症、结核、肿瘤、睾丸发育不全症等的辅助诊断;④法医学鉴定;⑤亦可应用于婚前检查,以及为人工授精和精子库筛选优质精子。

2. 标本采集与送检 一般采精前禁欲 5 天以上。常采用手淫法射精于干燥清洁玻璃瓶中。乳胶避孕套内含有可杀死精子或抑制其活动力的物质,影响检验结果的准确性,不提倡使用。标本收集后,应于 30 分钟内保温(25 ~37℃)送检。若出现一次异常结果,应在 1 周后复查,反复检验 2 ~3 次以便于获取更可靠的诊断信息。

（二）一般性状检查

1. 量 正常人一次排精量为 2 ~6ml。已数日未射精而精液量少于 1.5ml 者,为精液减少,但不能就此判断是不育症的原因。精液量减至数滴,甚至排不出时,称为无精液症(aspermia)。见于前列腺和(或)精囊病变、射精管阻塞等。一次排精量超过 8ml 者,为精液过多(polyspermia),可因精子被稀释而影响生育,可能是由于垂体促性腺激素分泌亢进,雄激素增高所致,也可见于长时间禁欲者。

2. 颜色及透明度 新鲜标本呈灰白色或乳白色,久未射精者可呈淡黄色。液化后的精液,呈半透明稍混浊,常含透明颗粒。精液鲜红或暗红色,称为血精(hemospermia),见于前列腺和精囊的非特异性炎症、生殖系统结核、肿瘤、结石,也可见于生殖系统损伤等。脓性精液(pyospermia)见于精囊炎和前列腺炎。

3. 黏稠度和液化时间 刚排出的精液呈胶冻状,放置 30 分钟后,由于纤溶酶的作用,80% 的精液能自行液化。如精液黏稠度低似米汤样,见于先天性精囊缺如或精囊液排出受阻。前列腺炎时纤溶酶遭破坏,精液不能液化,抑制精子活动力而影响生育。

4. 酸碱度 正常精液呈弱碱性,pH 平均 7.8。碱性精液有中和阴道分泌物内乳酸的作用。pH<7.0 或>8.0,均影响精子活动。pH 下降见于输精管阻塞、先天性精囊缺如、慢性附睾炎等;pH 增高见于前列腺、精囊腺、尿道球腺和附睾炎。

5. 液化时间 排出的精液在前列腺分泌物蛋白溶解酶作用下,5 ~10 分钟后开始液化,20 ~40 分钟完全液化。前列腺炎时,液化时间延长,甚至不液化。精液不液化可抑制精子活动,影响生育能力。

6. 气味 正常精液具有栗花或石楠花的特殊气味,由前列腺液中的精氨酸被氧化所产生。

（三）显微镜检查

1. 观察有无精子 取液化精液 1 滴于载玻片上,加盖玻片于低倍镜下观察全片有无精子。如无精子,再行精液涂片检查,若仍无精子发现,则称无精子症(azoospermia),是男性不育症的主要原因。输精管结扎术后 6 周,连续检查无精子,说明手术效果良好。如在结扎后 2 个月仍有精子出现,说明手术不成功。

2. 精子计数 将精液用精液稀释液定量稀释(稀释液中的重碳酸钠分解黏液破坏精液的黏稠性,甲醛固定精子),然后滴入血细胞计数池进行计数。正常人精子数为(60 ~150)×$10^9$/L,受孕的低限为 20×$10^9$/L。临床上也可按一次排精子总数报告,正常为 4 亿~6 亿,少于 1 亿为不正常。

3. 精子活动率(sperm activate rate)和精子活动力(sperm motility)检验　精子活动率(即存活率)检验是在镜下观察 100 个精子,计数有活动力精子的百分率。正常人活动精子,在排精 30 ~ 60 分钟内,应有 80% ~ 90% 具有活动能力,至少应>60% 。若不活动精子数>50% ,应进行体外活体染色检查,以鉴定其死活。精子活动力检验是观察精子活动强度,亦即测定活动精子的质量。在上述涂片检查中,按下列标准报告:①活动力良好:精子运动活泼有力,呈直线向前游动;②活动力较好:活动尚可,但游动方向不定,常有回旋;③活动力不良:精子运动迟缓,原地打转或抖动,有牵拉感;④无活力(死精子):精子完全无活动力,加温后仍不活动。

在受孕方面,精子活动力比精子数更为重要。精子活动力降低见于精索静脉曲张、生殖系非特异性感染及与服用某些药物(抗代谢药、抗疟药、雌激素等)有关。

4. 精子形态观察　正常精子似蝌蚪状,分头、体、尾 3 部分,长 50 ~ 60μm,头部呈梨形或略扁,尾部长而弯曲。经 Wright 染色(或 H-E 染色),精子头内核部呈紫红色,其他部分呈浅蓝色。凡精子头、体、尾部任一处有畸形改变,均认为是异常精子(abnormal spermatozoa)。正常精液中畸形精子应<10% ~ 15% ,如>20% 为不正常,多因睾丸、附睾功能异常所致。

5. 精液的细胞学检验　正常精液中可有少量白细胞、上皮细胞和极少量红细胞。一般在平均高倍视野中白细胞不超过 5 个,如超过者应视为不正常。白细胞大量增多见于前列腺炎、精囊炎、附睾炎等。红细胞增多见于睾丸肿瘤、前列腺癌等。若发现体积较大、形态异常的细胞,疑为癌细胞时,应做 H-E 染色检验。

（四）精液的其他检查

根据需要还可选择精液的生化检查、免疫学检查、微生物学检查及精子穿透试验等特殊检查。

## 三、前列腺液检查

前列腺液是精液的重要组成成分,其成分比较复杂,主要有纤溶酶、β-葡萄糖腺苷酶、酸性磷酸酶、蛋白质、葡萄糖以及钠、钾、锌、钙等,还有少量上皮细胞和白细胞。前列腺液检查(prostate fluid examination)主要用于前列腺炎、结石、肿瘤和前列腺增生等的辅助诊断,也可用于性病检查。

（一）标本采集

通常用前列腺按摩法收集标本。

（二）一般性状检查

正常人前列腺按摩后,收集到的前列腺液(常混有精囊液)为数滴至 2ml,淡乳白色、稀薄、半透明的弱酸性(pH 6.3 ~ 6.5)液体。前列腺炎时,前列腺液减少,黄色混浊或呈脓性;前列腺癌、结核、结石时,前列腺液常呈不同程度的血性。

（三）显微镜检查

取前列腺液 1 滴涂片,非染色直接高倍镜观察为常用的方法。

1. 卵磷脂小体　正常前列腺液可见大小不一、圆形或卵圆形、满视野分布、有折光性的卵磷脂小体,略小于红细胞。前列腺炎时,卵磷脂小体常减少、分布不均或成堆积状。炎症严重时因巨噬细胞大量吞噬脂类,卵磷脂小体可消失。

2. 细胞　正常前列腺液内,平均每高倍视野红细胞<5 个,白细胞<10 个,上皮细胞少见。前列腺炎时,白细胞增多且可成堆出现,甚则出现大量脓细胞;上皮细胞亦大量出现,还可见到前列腺颗粒细胞(体积较大、吞噬卵磷脂小体的细胞)。红细胞增多

常见于精囊炎、前列腺化脓性炎症、前列腺癌等病变,但应排除前列腺按摩过重导致的出血。在前列腺癌时,如见到体积较大、成堆出现、分化不一且畸形的可疑细胞,应将涂片做 Wright 染色或 H-E 染色以明确前列腺癌的诊断。

3. 淀粉样小体　为类圆形、微黄或褐色小体,约为白细胞的 10 倍。中心常含钙盐沉淀物。在老年人较多出现,无临床意义。淀粉样小体如与胆固醇结合即可形成前列腺结石。

4. 精子　在按摩前列腺时,精囊受到挤压而排出精子,无临床意义。

5. 滴虫　正常阴性,在滴虫性前列腺炎时可检查到。

6. 微生物学检验　可直接涂片或进行细菌培养。前列腺炎时,可找到细菌。临床以葡萄球菌最多见,其次是链球菌、大肠埃希杆菌和淋病奈瑟菌。前列腺结核时可找到结核杆菌,但如已确诊为生殖系统结核,则不宜再进行按摩,以免引起扩散。涂片检查细菌阳性率一般<50%,且不易确定细菌种属,细菌培养和药敏实验能提高病原菌的检出率。

## 学习小结

1. 学习内容

## 2. 学习方法

排泄物、分泌物及体液检查要掌握各项检查标本采集的注意事项;熟悉检查内容;联系临床疾病学习异常结果的临床意义。

(闫平慧)

## 复习思考题

1. 急性肾小球肾炎、慢性肾小球肾炎、肾病综合征、急性肾盂肾炎、慢性肾盂肾炎的尿液特点是什么?

2. 何谓尿三胆? 在黄疸诊断与鉴别诊断中有何价值?

3. 尿 $\beta_2$ 微球蛋白检查有何临床意义?

4. 简述粪便性状异常和疾病的关系。

5. 什么是粪便隐血试验? 有何临床价值?

6. 简述渗出液和漏出液的鉴别。

7. 脑脊液检查的适应证和禁忌证是什么?

8. 化脓性脑膜炎、结核性脑膜炎、病毒性脑炎(脑膜炎)、蛛网膜下腔出血各有何脑脊液特点?

# 第四十章

# 肝脏病常用实验室检查

学习目的

通过肝功能检查学习,学会如何评价和选择肝功能检查项目,以便在临床实践中能对各种肝脏疾病的病变情况与功能状态做出正确的评估。

学习要点

各项肝功能检查项目的诊断原理、参考值及临床意义。

肝脏是人体最大的腺体,是蛋白质、糖、脂类新陈代谢的主要场所;合成多种酶;参与铁、铜和多种维生素的吸收、贮存和转化;激素的灭活和排泄;摄取、转化、排泄胆红素;生成胆汁,胆汁中的胆盐参与脂类物质的消化与吸收;通过氧化、还原、水解和结合等过程,对有害物质进行解毒及排出;产生凝血因子及纤溶因子,在凝血和纤溶过程中发挥重要的作用。

肝功能检查的意义有:了解有无肝实质的损害及其程度;对肝功能状态进行动态观察;黄疸的诊断与鉴别诊断;肝脏损害的病因诊断,如病毒性肝炎、肝癌的诊断;指导安全用药及大手术前的评估等。

## 第一节　蛋白质代谢检查

肝脏是蛋白质合成代谢和分解代谢的主要器官,除 γ 球蛋白外,几乎所有的血浆蛋白质均由肝脏合成分泌,如白蛋白、凝血酶原、纤维蛋白原、多种载脂蛋白和 $\alpha_1$、$\alpha_2$ 及 β 球蛋白等。当肝实质细胞受损、间质细胞增生时,γ 球蛋白的生成便增加。肝脏还有维持血氨平衡的作用。测定血白蛋白总量及其各种蛋白质的含量或比例,可以了解肝脏在蛋白质代谢方面的功能。

### 一、血清总蛋白和白蛋白测定

【原理】　血清总蛋白(total protein,TP)包括白蛋白(albumin,A)和球蛋白(globulin,G)。白蛋白占蛋白总量的 40% ~ 60%。肝脏每天约合成 120mg/kg 白蛋白,半衰期 15 ~ 19 天;球蛋白由单核-巨噬细胞系统合成和分泌,球蛋白与机体免疫功能及血浆黏度密切相关。

【参考值】　正常人血清总蛋白 60 ~ 80g/L,白蛋白 40 ~ 55g/L,球蛋白 20 ~ 30g/L,

笔记

320

A/G 为(1.5~2.5):1。

| | | |
|---|---|---|
| 血清总蛋白(双缩脲法)新生儿 | | 46~70g/L |
| | 7个月~1周岁 | 51~73g/L |
| | 1~2周岁 | 56~75g/L |
| | >3周岁 | 62~76g/L |
| 血清白蛋白(溴甲酚绿法)新生儿 | | 28~44g/L |
| | <14岁 | 38~54g/L |
| | >60岁 | 34~48g/L |

【临床意义】

1. 肝脏疾病

(1)急性或局灶性肝损害:因白蛋白半衰期较长,且肝脏的代偿能力很强,故血白蛋白检查可无明显异常。急性重型肝炎患者可有 γ 球蛋白增加;亚急性重型肝炎患者,血清总蛋白可随病情加重而减少。

(2)慢性肝病:慢性肝炎、肝硬化、肝癌等慢性肝病常出现白蛋白减少、球蛋白增加、A/G 比值减低甚至倒置,并可随病情加重而愈见明显。血清总蛋白则因白蛋白减少、球蛋白增加的不同而表现为增加、正常或减低。白蛋白的含量高低与有功能的肝细胞数量及与肝病的治疗效果相关。低蛋白血症(hypoproteinemia),临床易出现水肿、腹腔积液和(或)胸腔积液。

2. 肝外因素 ①低蛋白血症:见于蛋白质摄入不足或消化不良;蛋白质丢失过多,如肾病综合征、大面积烧伤、急性大失血等;消耗增加,如恶性肿瘤、甲状腺功能亢进症、重症结核等。②高蛋白血症(hyperglobulinemia):亦称高球蛋白血症。主要因球蛋白增加引起,尤其是 γ 球蛋白增高为主,见于肝硬化、恶性淋巴瘤、慢性炎症、自身免疫性疾病、浆细胞病等。

## 二、血清蛋白电泳

【原理】 血清蛋白电泳(serum protein electrophoresis)是指在碱性环境中,各种血清蛋白均带负电荷,在电场中向正极泳动;由于各种蛋白质的分子量不同、所带电荷不同,在电场中的泳动方向及速度也就不同。分子量小、带负电荷多者向阳极泳动速度快;分子量大、带负电荷少者向阳极泳动速度慢。电泳后,从阳极开始,依此为白蛋白、$\alpha_1$、$\alpha_2$、β 及 γ 球蛋白。

【参考值】

| | | |
|---|---|---|
| 醋酸纤维膜法(成人):白蛋白 | | 0.62~0.71(62%~71%) |
| | $\alpha_1$球蛋白 | 0.03~0.04(3%~4%) |
| | $\alpha_2$球蛋白 | 0.06~0.10(6%~10%) |
| | β球蛋白 | 0.07~0.11(7%~11%) |
| | γ球蛋白 | 0.09~0.18(9%~18%) |

【临床意义】

1. 肝病型 血清白蛋白减少,$\alpha_1$、$\alpha_2$ 及 β 球蛋白亦有减少倾向;γ 球蛋白增加。可见于:①肝炎:发病早期或病变较轻时,白蛋白可无变化;发病两周后或病情加重则表现为白蛋白、α 及 β 球蛋白减少,γ 球蛋白增加。球蛋白增加的程度与肝炎的严重程度相平行;γ 球蛋白长时间持续上升,是急性肝炎转为慢性肝炎并向肝硬化发展的先兆。②肝硬化：白蛋白中度或高度减少，$\alpha_1$、$\alpha_2$、及 $\beta$ 球蛋白也有降低倾向，而 $\gamma$ 球蛋白则增加显著。③肝癌：常在肝硬化基础上发生，故蛋白电泳结果与肝硬化相似，但 $\alpha_1$ 和 $\alpha_2$ 球蛋白常有增高，偶可在白蛋白与 $\alpha$ 球蛋白之间出现一条甲胎蛋白区带。

2. 其他类型 ①肾病型：肾病综合征、糖尿病肾病等由于血脂增高，可致 $\alpha_2$ 及 $\beta$ 球蛋白等脂蛋白增高，白蛋白及 $\gamma$ 球蛋白降低。②M 蛋白血症型：浆细胞病（如多发性骨髓瘤、原发性巨球蛋白血症等），白蛋白轻度降低，单克隆 $\gamma$ 球蛋白明显升高（可在 $\gamma$ 区带、$\beta$ 区带或两者之间出现致密浓集、峰值明显的 M 蛋白区带）。③炎症型：各种急性、慢性炎症和应急反应时，$\alpha_1$、$\alpha_2$、及 $\beta$ 球蛋白增高。④结缔组织病时，多克隆 $\gamma$ 球蛋白增高；先天性低丙种球蛋白血症，$\gamma$ 球蛋白降低；蛋白质丢失性肠病，白蛋白及 $\gamma$ 球蛋白降低，而 $\alpha_2$ 球蛋白增高。

### 三、血清前白蛋白测定

【原理】前白蛋白（prealbumin，PA）由肝细胞合成，分子量约 55kD，在电泳时向阳极的泳动速度较白蛋白快，在白蛋白前方可以出现一条染色很浅的区带。前白蛋白半衰期较其他血浆蛋白短（约 2 天），因此它在反映早期肝细胞损害方面比白蛋白更加敏感。

【参考值】儿童约为成人水平的一半，青春期急剧增加达成人水平。

| | |
|---|---|
| 1 岁 | 100mg/L； |
| 1~3 岁 | 168~281mg/L； |
| 成人 | 280~360mg/L。 |

【临床意义】

1. 降低 见于：①肝脏疾患：如肝炎、肝硬化、肝癌及胆汁淤积性黄疸，因肝脏合成减少，均明显降低。尤其对早期肝炎、急性重症肝炎有特殊诊断价值。②营养不良：是评估营养不良严重程度的灵敏指标。③慢性消耗性疾病：如慢性感染、晚期恶性肿瘤、创伤，肾脏疾患丢失蛋白等造成的负氮平衡等。但肾病综合征时不降低，其原因尚不明确。

2. 增高 见于霍奇金病。

### 四、血浆凝血因子测定

【原理】除组织因子、由内皮细胞合成的 vW 因子及 $Ca^{2+}$ 外，其他凝血因子几乎都在肝脏中合成。凝血因子的半衰期比血清白蛋白短得多，尤其是维生素 K 依赖因子（Ⅱ、Ⅶ、Ⅸ、Ⅹ），如因子Ⅶ的半衰期只有 1.5~6 小时，因此在肝功能受损的早期，血清白蛋白检测完全正常，而维生素 K 依赖的凝血因子却有显著降低，故血浆凝血因子测定可作为肝脏疾病的早期诊断，并对术前准备时评估有无出血危险有重要意义。但凝血功能检查习惯上在血液学实验室检查中进行，不作为常规的肝脏实验室检查项目。

### 五、血浆氨测定

【原理】氨（ammonia，$NH_3$）是氨基酸代谢的产物，正常人体中含有少量游离的氨。氨对中枢神经系统有高度毒性。体内 80%~90% 的氨主要在肝脏中合成尿素而解毒，只有少部分氨在肾脏以铵盐形式排出。当肝脏功能严重受损（80% 以上的肝组织破坏）时血浆氨升高，血浆氨升高是引起肝性脑病的重要原因。

【参考值】18~72μmol/L。有研究报道，血浆氨浓度女性比男性低 10%。

【临床意义】

1. 升高　见于：①严重肝损害：如肝性脑病、肝硬化、重型肝炎和肝癌等，血氨升高是诊断肝性脑病的依据之一。②肝外因素：如上消化道大出血；休克、尿毒症时，尿素从肾脏排出障碍，血浆氨亦可升高。③生理性升高，见于高蛋白饮食或剧烈运动后。

2. 降低　可见于低蛋白饮食、严重贫血等。

## 六、肝癌标记蛋白的检查

详见第四十三章第五节肿瘤标志物检测。

# 第二节　胆红素代谢检查

血清中总胆红素（total bilirubin，TB）由非结合胆红素（unconjugated bilirubin，UCB，又称为游离胆红素）与结合胆红素（conjugated bilirubin，CB）组成。非结合胆红素未与葡萄糖醛酸结合，在水中的溶解度低，不能通过肾小球由尿液排出；而结合胆红素已与葡萄糖醛酸结合、在水中的溶解度高，能通过肾小球由尿液排出。故尿中的胆红素是指结合胆红素。高效液相色谱法可将胆红素分为 4 条区带，即 α 胆红素（非结合胆红素）、β 胆红素（单葡萄糖醛酸胆红素）、γ 胆红素（双葡萄糖醛酸胆红素）、δ 胆红素（白蛋白结合胆红素），后三者为结合胆红素。δ 胆红素与白蛋白共价结合，在血中滞留时间长，仅来源于高结合胆红素血症时，可作为判断严重肝病预后的指标。

## 一、血清胆红素测定

【原理】血清中的 CB 可与重氮试剂反应生成偶氮胆红素，而 UCB 在促进剂或表面活性剂帮助下才能形成偶氮胆红素。血清与重氮试剂混合后，在一分钟时立即进行光电比色，所测定的胆红素（一分钟胆红素）其含量相当于 CB。当一分钟胆红素测定后，于该溶液中再加入一定量乙醇溶液，使原来脂溶性的非结合胆红素继续显色，再通过光电比色所测得的数值，即为 TB 含量。TB 含量减去 CB 含量，即为 UCB 的量。

【参考值】

成人血清总胆红素：3.4～17.1μmol/L，结合胆红素：0～6.8μmol/L，非结合胆红素：1.7～10.2μmol/L。

新生儿血清总胆红素　0～1 天：34～103μmol/L；
　　　　　　　　　　1～2 天：103～171μmol/L；
　　　　　　　　　　3～5 天：68～137μmol/L。

【临床意义】

1. 判定黄疸及其程度　成人 TB 17.1～34.2μmol/L，为隐性黄疸；34.2～171μmol/L 为轻度黄疸；171～342μmol/L 为中度黄疸；>342μmol/L 为重度黄疸。

2. 鉴别黄疸的类型　①TB、UCB 增高：见于溶血性黄疸，如溶血性贫血（蚕豆病、珠蛋白生成障碍性贫血）、新生儿黄疸等；②TB、CB、UCB 均增高：见于肝细胞性黄疸，如急性黄疸型肝炎、慢性肝炎、肝硬化等；③TB、CB 增高：见于阻塞性黄疸，如胆石症、肝癌、胰头癌等。

## 二、尿胆红素定性试验

【原理】血液中结合胆红素浓度超过肾阈值（>34.2μmol/L）时，即可自尿中排出。

【参考值】健康人尿中含微量胆红素(约为3.4μmol/L),定性为阴性。

【临床意义】肝细胞性黄疸时,尿胆红素(urine bilirubin)中度增加;阻塞性黄疸时,尿胆红素明显增加;溶血性黄疸时,血中非结合胆红素增加而结合胆红素不增加,但非结合胆红素不能通过肾小球滤过膜,故尿胆红素定性试验为阴性。另外,碱中毒时胆红素分泌增加,尿胆红素定性可阳性。

### 三、尿胆原检查

【原理】在胆红素的肠肝循环过程中,有极少量的尿胆原(urobilinogen)逸入血液循环,从肾脏排出。

【参考值】

定性:阴性或弱阳性反应;

定量:0.84～4.2μmol/(L·24h)。

【临床意义】

1. 尿胆原增高　见于:①溶血性黄疸时明显升高。②肝细胞性黄疸时,尿中尿胆原可增加。③其他如高热、心功能不全时,由于尿量减少,尿胆原的含量可相对增加;顽固性便秘时,从肠道排泄的粪胆原减少而自肠道回吸收的尿胆原增加,尿胆原的排出亦可增加。

2. 尿胆原减少　见于:①阻塞性黄疸时,尿胆原减少或缺如。②新生儿及长期应用广谱抗生素时,因肠道菌群受到抑制,使肠道内尿胆原产生减少。

胆红素代谢的常用检查对3种黄疸的鉴别见表40-1。

表40-1　健康人及3种黄疸实验室检查鉴别表

| | 血清胆红素定量（μmol/L） | | | 尿液 | | 粪便 | |
|---|---|---|---|---|---|---|---|
| | 总胆红素 | 非结合胆红素 | 结合胆红素 | 尿胆原 | 尿胆红素 | 颜色 | 粪胆原 |
| 健康人 | 3.4～17.1 | 1.7～10.2 | 0～6.8 | 阴性或弱阳性 | (−) | 黄褐色 | 正常 |
| 溶血性黄疸 | ↑↑ | ↑↑ | 轻度↑或正常 | 强(+) | (−) | 加深 | 增加 |
| 阻塞性黄疸 | ↑↑ | 轻度↑或正常 | ↑↑ | (−) | (+) | 变浅或灰白色 | ↓或消失 |
| 肝细胞性黄疸 | ↑↑ | ↑ | ↑ | (+)或(−) | (+) | 变浅或正常 | ↓或正常 |

## 第三节　肝脏病常用的血清酶及同工酶检查

肝脏是含酶最丰富的器官,肝细胞中所含酶种类已知约有数百种,酶蛋白含量约占肝脏总蛋白含量的2/3。在肝脏病变时,血清中可有几十种酶的活性发生明显变化,临床常用于疾病诊断的约为10余种。肝脏含有的酶类包括以下几类:①具有一定组织特异性的酶:如丙氨酸氨基转移酶(ALT)、天门冬氨酸氨基转移酶(AST)、醛缩酶

（ALD）、乳酸脱氢酶（LDH）等。这些酶存在于肝细胞内，当肝细胞损伤时释放入血中，使血清中的这些酶活性升高。②由肝细胞合成的酶：当患肝病时，这些酶活性降低，如凝血酶。凝血因子Ⅱ、Ⅶ、Ⅸ、Ⅹ合成需维生素K参与，而维生素K在肠道的吸收依赖于胆汁中的胆汁酸盐，故当胆汁淤积时这些凝血因子合成不足。③一些经胆道排泄的酶：如碱性磷酸酶（ALP）、γ-谷氨酰转肽酶（γ-GT）等，当胆道阻塞时，致使血清中的酶活性升高。

同工酶（isoenzymes）是指具有相同催化活性，但分子结构、理化性质及免疫学反应等都不相同的一组酶，因此又称同工异构酶。这些酶存在于人体的不同组织，或在同一组织、同一细胞的不同细胞器中，因此同工酶测定有助于对肝胆系统疾病的鉴别诊断。

## 一、血清氨基转移酶及其同工酶测定

【原理】氨基转移酶是一组催化氨基酸与α-酮酸之间的氨基转移反应（生成氨基酸）的酶类。与肝脏病密切相关的主要是丙氨酸氨基转移酶（alanine aminotransferase，ALT）和天门冬氨酸氨基转移酶（aspartate aminotransferase，AST）。ALT催化L-丙氨酸与α-酮戊二酸之间的氨基转移反应；AST催化L-门冬氨酸与α-酮戊二酸之间的氨基转移反应。ALT主要分布在肝脏，其次是骨骼肌、肾脏、心肌等组织中；AST主要分布在心肌，其次是肝脏、骨骼肌和肾脏等组织中。在肝细胞中，ALT主要存在于非线粒体中，AST主要（约80%）存在于线粒体内。ALT与AST均为非特异性细胞内功能酶，正常时血清的含量很低，但当肝细胞受损时，肝细胞膜通透性增加，胞浆内的ALT与AST释放入血浆，致使血清ALT与AST的酶活性升高。

AST在肝细胞中有两种同工酶，存在于线粒体中者称为线粒体AST（mitochondrial-AST，ASTm）；存在于线粒体以外胞浆中者，称为上清液AST（supernatant-AST，ASTs）。正常血清中大部分为ASTs，ASTm仅占10%以下。当肝细胞受到轻度损害，线粒体未遭破坏，血清中ASTs漏出增加，而ASTm正常；如肝细胞严重损害，线粒体遭到破坏，此时血清中ASTm升高，因此ASTm升高表明肝细胞坏死严重。

【参考值】见表40-2。

表40-2  ALT与AST参考值

|  | 终点法（赖氏法） | 速率法（37℃） |
| --- | --- | --- |
| ALT | 5~25卡门单位 | 5~40U/L |
| AST | 8~28卡门单位 | 8~40U/L |

DeRitis比值（AST/ALT）：1.15

【临床意义】

1. 转氨酶

（1）肝脏疾病：①急性病毒性肝炎时，ALT与AST均显著升高，可达正常上限的20~50倍，甚至100倍，以ALT升高更加明显，ALT/AST>1，是诊断病毒性肝炎的重要检测项目。肝炎病毒感染后1~2周，转氨酶达高峰；第3~5周逐渐下降，ALT/AST逐渐恢复正常。在急性肝炎恢复期，若转氨酶未降到正常或再度升高，提示转为慢性肝炎。急性重症肝炎时，肝坏死严重，线粒体大量破坏，AST明显升高，ALT/AST<1，但在病情恶化时，黄疸进行性加深，酶因合成减少活性反而降低，即出现"胆-酶分离"

现象,提示肝细胞严重坏死,预后不良。②慢性病毒性肝炎时,转氨酶轻度上升(100~200U)或正常,ALT/AST>1。如 ALT/AST<1,提示慢性肝炎可能进入活动期。③肝硬化时,转氨酶活性取决于肝细胞进行性坏死程度,终末期肝硬化转氨酶活性正常或降低。④肝内、外胆汁淤积,转氨酶活性通常正常或轻度上升。⑤酒精性肝病时 AST 显著升高(可能因为酒精具有线粒体毒性及与酒精抑制吡哆醛活性有关),ALT 几近正常,ALT/AST<1。药物性肝炎、脂肪肝、肝癌等非病毒性肝病,转氨酶轻度升高或正常。

(2) 心肌梗死:急性心肌梗死后 6~8 小时,AST 增高,18~24 小时达高峰,其值可达参考值上限的 4~10 倍,与心肌坏死范围和程度有关,4~5 天后恢复正常,若再次增高提示梗死范围扩大或新的梗死发生。但因灵敏度和特异性均较差,诊断心肌梗死需结合其他检查。

(3) 其他疾病:如骨骼肌疾病(皮肌炎、进行性肌萎缩)、肺梗死、肾梗死、胰腺炎、休克及传染性单核细胞增多症等,转氨酶可轻度升高(50~200U)。

2. AST 同工酶　检测的意义在于:①轻、中度急性肝炎,血清中 AST 轻度升高,其中以 ASTs 上升为主,ASTm 正常。②重症肝炎、急性重型肝炎、酒精性肝病时血清中 ASTm 升高。③氟烷性肝炎、妊娠脂肪肝、肝动脉栓塞术后及心肌梗死时 ASTm 也升高。

## 二、碱性磷酸酶及其同工酶测定

【原理】碱性磷酸酶(alkaline phosphatase, ALP)是能在碱性环境中(pH 8.6~10.3)水解磷酸酯产生磷酸的非特异性酶类。ALP 主要分布在肝脏、骨骼、肾、小肠及胎盘中,血清中的 ALP 主要来源于肝脏和成骨细胞,肝脏中的 ALP 主要分布在肝细胞的血窦侧和毛细胆管侧的微绒毛上,肝内及来自肝外的 ALP 经胆汁排入小肠。ALP 的测定常作为肝脏疾病的检查指标之一,在胆道阻塞时 ALP 排泄减少,亦可引起血清中 ALP 升高。

碱性磷酸酶同工酶有 6 种类型,即 $ALP_1 \sim ALP_6$,$ALP_2$、$ALP_3$、$ALP_4$、$ALP_5$ 分别称为肝型、骨型、胎盘型和小肠型,$ALP_1$ 是细胞膜组分和 $ALP_2$ 的复合物,$ALP_6$ 是 IgG 和 $ALP_2$ 的复合物。

【参考值】磷酸对硝基苯酚速率法(37℃):
男性:1~12 岁<500U/L,12~15 岁<750U/L,25 岁以上 40~150U/L;
女性:1~12 岁<500U/L,15 岁以上 40~150U/L。
ALP 同工酶:健康人血清中以 $ALP_2$ 为主,占总 ALP 的 90%,出现少量 $ALP_3$;
发育中的儿童 $ALP_3$ 增多,占总 ALP 的 60% 以上;妊娠晚期 $ALP_4$ 增多,占总 ALP 的 40%~65%。

【临床意义】

1. 生理性增加　见于生长中的儿童($ALP_3$)及妇女妊娠中晚期($ALP_4$)。

2. 胆道阻塞　各种肝内、外胆管阻塞性疾病时,ALP 明显升高,以 $ALP_1$ 为主(尤其是癌性梗阻时,100% 出现 $ALP_1$,$ALP_1 > ALP_2$),且与血清胆红素升高相平行。

3. 黄疸的鉴别诊断　ALP 和血清胆红素、转氨酶同时测定有助于黄疸的鉴别诊断。①胆汁淤积性黄疸:ALP 和血清胆红素明显升高,转氨酶仅轻度增加;②肝细胞性黄疸:血清胆红素中等度增加,转氨酶活性很高,ALP 正常或稍高;③肝内局限性胆道阻塞(如原发性与转移性肝癌、肝脓肿等):ALP 明显增高,ALT 无明显增高,血清胆红素大多正常。

4. 肝脏疾病 急性肝炎时,$ALP_2$ 明显增加,$ALP_1$ 轻度增加,且 $ALP_1 < ALP_2$;肝硬化患者 80% 以上 $ALP_5$ 明显增加,可达总 ALP 的 40% 以上。

5. 肝胆系统以外疾病 如纤维性骨炎、佝偻病、骨软化症、成骨细胞瘤及骨折愈合期等血清 ALP 亦升高。

### 三、γ-谷氨酰基转移酶及同工酶测定

【原理】γ-谷氨酰转移酶(γ-glutamyl transferase,γ-GT,GGT)是一种肽酶,催化谷胱甘肽上 γ-谷氨酰基转移到另一个肽或另一个氨基酸上。γ-GT 主要存在于细胞膜和微粒体上,参与谷胱甘肽的代谢。γ-GT 存在于血清及除肌肉以外的所有细胞中,肾脏中含量最为丰富,但血清中 γ-GT 主要来自肝胆系统。γ-GT 在肝脏中广泛分布于肝细胞的毛细胆管一侧和整个胆管系统,因此当肝内合成亢进或胆汁排出受阻时,血清中 γ-GT 增高。

【参考值】γ-谷氨酰-3-羧基-对硝基苯胺法(37℃):
男性:11 ~ 50U/L;
女性:7 ~ 32U/L。

【临床意义】

1. 胆管阻塞性疾病 原发性胆汁性肝硬化、硬化性胆管炎等,可达正常水平的 5 ~ 30 倍;肝癌时由于肝内阻塞,诱使肝细胞产生更多 γ-GT,同时癌细胞也合成 γ-GT,使 γ-GT 明显升高,可达参考值上限的 10 倍以上,以 $γ-GT_2$ 增高为主。$γ-GT_2$ 在原发及继发肝癌患者血清的检出率可达 90% 以上,且特异性较高。AFP 阴性的肝癌其阳性率可达 86.4%,若与 AFP 联合检测可提高肝癌诊断的正确率。

2. 肝脏疾病 急性肝炎 γ-GT 呈中等度升高;慢性肝炎、肝硬化的非活动期,γ-GT 活性正常,若 γ-GT 持续升高,提示病变活动或病情恶化;急性和慢性酒精性肝炎、药物性肝炎,γ-GT 可呈明显或中度以上升高(300 ~ 1000U/L),ALT 和 AST 仅轻度增高,甚至正常。

3. 其他疾病 脂肪肝、胰腺炎、胰腺肿瘤、前列腺肿瘤等 γ-GT 亦可轻度增加。

4. γ-GT 同工酶 临床价值较大的同工酶有 $γ-GT_1$(高分子质量形式)和 $γ-GT_2$(中分子质量形式)两种。血清 $γ-GT_1$ 在胆管阻塞及恶性浸润性肝病时明显升高,诊断胆汁淤积性疾病时,$γ-GT_1$ 比 γ-GT 更有价值。其诊断价值按疾病排列为:恶性肝外淤积 > 良性肝外淤积 > 肝内淤积及各种肝病。$γ-GT_2$ 主要在肝脏疾病时升高,对肝癌诊断的特异性与敏感度较高,在 AFP 阴性的肝癌中亦可阳性,且两者具有互补性诊断价值。

### 四、乳酸脱氢酶及其同工酶测定

【原理】乳酸脱氢酶(lactate dehydrogenase,LDH/LD)是一种糖酵解酶,催化 L-乳酸和丙酮酸相互转换。LDH 广泛存在于人体各组织中,以心肌、骨骼肌、肾脏中含量最多,其次为肝、脾、胰、肺及肿瘤组织,红细胞内 LDH 含量为血清的 100 倍。当上述组织损伤时,它可进入血液,使血中 LDH 水平升高。

LDH 有 5 种同工酶($LDH_1$ ~ $LDH_5$),$LDH_1$ 在心肌中含量最高;$LDH_5$ 主要存在于骨骼肌,其次为肝脏、血小板等;$LDH_3$ 在肺及脾含量较高,其次为脑、肠、淋巴与分泌腺等。

【参考值】

LDH(速率法):95 ~ 200U/L。

LDH 同工酶(琼脂糖凝胶电泳法):$LDH_1$ 为 14% ~ 26%,$LDH_2$ 为 29% ~ 39%,$LDH_3$ 为 20% ~ 26%,$LDH_4$ 为 8% ~ 16%,$LDH_5$ 为 6% ~ 16%。

【临床意义】

1. 肝脏疾病　急性肝炎和中度慢性肝炎,肝癌尤其是转移性肝癌时 LDH 显著升高。肝胆系统疾病中,$LDH_5$ 增高是诊断肝细胞坏死的敏感指标,且 $LDH_5 > LDH_4$;但阻塞性黄疸时则 $LDH_4 > LDH_5$。

2. 心肌梗死　发病后 8 ~ 18 小时 LDH 开始升高,24 ~ 72 小时达高峰,6 ~ 10 日恢复正常。升高后恢复迟缓或病程中再次升高,提示梗死范围扩大或再梗死;急性心肌梗死早期,$LDH_1$ 和 $LDH_2$ 均增高,尤以 $LDH_1$ 增高更早、更显著,表现为 $LDH_1 > LDH_2$。

3. 其他疾病　恶性肿瘤时,肿瘤增长速度与 LDH 增高程度有一定关系,如肿瘤扩散到肝脏往往伴有 $LDH_4$ 和 $LDH_5$ 增高。60% 的白血病患者 LDH 增高是以 $LDH_3$ 和 $LDH_4$ 为主;恶性贫血时,LDH 活性极度增高(原始巨幼红细胞生成和释放增加),以 $LDH_1$ 明显增加为主,$LDH_1 > LDH_2$;骨骼肌损伤时,$LDH_5$ 升高为主;肺梗死,$LDH_3$ 升高为主;胰腺炎,$LDH_3$、$LDH_4$ 升高为主;淋巴瘤、肌营养不良等,LDH 均可升高。

## 第四节　肝纤维化常用标志物检测

肝纤维化(hepatic fibrosis)是指肝细胞外基质(由胶原蛋白、蛋白多糖和非胶原糖蛋白 3 类物质组成)的胶原蛋白合成异常增加,表现为肝组织内纤维过度沉积,是各种原因引起的肝损害尤其是慢性肝活动性损害的共同病理特点。肝纤维化诊断需经肝脏活检病理确诊。

### 一、Ⅲ型前胶原氨基末端肽测定

【原理】胶原是细胞外间质成分中主要的大分子物质,在胶原生成初期,首先生成前胶原,Ⅲ型前胶原经氨基端内切酶作用切下来的多肽即为Ⅲ型前胶原氨基末端肽(amino terminal procollagen type Ⅲ peptide,PⅢP),部分进入血中。肝纤维化的早期,肝脏结缔组织的生物合成增加,其主要成分是胶原。PⅢP 常被用做肝脏纤维化的检测指标。

【参考值】化学发光法:0 ~ 15μg/L。

【临床意义】

1. 肝炎和肝纤维化　急性病毒性肝炎时,PⅢP 增高,但在炎症消退后 PⅢP 恢复正常,若 PⅢP 持续升高提示转为慢性活动性肝炎。PⅢP 是诊断肝脏纤维化活动的良好指标,血清水平与电镜下能观察到的肝纤维化程度呈正相关,可以弥补肝活检不能动态观察的不足。

2. 肝硬化　早期肝硬化、伴有肝硬化的原发性肝癌,血清 PⅢP 明显升高。但肝硬化晚期因Ⅲ型前胶原合成降低,血清 PⅢP 反而低于疾病早期。

3. 治疗监护及预后判断　血清 PⅢP 检测还可用于免疫抑制剂(如氨甲蝶呤)治疗中、重度慢性肝炎的疗效监测,并可作为判断慢性肝炎预后的一项指标。

4. PⅢP 无器官特异性,凡有脏器纤维化趋向或已有纤维化活动时,血中 PⅢP 均可升高,但以肝纤维化时升高最明显。

## 二、Ⅳ型胶原测定

【原理】Ⅳ型胶原(collagen type Ⅳ,CIV)是基底膜的主要组成部分,与体内其他纤维性胶原不同,它至少由两个不同的 α 肽链组成,即 $\alpha_1(Ⅳ)$ 和 $\alpha_2(Ⅳ)$。在血清中可出现三种主要的降解片段,即氨基末端 7S 胶原、羧基末端 NCL 胶原及主三螺旋区,它们在血清中含量的改变均可反映其在体内的代谢情况。正常肝组织窦状间隙无基底膜存在,Ⅳ型胶原含量极微,但是由肝炎向肝硬化的肝纤维化发展过程中,在窦周隙(Disse's space)形成基底膜。与此同时肝组织及血液中的Ⅳ型胶原含量也随之增加。

【参考值】化学发光法:$0 \sim 95\mu g/L$。

【临床意义】

1. Ⅳ型胶原是肝基底膜的主要成分。肝纤维化时,血清Ⅳ型胶原含量明显升高,主要反映肝血窦周围Ⅳ型胶原的沉积,与肝纤维化的程度呈正相关。

2. 慢性肝炎患者,血清Ⅳ型胶原水平亦可升高,但低于肝硬化患者的升高水平。

3. 当富含血管基底膜成分的组织器官发生病变时,亦可出现Ⅳ型胶原及其降解片段的异常而明显升高,如甲状腺功能亢进、中晚期糖尿病、硬皮病等,临床上应注意鉴别。

## 三、透明质酸测定

【原理】透明质酸(hyaluronic acid,HA)是一种大分子蛋白多糖,是细胞外基质的主要成分之一,肝内贮脂细胞是合成 HA 的主要部位,在肝纤维化肝组织中胶原明显增加的同时,HA 亦同时增加。

【参考值】化学发光法:$0 \sim 120\mu g/L$。

【临床意义】主要用于肝纤维化的诊断。升高见于各种原因的肝损害,尤以中度慢性肝炎、肝纤维化活动时明显,并与 PⅢP 呈显著相关。

## 四、层黏连蛋白测定

【原理】层黏连蛋白(laminin,LN)是一种大分子糖蛋白,是由 α、β、γ 三条多肽链构成的异三聚体,分子量大于 800kD。LN 主要来源于储脂细胞、肝细胞及内皮细胞,其主要作用是与Ⅳ型胶原等共同形成基底膜带并保持其稳定。在肝纤维化、肝硬化发展中,LN 合成增加并沉积于 Disse 间隙中,与Ⅳ型胶原结合形成连续的基底膜,即"血窦毛细血管化",影响组织与血液间营养和代谢物质的转换,导致肝细胞功能障碍,并可能是门静脉高压形成的主要物质基础之一。

【参考值】化学发光法:$0 \sim 120\mu g/L$。

【临床意义】

1. 层黏连蛋白 LN 是基底膜成分中的主要糖蛋白,在肝内与Ⅳ型胶原共同分布,大量沉积则引起肝窦毛细血管化,故其血清值被认为是反映基底膜更新率的指标,可反映肝窦的毛细血管化和汇管区的纤维化。

2. 肝纤维化时,血清 LN 含量升高,并与肝纤维化程度有良好的相关性。

3. 血清 LN 水平与门静脉高压呈正相关,与食管静脉曲张程度亦相关,提示其血清含量尚可反映慢性肝病患者门静脉高压程度。

4. 慢性多发性关节炎患者,当形成新的、高度血管化的结缔组织时或原发性肝

笔记

癌、其他许多肿瘤患者,亦可出现血清 LN 水平的增高,临床上应予以鉴别。

# 第五节　病毒性肝炎标志物检测

病毒性肝炎是由多种类型肝炎病毒引起的以肝炎为主的全身性疾病。常见肝炎病毒有 6 种:甲型肝炎病毒(hepatitis A virus,HAV)、乙型肝炎病毒(hepatitis B virus,HBV)、丙型肝炎病毒(hepatitis C virus,HCV)、丁型肝炎病毒(hepatitis D virus,HDV)、戊型肝炎病毒(hepatitis E virus,HEV)和庚型肝炎病毒(hepatitis G virus,HGV)。

## 一、甲型肝炎病毒标志物检测

HAV 是嗜肝 RNA 病毒,为直径 27nm 的 20 面体球状颗粒,通过粪-口途径传播,HAV 感染后,先在肠上皮细胞增殖,而后入血达肝细胞引起急性肝炎。HAV 常在转氨酶升高前 5~6 天就存在于患者的血液和粪便中。发病 2 周后,粪便中不再排出 HAV。

【参考值】

ELISA 法:抗-HAV-IgM、抗-HAV-IgA、抗-HAV-IgG、HAV-Ag 均为阴性;

RT-PCR 法:HAV-RNA 为阴性。

【临床意义】

1. 血液中抗-HAV-IgM 是 HAV 衣壳蛋白抗体,于 HAV 感染 1~2 周内出现,血中持续 3~6 个月,是早期诊断甲肝的特异性抗体。抗-HAV-IgA 是感染早期肠道黏膜分泌的局部抗体。

2. 抗-HAV-IgG 代表抗-HAV 总抗体,甲肝初期血中滴度已有升高,2~3 个月达高峰。抗-HAV-IgG 为保护性抗体,病愈后可长期存在,对流行病学调查和接种疫苗效果的观察有重要意义。

3. HAVAg 存在于 HAV 感染后 10~20 天的粪便中,其阳性可证实 HAV 在体内的存在,见于急性期甲肝。发病第 1 周时粪便阳性率为 42.9%,1~2 周为 18.3%,2 周后消失。

4. HAV-RNA 是用 RT-PCR 方法检测血清或粪便中的 HAV-RNA,对甲型肝炎的诊断具有非常高的灵敏度和特异性。

## 二、乙型肝炎病毒标志物检测

HBV 是乙型肝炎的病原体,是球形、直径 42nm 的嗜肝 DNA 病毒,具有双层衣壳,外衣壳含有 HBsAg、前 $S_1$ 及前 $S_2$ 抗原。HBsAg 镶嵌在乙型肝炎病毒的外衣壳上,是 HBV 的表面抗原,决定 HBV 吸附在易感细胞受体的成分。

用去垢剂去除外衣壳则可暴露一呈 20 面体对称的核心结构,直径约 27nm,其表面即为病毒的内衣壳,内衣壳蛋白由 C 基因编码表达,也具有抗原性,为 HBV 核心抗原(HBcAg)。HBcAg 则仅存在于感染的肝细胞核内,当它进入细胞浆时即被 HBsAg 所覆盖而形成完整 HBV(Dane 颗粒)。HBV 核心结构的内部,含有 HBV 的 DNA(HBV-DNA)和 DNA 聚合酶。DNA 聚合酶有以 RNA 为模板转录 DNA 的反转录酶功能,又有合成 DNA 的功能。

HBV 含 4 个部分重叠的开放读码框(open reading frame,ORF),分别称为 S、C、P

和 X 区。S 区中有 S 基因、前 $S_1$ 基因和前 $S_2$ 基因,分别表达的是 HBV 的外衣壳蛋白(HBsAg、$PreS_1$ 与 $PreS_2$ 抗原)。C 区中有 C 基因和前 C 基因,分别表达的是 HBcAg 和 HBeAg。P 区最长,表达为 DNA 多聚酶,参与 HBV 的复制。X 区表达为 X 蛋白(HBx-Ag),与肝癌的发生发展有关。

前 C 区和基本核心启动子(basic core promoter,BCP)的变异可产生 HBeAg 阴性变异株,不表达 HBeAg。P 基因变异主要见于 POL/RT 基因片段。在拉米夫定治疗中,最常见的是酪氨酸-蛋氨酸-天门冬氨酸-天门冬氨酸(YMDD)变异,逐渐成为对拉米夫定耐药的优势株。S 基因变异可导致隐匿性 HBV 感染(occult HBV infection),表现为血清 HBsAg 阴性,但仍可有 HBV 低水平复制(血清 HBV-DNA 常$<10^4$拷贝/ml)。

HBV 主要通过血液途径传播,亦可由性接触传播和母婴垂直传播,另外,通过唾液的传播方式也不可忽视。约 10% 急性乙型肝炎可转变为慢性。

乙型肝炎三种抗原 HBsAg、HBcAg、HBeAg 对应的抗体分别为:HBsAb、HBcAb 和 HBeAb。

【参考值】HBsAg、HBcAg、HBcAb 及 HBeAg、HBeAb 及 HBV-DNA 和 DNA 聚合酶检测均为阴性,HBsAb 阴性或阳性。

【临床意义】

1. HBsAg 及 HBsAb 测定 HBsAg 具有抗原性,不具有传染性(纯的 HBsAg 可作为抗原注射,以获得主动免疫)。HBsAg 是判断 HBV 感染的特异性血清标志物之一,其多少与 HBV 的生成量相平行。绝大多数急性乙型肝炎患者发病后 1~4 个月血清 HBsAg 均为阳性,但有 5% 的患者为阴性;HBsAg 持续阳性超过 6 个月以上,称为 HBsAg 携带者状态(HBsAg carrier status);HBV 所致的慢性肝炎、肝硬化、肝癌等 HBsAg 多为阳性。HBsAg 可存在于肝脏、骨髓、体液及各种分泌液中,对流行病学调查及献血员的筛选有重要意义。HBsAb 一般在发病后 3~6 个月才出现,是一种保护性抗体。HBsAb 阳性,见于注射过乙型肝炎疫苗或曾感染过 HBV,目前 HBV 已被清除者。

HBV 基因组易突变,大部分突变为沉默突变,无生物学意义。但某些关键点的突变可引起血清学指标的变化,造成诊断困难。如 S 区突变可导致 HBsAg 亚型改变或 HBsAg 阴性乙型肝炎,前 C 区突变可引起 HBeAg 阴性/HBeAb 阳性乙型肝炎,C 区突变可致 HBcAg 阴性乙型肝炎,P 区突变可导致复制缺陷或复制水平的降低。

2. HBcAg 及 HBcAb 测定 HBcAg 存在于 Dane 颗粒核心和受感染的肝细胞核中,在肝细胞核中复制后再释放到肝细胞浆中。HBsAg 在肝细胞浆中形成,它能将进入肝细胞浆中的 HBcAg 包被后装配成完整的 HBV 释放入血。故一般情况下,血液中测不到游离的 HBcAg,但如将 HBV 颗粒开壳后则可检测。HBcAg 阳性提示患者血清中有感染的 HBV 存在,HBcAg 含量愈高,表示 HBV 复制愈活跃,传染性强,预后较差。

HBcAb 不是中和抗体,而是反映肝细胞受到 HBV 侵害的可靠指标,主要有 IgM 和 IgG 两型。

HBcAb-IgM 是机体感染 HBV 后在血液中出现最早的特异性抗体,HBcAb-IgM 阳性,特别是滴度较高时,常支持急性乙型肝炎的诊断。对于 HBsAg 已经消失而 HBsAb 尚未出现(窗口期)的乙肝患者,HBcAb-IgM 阳性可以弥补乙型肝炎早期诊断指标的不足。慢性乙型肝炎或慢性 HBV 携带者,只要体内有 HBV 复制,HBcAb-IgM 也常阳性。HBcAb-IgM 转阴,提示乙型肝炎逐渐恢复。

HBcAb-IgG 在机体感染 HBV 后 1 个月左右开始升高,能反映 HBcAb 总抗体的情况。其阳性高滴度,表明患有乙型肝炎且 HBV 正在复制;HBcAb-IgG 阳性低滴度,则是 HBV 既往感染的指标,可在体内长期存在,在流行病学调查中有重要意义。

3. HBeAg 及 HBeAb 测定 HBV 的 C 区编码 HBeAg 及 HBcAg,因此 HBeAg 阳性常表示 HBcAg 也阳性,表示有 HBV 在复制,HBeAg 的多少与 HBV 的复制率成正比。故 HBeAg 阳性表示:①有 HBV 复制,传染性强;②在乙型肝炎加重之前,血中 HBeAg 即有升高,故亦为预测肝炎病情的一项指标。

如果前 C 基因发生变异,HBeAg 可消失而 HBV 持续复制,传染性也不减弱,故 HBeAg 阴转的临床意义还要参考其他资料来综合判断。

HBeAb 多见于 HBeAg 转阴的患者,它意味着 HBV 大部分已被清除或抑制、HBV 生成减少,是传染性降低的一种表现。HBeAb 并非保护性抗体,它不能抑制 HBV 的增殖。

HBsAg、HBeAg 及 HBcAb 阳性俗称"大三阳",提示 HBV 正在大量复制,有较强的传染性;HBsAg、HBeAb 及 HBcAb 阳性俗称"小三阳",提示 HBV 复制减少,传染性已降低。

4. HBV-DNA 定性和定量检测 HBV-DNA 被包裹在 HBV 的核心中,HBV-DNA 的阳性是 HBV 感染最直接、最灵敏和最特异的检测指标。目前 HBV-DNA 的定量检测范围为 $10^2 \sim 10^8$ 拷贝/ml。正常定性(PCR 法)阴性,定量(荧光定量 PCR 法)阴性。

5. PreS$_1$ 与抗-PreS$_1$ PreS$_1$ 在感染早期紧接着 HBsAg 出现于血液中,在急性期很快转阴,提示病毒清除和病情好转。如 PreS$_1$ 持续阳性,则提示感染慢性化。PreS$_1$ 阳性是 HBV 存在和复制的标志。抗-PreS$_1$ 是保护性抗体。

6. PreS$_2$ 与抗 PreS$_2$ PreS$_2$ 可作为判断 HBV 复制的指标。抗-PreS$_2$ 在急性乙肝恢复早期出现,发挥保护性抗体作用。抗-PreS$_2$ 还可作为乙肝疫苗免疫效果的观察指标。乙型肝炎病毒抗原抗体检测结果分析见表 40-3。

表 40-3 乙型肝炎病毒抗原抗体检测结果分析

| HBsAg | HBeAg | HBcAb-IgG | HBcAb-IgM | HBeAb | HBsAb | 检测结果分析 |
|---|---|---|---|---|---|---|
| + | + | - | - | - | - | 急性 HBV 感染早期,HBV 复制活跃 |
| + | + | + | + | - | - | 急性或慢性 HB,HBV 复制活跃 |
| + | - | + | + | - | - | 急性或慢性 HB,HBV 复制减弱 |
| + | - | + | - | - | - | 急性或慢性 HB,HBV 复制减弱 |
| + | - | + | - | + | - | HBV 复制停止 |
| - | - | - | + | - | - | HBsAg/HBsAb 空白期,可能处于平静携带中 |
| - | - | + | - | - | - | 既往 HBV 感染,未产生 HBsAb |
| - | - | + | - | + | - | HBsAb 出现前阶段,HBV 低度复制 |
| - | - | + | - | + | + | HBV 感染恢复阶段 |
| - | - | + | - | - | + | HBV 感染恢复阶段 |
| + | + | + | + | - | + | 不同亚型(变异型)HBV 再感染 |
| + | - | + | - | - | - | HBV-DNA 处于整合状态 |
| - | - | - | - | - | + | 病后或接种 HB 疫苗后获得性免疫 |
| - | - | - | - | + | - | HBsAg 变异的结果 |
| + | - | - | - | + | + | 表面抗原、e 抗原变异 |

### 三、丙型肝炎病毒标志物检测

HCV 为线状单股正链 RNA 病毒,可通过体液途径和母婴传播,但 HCV 主要通过输血而感染,占输血后肝炎的 80%～90%,HCV 主要在宿主的肝细胞内复制,引起的丙型肝炎虽较乙型肝炎轻,但更易转变为慢性。

【参考值】

ELISA 法:抗-HCV-IgM 和抗-HCV-IgG 均为阴性;

斑点杂交试验及 RT-PCR 法:HCV-RNA 均为阴性。

【临床意义】

1. 丙型肝炎抗体的检测　丙型肝炎抗体是有传染性的标志而不是保护性抗体。①抗-HCV-IgM 阳性见于急性丙型肝炎患者,发病后 4 周即可阳性,持续 1～4 周,是诊断丙肝的早期诊断指标,6 个月内不能转阴者提示转为慢性丙型肝炎;在慢性 HCV 感染时,抗-HCV-IgM 阳性,提示病变活动,常伴有 ALT 升高;抗-HCV-IgM 阳性是判断 HCV 传染性的指标。②抗-HCV-IgG 出现晚于抗-HCV IgM,阳性表明体内有 HCV 感染,不能作为 HCV 感染的早期指标,但由于患者免疫力的差异,在疾病早期抗-HCV-IgG 阴性不能完全排除 HCV 感染,必要时进行 HCV-RNA 的检测。输血后肝炎有 80%～90% 的患者抗-HCV-IgG 阳性。

2. HCV-RNA 的检测　血液中 HCV-RNA 的存在是 HCV 感染的最直接、最灵敏和最特异的指标。

### 四、丁型肝炎病毒标志物检测

HDV 是一直径为 35～37nm 须借助 HBV 外壳才能复制的缺陷性 RNA 病毒,故 HDV 只有在和 HBV 共存的情况下才能感染患者。HDV 感染常见于:①HDV 和 HBV 同时感染(联合感染);②在慢性乙型肝炎患者或慢性 HBV 携带时发生感染(重叠感染)。丁型肝炎病毒抗原(HDV-Ag)、抗-HDV-IgG 和抗-HDV-IgM、HDV-RNA 是 HDV 的感染标志物。

【参考值】

ELISA:HDV-Ag、抗-HDV-IgG 和抗-HDV-IgM 均为阴性;

RT-PCR 法:HDV-RNA 为阴性。

【临床意义】

1. HDV-Ag 在感染后出现较早,但持续时间短(1～2 周),HDV-Ag 与 HBsAg 同时阳性,表示丁肝与乙肝病毒同时感染,易迅速发展为慢性或重型肝炎。

2. 抗-HDV-IgM 出现较早,可用于丁型肝炎的早期诊断。抗-HDV-IgG 阳性只能在 HBsAg 阳性的血清中测到,是诊断丁型肝炎的可靠指标,且可以持续多年。HDV 和 HBV 联合感染时,抗-HDV-IgM 一过性升高;重叠感染 HBV 和 HDV 时,抗-HBc-IgM 阴性,抗-HDV-IgM 和抗-HBc-IgG 阳性,此类患者易迅速发展为肝硬化或肝癌。

3. HDV-RNA 阳性可特异性的确诊丁型肝炎。

### 五、戊型肝炎病毒标志物检测

HEV 是一直径为 27～34nm 的球形 RNA 病毒,通过粪-口途径传播,引起急性肝炎。目前,临床诊断常检测抗-HEV-IgG 和抗-HEV-IgM。急性期患者血清中可检测出

笔记

抗-HEV-IgM,恢复期患者血清中可检测出抗-HEV-IgG。血中抗-HEV-IgM 持续时间短（2~3 个月），是确诊 HEV 感染较为可靠的指标；而抗-HEV-IgG 被认为是一种保护性抗体,在血中持续约 1 年（免疫不能持久）。

### 六、庚型肝炎病毒标志物检测

庚型肝炎病毒（hepatitis G virus,HGV）与 GB 病毒（含三种亚型:GBV-A、GBV-B、GBV-C）中的 GBV-C/HGV 是黄病毒家族的不同分离株。HGV 颗粒直径为 50~100nm,包括两种类型:极低密度的病毒颗粒和核衣壳颗粒。HGV 的检测包括 ELISA 法检测抗-HGV 和 RT-PCR 法检测 HGV-RNA。

1. 庚型肝炎病毒抗体测定

【参考值】ELISA 法:阴性。

【临床意义】抗-HGV 阳性表示曾感染过 HGV,多见于输血后肝炎或使用血液制品引起 HGV 合并 HCV 感染的患者。但 ELISA 法特异性和敏感性不高,尚需继续完善。

2. 庚型肝炎病毒 RNA 测定

【参考值】RT-PCR 法:阴性。

【临床意义】HGV-RNA 阳性表明有 HGV 存在。GBV-C/HGV 对人类的致病性问题上存在争议。一方面,GBV-C/HGV 在各型肝炎及其高危人群中皆以一定比例存在,尤其在非甲至非戊型肝炎患者中有一定的检出率,在急性重型肝炎中也发现 GBV-C/HGV 的存在,提示可能是人类肝炎的一种病原体,且在重性肝炎中起一定作用。另一方面,HGV-RNA 在肝/血浆的比率远低于其他嗜肝病毒,表明 HGV 的主要复制地可能不在肝脏;GBV-C/HGV 感染者多缺乏或仅有轻微肝损害;HGV-RNA 毒血症虽可持续多年但不可导致慢性肝损害等;这些现象表明 GBV-C/HGV 可能并非嗜肝病毒。

## 第六节 肝病实验室检查的评价及项目的选择

肝脏再生和代偿能力很强,目前肝功能试验在敏感性、特异性、阳性和阴性预测等方面还存在一定的局限性。因此,在肝损害早期,实验检查与病理组织形态学的改变并非完全一致,只有肝脏受到相当程度的损伤时才出现肝功能异常;其次,肝功能检查指标异常时,还应考虑到肝外因素影响的可能;临床上分析肝功能检查结果时,必须结合临床表现和内镜、超声波、CT 扫描、胆道造影,以及肝脏活体组织病理检查等资料,全面分析,才能做出符合实际的判断。

肝脏病实验室检验项目应根据各试验的适应证选择应用:

1. 常规肝功能检查 ①反映肝脏合成功能的检验:如 TP、ALB、PA、血白蛋白电泳、凝血因子和凝血酶等。②反映肝细胞损伤的检验:如 ALT、AST、LDH 等。③反映胆汁淤积的检验:如 ALP、GGT 等。④反映肝脏转运功能的检验:如血清总胆红素、结合胆红素、尿中尿胆原和胆红素。

2. 肝纤维化检查 除常规肝功能检查外,还需检查 PⅢP、Ⅳ型胶原、HA、LN 等肝纤维化指标。

3. 其他 疑为原发性或转移性肝癌时,除检查常规肝功能外,血清甲胎蛋白（AFP）、α-L-岩藻糖苷酶（AFU）等。

4. 病毒性肝炎病原学检查　甲、乙、丙、丁、戊、庚型肝炎病毒相关抗原、抗体、RNA 或 DNA 等。

**学习小结**

1. 学习内容

## 2. 学习方法

肝功能检查的学习,首先要熟悉肝脏的基本生理、生化功能。在此基础上,联系临床疾病来理解蛋白质、胆红素、酶学、肝纤维化及病毒性肝炎标志物检测的临床意义,学会肝功能项目的临床选择。

（黄宪章）

## 复习思考题

1. 如何选择肝功能检查项目?
2. 怎样分析肝功能检查项目结果?

# 第四十一章

# 肾功能检查

**学习目的**

通过肾功能检查学习,学会如何选择和评价肾功能检查项目,为临床实践中肾脏疾病的诊断与功能状态的评估打下基础。

**学习要点**

肾小球功能、肾小管功能检查项目的诊断原理、参考值及临床意义。

肾脏是排泄水分、代谢产物、毒物和药物,维持体内水、电解质和酸碱平衡的重要器官。此外,肾脏还有内分泌功能,如合成、分泌肾素和促红细胞生成素等。肾功能检查的主要目的是了解肾脏功能有无损害及其程度、损害部位、动态观察病情,制订治疗方案及判断其预后。

## 第一节　肾小球功能试验

肾小球的主要功能是滤过,评估滤过功能最重要的参数是肾小球滤过率(glomerular filtration rate, GFR)。单位时间内,经肾小球滤出的血浆液体量,称为GFR。正常成人每分钟流经肾脏的血流量为 1200 ~ 1400ml,其中血浆量为 600 ~ 800ml/min,有20%的血浆经肾小球滤过,产生的滤过液(原尿)约为 120 ~ 160ml/min,此即单位时间内(分钟)经肾小球滤过的血浆液体量,称为肾小球滤过率。为测定GFR,临床上设计了各种物质的肾血浆清除率(clearance)试验。

肾血浆清除率系指双肾于单位时间内,能将若干毫升血浆中所含的某物质全部加以清除,结果以毫升/分(ml/min)或升/24 小时(L/24h)表示,计算式为:

$$清除率 = \frac{某物质每分钟在尿中排出的总量}{某物质在血浆中的浓度}$$

$$即\ C = \frac{U \times V}{P}$$

C 为清除率(ml/min);U 为尿中某物质的浓度;V 为每分钟尿量(ml/min);P 为血浆中某物质的浓度。

利用清除率可分别测定 GFR、肾血流量、肾小管对各种物质的重吸收和分泌作

用。各种物质经肾排出的方式大致分为四种:

1. 全部由肾小球滤过,肾小管既不吸收也不分泌。如菊粉,可作为 GFR 测定的理想试剂,能完全反映 GFR。

2. 全部由肾小球滤过,不被肾小管重吸收,很少被肾小管排泌,如肌酐等,可基本代表 GFR。

3. 全部由肾小球滤过后又被肾小管全部重吸收。如葡萄糖,可作为肾小管最大吸收率测定。

4. 除肾小球滤过外,大部分通过肾小管周围毛细血管向肾小管分泌后排出,如对氨马尿酸、碘锐特可作为肾血流量测定试剂。

## 一、肾小球滤过率测定

$^{99m}$Tc-二乙三胺五醋酸($^{99m}$Tc-DTPA)几乎完全经肾小球滤过而清除,其最大清除率即为肾小球滤过率(GFR)。用 SPECT 测定弹丸式静脉注射后两肾放射性计数率的降低,按公式自动计算 GFR,并可显示左右两侧肾 GFR,灵敏度高,可与菊粉清除率媲美。

【参考值】

总 GFR:(100±20)ml/min。

【临床意义】

1. GFR 影响因素　与年龄、性别、体重有关,因此须注意这些因素。30 岁后每 10 年 GFR 下降10ml/(min·1.73m$^2$),男性比女性 GFR 高约10ml/min,妊娠时 GFR 明显增高,第 3 个月增加 50% ,产后降至正常。

2. GFR 降低　常见于急性和慢性肾衰竭、肾小球功能不全、肾动脉硬化、肾盂肾炎(晚期)、糖尿病(晚期)和高血压(晚期)、甲状腺功能减退、肾上腺皮质功能不全、糖皮质激素缺乏。

3. GFR 升高　见于肢端肥大症和巨人症、糖尿病肾病早期。

4. 可同时观察左右肾位置、形态和大小,也可结合临床初步提示肾血管有无栓塞。

## 二、血肌酐测定

【原理】血中肌酐(creatinine,Cr)有外源性和内源性两类。机体每 20g 肌肉每天代谢产生 1mg 肌酐,如未进行剧烈的运动,每天内源性肌酐的生成量相当恒定。血中 Cr 除少量由肾小管排泌外,主要由肾小球滤过至原尿中,肾小管不再重吸收。在控制外源性肌酐摄入的情况下,血中 Cr 浓度取决于肾小球的滤过能力,故测定血中 Cr 浓度可反映肾小球的滤过功能。

【参考值】

全血 Cr:88.4～176.8μmol/L;

血清或血浆 Cr:男性 53～106μmol/L,女性 44～97μmol/L。

【临床意义】

1. 由于肌酐清除比尿素快,故血中肌酐含量增高出现在尿素增高之后,当肾小球受损早期或轻度损害时,血中肌酐浓度可正常;只有当肾小球滤过功能下降至正常人的 1/3 时,血中肌酐才明显上升。因此,血 Cr 作为肾功能指标并不比尿素敏感,但 Cr 测定的优点是不受高蛋白饮食的影响,其反映肾小球滤过功能更优于尿素。血肌酐升

笔记

高的程度与慢性肾衰竭呈正相关：①肾衰竭代偿期，血肌酐<178μmol/L；②肾衰竭失代偿期，血肌酐浓度178～445μmol/L；③肾衰竭期，血肌酐显著升高，>445μmol/L。

2. 鉴别肾前性和肾实质性少尿　肾前少尿，如严重脱水、心衰等引起有效血容量不足，肾血流量减少，血肌酐上升多不超过200μmol/L。器质性肾衰竭血肌酐常超过200μmol/L。

3. 同时测定血Cr和尿素（Urea）临床意义更大　正常时Urea/Cr（mg/dl为单位）为10∶1。器质性肾衰竭，血Cr和Urea同时升高，Urea/Cr≤10∶1；肾前性少尿，Urea增高而血Cr升高不明显，故Urea/Cr>10∶1。

### 三、内生肌酐清除率测定

【原理】　单位时间内，肾脏把若干毫升血浆中的内生肌酐全部清除出去，称为内生肌酐清除率（endogenous creatinine clearance，Ccr）。血浆内的肌酐分为外源性和内源性两种。外源性肌酐来自于瘦肉等蛋白性食物；内源性肌酐为体内肌酸的代谢产物，生成量非常恒定。由于肌酐经肾小球滤过后，肾小管不再重吸收，亦很少排泌，故在严格控制饮食和不增加肌肉活动的情况下，内生肌酐清除率就大致等于肾小球滤过率。本试验是测定肾小球滤过功能较为可靠的方法。

【方法】　为排除体内、外因素的影响，试验前应禁食肉类3天，并避免剧烈运动。在第4天早晨8时将尿排干净，然后收集此起至第5天早晨8时共24小时的尿液，并加入甲苯4～5ml防腐。在第4天任何时间内取血3ml（抗凝），与24小时尿液同时送检。测定血浆及尿中肌酐浓度，并结合尿量，计算内生肌酐清除率。

（1）24小时Ccr=尿肌酐浓度（μmol/L）×24小时尿量（L）/血肌酐浓度（μmol/L）。

（2）每分钟Ccr=尿肌酐浓度（μmol/L）×每分钟尿量（ml）/血肌酐浓度（μmol/L）。

由于每个人的肾脏大小不尽相同，每分钟排尿（或排肌酐）的能力也有所不同。为排除个体差异，可进行体表面积的校正。肾脏大小与其体表面积成正比，可按公式计算。

矫正清除率=实际清除率×1.73m²（标准体表面积）/受试者的体表面积（m²）；

受试者的体表面积（m²）=0.0061×身高（cm）+0.0128×体重（kg）-0.1529。

【参考值】

成人（体表面积以1.73m²计）：80～120ml/（min·1.73m²）或109～140L/24h，老年人随年龄增长，有自然下降趋势。西咪替丁、甲苄嘧啶、长期限制剧烈运动均使Ccr下降。

【临床意义】

1. Ccr是判断肾小球损害的敏感指标，能较早地反映肾小球滤过功能，当GFR降低到正常值50%，Ccr测定值低至50ml/min时，大部分患者Urea、Cr仍在正常范围。

2. Ccr可判断肾小球损害的程度　①肾功能不全代偿期，Ccr在50～80ml/min；②肾功能不全失代偿期，Ccr在20～50ml/min；③肾衰竭期（尿毒症早期），Ccr为10～20ml/min；④尿毒症晚期（或肾衰终末期），Ccr<10ml/min。

3. 指导治疗　Ccr<30～40ml/min，应限制蛋白质摄入；≤30ml/min，噻嗪类利尿剂（如氢氯噻嗪等）无效；≤10ml/min，对襻利尿剂（如呋噻咪、依他尼酸等）无效，应做透析治疗。此外，肾衰竭时，凡经肾脏代谢或排泄的药物，应根据Ccr降低程度来减少用药的剂量和（或）用药的次数。

4. 健康人随着年龄增长而肾实质体积缩小，肾血流量也减少，故Ccr值随年龄增长而有所下降。

## 四、肾小球滤过率估算值

常用肾小球滤过率估算以血肌酐值为基础,根据患者年龄、性别、身高、体重、种族等参数,采用公式计算肾小球滤过率估算值(estimated glomerular filtration rate,eGFR)。

常用计算公式有:

(1) CKD-EPI 方程:

当 Crea>61.88μmol/L 时,

男性:$141 \times \left( \dfrac{Crea}{88.4 \times 0.9} \right)^{-1.209} \times 0.993^n$

女性:$144 \times \left( \dfrac{Crea}{88.4 \times 0.7} \right)^{-1.209} \times 0.993^n$

当 Crea≤61.88μmol/L 时,

男性:$141 \times \left( \dfrac{Crea}{88.4 \times 0.9} \right)^{-0.411} \times 0.993^n$

女性:$144 \times \left( \dfrac{Crea}{88.4 \times 0.7} \right)^{-0.329} \times 0.993^n$

式中:Crea 单位:μmol/L,n:年龄。

(2) MDRD 简化方程:

$$eGFR\left[ \frac{ml}{(min \cdot 1.73m^2)} \right] = 186 \times 血肌酐\left( \frac{\mu mol}{L} \right)^{-1.154} \times 年龄(岁)^{0.203} \times 0.742(女性) \times$$

1.233(中国)

(3) Cockcroft-Gault 公式:

$$Ccr[ml/(min \cdot 1.73m^2)]$$

$$= (140 - 年龄) \times 体重(kg) \times 72^{-1} \times 血肌酐\left( \frac{\mu mol}{L} \right)^{-1} \times 0.85(女性)$$

上述计算公式均用于成人估算 GFR,利用这些公式可以评价肾脏功能,特别是慢性肾衰竭患者。CKD-EPI 和 MDRD 公式不需要患者体重、体表面积等资料,计算简便,且 GFR<60ml/(min · 1.73m²)时 MDRD 公式比 Cockcroft-Gault 公式更精确,目前CKD-EPI 使用的单位较广泛。

Ccr 是临床评价 GFR 的常规试验,但存在收集尿液时间长(24 小时法)、患者依从性差等缺点。由于 eGFR 具有敏感性优于血肌酐值,准确性与 Ccr 相当,且不需收集尿标本、操作简便、费用低廉、可重复性好的特点,较易在临床应用,也适合于大规模人群调查。应用 eGFR 和 Ccr 的前提要求是机体处于稳态,如果 GFR 快速变化,则 eGFR不可靠,eGFR 主要适用于肾功能相对稳定的慢性肾衰竭患者,评定慢性肾脏病分期。

2012 年,CKD-EPI 又发表了以血清胱抑素 C 测定值为基础的 EPI-eGFR_cys-C 公式以及联合应用血清肌酐和胱抑素 C 测定值的 EPI-eGFR_Cr-cys-C 公式。

## 五、血清胱抑素 C 测定

【原理】胱抑素 C(cystatin C,CysC)是半胱氨酸蛋白酶抑制蛋白 C 的简称。它是一种非糖基化碱性蛋白。人体内几乎各种有核细胞均可表达,且每日分泌量较恒定,相对分子质量仅为 13 000,故能自由透过肾小球滤膜。原尿中的 CysC 在近曲小管几乎全部被上皮细胞摄取、分解,不回到血液中,尿中仅微量排出,因此,血清 CysC 水平是反映肾小球滤过功能的一个灵敏且特异的指标。

【参考值】 成人血清 0.6 ~ 2.5mg/L。

【临床意义】 同血肌酐、尿素及内生肌酐清除率。与血肌酐、尿素相比,在判断肾功能早期损伤方面,血清 CysC 水平更为灵敏。

### 六、血清尿素测定

【原理】 血中非蛋白氮(指蛋白质以外的含氮化合物)的主要成分是血尿素氮(blood urea nitrogen,BUN),约占50%,其次还有氨基酸、尿酸、肌酐、肌酸以及氨等。血中的尿素(Urea)习惯上以尿素氮浓度表示。尿素是蛋白质代谢的最终产物,在肝脏合成。溶于血浆中的尿素,通过血液循环输送到肾脏,90%经肾小球滤过而随尿排出(但大约 40% ~ 60% 在肾小管和集合管被重吸收,肾小管重吸收量与抗利尿激素控制下的水重吸收呈正相关),少量由肠道和皮肤丢失。当肾实质受损害时,肾小球滤过率降低,导致血中尿素浓度升高。因此,血中尿素在一定程度上反映肾小球滤过功能的变化。

【参考值】 成人 3.2 ~ 7.1mmol/L;婴儿、儿童 1.8 ~ 6.5mmol/L。

【临床意义】

1. 肾前性因素 ①肾血流量不足:肾血流量减少引起尿少,使尿素从尿液排出减少,从而引起血尿素增高。见于脱水、心功能不全、休克、水肿、腹水等疾病。②体内蛋白质分解增多:见于急性传染病、脓毒血症、上消化道出血、大面积烧伤、大手术后和甲状腺功能亢进症等。

2. 肾脏疾病 如慢性肾炎、肾动脉硬化症、严重肾盂肾炎、肾结核和肾肿瘤的晚期均可出现尿素升高。轻度肾功能受损时,尿素可无变化;当尿素升高时,表明60% ~ 70%的有效肾单位已受到损害,故尿素测定不是反映肾功能损害的早期指标。

血尿素增高的程度与肾功能损害严重性成正比,7.2mmol/L<血尿素<9.0mmol/L为代偿期;9.0mmol/L<血尿素<20.0mmol/L 为失代偿期;血尿素>20.0mmol/L 为衰竭期。故血清尿素对尿毒症的诊断及预后估计有重要意义,也作为肾衰竭透析充分性的指标之一。

3. 肾后性因素 尿路结石、前列腺肥大、泌尿生殖系统肿瘤等疾病,可引起尿路梗阻,造成肾小管内高压,肾小管内尿素逆扩散入血液,而使尿素升高。

### 七、血 $\beta_2$-微球蛋白测定

【原理】 $\beta_2$-微球蛋白($\beta_2$-microglobulin,$\beta_2$-MG)是体内有核细胞包括淋巴细胞、血小板、多形核白细胞产生的一种小分子球蛋白(分子量为 11 800),广泛存在于血浆、尿、脑脊液、唾液及初乳中。$\beta_2$-MG 可自由通过肾小球,然后在近端小管内几乎全部被重吸收,正常人血中 $\beta_2$-MG 浓度很低。

【参考值】 成人血清 1 ~ 2mg/L。

【临床意义】①血 $\beta_2$-MG 测定是反映肾小球滤过功能减退的一项敏感指标,当肾小球滤过功能下降时,血 $\beta_2$-MG 水平即升高,且与年龄、性别、肌肉组织的多少等均无关;②当体内有炎症或肿瘤时,血中 $\beta_2$-MG 增高。

## 八、尿蛋白测定

详见第三十九章第一节尿液检查。

## 九、尿白蛋白测定

详见第三十九章第一节尿液检查。

## 十、选择性蛋白尿指数计算

【原理】由于肾小球滤过屏障损伤而产生的蛋白尿称为肾小球性蛋白尿,多为中大分子量蛋白尿,如白蛋白、转铁蛋白(transferrin,Tf)、IgG、IgA、IgM、C3、α-巨球蛋白等。它们的出现或增多,对各类肾小球病变具有鉴别诊断价值。正常情况下,肾小球滤膜对血浆蛋白能否通过具有一定的选择性。当肾脏疾病较轻时,尿中仅有少量中、大分子蛋白质,以白蛋白为主,称为选择性蛋白尿。将尿 IgG(分子量为 150kD)和尿 Tf(分子量为 79kD)的清除率比值作为选择性尿蛋白指数(selective proteinuria index,SPI)。SPI 可反映肾小球滤过膜的通透性,在某种程度上与肾小球疾病的病理组织学改变有一定关系。

【参考值】SPI =(尿 IgG/血 IgG)/(尿 Tf/血 Tf)。SPI≤0.1,高度选择性蛋白尿;SPI>0.2,非选择性蛋白尿。

【临床意义】

1. SPI 可反映肾小球滤过膜的通透性,在某种程度上与肾小球疾病的病理组织学改变有一定关系。SPI<0.1 者,表明肾小球损害较轻,治疗反应和预后大多较好,如肾病综合征、肾小球肾炎早期等;SPI>0.2 者,表明肾小球损害较重,预后大多不良,如慢性肾炎、糖尿病性肾病等。

2. 由于 IgG 和 Tf 均为内源性蛋白,肾小球滤过率增加时肾小管的重吸收和分解亦明显增加;血 IgG 和 Tf 浓度在不同个体或不同病因之间的差异很大,使 SPI 的精确度受到一定影响;同时,由于两种蛋白质在血液中所带的电荷量不同,故 SPI 增高时无法鉴定是因滤过膜孔径增大还是因负电荷的丢失所引起。

3. 分子大小相同(约 2.9nm),而所带电荷不同的尿唾液淀粉酶与尿胰淀粉酶排泌分数的比值可判断肾小球滤膜的电荷选择性。尿蛋白 SDS-聚丙烯酰胺凝胶电泳可按分子量大小分离尿中蛋白,较好地区分生理性、肾小球性、肾小管性及混合性蛋白尿。

# 第二节 肾小管功能试验

## 一、近端肾小管功能试验

### (一)尿 $\beta_2$-微球蛋白测定

详见第三十九章第一节尿液检查。

### (二)$\alpha_1$-微球蛋白测定

【原理】$\alpha_1$-微球蛋白($\alpha_1$-microglobulin,$\alpha_1$-MG)为肝细胞和淋巴细胞产生的一种

糖蛋白,分子量仅 26 000。血浆中 $\alpha_1$-MG 可以游离或与 IgG、白蛋白结合的两种形式存在。游离 $\alpha_1$-MG 可自由透过肾小球,但原尿中 $\alpha_1$-MG 约 99.9% 被近曲小管上皮细胞以胞饮方式重吸收并分解,故仅微量从尿中排泄。

【参考值】成人尿 $\alpha_1$-MG<15mg/24h,或<10mg/g 肌酐;血清游离 $\alpha_1$-MG 为 10 ~ 30mg/L。

【临床意义】

1. 近端肾小管功能损害　尿 $\alpha_1$-MG 升高,是反映各种原因包括肾移植后排斥反应所致早期近端肾小管功能损伤的特异、灵敏指标。与 $\beta_2$-MG 比较,$\alpha_1$-MG 不受恶性肿瘤影响,酸性尿中不会出现假阴性,故更可靠。

2. 评估肾小球滤过功能　根据前述 $\alpha_1$-MG 排泄方式,血清 $\alpha_1$-MG 升高提示 GFR 降低所致的血潴留。其比血 Cr 和 $\beta_2$-MG 检测更灵敏,在 Ccr<100ml/min 时,血清 $\alpha_1$-MG 即出现升高。血清和尿中 $\alpha_1$-MG 均升高,表明肾小球滤过功能和肾小管重吸收功能均受损。

3. 其他　血清 $\alpha_1$-MG 降低见于严重肝实质性病变所致生成减少,如重症肝炎、肝坏死等。

在评估各种原因所致的肾小球和近端肾小管功能特别是早期损伤时,$\beta_2$-MG 和 $\alpha_1$-MG 均是较理想的指标,尤以 $\alpha_1$-MG 为佳,有取代 $\beta_2$-MG 的趋势。

（三）视黄醇结合蛋白测定

【原理】视黄醇结合蛋白（retinol-binding protein,RBP）是视黄醇（维生素 A）转运蛋白,由肝细胞合成。RBP 广泛存在于人体血液、尿液及体液中,游离的 RBP 由肾小球滤出,大部分由近端小管上皮细胞重吸收,并被分解成氨基酸供体内合成利用,仅有少量从尿中排泄。当肾小管重吸收功能障碍时,尿中 RBP 浓度升高,血清 RBP 浓度下降。因此,尿中 RBP 测定是诊断早期肾功能损伤和疗效判定的灵敏指标。

【参考值】血清 RBP 约为 45mg/L,尿液约为 (0.11±0.07)mg/L,男性高于女性,成人高于儿童。

【临床意义】尿液 RBP 升高可见于早期近端肾小管损伤。血清 RBP 升高常见于肾小球滤过功能减退、肾功能衰竭。另外,RBP 可特异地反映机体的营养状态,血清 RBP 水平是一项诊断早期营养不良的灵敏指标。

## 二、远端肾小管功能试验

（一）浓缩稀释试验

【原理】在日常饮食起居条件下,多次测定患者尿量与比密,来判断肾脏调节水液平衡方面功能的试验,称为浓缩-稀释试验（concentration-dilution test）,又称莫氏（Mosenthal）试验、昼夜尿比密试验。当肾脏发生病变,损及远曲小管和集合管时,对水分的重吸收功能减退,肾脏不能按机体对水分的需要而调节,则尿的浓缩和稀释发生改变,临床上表现为尿量与尿比密的明显异常。

【方法】试验日正常进食,每餐含水量不超过 600ml,此外不再饮水。晨 8 时排尿弃去,于 10、12、14、16、18 及 20 时,共留尿 6 次为昼尿;自 20 时以后到次晨 8 时,全部尿液为夜尿。分别测定 7 个尿液标本的尿量和比密。

【参考值】成人 24 小时尿量 1000 ~ 2000ml,昼尿量:夜尿量为 (3 ~ 4):1,夜尿量

<750ml;尿液最高比密>1.018,最高比密与最低比密之差>0.009。

【临床意义】

1. 肾源性疾病　①原发性肾小球疾病,如急性肾小球肾炎时,病变在肾小球,肾小球滤过率降低,而肾小管重吸收功能相对正常,使尿量少而比密增加。慢性肾小球肾炎病变累及肾髓质时,可出现浓缩功能障碍,表现为尿量增多,夜尿量>750ml 或 24 小时尿量>2500ml,尿液最高比密<1.018,最高比密与最低比密之差<0.009。慢性肾炎晚期则出现尿比密固定在 1.010 左右的等张尿,表明肾小管重吸收功能很差。②肾小管病变,慢性肾盂肾炎时,因肾小管损害严重,患者常先有多尿、夜尿增多和尿液比密降低,晚期可发生尿比密低而固定。急性肾盂肾炎可出现一过性肾小管功能异常。

2. 本试验亦受肾外因素的影响,如高血压肾功能失代偿期等可出现多尿、夜尿增多及尿比密降低甚或固定。

（二）3 小时尿比密试验

3 小时尿比密试验是在保持日常饮食和活动状况下,晨 8 时排空膀胱后每 3 小时收集 1 次尿,至次晨 8 时止共 8 次,计量每次尿量和比密。应以尿比密计或比密折射仪测定比密,因前已述及干化学试条法测尿比密粗糙且影响因素多,不能用于稀释-浓缩功能试验。

【参考值】成人 24 小时尿量 1000~2000ml,昼尿量（晨 8 时至晚 8 时 4 次尿量和）多于夜尿量,约（3~4）:1。至少 1 次尿比密>1.020（多为夜尿）,1 次低于 1.003。

【临床意义】3 小时尿比密试验及昼夜尿比密试验均用于诊断各种疾病对远端肾小管稀释-浓缩功能的影响,以昼夜尿比密试验多用。

（三）尿渗量及血浆渗量测定

【原理】渗量代表溶液中一种或多种溶质微粒的总数量,而与微粒的种类及性质无关。非电解质溶液的渗量与其质量摩尔浓度相同;电解质溶液,溶质电离后微粒增加,其渗量大于该物质的质量摩尔浓度。尿渗量（urine osmolality,Uosm）系指尿内全部溶质微粒总数,它可反映溶质和水的相对排泄速度。尿渗量和尿比重都能反映尿液中的溶质总浓度,与肾小管的浓缩-稀释功能密切相关,然而尿渗量不像比密那样受尿内大分子物质（葡萄糖和蛋白质等）的显著影响,故能更准确地反映肾小管的浓缩-稀释功能。

【方法】晚餐后禁水 8 小时,次晨空腹收集尿液,并采静脉血分离血清送检。用冰点渗透压计算,其原理为:1 渗量的溶质可使 1kg 水的冰点下降 1.86℃,冰点下降的程度与溶质的渗量成正比。渗量=所测溶液冰点的下降度（℃）/1.86。测定尿渗量和血浆渗量（plasma osmolality,Posm）,其结果以毫渗量（mOsm/kg $H_2O$）表示。如:某人血浆冰点为-0.553℃,其渗量为 0.553/1.86=0.297 渗量（297 毫渗量）。

【参考值】

成人:尿渗量 600~1000mOsm/kg $H_2O$,24 小时内范围 40~1400mOsm/kg $H_2O$;

血浆渗量 300mOsm/kg $H_2O$,24 小时内范围 275~305mOsm/kg $H_2O$;

尿渗量与血浆渗量之比约为（3~4.5）:1。

【临床意义】

1. 健康人禁水 12 小时后,尿渗量一般应>800mOsm/kg $H_2O$,尿渗量与血浆渗量比值应>3。如果尿渗量在 300mOsm/kg $H_2O$ 左右时,与血浆渗量相等,此为等张尿,表示肾脏浓缩丧失;尿渗量高于血浆渗量,此为高渗尿,表示尿已浓缩。

2. 慢性肾炎、肾盂肾炎、多囊肾、阻塞性肾病等均可出现肾间质损害,累及远端肾小管,使浓缩功能障碍,尿渗量减低,尿渗量/血浆渗量比值显著降低。

## 第三节 血清尿酸与血浆二氧化碳结合力测定

### 一、血清尿酸测定

【原理】 尿酸(uric acid,UA)为核蛋白和核酸中嘌呤的代谢产物,既可来自体内,亦可来自食物中嘌呤的分解代谢。食物中的核酸分解生成嘌呤(约占20%),体内组织中的核酸分解生成嘌呤核苷(约占80%)。肝脏是尿酸的主要生成场所,除小部分尿酸可在肝脏进一步分解或随胆汁排泄外,剩余的均从肾排泄。尿酸可自由透过肾小球,亦可经肾小管排泌,但进入原尿的尿酸90%左右在肾小管重吸收回到血液中。因此,血尿酸浓度受肾小球滤过功能和肾小管重吸收功能的影响。

【参考值】 成人尿酸酶偶联法:男性150~416μmol/L;女性89~357μmol/L。

【临床意义】 若能严格禁食含嘌呤丰富食物3天,排除外源性尿酸干扰再采血,血尿酸水平改变较有意义。

1. 血尿酸浓度升高 ①肾小球滤过功能损伤:因上述尿酸肾排泄特点,其在反映早期肾小球滤过功能损伤上较血Cr和血尿素灵敏。②体内尿酸生成异常增多:常见于遗传性酶缺陷所致的原发性痛风,以及多种血液病、恶性肿瘤等因细胞大量破坏所致的继发性痛风。此外亦见于长期使用利尿剂及抗结核药吡嗪酰胺、慢性铅中毒、长期禁食者。

2. 血尿酸浓度降低 ①各种原因致肾小管重吸收尿酸功能损害、尿中大量丢失。②肝功能严重损害尿酸生成减少,如Fanconi综合征、急性重型肝炎、肝豆状核变性等。③慢性镉中毒、使用磺胺及大剂量糖皮质激素、参与尿酸生成的黄嘌呤氧化酶、嘌呤核苷酸化酶先天性缺陷等。

### 二、血浆二氧化碳结合力测定

【原理】 血浆二氧化碳结合力(carbon dioxide combining power,$CO_2CP$)是静脉血分离血浆后与$CO_2$分压为40mmHg、$O_2$分压为100mmHg的健康人肺泡气平衡后,测得的血浆中$HCO_3^-$所含$CO_2$的量。它间接反映了$NaHCO_3$的浓度,受代谢和呼吸两方面因素的影响。

【参考值】 成人血浆23~29mmol/L。

【临床意义】

1. $CO_2CP$降低 提示体内碱储备不足。见于代谢性酸中毒和呼吸性碱中毒。

(1) 代谢性酸中毒:代谢性酸中毒时,因$H^+$增加,血中$NaHCO_3$与$H^+$中和后$HCO_3^-$减少(原发性减少),故血中结合状态的$CO_2$减少,即$CO_2CP$降低。常见于:①酸性代谢产物排泄减少,如各种原因所致的急、慢性肾功能不全时,因为肾小球滤过功能障碍,肾小管排泄 $H^+$ 及重吸收 $HCO_3^-$ 障碍,使钠丢失过多而导致酸中毒;②酸性产物生成过多,如糖尿病酮症酸中毒、饥饿性酮中毒、休克所致的乳酸中毒;③碱离子损失过多,如剧烈腹泻、肠瘘等丢失大量碱性肠液。

在代谢性酸中毒时,若 $CO_2CP$ 降到 $18\sim22mmol/L$,表示轻度酸中毒;$13.47\sim18mmol/L$,为中度酸中毒;$4.49\sim13.47mmol/L$ 为重度酸中毒;$<4.49mmol/L$ 为极度酸中毒。

(2) 呼吸性碱中毒:各种原因引起呼吸加深加快,通气、换气过度,排出的 $CO_2$ 过多,使血中 $CO_2$、$H_2CO_3$ 降低,血中 $HCO_3^-$ 减少(继发性减少)所致。见于脑炎、支气管哮喘、癔症等。

2. $CO_2CP$ 增高 提示体内碱储备增多,见于呼吸性酸中毒及代谢性碱中毒。

(1) 呼吸性酸中毒:由各种原因所致的肺通气功能障碍使血中 $CO_2$ 潴留、$H_2CO_3$ 增多,血中 $HCO_3^-$ 增多(继发性增多)引起。常见于慢性肺源性心脏病、慢性阻塞性肺气肿、广泛肺纤维化等疾病。

(2) 代谢性碱中毒:为原发性 $HCO_3^-$ 增多。常见于:①急性胃炎、幽门梗阻、妊娠反应等所致的剧烈而频繁的呕吐,胃酸大量丢失,导致代谢性碱中毒;②应用排钾利尿剂、激素等导致低 $K^+$、低 $Cl^-$ 性碱中毒;③碳酸氢盐等碱性药物摄入过多。上述情况导致体内 $NaHCO_3$ 增加,故结合状态的 $CO_2$ 增加,$CO_2CP$ 增高。

## 第四节 肾功能试验的评价与项目选择

正常肾脏具有强大储备能力,当肾病变早期,肾损害轻微时,各项实验室检查仍可正常。因此,肾功能检查的结果与肾脏的病理损害并不一定成正比。同时,肾外因素如心功能不全、休克、水肿、输尿管梗阻、药物等亦可影响肾脏功能。故在评价结果时不能依赖某一项肾功能试验,应结合临床及相关资料(尿液、放射、超声、同位素等检查),进行全面综合分析,才能做出正确的判断。以下可作为肾功能试验选择的参考:

### 一、常规检查或健康体检

可选用尿自动分析仪试条所包括项目的尿一般检查。对于怀疑或已确诊的泌尿系统疾病者,应进行尿沉渣检查,以避免漏诊和准确了解病变程度。

### 二、全身性疾病所致的肾损害

已确诊患有糖尿病、高血压、系统性红斑狼疮等可导致肾脏病变的全身性疾病者,为尽早发现肾损害,宜选择和应用较灵敏的尿白蛋白,$\alpha_1$-MG 及 $\beta_2$-MG 等。

### 三、评价肾功能

为了解肾脏病变的严重程度及肾功能状况,应分别选择和应用肾小球功能试验、肾小管功能试验或肾小球-肾小管功能组合试验。

1. 主要累及肾小球,亦可能累及近端肾小管的肾小球肾炎、肾病综合征等,可在 Ccr、血肌酐、尿素和尿 $\alpha_1$-MG、$\beta_2$-MG 等肾小球滤过功能和近端肾小管功能检测项目中选择。必须注意,在反映肾小球滤过功能上,血肌酐、尿酸、尿素只在中晚期肾脏疾病或肾有较严重损害时才有意义。

2. 为了解肾盂肾炎、间质性肾炎、全身性疾病和药物(毒物)所致肾小管病变时,

可考虑选用 $\alpha_1$-MG、$\beta_2$-MG 及肾小管的稀释-浓缩功能试验。检测肾移植后排斥反应，应动态观察上述指标的变化。

3. 急性肾功能衰竭时，应动态监测尿渗量和有关肾小球滤过功能试验；慢性肾功能衰竭时，除尿常规检查外，可考虑选用肾小球和肾小管功能的组合试验。

### 学习小结

1. 学习内容

2. 学习方法

在熟悉肾小球、肾小管的基本生理功能的前提下，掌握肾小球滤过功能检查，肾小管的分泌及重吸收功能检查；从全身酸碱平衡的角度，学习肾脏对酸碱平衡的调节作用及其病理变化。

（黄宪章）

### 复习思考题

1. 如何选择肾功能检查项目？
2. 怎样分析肾功能检查项目结果？
3. 常见的 eGFR 公式的优缺点？

# 第四十二章

# 临床常用生物化学检查

> **学习目的**
>
> 通过本章学习,掌握临床常用生化检查项目的诊断原理及临床意义,为临床实践中血糖、血脂、电解质、维生素及微量元素等代谢紊乱疾病及胰腺、心脏等疾病的诊断与评估打下基础。
>
> **学习要点**
>
> 临床常用生化检查项目的诊断原理、参考值及临床意义。

## 第一节 糖代谢检查

### 一、血液葡萄糖测定

【原理】血葡萄糖在机体糖代谢中起着重要枢纽作用。正常情况下,血糖水平相当恒定,这是进入与移出血液的葡萄糖平衡的结果。血糖的来源包括肠道吸收、肝糖原分解或肝内糖异生等;血糖的去路则为周围各组织以及肝脏的摄取利用。肝脏是调节糖代谢的重要器官,胰岛素是体内唯一的降低血糖的激素,也是唯一同时促进糖原、脂肪、蛋白质合成的激素。胰高血糖素、糖皮质激素、肾上腺素、甲状腺激素、生长激素等是升高血糖的激素。由于血糖易受肝脏功能、内分泌激素、神经因素、抗凝剂、饮食等因素的影响,为真实反映机体糖代谢状况,通常测定空腹血葡萄糖(fasting blood glucose,FBG)。不同的检测方法,其结果也不尽相同。

【参考值】成人血浆(清)FBG 3.9 ~ 6.1mmol/L(70 ~ 110mg/dl)。

【临床意义】血糖检查是目前诊断糖尿病(DM)的主要依据之一,也是判断糖尿病病情和控制程度的主要指标之一。

1. 生理性变化 血糖升高见于餐后 1 ~ 2 小时、高糖饮食、剧烈运动及情绪激动等,常为一过性;血糖降低见于饥饿、长期剧烈运动、妊娠期等。

2. 病理性变化

(1) FBG 升高:FBG 增高而有未达到诊断糖尿病标准时,称为空腹血糖过高(IFG);FBG 增高超过 7.0mmol/L 时称为高糖血症(hyperglycemia)。根据 FBG 水平将高糖血症分为3度:FBG 7.0~8.4mmol/L为轻度增高;FBG 8.4~10.1mmol/L为中度增高;FBG大于10.1mmol/L为重度增高。高血糖主要见于:①糖尿病:为引起血糖升高的最常见原因,由胰岛素相对或绝对减少引起。餐后8小时血浆葡萄糖大于7.0mmol/L,可诊断为糖尿病。②其他内分泌疾病:如甲状腺功能亢进症、嗜铬细胞瘤、垂体前叶嗜酸性细胞腺瘤(巨人症或肢端肥大症)、肾上腺皮质功能亢进等。③应激性高血糖:如颅内高压、颅脑外伤、中枢神经系统感染、心肌梗死、大面积烧伤、急性脑血管病等。④肝源性高血糖:见于严重肝损害,葡萄糖不能转化为肝糖原储存,出现餐后高血糖。⑤药物影响:如噻嗪类利尿剂、口服避孕药、泼尼松等。⑥其他:如应用噻嗪类利尿剂、妊娠呕吐、脱水、缺氧、麻醉等。当血糖升高超过肾糖阈值即可出现尿糖阳性。

(2)FBG降低:FBG < 2.8mmol/L称低糖血症(hypoglycemia),当FBG < 1.7mmol/L时,可出现低血糖性昏迷。低血糖主要见于:①胰岛素增多性疾病:如胰岛细胞瘤或腺癌、胰岛素注射过量等。②缺乏抗胰岛素的激素:如生长激素、甲状腺激素、肾上腺皮质激素等。③肝糖原贮存缺乏的疾病:如急性重型肝炎、急性肝炎、肝癌、有机磷中毒及慢性心力衰竭所致的肝淤血等均可出现自发性低血糖。④急性酒精中毒时抑制糖原异生、胃大部切除术后营养障碍等。⑤非降糖药物影响:如磺胺类药物、水杨酸、吲哚美辛等。⑥特发性低血糖。糖尿病及其他高血糖的诊断标准见表42-1。

表42-1 糖尿病及其他高血糖的诊断标准(mmol/L)

| 疾病或状态 | | 静脉血浆 | 静脉全血 | 毛细血管全血 |
|---|---|---|---|---|
| DM | 空腹 | ≥7.0 | ≥6.1 | ≥6.1 |
| | 服糖2小时 | ≥11.1 | ≥10.0 | ≥11.1 |
| IGT | 空腹 | <7.0 | <6.1 | <6.1 |
| | 服糖2小时 | 7.8~11.1 | 6.7~10.0 | 7.8~11.1 |
| IFG | 空腹 | 6.1~7.0 | 5.6~6.1 | 5.6~6.1 |
| | 服糖2小时 | <7.8 | <6.7 | <7.8 |

注:临床上常用静脉血清测定葡萄糖;IGT:糖耐量减低。

## 二、口服葡萄糖耐量试验

【原理】正常人口服或注射一定量葡萄糖后血糖暂时升高,并刺激胰岛素的分泌增多,促使大量葡萄糖合成糖原加以贮存,在短时间内血糖即可降至空腹水平,此现象称为耐糖现象。糖代谢紊乱时,口服或注射一定量葡萄糖则血糖急剧升高(或升高不明显),但在短时间内不能降至原来的水平者,称为耐糖异常或糖耐量降低。口服葡萄糖耐量试验(oral glucose tolerance test,OGTT)常用于了解和观察糖代谢功能是否健全,主要用于诊断症状不明显或血糖升高不明显的可疑糖尿病。对糖尿病的诊断有重要意义。OGTT的适应证见表42-2。

表 42-2 OGTT 的适应证

| OGTT 的适应证 |
| --- |
| ①无糖尿病症状,随机血糖或 FBG 异常,以及有一过性或持续性糖尿病者 |
| ②无糖尿病症状,但有明显的糖尿病家族史 |
| ③有糖尿病症状,但 FBG 未达到诊断标准者 |
| ④妊娠期、甲状腺功能亢进症、肝脏疾病时出现糖尿病 |
| ⑤分娩巨大胎儿或有巨大胎儿史的妇女 |
| ⑥原因不明的肾脏疾病或视网膜病变 |

【方法】WHO 推荐的 OGTT 规范方法为:停用影响糖代谢药物,并在受试前 3 天正常进饮食和活动的非妊娠者,第 4 日晨空腹负载葡萄糖 75g(儿童按 1.75g/kg 体重计算,总量不超过 75g),溶于 300ml 水中 5 分钟内饮完。分别在负载葡萄糖前、负载后 0.5、1、1.5 和 2 小时采血测定血浆葡萄糖浓度。

【参考值】

口服法:FBG 3.9 ~ 6.1mmol/L;负载后 0.5 ~ 1 小时血糖上升达高峰,一般在 7.8 ~ 9.0mmol/L,峰值应<11.1mmol/L;2 小时≤7.8mmol/L;服糖后 3 小时后降至空腹水平。各次尿糖均为阴性。

【临床意义】OGTT 是一种葡萄糖负荷试验,用于了解机体对葡萄糖代谢的调节能力,是糖尿病和低血糖症的重要诊断性试验。临床上主要用于诊断糖尿病、判断糖耐量异常(IGT)、鉴别尿糖和低糖血症,OGTT 还可用于胰岛素和 C-肽释放试验。

1. 糖尿病性 OGTT

(1) 具有糖尿病症状,FPG≥7.0mmol/L;

(2) OGTT2 小时血糖浓度≥11.1mmol/L;

(3) 具有临床症状,随机血糖≥11.1mmol/L,且伴有尿糖阳性者。

2. 判断 IGT FPG<7.0mmol/L,2 小时血糖浓度在 7.8 ~ 11.1mmol/L,且血糖到达高峰的时间延长至 1 小时后,血糖恢复正常的时间延长至 2 ~ 3 小时以后,同时伴有尿糖阳性者为 IGT。多见于 2 型糖尿病、肥胖症等。妊娠期糖尿病患者,甲状腺功能亢进症、分娩后 6 周进行 OGTT,多表现为 IGT。

3. 其他 甲状腺功能亢进症、嗜铬细胞瘤、垂体前叶功能亢进或肾上腺皮质功能亢进等病时,因体内升高血糖的激素水平含量增高,常显示 OGTT 减低,尿糖亦为阳性;肝源性低血糖的患者,FBG 低于正常,糖负载后血糖水平超过正常,2 小时后仍不能降至正常水平,尿糖阳性;胰岛 B 细胞瘤的患者,FBG 水平降低,糖负载后血糖上升不明显,2 小时后仍处于低水平,显示 OGTT 增高;功能性低血糖的患者,FBG 正常,糖负载后血糖高峰亦正常,但糖负载后 2 ~ 3 小时左右出现低血糖反应。

## 三、糖化血红蛋白检测

【原理】糖化血红蛋白(glycosylated hemoglobin,GHb)主要指血红蛋白 $A_1$(HbA$_1$)中的 HbA$_{1c}$,是血红蛋白(Hb)生成后以其 β 链末端氨基酸与葡萄糖类进行缩合反应而形成的酮氨化合物中含量最高的一种,其反应速度主要取决于血糖浓度及血糖与 Hb 的接触时间。由于糖化过程非常缓慢,且一旦形成不再解离,故 GHb 不受血糖浓度暂时波动的影响。GHb 水平与血糖浓度、高血糖持续时间成正比,反映测定前 1~2 个月的血糖水平,是糖尿病诊断和监控的重要指标。对高血糖特别是血糖和尿糖波动较大的患者,有独特的诊断意义。

【参考值】

$GHbA_1$:5.0% ~ 8.0%;

$GHbA_{1c}$:4.0% ~ 6.0%。

【临床意义】

1. 评价糖尿病控制程度　$GHbA_1$ 或 $GHbA_{1c}$ 值增高提示近 2~3 个月的血糖控制不良,$GHbA_1$ 愈高,血糖水平愈高,病情愈重。故 $GHbA_1$ 的水平可作为糖尿病长期控制程度的监测指标。

2. 筛查糖尿病　$GHbA_1$<8%,可排除糖尿病;$GHbA_1$>9%,预测糖尿病的准确性为 78%,灵敏度为 68%,特异性为 94%;$GHbA_1$>10%,预测糖尿病的准确性为 89%,灵敏度为 48%,特异性为 99%。

3. 预测心脑血管并发症　由于 $GHbA_1$ 与氧的亲和力强,可导致组织缺氧,故长期 $GHbA_1$ 增高,可引起组织缺氧而发生心脑血管并发症。

4. GHb 对区别糖尿病性高血糖和应激性高血糖有价值。糖尿病性高血糖的 GHb 水平多增高,应激性高血糖则正常。

---

**知识链接**

2010 年,美国糖尿病协会(ADA)的糖尿病诊治指南中正式采纳以 $GHbA_{1c}$≥6.5% 作为糖尿病的诊断标准之一。$GHbA_{1c}$ 水平在 5.7% ~ 6.4% 为糖尿病高危人群,预示进展至糖尿病前期阶段,患糖尿病和心血管病风险均升高。2011 年世界卫生组织(WHO)也推荐 $GHbA_{1c}$≥6.5% 作为糖尿病的诊断切点。

---

### 四、糖化白蛋白检测

【原理】糖化白蛋白(glycated albumin,GA)是人体葡萄糖与白蛋白发生非酶促反应的产物,由于白蛋白的半衰期为 17~19 天,所以 GA 可以反映糖尿病患者测定前 2~3 周血糖的平均水平。临床上采用糖化血白蛋白与白蛋白的百分比来表示 GA 的水平,去除了血清白蛋白水平对检测结果的影响,因此,较糖化血白蛋白(glycosylated serum protein,GSP)更精确。

【参考值】10.8% ~ 17.1%。

【临床意义】虽然 GA 可以反映糖尿病患者测定前 2~3 周血糖的平均水平,但对于 $HbA_{1c}$ 来说,GA 反映血糖控制水平的时间较短,且目前尚缺乏有关 GA 与糖尿病慢性并发症的大样本、前瞻性研究。另外,GA 受白蛋白的更新速度、体重指数(BMI)和甲状腺激素等的影响。因此,临床上对于长期血糖控制水平的检测,应谨慎使用 GA。

1. 评价短期糖代谢控制情况　因白蛋白在体内的半衰期较短,且白蛋白与血糖的结合速度比血红蛋白快。所以,GA 对短期内血糖变化比 $HbA_{1c}$ 灵敏,是评价短期糖代谢控制情况的良好指标,尤其是对于糖尿病患者治疗方案调整后的疗效评价,GA 可能比 $HbA_{1c}$ 更具有临床参考价值。

2. 辅助鉴别应激性高血糖　急性应激反应如外伤、感染以及急性心脑血管事件等也可出现高血糖,但难以与糖尿病鉴别。GA 和 $HbA_{1c}$ 联合测定有助于判断高血糖的持续时间,可作为既往是否患有糖尿病的辅助检测方法,从而客观评价糖代谢紊乱发生的时间及严重程度,进而进一步指导诊断与治疗。

3. 筛检糖尿病　与 $HbA_{1c}$ 相似,GA 同样适用于糖尿病的筛检,GA ≥17.1% 可以筛检出大部分未经诊断的糖尿病,同时检测空腹血糖和 GA 可以提高糖尿病筛检率。GA 异常是提示糖尿病高危人群需进行 OGTT 检查的重要指征,尤其对于空腹血糖正常者的意义可能更为明显。但是,GA 能否作为糖尿病筛检指标仍需要进一步研究。

## 五、胰岛素和 C-肽测定

【原理】胰岛素(insulin)是胰岛 B 细胞合成的胰岛素原分泌入血液中,经肽酶水解下 C-端 31 肽(C-肽)而成。血中胰岛素迅速在肝中降解(易受肝功能影响),半衰期 5~10 分钟。血中 C-肽与胰岛素等摩尔生成,但其半衰期为 35 分钟,血浓度为胰岛素的数倍,便于检测,且受肝功能影响小,能较准确地反映胰岛素的合成与分泌状况。

【参考值】
空腹胰岛素:10~20mU/L;
空腹血清 C-肽:0.3~1.3nmol/L。

【临床意义】血清胰岛素、C-肽水平测定主要用于糖尿病的分型诊断及低血糖的诊断与鉴别诊断。且 C-肽可以真实反映实际胰岛素水平,故也可以指导临床治疗中胰岛素用量的调整。

1. 糖尿病的诊断和治疗指导　1 型糖尿病患者血清胰岛素、C-肽浓度及显著降低,葡萄糖负载后比空腹时更为下降(胰岛 B 细胞严重损害),是使用胰岛素的指征。2 型糖尿病患者血清胰岛素和 C-肽浓度可正常或反而升高,葡萄糖负载后比空腹时略为下降,提示胰岛 B 细胞功能仍存在,可不使用胰岛素。

2. 低糖血症的鉴别诊断　血清胰岛素和 C-肽浓度显著升高,见于胰岛 B 细胞瘤;因注射胰岛素所致的低糖血症,仅胰岛素升高而 C-肽正常或降低。

# 第二节　脂代谢检测

血脂是血浆中脂质的总称,主要有总胆固醇、甘油三酯、磷脂、游离脂肪酸等。脂质不易溶于水,血浆脂质均以脂蛋白(lipoprotein,Lp)的形式存在并运转。脂蛋白中的蛋白质称载脂蛋白(apolipoprotein,Apo)。LP 用密度梯度离心分为:乳糜微粒(chylomicron,CM)、极低密度脂蛋白(very low density lipoprotein,VLDL)、低密度脂蛋白(low density lipoprotein,LDL)和高密度脂蛋白(high density lipoprotein,HDL)。乳糜微粒(CM)是最大的脂蛋白,CM 含脂质多达 98%~99%,蛋白质仅 0.5%~2%,其密度最低;而 HDL 则含蛋白质最多,达 50%。Apo 目前已发现且结构清楚的有 A、B、C、D、E、F、G、H、J 及(a)等十几大类。各种 Lp 及 Apo 又可分为若干亚型,其中脂蛋白(a)[lipoprotein(a),LP(a)]是一种密度介于 LDL 和 HDL 之间的脂蛋白,为动脉粥样硬化的独立危险因素。

## 一、血清总胆固醇和胆固醇酯测定

【原理】总胆固醇(total cholesterol,TC)包括游离胆固醇(free cholesterol,FC)和

胆固醇酯(cholesterol esterase,CE),前者占 25% ~40%,后者占 60% ~75%。TC 约 3/4 存在于 LDL 中,LDL 将胆固醇从肝向末梢组织转运,而 HDL 则将其由末梢组织逆向肝转运。CE 由胆固醇与脂肪酸在肝脏中合成。血液中的胆固醇 10% ~20% 从食物中摄取,其余主要由肝(70% ~80%)和肾上腺等组织合成。胆固醇作为细胞膜的成分之一维持细胞的形态和功能,也是类固醇激素和维生素 D 等的前体物质。胆固醇在肝脏中转化为胆汁酸,随胆汁排入肠道。

【参考值】

TC:理想范围:<5.20mmol/L;

边缘升高:5.23 ~5.69mmol/L;

升高:>5.72mmol/L。

【临床意义】TC 水平与年龄、性别、饮食及遗传等因素有关。年龄增长,TC 水平升高,但 70 岁以后不再上升甚至有所下降,中青年期女性低于男性,女性绝经后 TC 水平较同龄男性高;长期高胆固醇、高饱和脂肪酸摄入,可造成 TC 升高。作为诊断指标,TC 既不特异,也不灵敏,只能作为某些疾病,特别是动脉粥样硬化的一种危险因素。因此,TC 常作为动脉粥样硬化的预防、发病预测、疗效观察的参考指标。

1. TC 及 FC 增高 是冠心病的危险因素之一,高 TC 者动脉硬化、冠心病的发生率较高。TC 从 3.63mmol/L(140mg/L)开始,随其水平的增加,缺血性心血管病发病危险也增高。TC 边缘升高时,其缺血性心血管病的发病危险较 TC<3.63mmol/L 者增高 50% 左右,当 TC 增至 6.62mmol/L 以上时,其缺血性心血管病的发病危险较 TC<3.63mmol/L 者增高 2 倍以上。TC 升高还见于甲状腺功能减退症、糖尿病、肾病综合征,长期高脂饮食、精神紧张或妊娠等。在胆汁淤积时,肝脏合成胆固醇能力增加,其中以 FC 为主,CE 与 FC 比例降低。

2. TC 及 CE 降低 肝细胞受损时,胆固醇酯化障碍,血中 CE 减少。在肝细胞严重损害如肝硬化、暴发性肝功能衰竭时,血中 TC 也降低。

## 二、血清甘油三酯(TG)测定

【原理】人体中贮存大量的甘油酯,其中 90% ~95% 为甘油三酯(triglyceride,TG),其主要功能是为细胞代谢提供能量。在血液中主要存在于前 β-脂蛋白和乳糜微粒中,直接参与胆固醇及胆固醇酯的合成。TG 是动脉粥样硬化的重要因素之一。食物中的脂肪被消化吸收后,形成乳糜微粒(CM)循环血液中,CM 中 80% 以上为 TG。CM 半衰期为 10 ~15 分钟,健康人进食后 12 小时血液中几乎没有 CM,TG 也就恢复到参考值。

【参考值】0.56 ~1.70mmol/L。

【临床意义】

1. TG 增高 常见于冠心病、原发性高脂血症、动脉硬化症、肥胖症、阻塞性黄疸、糖尿病、严重贫血、肾病综合征、甲状腺功能减退症以及长期饥饿或高脂饮食等。

2. TG 降低 可见于无 β-脂蛋白血症等遗传性疾病;继发的低 TG 血症见于消化道疾病(如肝病、吸收不良综合征)、内分泌疾病(如甲状腺功能亢进症、肾上腺皮质功能减退)、恶性肿瘤、恶病质及应用某些药物(如雄激素、肝素、维生素 C 等)。

### 三、血清脂蛋白及载脂蛋白测定

1. 高密度脂蛋白-胆固醇(HDL-C)测定

【原理】HDL 由肝脏和小肠合成,是血清中颗粒密度最大的一组脂蛋白、含蛋白质最多、体积最小、比重最大的脂蛋白。含脂质与蛋白质各 50%,所含脂类以磷脂为多。HDL 中的载脂蛋白以 Apo-$A_1$ 为主。HDL 有将周围组织中的胆固醇逆向转运至肝脏并转化为胆汁酸而清除的功能。因而,HDL 有抗动脉粥样硬化的作用。常规检查中,通过 HDL 中胆固醇(HDL-C)的含量间接反映 HDL 的水平。

【参考值】

$1.03 \sim 2.07$ mmol/L;合适水平 $>1.04$ mmol/L;减低 $\leq 0.91$ mmol/L。

电泳法:$30\% \sim 40\%$。

【临床意义】HDL-C 具有抗动脉粥样硬化作用,与 TG 呈负相关,也与冠心病发病呈负相关。HDL-C $\leq 0.91$ mmol/L 为明显降低,多见于心脑血管病、糖尿病、肝炎、肝硬化等。但 HDL 并非越高越好,血中 HDL-C $\geq 2.6$ mmol/L 称为高 HDL 血症。原发性高 HDL 血症见于胆固醇脂转移酶缺乏、肝酯酶活性减低等;继发于慢性肝炎、原发性胆汁性肝硬化、饮酒过量,以及应用肾上腺皮质激素、胰岛素、雄激素等药物。

2. 低密度脂蛋白-胆固醇(LDL-C)测定

【原理】LDL 是胆固醇的主要携带者,LDL 向组织及细胞内运送胆固醇,直接促进动脉粥样硬化症的形成,是动脉硬化的危险因素之一。LDL 中的载脂蛋白 95% 以上以 Apo-$B_{100}$ 为主。

【参考值】

合适水平:$\leq 3.12$ mmol/L;

边缘水平:$3.15 \sim 3.61$ mmol/L;

升高:$>3.64$ mmol/L。

【临床意义】LDL-C 与冠心病发病呈正相关,是动脉粥样硬化的潜在危险因素之一。降低见于无 β-脂蛋白血症、甲状腺功能亢进症、吸收不良综合征、恶性肿瘤、肝硬化等。

3. 载脂蛋白 $A_1$(Apo-$A_1$)测定

【原理】载脂蛋白 $A_1$(apo-lipoprotein $A_1$,Apo-$A_1$)由肝脏和小肠合成,是 HDL 的主要载脂蛋白成分(占 65% ~75%),Apo-$A_1$ 可将组织细胞内多余的胆固醇运至肝脏处理,对防止动脉硬化的发生及发展有重要意义。

【参考值】

成人血清 Apo-$A_1$:平均值 $1.40 \sim 1.45$ g/L,女性略高于男性,不同年龄变化不大,血脂正常者多在 $1.20 \sim 1.60$ g/L。

【临床意义】血清 Apo-$A_1$ 是预测冠心病的敏感指标之一,其血清水平与冠心病发病率呈负相关。即血清 Apo-$A_1$ 越低,冠心病发病率越高。

4. 载脂蛋白 B(Apo-B)测定

【原理】载脂蛋白 B(apo-lipoprotein B,Apo-B)有 Apo-$B_{100}$ 和 Apo-$B_{48}$ 两种成分。Apo-$B_{100}$ 由肝脏合成,是 LDL 和 VLDL 的主要载脂蛋白;Apo-$B_{48}$ 在空肠合成,与 CM 输送有关。临床上主要测定 Apo-$B_{100}$。

【参考值】

成人血清 Apo-B:无论性别含量均随年龄上升,70 岁以后不再上升或开始下降。

中青年人平均 0.80 ~ 0.90g/L,老年人平均 0.95 ~ 1.05g/L。

【临床意义】血清 Apo-B 水平与动脉粥样硬化、冠心病发病呈正相关,也是冠心病的危险因素,可用于评价冠心病的危险性和降脂治疗效果等,且其在预测冠心病危险性方面优于 LDL 和 CHO。

# 第三节　无机离子检测

## 一、血清钾测定

【原理】钾(potassium)是细胞内的主要阳离子,参与维持细胞新陈代谢、保持细胞静息电位、调节细胞内外的渗透压和酸碱平衡。人体内的钾 90% 来源于食物,98% 的钾在细胞内,血浆钾仅占总钾量的 0.3%。血中的钾 90% 从肾脏排出。血清钾测定实为细胞外液钾离子的测定,但体内钾离子不断地在细胞内与体液之间相互交换,以保持动态平衡。因此,血清钾浓度的高低,在一定程度上也可反映细胞内钾离子的水平。

【参考值】3.5 ~ 5.5mmol/L。

【临床意义】

1. 血清钾增高　血钾超过 5.5mmol/L 时,称为高钾血症(hyperkalemia)。见于:①肾脏排钾减少,如急、慢性肾功能不全及肾上腺皮质功能减退等。②摄入或注射大量钾盐,输入大量库存血,超过肾脏排钾能力。③严重溶血或组织损伤,红细胞或组织内的钾大量释放入细胞外液。④组织缺氧或代谢性酸中毒时大量细胞内的钾转移至细胞外液。pH 可迅速改变血钾水平,血浆 pH 降低 0.1,血钾约升高 0.6 ~ 0.8mmol/L。

2. 血清钾降低　血钾低于 3.5mmol/L 时,称为低钾血症(hypokalemia)。其中血钾在 3.0 ~ 3.5mmol/L 者为轻度低钾血症;2.5 ~ 3.0mmol/L 为中度低钾血症;< 2.5mmol/L 为重度低钾血症。低钾血症见于:①钾盐摄入不足,如长期低钾饮食、禁食或厌食等。②钾丢失过多,如严重呕吐、腹泻或胃肠减压;应用排钾利尿剂及肾上腺皮质激素;肾上腺皮质功能亢进或醛固酮增多症;某些慢性消耗性疾病(如恶性肿瘤),由于细胞分解过多,大量钾从尿液排出;代谢性碱中毒时肾脏排 $H^+$ 减少而排 $K^+$ 增多等。③钾在体内分布异常,如心功能不全、肾性水肿或大量输入无钾液体,使细胞外液稀释;大量应用胰岛素、碱中毒、家族性周期性麻痹、甲状腺功能亢进等时,钾向细胞内大量转移。

## 二、血清钠测定

【原理】钠(sodium)是血浆中的主要阳离子,44% 存在于细胞外液中,9% 存在于细胞内液中,47% 存在于骨骼中。血钠常以氯化钠的形式存在,其主要功能是维持细胞外液容量、渗透压和酸碱平衡,并具有维持肌肉、神经正常应激性的作用。

【参考值】137 ~ 145mmol/L。

【临床意义】血清钠超过 145mmol/L,并伴有血液渗透压过高者,称为高钠血症(hypernatremia)。血清钠低于 135mmol/L 称为低钠血症(hyponatremia)。

1. 血清钠增高　可因过多地输入含钠盐的溶液、肾上腺皮质功能亢进、垂体前叶肿瘤、原发性醛固酮增多症、脑外伤或急性脑血管病等所致。亦可因水分摄入不足或水分丢失过多引起。

2. 血清钠降低　见于：①钠丢失过多：如幽门梗阻、呕吐、腹泻，胃肠道、胆道、胰腺手术后造瘘、引流等胃肠道失钠；严重肾盂肾炎、肾小管严重损害、肾上腺皮质功能不全、糖尿病及应用利尿剂治疗等导致尿钠排出增多；大量出汗、大面积烧伤及创伤等皮肤失钠。②细胞外液稀释：主要是水钠潴留，但水多于钠。见于：肝硬化失代偿期、急性或慢性肾功能不全少尿期；尿崩症、剧烈疼痛、肾上腺皮质功能减退等引起的抗利尿激素分泌过多等；高血糖或使用甘露醇时，细胞外液高渗，而使细胞内液外渗引起的血钠减低。③消耗性低钠：在肺结核、肿瘤、肝硬化等慢性疾病时，细胞内蛋白质分解消耗，细胞内液渗透压降低，细胞内水分外渗，导致血钠降低。

### 三、血清氯化物测定

【原理】氯(chloride)是细胞外液中的主要阴离子，血浆中的氯化物主要是氯化钠。机体通过膳食及食盐的形式摄入氯化钠，氯主要经肾随尿液排出。氯化物的主要功能包括：①调节机体的酸碱平衡、渗透压及水电解质平衡；②参与胃液中胃酸的生成等。

【参考值】96～105mmol/L。

【临床意义】

1. 血清氯化物降低　血清氯含量低于95mmol/L，称为低氯血症(hypochloremia)，临床多见。血清氯离子变化与钠离子基本呈平行关系，低钠血症常伴低氯血症。但当大量损失胃液时，才以失氯为主而失钠很少；若大量丢失肠液时，则失钠甚多而失氯较少。低氯血症还见于大量出汗、长期应用利尿剂等引起氯离子丢失过多、慢性肾上腺皮质功能减退、肾功能不全及重症糖尿病等导致的排尿过多而丢失大量氯化物。

2. 血清氯化物增高　血清氯含量高于105mmol/L，称为高氯血症(hyperchloremia)。见于过量补充 $NaCl$、$CaCl_2$、$NH_4Cl$ 溶液，高钠血症性脱水，肾功能不全，尿路梗阻或心力衰竭等所致的肾脏排氯减少，高血氯性代谢性酸中毒，过度换气所致的呼吸性碱中毒等。

### 四、血清钙测定

【原理】钙(calcium)在成人体内总含量约1000～1200g，人体中的钙99%存在于骨骼中，血钙含量不及总钙的1%。血钙有扩散钙与非扩散钙两部分，非扩散钙与蛋白质结合，扩散钙为离子钙。血钙主要存在于血清中，作用有：①降低毛细血管及细胞膜的通透性、降低神经肌肉的兴奋性；②维持心肌传导系统的兴奋性和节律性；③参与肌肉收缩及神经传导；④参与凝血等重要作用；⑤激活磷酸化酶和酯酶；⑥参与离子跨膜转移。钙的吸收主要在酸度较高的十二指肠和空肠上段。决定钙吸收的主要因素是维生素 D 和机体对钙的需要量；甲状旁腺素通过加强肾对维生素 D 的羟化，使 25 (OH)$D_3$ 转化为活性的 1, 25 (OH)$_2D_3$，也可促进肠道钙的吸收。钙主要随粪便(70%～90%)和尿液(10%～30%)排出体外。

【参考值】
总钙：2.25～2.58mmol/L；
离子钙：1.10～1.34mmol/L。

【临床意义】

1. 血清钙降低　血清总钙低于 2.25mmol/L,称为低血钙症(hypocalcemia),临床较多见。常见于:①钙摄入不足和吸收不良:如长期低钙饮食、腹泻、阻塞性黄疸(脂溶性的维生素 D 吸收减少)等;②成骨作用增加:如甲状旁腺功能减退等;③钙吸收障碍:如维生素 D 缺乏,使钙吸收障碍,血清钙磷均偏低;④重型急性胰腺炎:脂肪酸与钙结合成钙皂;⑤妊娠后期及哺乳期需要钙量增加,若补充不足时,使血钙减低;⑥肾脏疾病:如慢性肾炎累及肾小管时影响钙的回吸收,血磷升高而血清钙降低;⑦代谢性碱中毒时游离钙减少;⑧血清白蛋白减少使非扩散钙减少而致血清钙降低,但扩散钙可正常或只轻微降低,故此时临床上可无低血钙症状。

2. 血清钙增高　血清总钙超过 2.58mmol/L,称为高血钙症(hypercalcemia)。可见于:①摄入钙过多及静脉用钙过量;②溶骨作用增强,如甲状旁腺功能亢进症、多发性骨髓瘤、骨转移癌以及骨折后和肢体麻痹引起的急性骨萎缩等,促进骨盐溶解或引起骨质破坏、骨钙释放、血钙升高;③大量应用维生素 D 治疗可使肠钙吸收增加和骨钙溶解致血钙升高;④急性肾功能不全时,钙排出减少,血钙升高。

### 五、血清无机磷测定

【原理】　人体 70% ~80% 的磷以磷酸钙的形式沉积于骨骼中,血清中的磷以无机磷和有机磷两种形式存在,血磷指血中的无机磷。食物中的磷在小肠吸收,肠内 pH 低有利于磷的吸收,而某些金属离子(如钙、镁、铁等)与磷酸结合成不溶性的磷酸盐则阻碍吸收。体内的磷以磷酸盐的形式从肾脏(60% ~80%)及肠道排出。从肾小球滤过的磷有 90% 左右被肾小管重吸收,维生素 D 促进肾小管对磷的重吸收,但甲状旁腺激素和降钙素则抑制肾小管对磷的重吸收。血中磷的生理功能包括:①以 $HPO_4^{2-}$/$H_2PO_4^-$ 为缓冲对调节酸碱平衡;②参与酶促反应和糖、脂类及氨基酸的代谢;③在保证细胞膜的结构和功能方面发挥重要作用;④是骨盐的主要成分。

【参考值】　0.97~1.61mmol/L。

【临床意义】

1. 血清无机磷降低　见于:①摄入不足或吸收障碍:如慢性酒精中毒、长期腹泻、长期静脉营养而未补磷所致的摄入不足,以及维生素 D 缺乏、长期应用含铅制剂所致的磷吸收减少;②丢失过多:如大量呕吐、腹泻、血液透析、肾小管酸中毒及应用噻嗪类利尿剂等;③转入细胞内:如使用胰岛素和葡萄糖、过度换气综合征、碱中毒、急性心肌梗死等;④其他:如甲状旁腺功能亢进症、佝偻病活动期、骨质软化症等。

2. 血清无机磷增高　见于:①磷排泄减少:如肾功能不全及甲状旁腺功能减退症时,肾脏排泄磷减少;②吸收增加:如维生素 D 中毒时,小肠磷吸收增加,肾小管对磷的重吸收增加;③磷从细胞内释出:如酸中毒、急性重型肝炎或白血病、淋巴瘤等化疗后;④多发性骨髓瘤及骨折愈合期等血磷升高。

### 六、血清镁测定

【原理】　镁(magnesium)为细胞内仅次于 $K^+$ 含量的阳离子。成人体内 50% 的镁结合在骨组织中,45% 在细胞内液,细胞外液镁离子仅占 1% 左右。血清中的镁包括 3 部分,即离子化镁(60%)、复合物镁(15%)及蛋白结合镁(25%)。镁和钙对神经-肌肉兴奋性有协同的抑制作用,血浆钙、镁降低,均可增加神经-肌肉的应激性。同时,镁是许多酶系统的激活剂(尤其是与能量代谢有关的酶,如 ATP 酶等);镁对维持心肌的正常结构、维持肌原纤维的收缩功能和心肌的电生理平衡方面有重要意义。食物是镁的主要来源,蔬菜、谷类等含镁最为丰富,食物中的镁主要在小肠吸收。肾脏是排镁的主要器官,肾小球滤过的 $Mg^{2+}$ 大部分被肾小管重吸收,约 3% ~6% 由肾脏排出。

【参考值】 0.75 ~1.02mmol/L。

【临床意义】

1. 血清镁增高 临床较少见。可因:①急、慢性肾衰竭时镁排出减少;②内分泌疾病,如甲状腺功能减退症、甲状旁腺功能减退症、Addison 病及未治疗的糖尿病酮症酸中毒等;③多发性骨髓瘤、严重脱水等;④镁剂治疗过量等。

2. 血清镁降低 常见于:①摄入不足,如长期营养不良、禁食、厌食或长期静脉营养又未注意补镁者;②经消化道丢失过多,如严重的呕吐、腹泻,持续胃肠吸引及脂肪泻,小肠切除等;③经肾排出过多,如大量使用利尿剂及肾炎多尿期,高钙血症使肾小管重吸收镁减少,甲状旁腺功能减退时肾小管重吸收减少,糖尿病、酒精中毒等亦可使镁排出增多;④血液透析及腹膜透析使镁过多丢失等。

血镁降低常伴有低钾血症,此时单纯补钾无效,必须补镁才能纠正低钾血症。

## 第四节 血清铁及其代谢物测定

体内的铁包括两部分:一是执行生理功能的铁,如血红蛋白铁(65% ~80%)、组织内铁(5%)及极少的血液中的转运铁(0.15%);另一部分为不执行生理功能的贮存铁(25%),主要以铁蛋白或含铁血黄素等形式贮存于肝、脾及骨髓等组织的单核-吞噬细胞系统内。

### 一、血清铁测定

【原理】 血清铁(serum iron,SI)含量甚微,一部分与转铁蛋白结合,另一部分呈游离状态,其含量不仅取决于血清中铁的含量,还受转铁蛋白的影响。当贮存铁较多的组织细胞变性、坏死时,细胞内贮存铁逸出,使血清铁增加。血清铁测定反映游离状态铁的含量。

【参考值】

男性:11 ~30μmol/L;

女性:9 ~27μmol/L;

儿童:9 ~22μmol/L。

【临床意义】

1. 增高 常见于溶血性贫血、再生障碍性贫血、巨幼细胞贫血及肝细胞损害(急性肝炎、中度慢性肝炎等),以及铅中毒、维生素 $B_6$ 缺乏、铜缺乏、慢性酒精中毒等铁利用降低。铁剂治疗时,血清铁亦升高。

2. 降低 见于胃次全切除、长期腹泻等铁的摄入和吸收障碍;慢性失血、慢性感染继发的贫血等。

### 二、血清总铁结合力检测

【原理】 铁吸收入血后,迅速与转铁蛋白结合进行转运或贮存。正常情况下血清铁仅能与1/3的转铁蛋白结合。每升血清中的全部转铁蛋白所能结合的最大铁量（饱和铁），称为总铁结合力（total iron binding capacity, TIBC）。

【参考值】

男性50～77μmol/L；

女性54～77μmol/L。

【临床意义】

1. 增高　见于慢性缺铁的早期，在血清铁降低之前，血清TIBC即可增高；转铁蛋白合成增加，如缺铁性贫血、妊娠后期及铁蛋白从单核-吞噬细胞系统释放增加，如急性肝炎、肝细胞坏死。

2. 降低　见于铁蛋白减少，如肝硬化、血色病；转铁蛋白丢失，如肾病综合征、脓毒血症；转铁蛋白合成不足，如遗传性转铁蛋白缺乏症；肿瘤、非缺铁性贫血、珠蛋白生成障碍性贫血、慢性感染等。

# 第五节　酶 学 检 查

酶是由活细胞产生、并能在体内外起催化作用的特殊蛋白质，是一种高效、特异的生物催化剂。人体内已知的酶有1000多种，参与物质代谢、能量转化、生长发育、神经传导、免疫调节等过程。血中酶的浓度升高见于：①组织细胞受损时，细胞内的酶便逸出至血中；②酶排出受阻而反流入血中；③细胞功能活跃或亢进，使酶的合成增加。相反，细胞功能低下酶合成减少，使用酶抑制剂，遗传性酶缺陷等原因，致血中相应酶的浓度减低。不同器官或组织所含的酶种类不同，同一种酶在不同器官或组织的含量也不同。据此，可作为诊断某一器官或组织损害的敏感指标。

## 一、肝脏疾病常用血清酶检测

详见第四十章肝脏病常用实验室检查。

## 二、胰腺疾病常用酶检测

1. 淀粉酶检测

【原理】　淀粉酶（amylase, AMS/AMY）主要来自胰腺和腮腺。可催化淀粉及糖原水解。胰腺含AMS最多，其次为唾液腺，另外AMS还见于卵巢、肺、睾丸、横纹肌和脂肪组织。肝脏中很少甚至没有AMS。根据AMS的来源不同可分为胰型同工酶（P-AMS）和唾液型同工酶（S-AMS），两者有97%的同源性。AMS主要由胰腺和唾液腺分泌并排入消化道，正常血中淀粉酶含量较低，当胰腺疾病时，淀粉酶可直接从胰腺的血管、淋巴管溢出胰体后经腹膜吸收入血液循环，而使血中淀粉酶增高。AMS半衰期很短，约2小时，故病变时血清AMS持续时间很短。AMS的分子量约为45000，易通过肾小球滤过而排出。

淀粉酶检测的适应证：①急性胰腺炎的监测和排除（出现上腹部疼痛）。②慢性（复发性）胰腺炎。③胰管阻塞。④腹部不适、外科手术、厌食和食欲过盛等。⑤逆行胆胰管造影（ERCP）后的随访。⑥腮腺炎（流行性、乙醇中毒性）。

【参考值】

血液AMS：600～1200 Somgyi U/L，30～220SI U/L；

尿液AMS：<5000 Somgyi U/24h，6.5～48. SI U/h。

【临床意义】血液和尿液 AMS 变化可用于急性胰腺炎的诊断和急腹症的鉴别诊断。由于 AMS 半衰期短(约 2 小时),胰腺或腮腺发生病变时,血液 AMS 增高早,持续时间短;而尿液 AMS 增高晚,持续时间长。但是,临床上以血液 AMS 变化为主要诊断依据,尿液 AMS 变化仅为参考。

AMS 活性增高主要见于:

(1) 急性胰腺炎:发病后 6～12 小时血清 AMS 开始升高(亦有 12 小时后升高者),12～72 小时达高峰,3～5 天后恢复正常。如持续升高达数周,常提示胰腺炎有反复或有并发症发生。尿 AMS 于起病后 12～24 小时开始升高,此时由于肾脏对 AMS 的清除率大为增强,因而尿中 AMS 活性可高于血清中的 1 倍以上,所以在急性胰腺炎后期测定尿 AMS 更有价值。多数患者尿 AMS 在 3～10 天后恢复到正常。但当胰腺广泛坏死时,AMS 不再大量进入血中,血、尿 AMS 均可不增高。急性胰腺炎而伴有肾功能不全时,AMS 排泄受阻,尿 AMS 也可不升高。

(2) 其他:慢性胰腺炎时,血、尿 AMS 活性一般不增高,但如有急性发作则可有中等程度增高。其他原因所致的胰管受阻如胆囊炎、胆石症、胰腺癌、胰腺外伤,以及流行性腮腺炎和胃肠穿孔等,血、尿 AMS 亦可升高,但增高程度不及急性胰腺炎明显。

AMS 减低主要见于:

(1) 慢性胰腺炎:AMS 减低多由于胰腺组织严重破坏,导致胰腺分泌功能障碍所致。

(2) 胰腺癌:AMS 减低多由于肿瘤压迫时间过久,腺体组织纤维化,导致分泌功能减低所致。

(3) 其他:①肾衰竭晚期,肾脏排泄 AMS 减少,尿液 AMS 可减低。②巨淀粉酶血症尿液 AMS 减低。

2. 脂肪酶测定

【原理】脂肪酶(lipase,LPS/LIP)可水解长链脂肪酸甘油酯,主要由胰腺分泌而入消化道。正常血液中,LPS 含量很少,且易被肾脏清除。当胰腺分泌亢进、胰腺受损或胰管梗阻时,LPS 可大量释放入血中,致使血清 LPS 水平升高。脂肪酶检测的适应证:①急性胰腺炎的监测和排除(出现上腹部疼痛)。②慢性(复发性)胰腺炎。③胰管阻塞。④腹部疾病累及胰腺的检查。

【参考值】

比色法<79U/L;

滴度法<1500U/L。

【临床意义】LPS 主要用于急性胰腺炎的诊断和急腹症的鉴别诊断:①急性胰腺炎发病 4～8 小时内,血清 LPS 增高,24 小时达高峰,但与 AMS 比较升高较晚而持续时间长(10～15 天),故对急性胰腺炎后期诊断意义更大;血清 LPS 组织来源比 AMS 少,故对急性胰腺炎诊断的特异性优于 AMS,两者同时测定可使敏感性达 95%。②非胰腺炎的急腹症患者,其血清 AMS 升高而 LPS 正常。③慢性胰腺炎、空腹脏器穿孔、肠梗阻、腹膜炎,以及胆总管结石、胆总管癌、十二指肠溃疡患者血清 LPS 也可增高。④胰腺癌或胰腺结石所致的胰腺导管阻塞时,LPS 活性可减低。LPS 减低的程度与梗阻部位、梗阻程度和剩余胰腺组织的功能有关。LPS 活性减低也可见于胰腺囊性纤维化。

### 三、心肌损伤常用酶检测

（一）血清肌酸激酶测定

【原理】肌酸激酶（creatine kinase,CK）主要存在于骨骼肌、心肌,其次存在于脑、平滑肌等细胞的胞质和线粒体中,能可逆性地催化肌酸和 ATP 生成磷酸肌酸和 ADP 的反应,$Mg^{2+}$ 是 CK 的激活剂。正常人血清中 CK 含量甚微,当上述组织受损时,血液中的 CK 含量可明显增高。

【参考值】

酶偶联法:37℃时,男性 38~174U/L;女性 26~140U/L;

肌酸显色法:男性 15~163U/L,女性 3~135U/L;

连续监测法:男性 37~174U/L,女性 26~140U/L。

【临床意义】CK 水平受性别、年龄、种族和生理状态的影响。①男性肌肉容量大,CK 活性高于女性;②新生儿出生时由于骨骼肌损伤和暂时性乏氧,可使 CK 升高;③黑人 CK 约为白人的 1.5 倍;④运动后可导致 CK 明显增高,且运动越激烈、时间越长,CK 升高越明显。

1. 心脏疾患　①急性心肌梗死(AMI):发病后 3~8 小时开始增高,10~36 小时达高峰(可高达正常上限的 10~12 倍),72~96 小时后恢复正常,是 AMI 早期诊断的敏感指标之一,但诊断时应注意 CK 的时效性。在 AMI 病程中,如 CK 再次升高,往往说明心肌再次梗死。②病毒性心肌炎、心脏创伤(心脏手术、心导管等):CK 活性也明显升高。

2. 心肌炎和肌肉疾病　心肌炎时 CK 明显升高。各种肌肉疾病,如多发性肌炎、横纹肌溶解症、进行性肌营养不良等 CK 明显增高。

3. 溶栓治疗　AMI 溶栓治疗后出现再灌注情况可导致 CK 升高,使峰值提前。因此,CK 水平有助于判断溶栓后的再灌注情况,但不能早期判断再灌注。

4. 手术　心脏手术或非心脏手术均可导致 CK 增高,其增高的程度与肌肉损伤的程度、手术范围、手术时间有密切关系。

5. 其他　①假肥大型肌营养不良症(又称 Duchenne 肌营养不良症)患者血中,CK 极度增高,而后随病程延长逐步下降;②各种原因的骨骼肌损伤,甚至在肌内注射及心导管术、电复律等时,均可引起 CK 活性升高。

6. CK 减低　长期卧床、甲状腺功能亢进症、激素治疗等 CK 均减低。

（二）肌酸激酶同工酶测定

【原理】CK 分子含两个亚单位 M(肌型)和 B(脑型),由这两个亚单位组成三种 CK 的同工异构酶(同工酶),即:$CK_1$(CK-BB)、$CK_2$(CK-MB)、$CK_3$(CK-MM)。CK-BB 主要存在于脑、前列腺、肠和肺等组织;CK-MB 主要存在于心肌中;CK-MM 主要存在于骨骼肌和心肌中。正常人血清中以 CK-MM 为主,CK-MB 少量(<总活性5%),CK-BB 极微量。分析 CK 的不同类型,对判断血清 CK 增高的鉴别诊断有重要价值。

【参考值】

CK-MM 活性 94%~96%;

CK-MB 活性<5%;

CK-BB 极少或无。

【临床意义】

1. CK-MB 主要来源于心肌,对 AMI 诊断的特异性和敏感性均很高,病后 3~6 小时即升高,9~30小时达高峰,48~72小时恢复正常水平。与CK比较,其高峰出现早,消失较快,用其诊断发病较长时间的AMI有困难,但对再发心肌梗死的诊断有重要价值。是目前诊断AMI最佳的血清酶学指标。其他心肌损害(如心肌炎)、骨骼肌病变(如多发性肌炎、挤压综合征等),CK-MB水平亦可增高。

2. CK-MM活性升高,是骨骼肌损伤的特异指标。

3. CK-BB活性升高见于缺氧性神经系统疾病(48~72小时脑脊液内升高);还见于肺、肠、胆囊、前列腺等部位的肿瘤,心脏创伤和手术、结缔组织病、休克、中毒等。

### (三)乳酸脱氢酶(LDH)及其同工酶测定

见第四十章肝脏病常用实验室检查。

## 四、其他酶检测

### (一)胆碱酯酶检测

【原理】胆碱酯酶(cholinesterase,ChE)有两种。一种存在于中枢神经系统灰质、交感神经节、运动终板和红细胞中,主要作用为水解乙酰胆碱,称为真性或特异性胆碱酯酶,又称全血胆碱酯酶或乙酰胆碱酯酶(AChE),用于诊断有机磷农药及化学毒剂中毒。另一种存在于中枢神经系统白质、血清、肝脏、肠系膜、子宫和腺体中,生理意义不明,除能水解乙酰胆碱外,还作用于其他胆碱酯类,称假性或非特异性胆碱酯酶,又称血清胆碱酯酶或酰基胆碱酯酶(SChE),用于诊断肝脏疾病。

【参考值】

SChE:30 000~80 000U/L;

AChE:80 000~120 000U/L。

【临床意义】

1. AChE 降低主要见于有机磷农药和神经性化学毒剂中毒。中毒后,AChE被抑制,使乙酰胆碱蓄积,引起乙酰胆碱样中毒症状。ChE活力与中毒程度呈负相关。升高见于精神分裂症、血管内溶血,神经管缺陷胎儿的羊水中AChE活力显著升高。

2. SChE 由于SChE在肝脏合成后立即释放到血浆中,故SChE是评价肝细胞合成功能的灵敏指标,与白蛋白生成有密切关系,故测定血清ChE一般用作肝功能试验。肝、胆疾病时ALT,γ-GT均升高,如SChE降低者为肝脏疾患,而正常者多为胆道疾患。SChE降低还见于有机磷农药中毒。血清SChE增加主要见于肾病综合征、糖尿病、冠心病、Ⅳ型高脂蛋白血症、甲亢、渗出性肠病、脂肪肝、遗传性非溶血性胆红素血症等。

### (二)酸性磷酸酶检测

【原理】酸性磷酸酶(acid phosphatase,ACP)是一种在酸性条件下能水解各种正磷酸单酯的酶。ACP广泛存在于机体细胞的溶酶体中。血清ACP主要来自于前列腺,称前列腺酸性磷酸酶(p-ACP),可被酒石酸抑制;还可来自骨、肝、脾、红细胞、血小板等,称非前列腺酸性磷酸酶,不被酒石酸抑制,称酒石酸抵抗ACP(tr-ACP)。男性ACP的1/3~1/2来自前列腺;女性ACP主要来自肝、红细胞、血小板。

【参考值】0.9~1.9U/L。

【临床意义】

1. 前列腺疾患 ACP增高主要用于诊断前列腺癌(可达参考值的数十倍)。其活性升高还见于前列腺增生症、前列腺炎(酒石酸抑制试验可区别PAP与非PAP)。

2. 其他 ACP 增高还见于骨病(如原发性骨肿瘤、恶性肿瘤骨转移、多发性骨髓瘤、代谢性骨病、骨质疏松症等)、肝病(肝癌、肝硬化、肝炎等)和血液病(血小板减少症、白血病、霍奇金病、溶血等)。

## 第六节 心脏疾病生物标志物检测

反映心肌缺血损伤的理想生物化学指标应具有以下特点:①具有高度的心脏特异性;②心肌损伤后迅速增高,并持续时间较长;③检测方法简便快捷;④其应用价值已由临床所证实。

### 一、心肌坏死标记物检测

#### (一)肌钙蛋白检测

蛋白和心肌酶是心肌收缩细胞的主要成分,在心肌缺血损伤或坏死时,心肌蛋白和酶可较快地释放入血,成为诊断心肌缺血和坏死的标志物。心肌肌钙蛋白(cardiac troponin,cTn),是横纹肌的结构蛋白,通过影响钙的代谢调节肌肉的收缩,由三个亚基组成:肌钙蛋白 T(原肌球蛋白结合亚基,TnT)、肌钙蛋白 I(抑制亚基,TnI)和肌钙蛋白 C(钙结合亚基,TnC)。TnT 与 TnI 是心肌细胞的特有成分。心肌可逆性损伤或心肌坏死时,因心肌细胞通透性增加或从心肌纤维上降解下来而导致血清 cTn 升高,前者呈迅速而短暂性升高,后者呈持续性升高。血清 cTn 是反映心肌损伤的特异性标志,其特异性和灵敏性均优于常用的心肌酶检测。

【参考值】 $0.02 \sim 0.13\mu g/L$,$>0.2\mu g/L$ 为诊断临界值,$>0.5\mu g/L$ 可以诊断 AMI。

【临床意义】

1. 急性心肌梗死 血清 TnT 和 TnI 在 AMI 发病后均在 3~6 小时开始升高(3~6 小时升高占 60%~80%,6~12 小时升高占 100%),10~24 小时达高峰,恢复正常时间 TnT 为 10~15 天,TnI 为 5~7 天。其升高倍数 TnT 为 30~200 倍,TnI 为 20~50 倍。TnT 诊断 AMI 灵敏度可达 50%~59%,特异性为 74%~96%;TnI 诊断 AMI 灵敏度可达 6%~44%,特异性为 93%~99%,明显优于 CK-MB 和 LDH。TnT、TnI 与肌酸激酶及其同工酶组合用于 AMI 诊断,是十分灵敏和特异性的指标。而且 Tn 在血中持续时间较长(TnI 5~7 天,TnT 10~15 天),有利于发现较长时间内的 AMI,但不易诊断病程中发生的再梗死,对监测溶栓治疗和诊断胸痛发生后 1~2 周内的亚急性心肌梗死和隐匿性心肌梗死有一定意义。

2. 不稳定型心绞痛 cTn 也常升高,提示有小范围心肌梗死的可能。此外,由于心肌和骨骼肌细胞关系密切(在胚胎期基因表达有多处相同之处),因此骨骼肌疾病时 cTn 也可升高。由于晚期肾脏病患者存在一定程度的心肌损伤,血清 TnT 也可升高。但近年来,由于第二代 cTn 分析法已排除了交叉反应。因此,cTn 可作为 100% 的心肌特异性标志物。

#### (二)肌红蛋白测定

肌红蛋白(myohemoglobin,Mb)是一种氧结合蛋白,存在于骨骼肌和心肌细胞中的含铁的单链小分子色素蛋白,正常人血中 Mb 含量很低,由肾脏排泄。当心肌和骨骼肌损害时,血中和尿中 Mb 升高,故测定 Mb 可用于诊断急性心肌梗死和某些骨骼肌的损害。

【参考值】

血 Mb 定性:阴性;

血 Mb 定量:ELISA 法:50 ~ 85μg/L,RIA 法:6 ~ 85μg/L,诊断临界值为>75μg/L。

【临床意义】

1. 急性心肌梗死　AMI 发病后 30 分钟 ~ 2 小时内 Mb 开始升高,6 小时内阳性 75%,5 ~ 12 小时达高峰,12 ~ 24 小时阳性 59%,18 ~ 30 小时恢复正常,其灵敏度为 50% ~ 59%,特异性为 77% ~ 95%,故可用于 AMI 的早期诊断。

2. 骨骼肌损伤、肌营养不良、多发性肌炎等 Mb 亦升高。另外,Mb 升高还见于肾衰竭、心力衰竭等。

3. 肌红蛋白尿症主要见于遗传性肌红蛋白尿症、挤压综合征和某些病理性肌肉组织变形、炎症等。

## 二、心力衰竭标志物(B 型心钠素)测定

心钠素(cardiac natriuretic peptides,cNP)是由心血管组织分泌的一种神经激素(活性多肽),其主要功能是增加尿/钠排泄,降低血管紧张素-醛固酮引起的血管收缩及血压升高。cNP 有三种:①ANP(心房钠尿肽,由心房分泌);②BNP(心室钠尿肽,即脑钠尿肽或称 B 型钠尿肽);③CNP(血管钠尿肽)。其中脑钠尿肽(brain natriuretic peptides,BNP)最稳定,被作为心衰的诊断指标。BNP 主要在心室表达,同时也存在于脑组织中。BNP 的主要生物学作用是参与钠调节,促进尿钠排泄和利尿,扩张血管,维持血压的动态平衡,同时拮抗肾素-血管紧张素-醛固酮系统使心输出量增加。当左心室功能不全时,由于心肌扩张而快速合成释放入血,有助于调节心脏功能。心肌细胞所分泌的 BNP 先以前体(pro-BNP)形式存在,当心肌细胞受到刺激时,在活化酶的作用下裂解为活性形式的 active-BNP(BNP)和非活性形式的 NT-pro-BNP。NT-pro-BNP 的生物学半衰期为 60 ~ 120 分钟,而 BNP 仅为 20 分钟。BNP 的释放与心衰程度密切相关,心衰程度加重,BNP 的释放增加。

【参考值】　1.5 ~ 9.0pmol/L;判断值 > 22pmol/L(100ng/L);NT-pro-BNP 为 < 125ng/L。

【临床意义】

1. 由于正常人血清/血浆 BNP 水平极低,故 BNP 水平的升高具有极好的诊断价值。血 BNP 水平与年龄有关,老年人高于青年人。

2. BNP 主要用于诊断心力衰竭、监测病程进展、对疗效和预后进行评估,同时用于 AMI 患者在治疗后对其心室功能的恢复状况进行评估。当治疗有效时,BNP 水平可明显下降,BNP 水平的持续升高或持续不降低,通常提示患者的心衰未得到纠正或正进一步加重。根据 BNP 水平可以对心衰进行分级。研究资料显示,BNP 水平与左心室射血分数有极好的负相关性,认为 BNP 可作为左心室射血分数的替代检测指标。

3. 对呼吸困难患者的鉴别诊断　可通过测定 BNP 水平准确筛选出非心衰患者(如肺源性)引起的呼吸困难。

4. 心肌梗死后心功能的监测和预后判断　AMI 发病早期(6～24 小时)BNP 水平即显著升高,1 周后达高峰,但此时临床可能不一定有心衰表现;BNP 水平还可以反映梗死面积和严重程度。通过 BNP 检测可帮助监测心肌梗死后心功能的状态及判断预后。

5. 是心衰治疗监测、病情观测的指标。

6. 心脏手术患者的术前、术后心功能评价,并帮助临床选择最佳手术时机。

# 第七节　内分泌激素检查

## 一、三碘甲状腺原氨酸测定

三碘甲状腺原氨酸($TT_3$)是结合型 $T_3$ 与游离型 $T_3$($FT_3$)之和。它是由 $T_4$ 在肝脏和肾脏中经过脱碘后转变来的。血清中 $TT_3$ 浓度较总甲状腺素($TT_4$)低,但生理作用是 $TT_4$ 的 3～4 倍。血液循环中多数 $T_3$ 与甲状腺结合球蛋白(TBG)结合存在。

【参考值】1.6～3.0nmol/L。

【临床意义】

1. $TT_3$ 是诊断甲亢的灵敏指标之一。对甲亢前期及治疗后复发患者,$TT_3$ 测定较 $TT_4$ 灵敏。

2. 是诊断 $T_3$ 型甲亢的特异性指标。

3. 缺碘所致地方性甲状腺肿,血清 $TT_3$ 水平升高。

4. 长期营养不良、禁食或肝硬化等患者血清 $TT_3$ 降低。

5. 甲减时 $TT_3$ 可减低,但由于甲状腺仍具有产生 $T_3$ 的能力,所以 $T_3$ 减低不明显,有时甚至轻度升高。因此,$T_3$ 不是诊断甲减的灵敏指标。

## 二、甲状腺素测定

甲状腺素(thyroxine)是含有四碘的甲腺原氨酸($T_4$),甲状腺分泌的 $T_4$ 多数与 TBG 结合,仅少数呈游离状态。结合型 $T_4$ 与游离型 $T_4$($FT_4$)之和称总甲状腺素($TT_4$)。$T_4$ 不能进入外周组织细胞,只有转变为 $FT_4$ 后才能进入组织细胞发挥其生理作用,故 $FT_4$ 较 $T_4$ 更有价值。

【参考值】65～155nmol/L。

【临床意义】$TT_4$ 是测定甲状腺功能的基本方法,对未经治疗的甲亢及甲减的诊断符合率均在 96% 以上。但受 TBG 浓度或结合力改变(如妊娠、哺乳、肝硬化、肾病综合征等)的影响。

1. $T_4$ 增高　主要见于甲亢、先天性甲状腺素结合球蛋白增多症、原发性胆汁性肝硬化、甲状腺激素不敏感综合征、妊娠以及口服避孕药或雌激素等。另外,$TT_4$ 增高也可见于严重感染、心功能不全、肝脏疾病、肾脏疾病等。

2. $T_4$ 减低　主要见于甲减、缺碘性甲状腺肿、慢性淋巴细胞性甲状腺炎、低甲状腺素结合球蛋白血症等。另外,$T_4$ 减低也可见于甲亢的治疗过程中、糖尿病酮症酸中毒、恶性肿瘤、心力衰竭等。

### 三、游离 $T_3$、$T_4$ 测定

【参考值】

游离 $T_3$($FT_3$):6.0~11.4pmol/L;

游离 $T_4$($FT_4$):10.3~25.7pmol/L。

【临床意义】$FT_3$ 和 $FT_4$ 不受 TBG 的影响,是诊断甲状腺功能的灵敏指标。灵敏度、特异性优于 $TT_3$ 和 $TT_4$。早期或复发先兆甲亢时,$FT_3$ 升高早于 $FT_4$;但 $FT_3$ 对甲减的诊断价值不及 $FT_4$。

### 四、促甲状腺激素测定

垂体前叶分泌促甲状腺激素(TSH),调节甲状腺激素的合成和分泌。TSH 受下丘脑的调节,血液循环中甲状腺激素又能反馈影响 TSH。

【参考值】2~10mU/L。

【临床意义】TSH 是诊断原发性和继发性甲状腺功能减退症的最重要的指标之一。$FT_3$、$FT_4$、TSH 是评价甲状腺功能的首选指标。甲状腺功能亢进时 TSH 降低,甲状腺功能减低时 TSH 增高。如 TSH 升高而 $T_3$、$T_4$ 正常可能为亚临床型甲减,TSH 降低而 $T_3$、$T_4$ 正常可能为亚临床型甲亢。

### 五、甲状腺球蛋白测定

甲状腺球蛋白(thyroglobulin,TG)属糖蛋白,分子量约 660 000,由两条蛋白链构成。TG 绝大多数由甲状腺细胞合成并释放进入甲状腺滤泡的残腔中。TSH、甲状腺体内碘缺乏和甲状腺刺激性免疫球蛋白等因素可刺激 TG 的产生。TG 在外周甲状腺激素 $T_3$ 和 $T_4$ 的合成中起决定作用。它含有约 130 个酪氨酸残基,在甲状腺过氧化物酶和碘的存在下,一部分可碘化成单碘酪氨酸(MIT)和双碘酪氨酸(DIT),并可进一步偶联成 $T_3$ 和 $T_4$。TG 在甲状腺细胞中合成并运输到滤泡的过程中,少量可进入血液。因此,在正常人的血液中可有低浓度的 TG 存在。在低浓度的 TG 存在提示有甲状腺组织的存在。甲状腺全切除术后血液中就不再有可测出的 TG。在先天性甲状腺功能低下患者中,检测 TG 可鉴别甲状腺完全缺损、甲状腺发育不全或其他病理状况。另一方面,甲状腺滤泡壁的损伤可导致大量的 TG 进入血液,因此,TG 也被认为是判断甲状腺体形态完整性的特殊标志物。

【参考值】15~34mg/L。

【临床意义】甲状腺功能亢进、甲状腺结节、甲状腺癌时,TG 增高。TG 测定也可用于鉴别亚急性甲状腺炎和假性甲状腺毒素症。亚急性甲状腺炎活动期,TG 增高,炎症控制后,TG 迅速降至参考范围内。假性甲状腺毒症因 TSH 的抑制,TG 含量低。抗 TG 抗体的存在可导致 TG 测定的错误结果。

### 六、抗甲状腺过氧化物酶抗体测定

甲状腺过氧化物酶(thyroid peroxidase,TPO)存在于甲状腺细胞的微粒体中,并表

达在细胞的表面。该酶与甲状腺球蛋白(TG)协同作用将 L-酪氨酸碘化,并将一碘酪氨酸和二碘酪氨酸连接成为甲状腺激素 $T_3$、$T_4$ 和 $rT_3$。TPO 是一潜在的自身抗原。自身免疫性疾病引起的数种甲状腺炎常伴有血中抗甲状腺过氧化物酶抗体(anti-thyroid peroxidase antibody,anti-TPO)升高。目前仍可经常见到的"抗微粒体抗体"这一名词,从临床角度看,可认为是抗 TPO 抗体的同义词,但是两者检测方法不同,还是存在区别。尽管两种方法在临床诊断敏感性上可以相比较,但由于抗 TPO 抗体试验采用纯化的过氧化物酶作为抗原,所以在批间的重复性、临床特异性方面均优于"抗微粒体抗体"试验。

【参考值】 <34IU/ml(妊娠期妇女、儿童、青春期者不适用)。

【临床意义】 抗 TPO 抗体升高可见于 90% 的慢性桥本甲状腺炎以及 70% 的突眼性甲状腺肿患者。本实验与其他抗甲状腺抗体测定方法(如抗-TG、抗 TSH 受体抗体)同时测定可提高敏感性,但抗 TPO 抗体未增高不能排除自身免疫疾病的可能性。抗 TPO 抗体增高的程度与疾病的程度无关系。随着病程的延长或缓解,抗 TPO 抗体可恢复正常。如在疾病的缓解期再度出现抗 TPO 抗体增高,即有恶化的可能。

## 七、甲状旁腺素测定

甲状旁腺素(parathormone 或 parathyroid hormone,PTH)是甲状旁腺主细胞分泌的一种含有 84 个氨基酸的直链肽类激素,其主要靶器官有肾脏、骨骼和肠道。PTH 的主要生理作用是拮抗降钙素、动员骨钙释放、加快磷酸盐的排泄和维生素 D 的活化等。

【参考值】
免疫化学发光法:1~10pmol/L。

【临床意义】

1. PTH 增高 是诊断甲状旁腺功能亢进症(hyperparathyroidism)的主要依据。若 PTH 增高,同时伴有高血钙和低血磷,则为原发性甲状旁腺功能亢进症,多见于维生素 D 缺乏、肾衰竭、吸收不良综合征等。PTH 增高也可见于肺癌、肾癌所致的异源性甲状旁腺功能亢进等。

2. PTH 减低 主要见于甲状腺或甲状旁腺手术后、特发性甲状旁腺功能减退症(hypoparathyroidism)等。

## 八、降钙素测定

降钙素(calcitonin,CT)是由甲状腺 C 细胞分泌的多肽激素。CT 的主要作用是降低血钙和血磷,其主要靶器官是骨骼,对肾脏也有一定的作用。CT 的分泌受血钙浓度的调节,当血钙浓度增高时,CT 的分泌也增高。CT 与 PTH 对血钙的调节作用相反,共同维持着血钙浓度的相对稳定。

【参考值】 <100ng/L。

【临床意义】

1. CT 增高 是诊断甲状腺髓样癌(medullary carcinoma of thyroid)的很好的标志之一,对判断手术疗效及术后复发有重要价值。另外 CT 增高也可见于燕麦细胞型癌症、结肠癌、乳癌、胰腺癌、前列腺癌、严重骨病和肾脏疾病等。

2. CT 减低 主要见于甲状腺切除术后、重度甲状腺功能亢进症等。

## 九、雌二醇测定

【参考值】

1. 男性 青春期前 7.3～36.7pmol/L;成人 50～200pmol/L。

2. 女性 青春期前 7.3～28.7pmol/L;卵泡中期 94～433pmol/L;黄体期 499～1580pmol/L;排卵周期 704～2200pmol/L;绝经期<40～100pmol/L。

【临床意义】

1. 增高 ①生理性,如妊娠,尤其是双胎或多胎;②男性女性化;③卵巢肿瘤及性腺细胞瘤;④肝硬化等。

2. 减低 ①原发性或继发性性腺功能低下,如卵巢发育不全、卵巢切除、下丘脑和垂体病变等;②青春期延迟、原发性和继发性闭经、绝经、口服避孕药等。

## 十、睾酮测定

睾酮(testosterone)是男性最重要的雄激素(androgen),脱氢异雄酮(dehydroepiandrosterone,DHEA 或 dehydroisoandrosterone,DHIA)和雄烯二酮(androstenedione)是女性的主要雄性激素。血浆睾酮浓度可反映睾丸的分泌功能,血液中具有活性的游离睾酮仅为 2%。睾酮分泌具有昼夜节律性变化,上午 8 时为分泌高峰。因此,测定上午 8 时的睾酮浓度对评价男性睾丸分泌功能具有重要价值。

【参考值】

男性:青春期(后期)100～200ng/L;成人 300～1000ng/L。

女性:青春期(后期)100～200ng/L;成人 200～800ng/L;绝经后 80～350ng/L。

【临床意义】

1. 睾酮增高 主要见于睾丸间质细胞瘤、男性性早熟(sexual precosity)、先天性肾上腺皮质增生症、肾上腺皮质功能亢进症、多囊卵巢综合征等,也可见于女性肥胖症、中晚期妊娠及应用雄激素等。

2. 睾酮减低 主要见于原发性小睾丸症、睾丸不发育症(testicular agenesis)、Kallmann 综合征(嗅神经-性发育不全综合征)、男性 Turner 综合征等,也可见于睾丸炎症、肿瘤、外伤、放射性损伤等。

## 十一、孕酮测定

【参考值】卵泡期(早)(0.7±0.1)μg/L;卵泡期(晚)(0.4±0.1)μg/L;排卵期(1.6±0.2)μg/L;黄体期(早)(11.6±1.5)μg/L;黄体期(晚)(5.7±1.1)μg/L。

【临床意义】

1. 升高 见于葡萄胎、妊娠高血压疾病、卵巢肿瘤、多胎妊娠。

2. 降低 见于黄体功能不全、原发性和继发性闭经、无排卵型功能性子宫出血。

笔记

学习小结

1. 学习内容

2. 学习方法

在熟悉糖代谢、脂代谢的生化基础上,结合临床实际学习糖尿病、脂代谢紊乱的诊断与鉴别诊断。在熟悉酶学特性的基础上,学习常见疾病的酶学诊断要点。心脏病的生物标志物检测,是诊断心肌损伤、心力衰竭较为敏感的指标。

（朱光泽）

复习思考题

1. 如何理解血糖、血脂之间的代谢关系,糖尿病患者血糖、血脂代谢紊乱的机制?

2. 心血管疾病的生物学标志物很多,如何利用特异性标志物与非特异性标志物在心血管疾病诊断、治疗和预后的价值?

# 第四十三章

# 临床常用免疫学检查

学习目的

通过学习临床常用免疫学检查,为临床疾病免疫功能的评估、自身免疫性疾病发病机制的研究及疾病的诊断打下基础。

学习要点

临床常用免疫学检查项目的临床意义。

## 第一节　血清免疫球蛋白检测

### 一、血清正常免疫球蛋白检测

【原理】免疫球蛋白(immunoglobulin,Ig)是一类具有抗体活性的球蛋白,是机体特异性体液免疫反应的物质基础。由 B 淋巴细胞受抗原刺激后增殖分化形成的浆细胞合成和分泌,存在于人体的血液、体液、外分泌液及某些细胞(如淋巴细胞)膜上。应用免疫电泳和超速离心分析,可将 Ig 分为 IgG、IgA、IgM、IgD 和 IgE 5 类。Ig 的检测均是利用特异性的抗原抗体反应进行的。血清中的 IgG、IgA、IgM 含量较高,可采用单向免疫扩散法、免疫投射比浊法、免疫散射比浊法进行测定。IgD 和 IgE 的含量较低,常用 ELISA、放射免疫(RIA)、荧光偏振技术、化学发光法进行测定。

免疫球蛋白 G(immunoglobulin G,IgG)主要由脾脏和淋巴结中的浆细胞合成与分泌,约占血清中 Ig 的 70% ~80%,属于再次免疫应答抗体。出生后 3 个月开始合成,3~5 岁接近成人水平,半衰期 20~23 天。是唯一能够通过胎盘(使新生儿自然获得免疫抗体)的 Ig。血清中 80% 的抗细菌、抗病毒、抗毒素抗体属于 IgG。

免疫球蛋白 A(immunoglobulin A,IgA)具有抗细菌、抗病毒、抗毒素的作用,分为血清型 IgA 与分泌型 IgA(sIgA)两种。血清型 IgA 占血清中 Ig 的 10% ~15%;sIgA 由呼吸道、消化道、泌尿生殖道的淋巴样组织大量合成,在外分泌液系统中发挥其重要的免疫"屏障"功能。

免疫球蛋白 M(immunoglobulin M,IgM)是分子量最大的 Ig,占血清中 Ig 的 5% ~10%。IgM 是机体受抗原刺激后最先产生的抗体,其杀菌、溶菌、溶血、促吞噬及凝集作用比 IgG 高 500~1000 倍,在机体早期的免疫防御中占有重要地位。IgM 具有强的凝集抗原能力。

免疫球蛋白 D(immunoglobulin D,IgD)在正常人血清中仅占 Ig 的 0.02% ~1%,且极易被纤溶酶和(或)胰蛋白酶水解。已发现有些抗核抗体、抗基底膜抗体、抗甲状腺抗体和抗链球菌溶血素"O"抗体等属于 IgD。

免疫球蛋白 E(immunoglobulin E,IgE)主要由消化道、上呼吸道黏膜下的浆细胞分泌,在血清中是最少的一种抗体(0.002%)。IgE 是亲细胞抗体,在 I 型变态反应性疾病的发病中具有重要作用。

【参考值】
IgG:7.0 ~16.0g/L;
IgA:0.7 ~3.5g/L;
IgM:0.5 ~2.6g/L。

【临床意义】

1. Ig 减低 见于各类先天性和获得性体液免疫缺陷、联合免疫缺陷的患者及长期使用免疫抑制剂的患者。此时 5 种 Ig 均有降低。单一 IgA 降低常见于反复呼吸道感染者。

2. Ig 增高

(1) 单克隆性增高:表现为 5 种 Ig 中,仅有某一种 Ig 增高而其他 Ig 不增高或可降低,主要见于免疫增殖性疾病。如:①原发性巨球蛋白血症时,表现为 IgM 单独明显增高;②多发性骨髓瘤时可分别见到 IgG、IgA、IgD、IgE 增高,并据此分为 IgG 型、IgA 型、IgD 型和 IgE 型多发性骨髓瘤;③过敏性皮炎、外源性哮喘及某些寄生虫感染可表现为 IgE 增高。

(2) 多克隆性增高:表现为 IgG、IgA、IgM 均增高。常见于各种慢性感染、慢性肝病、肝癌、淋巴瘤以及系统性红斑狼疮(IgG、IgA 或 IgG、IgM 同时升高)、类风湿关节炎(IgM 增高为主)等自身免疫性疾病。

3. IgG 亚类测定 根据 IgG 重链的结构、抗原特异性以及生物活性的不同,采用 RIA 或 ELISA 可将 IgG 分为 $IgG_1$、$IgG_2$、$IgG_3$、$IgG_4$4 类,$IgG_1$、$IgG_2$、$IgG_3$、$IgG_4$分别占 Ig 总量的 60% ~70%、14% ~20%、4% ~8%、2% ~6%。当某一类 IgG 亚类含量低于正常时,称为 IgG 亚类缺陷。IgG 亚类缺陷可表现为反复呼吸道感染、腹泻、中耳炎、鼻窦炎、支气管扩张及哮喘等。临床上存在部分患者总 IgG 正常甚至偏高,但 IgG 亚类异常,因此检测 IgG 亚类比总 IgG 更有价值。

## 二、血清异常免疫球蛋白检测

### (一)M 蛋白测定

【原理】M 蛋白(M protein)或称单克隆免疫球蛋白,是有浆细胞异常增生时所产生,具有相同结构和电泳迁移率的免疫球蛋白分子片段,一般不具有抗体活性。M 蛋白最初在多发性骨髓瘤患者血中发现。

【参考值】阴性。

【临床意义】血清中检测到 M 蛋白,提示单克隆免疫球蛋白增殖病,见于:

1. 多发性骨髓瘤 占 M 蛋白血症的 35% ~65%,以 IgG 型最常见,其次为 IgA 型;IgD 和 IgE 型罕见。多发性骨髓瘤中约 50% 的患者尿中有本周蛋白(Bence-Jones protein,BJP)即免疫球蛋白轻链(κ 或 λ)存在。

2. 巨球蛋白血症　又称 Waldenstrom 病(由 Waldenstrom 所描述)。血液中存在大量的单克隆 IgM,80% 的 M 蛋白为 κ 轻链,20% 的 M 蛋白为 λ 轻链。

3. 重链病(heavy chain diseases,HCD)　其 M 蛋白的实质为免疫球蛋白重链合成异常增多。现已发现有 α 重链病、γ 重链病和 μ 重链病等。

4. 半分子病(half-molecule immunoglobulin disease)　是由免疫球蛋白一条重链和一条轻链构成的半个 Ig 分子的单克隆蛋白片段异常增生而导致的疾病,现已发现有 IgA 类和 IgG 类半分子病。

5. 非霍奇金淋巴瘤　其血液中可发现 M 蛋白。

6. 良性 M 蛋白血症　是指血清或尿中存在单一免疫球蛋白或其片段,原因不明,长期观察未发现骨髓瘤或巨球蛋白血症证据。老年人中发现良性 M 蛋白血症者较多,应注意与多发性骨髓瘤相鉴别。

### (二) 尿本周蛋白测定

本周蛋白(Bence-Jones protein)的本质是免疫球蛋白轻链及其二聚体和四聚体。正常血清中及尿中含量很少(尿 $4\mu g/ml$,24 小时尿 $<2mg$),增多主要见于骨髓瘤患者。

## 第二节　血清补体的检测

补体(complement,C)是存在于人和脊椎动物体液中的一组具有酶原活性的、不耐热的大分子糖蛋白。补体可被抗原-抗体复合物或其他因素激活,激活后可以表现出复杂的生物效应,作为抗体作用的补充,既参与防御、免疫调控等正常免疫反应,也在某些疾病状态下参与对组织的免疫病理损伤。补体由 3 组球蛋白大分子组成:第一组分由 9 种球蛋白大分子组成,即 C1 ~ C9,其中 C1 还有 3 个亚单位,即 $C1_q$、$C1_r$ 和 $C1_s$;第二组分包括 B 因子、D 因子和 P 因子等;第三组为补体调节蛋白,包括 C1 抑制物、I 因子、H 因子、C4 结合蛋白、过敏毒素灭活因子等。

### 一、总补体溶血活性测定

【原理】　总补体溶血活性(total hemolytic complement activity,$CH_{50}$)反映补体 9 种成分的综合水平。补体系统能被溶血素致敏的绵羊红细胞(抗原-抗体复合物)所激活,导致补体的连锁性活化,引起致敏绵羊红细胞溶解(溶血)。补体活性与溶血程度之间在一定范围内(20% ~ 80% 溶血率)呈正相关,故一般以 50% 溶血作为终点(即 $CH_{50}$)较为准确。

【参考值】　50 ~ 100kU/ml。

【临床意义】　主要反映补体经典激活途径(C1 ~ C9)活化的程度。

1. $CH_{50}$ 增高　见于各种急性炎症、组织损伤和某些恶性肿瘤,妊娠时亦可见升高。

2. $CH_{50}$ 减低　$CH_{50}$ 减低意义更大,首先见于补体成分大量消耗,如血清病、链球菌感染后肾小球肾炎、系统性红斑狼疮、自身免疫性溶血性贫血、类风湿关节炎及同种异体移植排斥反应等;其次见于补体大量丢失,如外伤、手术和大失血的患者;还可见于补体合成不足,如肝硬化、慢性肝炎和重型肝炎等。

## 二、血清 C3 测定

【原理】主要检测参与补体旁路活化的成分。C3 是一种 $\beta_2$-球蛋白,主要由肝细胞合成与分泌,分子量为 195 000,是血清中含量最多的补体成分,无论经典途径还是旁路途径 C3 都参与,因而可以反映出补体的活化情况。

【参考值】0.8 ~ 1.5g/L。

【临床意义】

1. C3 增高　C3 作为急性时相反应蛋白,在各种急性炎症、传染病早期、某些恶性肿瘤(以肝癌最明显)患者及排异反应时增高。

2. C3 减低　可作为肾脏病的鉴别诊断:如 70% 以上的急性肾小球肾炎患者(病程 ≤6 周)血清 C3 减少,这对一些轻型、不典型急性肾炎的诊断有帮助;85% 以上的链球菌感染后肾炎患者血清 C3 下降,而病毒性肾炎患者则 85% 以上的病例血清 C3 含量正常,这有助于肾炎的病因鉴别;78% 的狼疮性肾炎患者血清 C3 减低,当治疗后病情转为稳定时 C3 含量又恢复正常。

## 三、血清 C4 测定

【原理】血清补体 C4 是一种多功能 $\beta_1$-球蛋白,由肝脏、巨噬细胞合成,分子量为 210 000,C4 作为 C1 酯酶的底物,在 $Mg^{2+}$ 的参与下,C4 裂解为 $C4_a$ 与 $C4_b$ 两个片段,参与补体的经典激活途径,在补体活化、促进吞噬、防止免疫复合物沉着和中和病毒等方面发挥作用。C4 含量测定通常采用单向免疫扩散法和免疫比浊法进行。

【参考值】0.2 ~ 0.6g/L。

【临床意义】血清 C4 基本与 C3 相似。血清 C4 含量降低还见于自身免疫溶血性贫血、多发性骨髓瘤、IgA 肾病、遗传性血管神经性水肿、遗传性 C4 缺乏症、遗传性 IgA 缺乏症等。

# 第三节　细胞免疫检测

淋巴细胞是构成机体免疫系统的主要细胞群体,人体的淋巴细胞分为 T 细胞、B 细胞、K 细胞(killer cell)和 NK 细胞(natural killer cell)等细胞群,它们又分别有若干亚群,各有其特异的表面标志和功能。临床上各种免疫性疾病均可出现不同群淋巴细胞数量和功能的变化。对它们进行检查可用以判断细胞免疫功能。

## 一、T 细胞亚群表型检测

【原理】白细胞(包括血小板、血管内皮细胞等)在正常分化成熟和激活过程中细胞表面存在被单克隆抗体(monoclonal antibodies)识别的膜表面分子,称为分化抗原(cluster of differentiating,CD 分子)。T 细胞是由一群功能不同的异质性淋巴细胞组成,在镜下按形态难以区分,但可借助于细胞膜表面分子具有不同的抗原性(有 100 多种特异性抗原)加以区别。CD 分子是主要的 T 细胞分化抗原,人 T 细胞表面有多种表面抗原标记,分别代表不同的细胞亚群,CD3 抗原几乎存在于所有成熟的 T 细胞上,CD4 抗原存在于 Ti/Th 细胞上,CD8 抗原存在于 Ts/Tc 细胞上。现已制备了多种

笔记

单克隆抗体,应用这些细胞的单克隆抗体与 T 细胞表面抗原结合后,再与荧光标记二抗(兔或羊抗鼠 IgG)反应(免疫荧光法),再用荧光激活细胞分离仪(FACS)进行分析,计数 CD 阳性细胞的百分率。

【参考值】

免疫荧光法 CD3$^+$ 63.1% ±10.8% ;

CD3$^+$ CD4$^+$(Th)42.8% ±9.5% ;

CD3$^+$ CD8$^+$(Ts)19.6% ±5.9% ;

CD4$^+$ CD8$^+$(Th/Ts)(2.2±0.7)/1。

流式细胞术 CD3$^+$ 61% ~85% ;

CD3$^+$ CD4$^+$(Th)28% ~58% ;

CD3$^+$ CD8$^+$(Ts)19% ~48% ;

CD4$^+$ CD8$^+$(Th/Ts)(0.9~2.0)/1。

【临床意义】

1. CD3$^+$T 细胞　CD3 分子表达于所有成熟的 T 淋巴细胞表面,是 T 细胞表面所特有的标志,能反映 T 细胞总数的变化。CD3 分子的主要功能是稳定 T 细胞抗原受体(TCR)的结构,并在 TCR 识别和结合抗原后,诱导 T 细胞活化。CD3$^+$T 细胞降低见于免疫缺陷性疾病,如 AIDS、联合免疫缺陷病等;亦见于恶性肿瘤、SLE、采用放疗及化疗或应用免疫抑制剂等。CD3$^+$T 细胞升高见于甲状腺功能亢进症、慢性淋巴细胞性甲状腺炎、重症肌无力、中度慢性肝炎及器官移植后排斥反应等。

2. CD4$^+$T 细胞　CD4 分子属免疫球蛋白基因超家族的成员,辅助性 T 细胞(Th)表面表达 CD4 分子。CD4 分子是人类免疫缺陷病毒(HIV)的主要受体。CD4$^+$T 细胞降低见于某些病毒感染性疾病,如 AIDS、巨细胞病毒感染,也可见于全身麻醉、严重创伤及应用免疫抑制剂等。CD4$^+$T 细胞升高见于类风湿关节炎活动期。

3. CD8$^+$T 细胞　CD8 分子是抑制、杀伤性 T 细胞的标志,可特异性地杀伤携带致敏抗原的靶细胞,如肿瘤细胞、病毒感染的细胞等。CD8$^+$T 细胞减低见于类风湿关节炎、重症肌无力、2 型糖尿病、膜性肾小球肾炎等;CD8$^+$T 细胞升高见于传染性单核细胞增多症、巨细胞病毒感染、慢性乙型肝炎等。

4. CD4$^+$/CD8$^+$细胞比值　降低常见于 AIDS(常<0.5)、恶性肿瘤进行期和复发时,亦见于传染性单核细胞增多症、巨细胞病毒感染等。增高见于类风湿关节炎活动期、SLE、多发性硬化症、重症肌无力、膜性肾小球肾炎等。器官移植后 CD4/CD8 比值动态增高,预示可能发生排斥反应。

## 二、B 细胞免疫检测

【原理】CD19 和 CD20 分子是 B 细胞特有的表面标志,存在于前 B 细胞、未成熟 B 细胞和成熟的 B 细胞表面。其主要功能是调节 B 细胞活化。CD19 是全部 B 细胞共有的表面抗原,B 细胞活化后不消失,是最重要的 B 细胞标记分子。CD20 在 B 细胞激活后消失。CD22 分子只存在于成熟的 B 细胞中。应用 CD19、CD20 和 CD22 等单克隆抗体,分别与 B 细胞表面抗原结合,通过免疫荧光法、免疫酶标法或流式细胞术进行检测,分别求出 CD19、CD20、CD22 等阳性细胞百分率和 B 淋巴细胞数。主要检测 CD19。

【参考值】

CD19:11.74% ±3.37%(流式细胞术)。

笔记

【临床意义】 CD19$^+$细胞升高见于 B 细胞系统的恶性肿瘤;CD19$^+$细胞降低见于体液免疫缺陷病及使用化疗或免疫抑制剂后。

# 第四节　自身抗体检测

由各种原因造成的机体 B 细胞针对自身组织成分产生的抗体,称为自身抗体(autoantibodies)。自身抗体可以是生理性的,或病理性的。正常人体内存在自身抗体,但滴度很低。自身抗体浓度增高与某些特定的疾病相关联。当自身抗体和(或)自身致敏淋巴细胞攻击自身靶抗原细胞和组织,使其产生病理改变和功能障碍时,即形成自身免疫性疾病(autoimmune disease,AID)。自身抗体的检查,对自身免疫病的诊断、疗效观察均具有重要意义。

## 一、类风湿因子(RF)检查

【原理】 类风湿因子(rheumatoid factor,RF)是抗人 IgG 分子 Fc 片段上抗原决定簇的特异抗体,无种族特异性,有 IgG、IgA、IgM、IgD、IgE 5 型。主要存在于类风湿关节炎患者的血清和关节液中,易与变性的 IgG 的 Fc 段结合,形成抗原-抗体复合物。用乳胶凝集试验测出的主要是 IgM 型。

【参考值】

乳胶凝集试验、浊度分析法、ELISA 法:阴性。

【临床意义】 未经治疗的类风湿关节炎患者,RF 阳性率为 80%,且滴度常>1∶160。临床上动态观察滴度变化,可作为病变活动及药物治疗后疗效的评价。SLE、硬皮病、皮肌炎等风湿性疾病,及感染性疾病如传染性单核细胞增多症、感染性心内膜炎、结核病等,RF 也可阳性,但其滴度均较低。约有 1% ~4% 的正常人可呈弱阳性反应,尤以 75 岁以上的老年人多见。

## 二、抗细胞核抗体的检查

抗核抗体(anti-nuclear antibody,ANA)是以细胞的核成分为靶抗原的自身抗体的总称,无器官及种族特异性。依其与细胞核不同抗原成分起反应而分为抗核蛋白抗体、抗双链 DNA 抗体、抗单链 DNA 抗体、抗可溶性核成分抗体及抗核仁抗体。用免疫荧光法以鼠肝细胞核作抗原时,患者血清的 ANA 可与之结合,再加入荧光素标记的抗人 IgG 后,胞核处发出黄绿色荧光,胞浆区不发光。阳性血清连续稀释后可测定效价。

（一）抗核抗体（ANA）测定

【参考值】

免疫荧光法(IFA):阴性,血清滴度<1∶40。

【临床意义】

1. 阳性主要见于系统性红斑狼疮(systems lupus erythematosus,SLE)。未经治疗的 SLE 患者,ANA 阳性率可达 96%(滴度在 1∶128 ~1∶2048),但特异性较差。约有 6% 的正常人可呈弱阳性反应。

2. 类风湿关节炎、系统性硬化病、皮肌炎、干燥综合征、慢性肝炎等也可出现阳性反应,但滴度均较低。

3. 根据细胞核着染后的荧光类型,ANA 可分为 4 种。①均质型(弥漫型):全部细胞核呈均匀荧光,与抗 dsDNA 和抗组蛋白抗体有关,多见于 SLE 及硬皮病、皮肌炎等;②膜型(周边型):核边缘处荧光较强呈轮状,对应的抗体为抗 dsDNA 抗体,见于 SLE 活动期;③斑点型(颗粒型):核内呈斑块状或点块状荧光,抗体类型为可提取性核抗原(ENA)抗体,见于硬皮病及肢端动脉痉挛病;④核仁型:仅核仁处发荧光,抗体类型为 RNA,见于硬皮病及干燥综合征。

### (二)抗双链 DNA 抗体测定

抗双链 DNA 抗体(double stranded DNA antibody,dsDNA)的靶抗原是细胞核中的 DNA 的双股螺旋结构,这种抗体是 SLE 的活动性标志,尤其是 SLE 合并狼疮性肾炎时。常用间接荧光抗体法(IFAT)测定。

【参考值】阴性。

【临床意义】抗 dsDNA 抗体对 SLE 的特异性较高,活动期阳性率达 70% ~90% 。其他疾病,如类风湿关节炎、慢性肝炎、干燥综合征等亦可出现阳性。

## 三、抗组织和抗细胞浆抗体检测

### (一)抗线粒体抗体测定

抗线粒体抗体(anti-mitochondria antibody,AMA)是一组以线粒体内、外膜为靶抗原的自身抗体,主要是 IgG。首先发现于原发性胆汁性肝硬化患者血清中,无器官特异性、也无种族特异性。AMA 的检测主要用于肝脏自身免疫病的诊断。

【参考值】IFA 法:阴性(血清滴度<1:10);正常人群阳性率<10% 。

【临床意义】原发性胆汁性肝硬化无症状患者 AMA 阳性率为 90.5% ,有症状患者为 92.5% 。但是,胆总管阻塞和肝外胆管阻塞为阴性。其他肝病如肝硬化、慢性肝炎、药物性肝损伤的阳性率也在 20% ~30% 。

### (二)抗甲状腺球蛋白抗体测定

甲状腺球蛋白(thyroid globulin,TG)是由甲状腺滤泡细胞合成的一种糖蛋白,抗 TG 抗体(anti-thyroglobulin antibody,ATG)主要是 IgG。

【参考值】ELISA 和 RIA 法均为阴性。

【临床意义】血清 ATG 是诊断甲状腺自身免疫性疾病的一个特异性指标。ATG 阳性多见于慢性淋巴细胞性甲状腺炎及甲状腺功能亢进,较少见于甲状腺癌。亚急性甲状腺炎、重症肌无力、肝脏疾病、风湿性血管病、糖尿病等也可出现阳性。ATG 阳性亦可见于 40 岁以上的妇女。

### (三)抗平滑肌抗体测定

抗平滑肌抗体(anti-smooth muscle antibody,ASMA)是一种主要存在于狼疮性肝炎患者血清中的一种自身抗体。

【参考值】间接荧光抗体法为阴性,滴度<1:10。

【临床意义】ASMA 阳性主要见于自身免疫性肝炎(如狼疮性肝炎)、原发性胆汁性肝硬化、急性病毒性肝炎等。药物性肝炎、肝硬化、肝癌时 ASMA 亦可阳性。

### (四)抗肌动蛋白抗体检测

【原理】抗肌动蛋白抗体(actin antibody)有几种不同的抗原,包括肌动蛋白、非肌肉肌球蛋白的重链、原肌球蛋白。抗肌动蛋白抗体又称抗致密纤维抗体、抗细胞骨架抗体、抗非肌肉肌球蛋白抗体、抗原肌球蛋白抗体等。

【结果判断】当抗肌动蛋白抗体单独存在时,可在细胞浆中观察到无数束状纤维性结构,有时伸展到细胞核。①人喉癌细胞:细胞质内有密集纤维状着染,但不形成网状;②胃、膈肌细胞:平滑肌高度着染;③肾细胞:肾小球基质细胞着染,肾小管上皮细胞基底部以及肾小管的刷状缘着染;④肝细胞:多角形着染(蜂窝形),如抗原肌球蛋白抗体,肝细胞质内的纤维呈片状着染,抗 α-肌动蛋白阳性也可见这种荧光着染。

【临床意义】抗肌动蛋白抗体阳性见于各种慢性肝脏疾病,如慢性活动性肝炎、肝硬化、原发性胆汁性肝硬化、Ⅰ型自身免疫性肝炎等。也见于重症肌无力、克罗恩病、长期血液透析。Ⅰ型自身免疫性肝炎 60% ~ 90% 有 IgG 型肌动蛋白抗体,且效价高。

（五）抗中性粒细胞胞质抗体（ANCA）检测

【原理】抗中性粒细胞胞质抗体(anti-neutrophil cytoplasmic antibodies,ANCA)是一组针对中性粒细胞胞浆成分,如蛋白水解酶-3(PR-3)、髓过氧化物酶(MPO)、弹性蛋白酶(EL)、组织蛋白酶 G(CG)、溶菌酶(LY)、乳铁蛋白(LF)及通透性杀菌蛋白(BPI)等抗体的总称,是血管炎的血清学特异性指标。用间接免疫荧光法(IIF)可将其分为 2 型:胞浆型(C-ANCA)和核周型(P-ANCA)。C-ANCA 的自身抗原是 PR-3,又称抗 PR-3 抗体。P-ANCA 的靶抗原是 MPO 等,又称抗 MPO 抗体。

【参考值】正常人 ANCA 通常为阴性。

【临床意义】

1. C-ANCA　对 Wegener 肉芽肿的诊断有较高特异性,病变活动期在尚未影响到呼吸系统时,C-ANCA 的敏感度是 65%,当出现呼吸系统、肾脏损害时,其敏感度达 90% 以上。另外,坏死性血管炎、微小多动脉炎、结节性多发性动脉炎等 C-ANCA 也可阳性。

2. P-ANCA　主要与多发性微动脉炎相关,在进行性血管炎性肾炎、多动脉炎、Churg-Strauss 综合征、自身免疫性肝炎中 P-ANCA 的阳性率达 70% ~ 80%。P-ANCA 的效价与疾病的活动性相关。P-ANCA 阳性还见于风湿性和胶原性血管炎、肾小球肾炎、溃疡性结肠炎、原发性胆汁性肝硬化等。

（六）抗肾小球基底膜抗体检测

【原理】肾小球毛细血管自管腔向外依次由内皮细胞、肾小球基底膜(GBM)和上皮细胞足突构成。GBM 是由肾小球毛细血管内外透明层及中间致密层构成的网状结构,以糖蛋白为主体。肺泡基底膜与 GBM 化学成分相似,且两者具有交叉抗原性。自身抗原存在于 GBM、肺、晶状体、耳蜗、脑及睾丸中,其抗体为:抗肾小球基底膜抗体(anti-glomerular basement membrane autoantibodies)。

【参考值】阴性。

【临床意义】抗 GBM 抗体是抗基底膜抗体型肾小球肾炎的特异抗体,包括活动性的经典型的抗肾小球基底膜病(Goodpasture disease,GBM),抗肾小球基底膜抗体几乎 100% 阳性。阳性还见于:急进型肾小球肾炎、免疫复合物型肾小球肾炎等。抗 GBM 抗体阳性的患者约 50% 病变局限于肾脏,另 50% 有肾脏和肺部病变,仅有肺部病变者非常少见。

（七）抗胰岛细胞抗体（APICA）检测

【原理】抗胰岛细胞抗体(anti-pancreatic islet cell antibodies,APICA)属器官特异性抗体,靶抗原包括:唾液神经节苷脂、胰岛素、谷氨酸脱羧酶(GAD)、分子量37 000 ~

40 000 的类胰酶片段、神经内分泌细胞颗粒中的分子量 38 000 和 52 000 蛋白。上述中的胰岛素、GAD 和分子量 38 000 蛋白 3 种抗原能引起 T 淋巴细胞反应,在疾病的发病中有一定意义。ICA 抗原为胰岛细胞浆成分或微粒体组分,主要为 IgG 类,是胰岛细胞中 β 细胞损伤的标志。

【参考值】阴性(健康人该抗体阳性检出率在 1.8% ~4.1%)。

【临床意义】高效价 APICA 与胰岛 B 细胞功能破坏有关。在免疫介导 1 型糖尿病中阳性率最高,可作为免疫介导 1 型糖尿病早期诊断指标。而特发性 1 型糖尿病各种 β 细胞自身抗体始终阴性。新发生的免疫介导 1 型糖尿病患者 APICA 阳性率可达 90% 以上,而 2 型糖尿病(T2DM)患者出现 APICA 阳性,提示 T1DM 发生的可能。APICA 阳性还预示着家族成员患病的危险性大。

### (八)抗环瓜氨酸肽(CCP)抗体检测

【原理】环瓜氨酸肽(cyclic citrullinated peptide,CCP)是一种人工合成的环化肽,它与类风湿高度相关的抗核周因子(APF)、抗角蛋白抗体(AKA)及抗聚角蛋白微丝蛋白抗体(AFA)的共同抗原决定簇:瓜氨酸。人工改变瓜氨酸肽链即可合成 CCP,提高了瓜氨酸抗原的敏感性,但保留了抗原的特异性。抗 CCP 抗体以 IgG 型为主。

【参考值】正常人通常为阴性。

【临床意义】

1. 抗 CCP 抗体对类风湿关节炎(RA)的早期诊断具有相当高的特异性(98%)和敏感性(40% ~60%),是 RA 早期诊断的特异性指标。

2. 抗 CCP 抗体用于早期诊断 RA,而 RF 可作为疾病损伤严重性的较好的标记物。因此,联合检测抗 CCP 抗体和 RF 对 RA 的诊断及预后有很大的意义。

3. 研究表明,抗 CCP 抗体阳性者较阴性者更易发展为多关节损伤。抗 CCP 抗体阳性的患者比抗体阴性的患者更易发展为影像学上的骨关节损害。而且抗 CCP 抗体可用来鉴别 RA 和伴有关节侵蚀的 SLE。抗 CCP 抗体对疾病预后的判断也有一定的参考价值。

### (九)抗心磷脂抗体

抗磷脂抗体是一组针对各种带负电荷磷脂的自身抗体,包括抗心磷脂抗体(anti-cardiolipin antibody,ACA)、抗磷脂酰丝氨酸、抗磷脂酰肌醇、抗磷脂酰甘油、抗磷脂酸等抗体。ACA 是以心磷脂为靶抗原的一种自身抗体,能干扰磷脂依赖的凝血过程,抑制内皮细胞释放前列腺素;与凝血系统改变、血栓形成、血小板减少等密切相关,并与疾病的发生机制也有关联。

【参考值】正常成人血清 ACA 为阴性。

【临床意义】ACA 见于 SLE、类风湿关节炎、干燥综合征等风湿病,反复自然流产、抗磷脂综合征(包括血栓形成、自发流产、血小板减少和 CNS 病变)以及肿瘤、感染(AIDS、麻风、疟疾等)、血小板减少症、脑卒中、心肌梗死患者。在风湿病中,以 IgG 型 ACA 显著相关。在肿瘤、感染及药物副作用等情况下,以 IgM 型 ACA 为主。在脑血栓患者中,IgG 型 ACA 阳性率最高并与临床密切相关。约 70% 未经治疗的 ACA 阳性患者可发生自发流产和宫内死胎,尤其是 IgM 型 ACA 可作为自发性流产的前瞻性指标。ACA 阳性者血小板减少率均明显高于阴性者,以 IgG 型抗体多见,并与血小板减少程度有关。

## 第五节　肿瘤标志物检测

肿瘤标志物(tumor marker,TM)是指由肿瘤细胞产生,存在于血液、细胞、组织或体液中,反映肿瘤存在和生长情况的一类物质(主要包括蛋白质类、激素、糖类、酶类和多胺等)。包括肿瘤特异抗原和肿瘤相关抗原。目前发现的 TM 有 100 多种,临床常用的有 20 多种。TM 主要用于肿瘤诊断、肿瘤预后判断、治疗后随访、化放疗敏感性判断等。

### 一、血清甲胎蛋白测定

【原理】甲胎蛋白(alpha fetoprotein,AFP)是人胎儿发育早期血液中含有的一种特殊的糖蛋白,由胎儿肝细胞和卵黄囊合成,其浓度从胎龄 6 周后逐渐上升,至 16 ~ 20 周达高峰(可达 1 ~ 3g/L),然后逐渐下降,出生时脐血中 AFP 含量为 10 ~ 100mg/L,出生后 1 个月降至正常成人水平。AFP 的生成量与胎儿肝脏或出生后的肝脏再生时分裂细胞数呈正相关,故认为 AFP 是诊断肝细胞癌的重要指标。

【参考值】血清 AFP<25μg/L。

【临床意义】

1. 原发性肝癌　AFP 是目前诊断肝细胞癌最特异的标志物之一,血清中 AFP>300ng/ml 可作为原发性肝癌的诊断阈值,但也有 10% ~ 30% 患者,AFP 不增高或增高不明显,可能与瘤体大小、分化程度有关。一般认为,病理分化接近正常的肝细胞或分化程度极低者,AFP 常较低或测不出。

2. 病毒性肝炎、肝硬化　随着受损肝细胞的修复再生,幼稚化的肝细胞重新具有产生 AFP 的能力(常<200ng/ml)。急性肝炎患者,当 ALT 开始下降、肝细胞转入修复期时 AFP 升高,常在病程第 4 周达高峰后逐渐下降,随肝细胞修复而 AFP 逐渐减少至消失。重型肝炎时,若见 AFP 增高,则提示肝细胞再生;反之,则提示肝细胞大量坏死,预后不良。

3. 妊娠　妊娠 3 ~ 4 个月后,AFP 上升,7 ~ 8 个月达高峰(<400ng/ml),分娩后约 3 周即恢复正常。孕妇血清中 AFP 异常升高,有可能为胎儿神经管畸形。

4. 其他　先天性胆管闭锁、生殖腺胚胎性肿瘤等,血中 AFP 也可增加。

### 二、癌胚抗原测定

【原理】癌胚抗原(carcinoembryonic antigen,CEA)是具有人类胚胎抗原决定簇的酸性糖蛋白,最初发现于成人结肠癌组织中。胚胎期主要存在于胎儿的消化管、胰腺及肝脏,出生后组织内含量极低。恶性肿瘤患者的血清中可发现 CEA 含量有异常升高,CEA 是一种广谱肿瘤标志物,虽然不能作为诊断某种恶性肿瘤的特异性指标,但在恶性肿瘤的鉴别诊断、病情监测、疗效评价等方面,有重要价值。

【参考值】血清 CEA<5μg/L。

【临床意义】CEA 测定无特异性,也缺乏早期诊断价值,临床主要用于:

1. 消化器官癌症的诊断　CEA 升高主要见于结肠癌、胃癌、胰腺癌等。CEA 随病程的进展而升高,对判断疗效和预后有一定价值。如结肠癌术后 2 ~ 4 天 CEA 即可下降至参考值范围,如术后 CEA 持续不降或尚未降至参考值范围又再回升,提示肿瘤有残存或复发。

2. 鉴别原发性和转移性肝癌 原发性肝癌 CEA 升高者不超过 9%,而转移性肝癌 CEA 阳性率高达 90%,且绝对值明显增高。故 CEA 对鉴别原发和转移性肝癌有帮助。

3. 其他 肺癌、乳腺癌、膀胱癌、尿道癌、前列腺癌等 CEA 亦可增高。CEA 轻度增高也可见于溃疡性结肠炎、肝硬化、阻塞性黄疸以及吸烟者和老年人。

## 三、癌抗原 125 测定

【原理】癌抗原 125(cancer antigen 125,CA125)是大分子的多聚糖蛋白性肿瘤相关抗原,存在于卵巢肿瘤的上皮细胞内。主要用于辅助诊断恶性浆液性卵巢癌、上皮性卵巢癌,亦用于卵巢癌的疗效观察。

【参考值】正常人血清 CA125<3.5 万 U/L。

【临床意义】卵巢癌患者血清 CA125 水平明显升高,其阳性率可达 97%,故 CA125 对诊断卵巢癌有较大临床价值,尤其对观察治疗效果和判断复发较为灵敏。其他癌症,如宫颈癌、乳腺癌、胰腺癌、胆道癌、肝癌、胃癌、大肠癌、肺癌等也有一定的阳性反应。非恶性肿瘤,如良性卵巢瘤、子宫肌瘤、肝炎等患者血清 CA125 也会增高,但多数不超过 10 万 U/L。肝硬化失代偿期血清 CA125 明显增高。

## 四、癌抗原 15-3 测定

【原理】癌抗原 15-3(cancer antigen 15-3,CA15-3)是一种乳腺癌相关抗原,属糖蛋白,对乳腺癌的诊断及术后随访监测有一定的价值。

【参考值】正常人血清 CA15-3<2.5 万 U/L。

【临床意义】乳腺癌时 30%～50% 的患者可见 CA15-3 明显升高,但在早期乳腺癌时,它的阳性仅为 20%～30% 左右。乳腺癌治疗后复发及乳腺癌转移后阳性率可达 80%。其他恶性肿瘤,如转移性卵巢癌、结肠癌、支气管肺癌、原发性肝癌等,CA15-3 也有不同程度的升高。妊娠妇女,血清 CA15-3 水平也可增高。

## 五、前列腺特异抗原及游离前列腺特异抗原测定

【原理】前列腺特异抗原(prostate specific antigen,PSA)由前列腺上皮细胞分泌的丝氨酸蛋白酶,直接分泌到前列腺导管系统内,正常前列腺导管系统周围环境的屏障作用,所以正常人血清中 PSA 含量极微。PSA 是目前最重要也是最精确的临床应用的肿瘤标记物之一。血清中总的 PSA(t-PSA)有 80% 以各种形式结合存在,称复合 PSA(c-PSA);20% 的 PSA 以未结合的形式存在,称为游离 PSA(f-PSA)。在前列腺癌时,前列腺腺管破坏导致血清 t-PSA 水平明显升高,但在良性前列腺疾病时 t-PSA 也升高。而 t-PSA、f-PSA 均升高,f-PSA/t-PSA 比值降低,则可考虑诊断前列腺癌,提高了诊断的特异性和正确性。

【参考值】t-PSA<4.0μg/ml;f-PSA<0.8μg/ml;f-PSA/t-PSA 比值>0.25。

【临床意义】

1. PSA 是高度的前列腺组织特异性抗原,血清 t-PSA 升高>4.0μg/L 的诊断阳性

率在50%~80%。应用f-PSA/t-PSA比值测定更有诊断价值,当f-PSA/t-PSA比值<10%提示前列腺癌,当f-PSA/t-PSA比值>25%提示前列腺增生,其特异性达90%,准确性>80%。手术后t-PSA降至正常,若再次升高,应考虑肿瘤的复发与转移。

2. 约有5%的前列腺癌患者,t-PSA在正常范围,但前列腺酸性磷酸酶(PAP)升高。因此,两者同时测定,有利于前列腺癌的诊断准确性。另外,肾癌、膀胱癌、肾上腺癌、乳腺癌等t-PSA也有不同程度的升高。采血前进行导尿或前列腺按摩,也可导致t-PSA升高。

## 六、糖链抗原19-9测定

糖链抗原19-9(carbohydrate antigen 19-9,CA 19-9)又称胃肠癌相关抗原(gastrointestinalcancer-associated antigen,GICA)。1979年Koprowski将人和结肠癌细胞株SW1116细胞表面分离出来的单唾液酸神经节糖苷脂(monosialoganglioside)作抗原,制成相应的单克隆抗体1116-NS-19-9,用此单克隆抗体识别的肿瘤相关抗原即称为CA19-9,分子量>36 000在正常人的分泌物如唾液、精液、乳汁、消化液中也存在。目前认为检测血清CA19-9可作为胰腺癌,胆道癌等恶性肿瘤的辅助诊断指标,对检测病情变化和复发有较大价值。

【参考值】 CA19-9<3.7万U/L。

【临床意义】

1. 胰腺癌、胆囊癌、胆管壶腹癌时,血清CA19-9水平明显升高,尤其是诊断胰腺癌对敏感性为70%~95%,特异性为72%~90%,是重要的辅助诊断指标。

2. 胃癌阳性率约为50%,结肠癌阳性率约为59%,肝癌的阳性率约为51%。

3. 急性胰腺炎、胆囊炎、胆汁淤积性胆管炎、肝硬化、肝炎等疾病,CA19-9也有不同程度的升高,注意与恶性肿瘤的鉴别。

## 七、糖链抗原72-4测定

糖链抗原72-4(carbohydrate antigen 72-4,CA72-4)是被两种单克隆抗体(CC49和B72.3)所定义的肿瘤相关糖蛋白(TAG-72),第一种单克隆抗体CC49是抗高纯度的TAG-72抗体,第二种单克抗体B72.3是抗人转移乳腺癌细胞膜的抗体。CA72-4是肠道肿瘤和卵巢癌的标志物,分子量>400 000。

【参考值】 <6.7μg/L。

【临床意义】

1. CA72-4是检测胃癌的首选肿瘤标志物,灵敏度优于CA19-9和CEA,若三者联合检测效果更高。卵巢癌CA72-4含量也明显增高,且有助于监测病情,因此,为了提高卵巢癌的检出率,应考虑CA72-4和CA125组合应用。

2. 结肠癌、胰腺癌和非小细胞型肺癌,CA72-4含量也可见增高。

## 八、神经元特异性烯醇化酶测定

神经元特异性烯醇化酶(neuron specific enolase,NSE)是烯醇化酶的一种同工酶,目前认为它是小细胞肺癌(SCLC)和神经母细胞瘤的肿瘤标志物。烯醇化酶同工酶根据α、β、γ三个亚基的不同,可分为αα、ββ、γγ、αβ和αγ五种二聚体同工酶。α亚基主要存在于肝、肾等组织；β 亚基主要存在于骨骼肌和心肌；γ 亚基主要存在于神经组织。γγ 亚基组成的同工酶属神经元和神经内分泌细胞特有,故命名为神经元特异性烯醇化酶,此酶在正常人脑组织中含量最高,起源于神经内分泌细胞的肿瘤组织也有异常表达,研究发现 SCLC 也是一种能分泌 NSE 的神经内分泌性质肿瘤。NSE 分子量为 87 000,是一种酸性蛋白酶,参与糖酵解,主要作用是催化磷酸甘油变成烯醇式磷酸丙酮酸。癌肿组织糖酵解作用加强,细胞增殖周期加快,细胞内的 NSE 释放进入血液增多,导致此酶在血清内含量增高。

【参考值】正常人血清 NSE<15μg/L。

【临床意义】

1. 小细胞肺癌(SCLC) 患者 NSE 水平明显高于肺腺癌、肺鳞癌、大细胞肺癌等非小细胞肺癌(NSCLC),可用于鉴别诊断,监测小细胞肺癌放疗、化疗后的疗效效果。治疗有效时 NSE 浓度逐渐降低至正常水平,复发时血清 NSE 升高。

2. 神经母细胞瘤 患者 NSE 水平异常增高,而 Wilms 瘤升高较少,因此测定 NSE 的水平可用于上述疾病的诊断和鉴别诊断,也可用来监测神经母细胞瘤的病情变化,评价疗效和预报复发。

3. 神经内分泌细胞瘤 如嗜铬细胞瘤、胰岛细胞瘤、甲状腺瘤样癌、黑色素瘤等患者血清内 NSE 也可增高。转移性精原细胞瘤 NSE 显著升高。

4. NSE 也存在于正常红细胞和血小板中,标本溶血会影响测定结果,因此采血时要特别注意避免溶血。

## 第六节 感染免疫检测

病原体及其代谢产物(抗原)刺激人体免疫系统可产生相应的抗体,采用现代检验手段对抗原、抗体进行检测,有利于感染性疾病的诊断。包括:①特异性试验,即所用的抗原为病原体特异性抗原(整个病原体、病原体成分或产物),为较常用的方法;②非特异性试验,即有一部分抗体检测使用病原体的共同抗原,这类试验为非特异性试验。

### 一、链球菌溶血素"O"(ASO)测定

【原理】链球菌溶血素"O"(streptolysin"O")是 A 群溶血性链球菌的代谢产物之一,为具有溶血活性的蛋白质,能溶解人类和一些动物的红细胞。链球菌溶血素"O"具有一定的抗原性,能刺激机体产生相应抗体,称为抗链球菌溶血素"O"(anti-streptolysin"O",ASO)。加一定量的链球菌溶血素"O"(抗原)于倍比稀释的被检血清中,如被检血清中存在 ASO(抗体),则可使加入的链球菌溶血素"O"失去溶解红细胞的能力。

【参考值】阴性。

【临床意义】

1. ASO 升高常见于 A 群溶血性链球菌感染及感染后免疫反应所致的疾病,如感染性心内膜炎及扁桃体炎,风湿热、链球菌感染后急性肾小球肾炎等。由于正常人群中链球菌感染相当常见,故正常人血清中也可有一定量很少的 ASO。

2. ASO 在溶血性链球菌感染 1 周后开始升高,4~6 周达高峰,并可持续至病愈后数月到数年。故 ASO 增高,提示曾有溶血性链球菌感染,不一定是近期感染的指

标。链球菌感染后 ASO 动态升高,且 C 反应蛋白(CRP)、血沉阳性,有利于风湿热的诊断。

3. 确已感染溶血性链球菌,但 ASO 一直不见增高,可由于:①该溶血性链球菌不产生或产生很少量链球菌溶血素"O",此时应检查与溶血性链球菌感染有关的其他抗体,如抗透明质酸酶、抗链球菌激酶等;②感染早期就应用大量抗生素或糖皮质激素。此种情况下,其他抗体也多不升高。

4. 高胆固醇血症、巨球蛋白血症及多发性骨髓瘤患者,ASO 也可增高。

## 二、伤寒与副伤寒的血清学检查

伤寒沙门菌属于沙门菌的 D 群,副伤寒甲、乙、丙沙门菌分别属于沙门菌属中的 A、B、C 群,均为 G⁻杆菌。机体感染伤寒、副伤寒沙门菌 1 周后,逐渐产生相应抗体,第 4 周血清中抗体达高峰。检测伤寒与副伤寒沙门菌的相关抗原及抗体,有助于伤寒与副伤寒的诊断。

肥达反应(Widal reaction,WR)

【原理】WR 是检测患者血清中有无伤寒、副伤寒沙门菌抗体的一种反应。将被检血清倍比稀释后分别与伤寒沙门菌菌体"O"抗原、鞭毛"H"抗原和副伤寒沙门菌甲、乙、丙的鞭毛抗原 A、B、C,在生理盐水介质中进行凝集价测定。凝集效价明显升高或动态上升有助于伤寒、副伤寒的明确诊断。

【参考值】"O"凝集价<1∶80;伤寒"H"凝集价<1∶160;副伤寒 A、B、C 凝集价<1∶80。

【临床意义】

1. 正常人因隐性感染或预防接种,血清中可含有一定量的相关抗体,其效价随地区而有差异。

2. 由于抗体产生需要一定时间,有时单次抗体效价增高不能确定时,应在病程中逐周复查,若抗体效价依次递增或恢复期较急性期升高 4 倍或以上,则有诊断意义。

3. "O"抗原刺激机体产生 IgM 类抗体,出现较早,持续约半年;"H"抗原刺激机体产生 IgG 类抗体,出现较晚,持续时间长达数年,且消失后易受非特异性抗原刺激而能短暂地重现。因此:①"O"、"H"均升高则伤寒感染的可能性大;均低于正常值,则患伤寒的可能性甚小。②若"H"升高而"O"不升高,则有可能是预防接种或是非特异性的"回忆反应"。③若"O"升高而"H"不升高,则可能是伤寒类感染的早期。

4. "O"抗原为伤寒沙门菌和副伤寒甲、乙沙门菌的共同抗原,血清中检出高效价的"O"抗体,不能区别 3 个不同的病原菌感染;但 3 者的鞭毛抗原(H、A、B)不同,可从 3 种鞭毛的特异性抗体效价上升来判断感染的菌种。副伤寒丙沙门菌感染时,"O"凝集效价不高,而只有其鞭毛抗原 C 的凝集效价升高。

5. 10% 的伤寒患者,肥达反应始终阴性。可能的原因是发病早期已大量应用有效抗菌药物,或应用皮质激素类免疫抑制剂,或者体液免疫功能不足。

## 三、结核分枝杆菌抗体和 DNA 测定

用结核菌素纯化蛋白衍生物(PPD),分枝杆菌细胞壁中提取的脂阿拉伯甘露糖脂

（LAM）或人型结核杆菌包膜蛋白作为抗原,包被固相载体,检测血清中抗结核抗体,可辅助诊断结核,比痰涂片抗酸染色、结核杆菌培养等方法敏感性高。此外,结核分枝杆菌的 DNA 可用 PCR 方法进行检测。

【参考值】

ELISA:结核抗体阴性。

PCR 法:结核分枝杆菌 DNA 阴性。

【临床意义】结核分枝杆菌感染引起的免疫反应是由细胞免疫介导的,但也能刺激机体的体液免疫系统产生特异性 IgG 抗体,用血清学方法检测结核抗体,敏感性和特异性可达90%,比传统的痰涂片找到结核杆菌和细菌培养方法简便、快速、灵敏。但结核患者体内抗体水平差异较大,低水平结核抗体常在结核菌素试验阳性的健康人中发现,有一定的假阳性,注意鉴别。

PCR 方法检测结核分枝杆菌 DNA 灵敏度高,特异性强而且速度快,但应防止标本污染引起的假阳性。

### 四、汉坦病毒抗体测定

汉坦病毒（Hantavirus）属布尼亚病毒科、汉坦病毒属（Hantavirus）,平均直径120nm,为单股负链 RNA 病毒,鼠是主要的病毒携带者和传染源。汉坦病毒抗原至少可分为 10 个以上血清型,我国所流行的主要是 I 型和 II 型。人体感染汉坦病毒后可引起肾综合征出血热（hemorrhagic fever with renal syndrome,HFRS）,临床上以发热、出血、急性肾功能衰竭为主要特征,检测病毒特异性抗体有助于早期诊断。

【参考值】

IFA 法、ELISA 法:阴性。

【临床意义】机体感染汉坦病毒后 2~3 天,血清中即可检出特异性 IgM,7~10 天达高峰。而特异性 IgG 在病后 2 周出现,可持续多年。故特异性 IgM 阳性,可对 HFRS 进行早期诊断。而检测特异性 IgG 抗体,可用于回顾性诊断及流行性病学调查。

### 五、流行性乙型脑炎病毒抗体测定

流行性乙型脑炎病毒（epidemic encephalitis B vires）属虫媒 B 组,黄病毒科,直径15~22nm,核心为单股正链 RNA。蚊虫是乙脑病毒的主要传播媒介。人体感染后可引起中枢神经系统急性炎症,病死率高,可有后遗症。乙脑病毒感染后,机体可产生补体结合抗体、血凝抑制抗体及中和抗体等,有助于临床诊断和流行病学调查。

【参考值】

ELISA 法:阴性。

【临床意义】急性乙脑患者体内特异性 IgM 抗体一般在发病后 3~4 天即可出现,脑脊液中最早可在病程第 2 天测到,2 周达到高峰,阳性率为70%~90%。因此检测病毒特异性 IgM,可早期诊断急性脑炎。乙脑病毒中和抗体特异性较高,多在发病后 2 周出现,2 个月时效价最高,可持续数年,仅用于人群免疫水平的流行病学调查。

### 六、人类轮状病毒抗体测定

轮状病毒（rotavirus,RV）属呼肠病毒科,直径 70~75nm,核心为双股 RNA。根据其抗原性和核酸序列的不同,分为 A、B、C、D、E、F 和 G 七个组,其中 A 组主要引起婴幼儿腹泻;B 组主要引起成人腹泻。人感染轮状病毒后,体内可产生特异性 IgM 和 IgG 抗体。

【参考值】

ELISA 法:阴性。

【临床意义】人类轮状病毒主要在秋冬季节流行,一般通过粪-口途径传播。人类轮状病毒是婴幼儿腹泻的重要原因,也能引起较大儿童及成人腹泻。若患者发病初期和恢复期双份血清的特异性抗体检测其效价呈 4 倍以上增高,有诊断意义。

## 七、麻疹病毒抗体测定

麻疹病毒(measles virus)属副黏液病毒,直径 100～250nm,为单链 RNA 病毒,可引起人体急性发热、上呼吸道卡他性炎症和皮肤出现斑丘疹等症状。自从普遍接种麻疹减毒活疫苗后,病例明显减少,发病年龄后移,症状不典型,常需依靠免疫学检验才能诊断。麻疹病毒感染后人体可产生 3 种抗体,即补体结合抗体、血凝抑制抗体及中和抗体,实验室常用 ELISA 法进行检测。

【参考值】

ELISA 法:阴性。

【临床意义】一般情况下典型的麻疹病人不通过实验室检查也可诊断,但由于目前使用的麻疹疫苗尚达不到终身免疫以及轻型及不典型病例的增加,故仍需实验室检测麻疹病毒特异性 IgG 抗体可了解机体有无免疫力,并对麻疹病毒活疫苗的免疫效果进行考核。

## 八、脊髓灰质炎病毒抗体测定

脊髓灰质炎病毒(polioviruses)属微小核糖核酸病毒科的肠道病毒属,其直径为 27～30nm,内含单股正链 RNA,无包膜。按其抗原性质不同,本病毒可分为 Ⅰ、Ⅱ、Ⅲ 三个血清型,型间很少有交叉免疫。目前国内外发病与流行多以 Ⅰ 型居多,临床主要表现是发热、咽痛及肢体疼痛,部分病例可发生肢体麻痹,因本病多发生于小儿,故俗称"小儿麻痹症"。临床上常用中和试验、补体结合试验和 ELISA 等进行辅助诊断。

【参考值】

中和试验、补体结合试验、ELISA 法:阴性。

【临床意义】机体感染该病毒后数天,血清依次出现 IgM、IgG。IgG 为中和抗体,能阻止病毒向中枢神经系统扩散并将病毒清除,对同型病毒有免疫力,在体内持续时间较长,因此双份血清抗体升高 4 倍或 4 倍以上或特异性 IgM 阳性有诊断价值。

## 九、柯萨奇病毒抗体测定

柯萨奇病毒(Coxsackie virus)属微小核糖核酸病毒科肠道病毒属,直径为 20～30nm,核心内含单链 RNA。柯萨奇病毒分为 A、B 两组共 30 个型,A 组分 24 个(1～24)血清型,B 组分 6 个(1～6)血清型。实验室常用中和试验,间接血凝试验,补体结合试验,IFA,ELISA 等进行检测,采用 ELISA 抗体捕捉法可检测特异性 IgM,对本病有早期诊断价值。

【参考值】

间接血凝试验,补体结合试验,IFA、ELISA 法:阴性。

【临床意义】柯萨奇病毒特异型 IgM 抗体阳性提示现症感染;特异性 IgG 为中和抗体,阳性提示既往感染。该方法测定的敏感性为 85%,特异性可达 95%。

## 十、EB 病毒壳抗原抗体(IgM、IgA)

EB 病毒(Epstein-Barr virus,EBV)属疱疹病毒科,是一种嗜淋巴细胞的 DNA 病毒,主要侵犯 B 淋巴细胞,颗粒直径 150~180nm。EB 病毒有 6 种抗原成分:病毒衣壳抗原(viral capsid antigen,VCA)、膜抗原(membrane antigen,MA)、早期抗原(early antigen,EA)、补体结合抗原(即可溶性抗原 S)、EB 病毒核抗原(EBV nuclear antigen,EBNA)、淋巴细胞检出的膜抗原(lymphocyte detected membrane antigen,LYDMA)等,并能刺激机体产生相应的抗体。EB 病毒壳抗原 IgM(抗-VCA IgM)测定对传染性单核细胞增多症,EB 病毒壳抗原 IgA(抗-VCA IgA)测定对咽喉癌的诊断有重要意义。

【参考值】

IFT、ELISA 法:阴性。

【临床意义】

1. 抗-VCA IgM 阳性　是 EBV 近期感染的指标,可持续 4~8 周,常见于传染性单核细胞增多症。

2. 抗-VCA IgA 阳性　见于:①鼻咽癌,阳性符合率达 93%,放射治疗后,病情好转者血清抗-VCA IgA 滴度下降,肿瘤复发时抗-VCA IgA 滴度再次上升,因此抗-VCA IgA 可作为鼻咽癌的诊断、治疗及预后判断的指标;②支气管肺癌、甲状腺癌、慢性鼻咽部炎症,也可见阳性,但阳性率较低。

## 十一、严重急性呼吸综合征病毒抗体和 RNA 测定

严重急性呼吸综合征(server acute respiratory syndrome,SARS)又称"非典型性肺炎",是由 SARS 冠状病毒引起的急性呼吸道传染病。SARS 冠状病毒是具有薄膜的单链 RNA 病毒,2003 年在我国首先发现并在世界范围内短期流行。实验室常用 ELISA 法进行 SARS 病毒抗体检测;用 RT-PCR 进行病毒 RNA 检测,对早期诊断有重要意义。

【参考值】

IFT、ELISA 法:阴性;

RT-PCR 法:RNA 阴性。

【临床意义】SARS 病毒抗体阳性,提示现症感染或曾感染过 SARS 病毒,RT-PCR 测定病毒 RNA,阳性表示已感染了 SARS 病毒,有传染性,具有重要诊断价值。

## 十二、TORCH 感染免疫检测

TORCH 是指一组病原微生物的英文名称缩写。T 即刚地弓形虫或弓形虫(toxoplasma gondii),O 即其他病原微生物(others),R 即风疹病毒(rubella virus),C 即巨细胞病毒(cytomegalovirus),H 即单纯疱疹病毒(herpes simplex virus)。这组病原体常可通过胎盘传给胎儿,引起围生期感染,导致流产、死胎、早产、先天畸形和智力障碍等各种异常结果,因此受到广泛关注。TORCH 感染的抗体检查在许多地区已作为孕期检

查的常规项目。

（一）弓形虫抗体测定

弓形虫（toxoplasma gondii）感染是一种人畜共患疾病，广泛分布于世界各地。猫和其他宠物是主要传染源。人体感染后，轻型者常无症状，但血清中可查到抗体；当机体免疫功能低下时可出现各种症状，如高热、肌肉、关节疼痛，淋巴结肿大等。孕妇急性弓形虫感染时，弓形虫可通过胎盘感染胎儿，直接威胁胎儿健康。临床上常用 IFT，ELISA 等检测弓形虫特异性 IgM 抗体来进行早期诊断。

【参考值】

IFT、ELISA 法：阴性。

【临床意义】妊娠期初次感染者，弓形虫可通过胎盘感染胎儿，孕早期感染者可引起流产、死胎、胚胎发育障碍；妊娠中、晚期感染者，可引起宫内胎儿生长迟缓和一系列中枢神经系统损害（如无脑儿、脑积水、小头畸形、智力障碍等）、眼损害（如无眼、单眼、小眼等）以及内脏的先天损害（如食管封锁）等，严重威胁胎儿健康。

（二）风疹病毒抗体检测

风疹病毒（rubella virus）属披膜病毒科，具单股正链 RNA，直径为 60nm，仅有一个血清型。风疹是由风疹病毒引起的，对儿童来说，是一种症状较轻的出疹性疾病。但孕妇若在妊娠头 3 个月内感染风疹病毒，易引起胎儿畸形，因此，对早孕妇女进行风疹病毒特异性 IgM、IgG 抗体检测有重要意义。

【参考值】

ELISA 法：阴性。

【临床意义】风疹病毒易感人群为 1~5 岁的儿童及孕妇，据统计，孕妇在怀孕 1~6 周时感染风疹者约 50% 可致流产、死胎；若胎儿存活出生，则可能发生先天性风疹综合征，表现为先天型白内障、先天性心脏病、神经性耳聋、小头畸形和智力障碍等。风疹病毒 IgM 抗体阳性，提示有近期感染，必要时应终止妊娠。风疹病毒 IgG 抗体阳性，表示机体已受过风疹病毒感染，具有免疫力。

（三）巨细胞病毒抗体检测

巨细胞病毒（cytomegalovirus）属人类疱疹病毒科，直径为 180~250nm，具有双链 DNA。CMV 感染在人类非常普遍，多呈亚临床不显性感染和潜伏感染，多数人在儿童或少年期受 CMV 感染而或免疫。CMV 围产期感染是引起胎儿畸形的主要原因之一，还可引起早产、胎儿宫内发育迟缓等。成人 CMV 感染多见于免疫功能受损者，由于临床表现缺乏特异性，故 CMV 感染的实验室检查对于该病的早期诊断与治疗至关重要。抗-CMV 测定，双份血清抗体水平呈 4 倍或 4 倍以上增长时，有诊断意义。特异性抗-CMV IgM 阳性为 CMV 近期感染的指标。

【参考值】

ELISA 法：阴性。

【临床意义】

1. CMV 可通过胎盘感染胎儿，引起早产、胎儿发育迟缓、新生儿畸形、黄疸、肝脾肿大、溶血性贫血、视网膜脉络膜炎等，新生儿死亡率高。

2. 免疫功能受损者，如艾滋病、癌症、器官移植等病人感染 CMV 后，可发生进行性间质肺炎、肝炎、脑炎、心包炎及播散性 CMV 感染等，常威胁患者的生命，影响移植器官的存活。

### （四）单纯疱疹病毒抗体测定

单纯疱疹病毒（herpes simplex virus）属疱疹病毒科，病毒颗粒直径 150～200nm，具双链 DNA，根据其限制性内切酶切点不同，分 HSV-Ⅰ和 HSV-Ⅱ两型。HSV 原发感染后，机体最先出现 IgM，随后出现 IgA 和 IgG，抗体能防止病毒扩散，但不能阻止复发。临床上常用中和试验，补体结合试验，间接血凝试验和 ELISA 等进行辅助诊断。检出特异性 IgM 阳性或双份血清特异性 IgG 抗体效价上升 4 倍或 4 倍以上，提示 HSV 近期感染。

【参考值】

间接血凝试验、ELISA 法：阴性。

【临床意义】HSV 主要引起疱疹性口腔炎、疱疹性角膜结膜炎、疱疹性脑膜炎、疱疹性外阴阴道炎、湿疹性疱疹、新生儿疱疹等。生殖器官以外部位的 HSV 感染多由 HSV-Ⅰ型引起（占 95%），而生殖器官的 HSV 感染主要由 HSV-Ⅱ型引起（占 78%）。本实验不能区分 HSV-Ⅰ型与 HSV-Ⅱ型。IgM 抗体阳性提示近期有 HSV 感染。

孕早期感染 HSV 者可导致流产，妊娠中、晚期感染者，可引起胎儿和新生儿发病。

## 第七节  其他检测

### 一、循环免疫复合物（CIC）测定

【原理】免疫复合物（IC）是抗原抗体相结合的产物，自身免疫性疾病及各种病原体所致的传染病患者的体液中常存在 IC。IC 有 3 种形式：大的 IC（沉降系数>19S）可被巨噬细胞吞噬而清除；中等的 IC（约为 19S），存在于局部组织中，如肾基底膜、皮肤基底膜、血管内膜和关节滑膜等，此种 IC 可激活补体引起炎性细胞浸润和组织损伤；小的 IC（<19S）游离于血液、体液中，为一种可溶性 IC，又称循环免疫复合物（circulation immunocomplex，CIC）。测定 CIC 对免疫复合物疾病的诊断、疗效观察、预后判断，均有重要意义。

【参考值】

聚乙二醇（PEG）沉淀试验：低于对照值+2SD 或 A 值血清≤0.12；

抗补体试验：阴性；

C1q 结合试验：阴性。

【临床意义】

1. CIC 为非特异性诊断指标，阳性可见于：①自身免疫性疾病，如系统性红斑狼疮、类风湿关节炎、干燥综合征等；②急性链球菌感染后肾炎、乙型病毒性肝炎、感染性心内膜炎、麻风等。

2. 与其他有关试验一起检查，可提高疾病的诊断率，如膜增殖性肾炎时，CIC 阳性并伴补体降低及 C3 裂解产物存在。

### 二、C 反应蛋白测定

【原理】C 反应蛋白（C-reactive protein，CRP）是一种能与肺炎链球菌胞壁上

的 C 多糖体起沉淀反应的急性时相蛋白质。CRP 由肝脏产生,能激活补体、促进吞噬并具有免疫调理作用。用特异性 CRP 抗体来判定患者血清中的 CRP 的含量。

【参考值】<2.87mg/L(速率散色比浊法)。

【临床意义】

1. 早期诊断某些疾病 如各种急性化脓性炎症、菌血症、组织坏死、恶性肿瘤、结缔组织疾病等,血清 CRP 于病后数小时迅速升高。

2. 鉴别功能性疾患与器质性疾患 功能性疾患血清 CRP 含量正常,器质性疾患则有不同程度的 CRP 增高。

3. 风湿热等疾病的动态观察 风湿热急性期或有活动性时,CRP 含量可高达 200mg/L,经治疗好转至无活动性时,CRP 含量逐渐降到正常。

4. 区分细菌感染与病毒感染 细菌感染时 CRP 含量常明显增多;病毒感染时 CRP 含量多属正常。

5. CRP 与血沉 CRP 与血沉均属非特异性指标,但 CRP 更敏感、更有利于早期诊断和动态观察。且不受贫血、妊娠、高球蛋白血症等的干扰;不受放疗、化疗、糖皮质激素治疗的影响。

### 三、冷凝集试验

机体存在某些抗自身红细胞的抗体,在低温时与其他相应的抗原结合,使红细胞发生凝集,特别在 4℃ 是最强烈,但温度升高到 37℃ 后凝集消失,称为冷凝集试验(cold agglutination test,CAT)。

【参考值】阴性。

【临床意义】支原体肺炎患者于发病第 2 周冷凝集试验的效价可达 1∶32 或更高;4 周时达高峰,6 周后下降并逐渐消失。动态检查,若凝集价增高 4 倍以上时有辅助诊断价值。传染性单核细胞增多症、恶性淋巴瘤、流行性感冒、肝硬化等,冷凝集试验也可出现阳性,但凝集价较低。

### 四、冷球蛋白测定

冷球蛋白(cryoglobulin,CG)是血清中的一种免疫球蛋白,在 4℃ 时沉淀,37℃ 时溶解。

【参考值】阴性或<80mg/L。

【临床意义】冷球蛋白血症分为三型,Ⅰ 型由单克隆免疫球蛋白组成,常见于恶性 B 淋巴细胞增殖性疾病,如多发性骨髓瘤、Waldenström 病等;Ⅱ 型为混合冷球蛋白组成,占冷球蛋白血症的 50% ~ 65%;Ⅲ 型占 30%,由多克隆免疫球蛋白组成。丙型肝炎和慢性感染是引起 Ⅱ 型、Ⅲ 型冷球蛋白血症的常见原因,冷球蛋白血症可引起全身性血管炎,临床表现包括紫癜、雷诺现象、关节痛、腹痛、多发性神经炎等。

## 学习小结

### 1. 学习内容

### 2. 学习方法

临床免疫学检查是了解机体应有的免疫物质是否正常？是否出现异常免疫物质？进而评估机体功能和诊断相应疾病。所学内容应在掌握正常免疫系统(组织、器官、细胞和分子)的基础上,结合常见疾病加以领会。

(朱光泽)

## 复习思考题

1. 免疫球蛋白、抗体和补体的相互关系,如何利用三者之间的关系有效对免疫性疾病进行诊断、治疗和预后的判断?

2. 肿瘤标志物是反映肿瘤存在和生长情况的一类物质,如何根据它们的来源、性质进行精准的肿瘤诊断和治疗?

# 第四十四章

## 临床常用病原生物学检验

学习目的

通过临床常用病原生物学检验学习,学会正确地采集标本及送检,学会选择合适的检验项目,学会解读相关检验结果,为临床实践中对感染性疾病的诊断与治疗打下基础。

学习要点

标本的采集、运送和检查方法、临床感染常见病原体检查方法与耐药性检测。

临床病原体检查的目的是确定感染的发生和性质,尽早明确诊断以选择适当的治疗方案,采取有效的预防措施。

## 第一节　标本的采集运送和检查方法

### 一、标本的采集运送

正确的标本采集、储存和运送是直接关系检验结果的基本要素。任一环节处理不当,都可能引入误差和错误,影响最后的检测结果。采集送检标本前,必须考虑选择能够反映病情的标本种类和采集部位,否则再好的采集运送方法,也无法获取有效的病原体信息,从而失去临床诊断价值。所有标本的采集和运送应在无菌操作、防止污染的原则下认真进行。标本采集后应尽快送实验室分析,有条件的医院可用标本管道传递系统加快标本传递速度,避免标本的错误传递。若标本不能及时转运到实验室或需要将标本送到上级部门或检测中心进行分析时,应采取适宜的方式进行储存并运送。要把所有的标本视为传染源,对具有高度危险性的标本,如 HIV(Human immunodeficiency virus)、SARS(severe acute respiratory syndrome)病毒感染患者标本等,要做出明显标识;急症或危重患者标本要特别注明。严禁标本直接用口吸取、接触皮肤或污染器皿的外部和试验台。标本处理后均要进行消毒,盛标本的器具要消毒处理或毁损、焚烧。

（一）血液标本

正常人的血液是无菌的。疑为菌血症、败血症和脓毒血症的患者,一般在发热初期、发热前 2 小时或发热高峰期采集;而已用过抗菌药物的治疗者,则应在下次用药前采集。采样以无菌法由肘静脉穿刺,成人每次 8～10ml,婴儿和儿童 1～5ml,采血后直接床边接种于血培养瓶中。随着自动化血培养仪器的推广,注意在检验申请单上注明抗生素使用情况,以选择合适类型的培养瓶。若24小时内采血标本3次,并在不同部位采集,可提高血培养阳性检出率。每份标本均应同时做需氧菌和厌氧菌培养。

临床上还可以采集患者血清用于检测患者特异性抗体效价以辅助诊断感染性疾病。先采集血液置无菌试管中,待血液自然凝固收缩后吸取血清,56℃加热30分钟以灭活补体成分。灭活血清保存于-70℃或-20℃。

（二）尿液标本

外尿道寄居有正常菌群,故采集尿液时更应注意无菌操作。女性采样时用肥皂水或碘伏清洗外阴,再收集中段尿标本10~20ml于灭菌容器内;男性清洗阴茎头后留取中段尿标本。排尿困难者可导尿,一般插入导管后将尿留弃15ml后再留取培养标本,但应避免多次导尿所致尿路感染。尿液标本一般不做厌氧菌培养,特殊情况下需进行厌氧菌培养时,必须采用膀胱穿刺法收集尿液、无菌厌氧小瓶运送。尿液中注意不要混入防腐剂、抗生素和消毒剂等物质。

（三）粪便标本

取含有脓、血或黏液的粪便置于清洁容器中送检,排便困难者或婴儿可用直肠拭子采集,标本拭子置于有保存液的试管内送检。根据细菌种类不同选用适宜的运送培养基以提高阳性检出率,如副溶血弧菌引起的腹泻的标本应置于碱性蛋白胨水或卡-布(Cary-Blair,CB)运送培养液。用于厌氧菌培养的标本应避免与空气接触,最好在床边直接接种。

一次粪便培养阴性不能就完全排除胃肠道病原菌的存在,对于传染性腹泻患者需3次送检粪便进行细菌培养。在病原学明确诊断后,为避免该患者成为带菌者,应在不同时间间隔期间至少3次连续培养阴性才能出院。

（四）呼吸道标本

鼻咽拭子、痰、通过气管插管收集的标本均可作为呼吸道标本。鼻咽拭子和鼻咽洗液可供鼻病毒、呼吸道合胞病毒、肺炎衣原体、溶血性链球菌等病原体诊断。痰标本应在医护人员指导下留取,符合要求的痰标本应在每低倍镜视野中≤10个鳞状上皮细胞,以及≥25个白细胞。做真菌培养时最好同时进行标本的涂片染色和普通细菌培养。

上呼吸道标本往往存在口咽部正常菌群,在病原学诊断时需加以注意。

（五）脑脊液与其他无菌体液

引起脑膜炎的病原体如脑膜炎奈瑟菌、肺炎链球菌、流感嗜血杆菌等抵抗力弱,不耐冷、容易死亡,故采集脑脊液后应立即保温送检或床边接种。胸水、腹水和心包积液等标本含菌量少,宜采集大量标本接种于适宜的血培养瓶,或经溶解、离心处理或过滤浓缩后再接种培养。对腹膜透析感染患者,因腹透液含菌量非常低,至少需留取50ml标本送检。

（六）眼、耳标本

眼部标本用拭子采样,亦可以在局部麻醉后取角膜刮屑。

外耳道疖和中耳炎患者用拭子采样,新生儿和老年患者也可用鼓膜穿刺。

（七）生殖道标本

根据不同疾病的特征及检验项目采集不同标本,如性传播性疾病常需采取尿道口分泌物、外阴糜烂面病灶边缘分泌物、阴道宫颈口分泌物和前列腺液等。对生殖道疱疹常穿刺疱疹液,盆腔脓肿患者则于直肠子宫凹陷处穿刺取脓。怀疑淋病者采集标本后直接接种淋球菌培养基并保温送检。其余检查标本如果不能及时送检,应于收集后4℃保存;如保存时间可能超过24小时,标本应冻存于−70℃。

（八）创伤、组织和脓肿标本

创伤标本采集前应首先清除创面污物,以碘酒、酒精消毒皮肤,防止表面污染菌混入标本影响检测结果。对损伤面较大的创伤,应从不同部位采集多份标本。如果标本量较少应加无菌生理盐水以防标本干燥。开放性脓肿的采集,用无菌棉拭子采集病灶深处与正常组织交界处脓液或分泌物。封闭性脓肿,则以无菌干燥注射器穿刺抽取。疑为厌氧菌感染者,抽取脓液后立即排净注射器内空气,针头插入无菌橡皮塞送检,或者采用厌氧菌专用转运培养基送检,防止标本接触空气导致厌氧菌死亡,临床分离率降低。

## 二、标本的实验室质量评估标准

标本送至实验室后,工作人员应对标本信息、采集方式、采集部位、运送过程等各方面进行评估,决定是接收标本进行下一步检测还是建议临床重新采集以保证检测结果的准确性。质量不合格标本得出的结果会给医师提供错误的信息,导致误诊和治疗不当。因此,实验室必须制定和遵循严格的标本接收和拒收准则。

1. 标本必须注明姓名、年龄、性别、科室、床号、诊疗号、采集日期、临床诊断、检验项目等基本信息,并有相关病程及治疗情况的说明。无标签的标本,不接收。

2. 仔细核对标本采集日期和送检日期。延误送检的标本,一般情况下不予接收。通常用于细菌学检验的标本的存放不要超过4小时。病毒检测的标本可于4℃存放2~3天。对于非侵害性方式获取的标本(如尿、痰、咽拭子)可直接联系临床要求重新采集送检。对于侵害性操作获取的标本(穿刺液、体液或组织)需与相关医师协商之后,方可接收检测,并要在报告上注明情况,将其记录存档。

3. 检查送检容器是否完整,有破损或渗漏等情况时不予接收。立即告知送检者并要求重新送检。

4. 标本储存、运送方式不当,不予接收。特别应注意厌氧培养标本的送检方式及某些对环境温度敏感的病原体的送检方式,联系送检者,告知相关要求,要求再送检合格标本。

5. 明显被污染的标本不予接收。

6. 标本量明显不足的标本,不予接收。标本量不够会导致假阴性结果。如标本不易取得,量少的标本要在采集后的15~30分钟内送检。

7. 除非标本性状发生明显改变,否则一天内同一项目(血培养除外)反复送检标本应不予接收。

8. 对于烈性传染病标本的采集和运送应严格执行相关规定,要有完善的防护措施,按规定包裹及冷藏,并附有详细的采样及送检记录,由专人护送。

## 三、检查方法

病原体检查方法主要有以下几类:

笔记

### （一）直接显微镜检查

直接显微镜检测是病原体检验基本方法之一。无菌体液的直接镜检对病原体诊断具有重要意义,对正常菌群寄居腔道的分泌物涂片镜检可提示进一步检查的步骤、采取的方法和确定分离鉴定病原体所需培养基。由于临床标本中可能含有一定浓度的抗菌物质,以致分离培养为阴性,此时的镜检所见往往对诊断有重要的参考价值。

1. 涂片染色显微镜检查　将标本直接涂片、干燥、固定后染色,或经离心浓缩集菌涂片染色,置光学显微镜下观察细菌的形态、染色性或观察宿主细胞内包涵体的特征。

2. 涂片不染色显微镜检查　采用悬滴法、压滴法或湿式涂片,在不染色的情况下,置于暗视野显微镜或相差显微镜下观察病原菌的生长、运动方式、螺旋体的形态及运动。

3. 荧光显微镜检查和免疫电镜检查　荧光显微镜检查用于标本经荧光染色后直接检查某些病原微生物如分枝杆菌、白喉棒状杆菌等。结合标记免疫技术(荧光抗体)可检查相应的抗原,用形态学和免疫学相结合的方法可特异性地检测某些病原微生物的存在。电镜检查虽在临床未常规应用,但对某些病毒感染却有确诊的价值,如婴幼儿腹泻标本电镜下查见车轮状的双层衣壳病毒颗粒即可诊断为轮状病毒引起的胃肠炎。

### （二）病原体特异性抗原检测

用已知抗体借助免疫荧光、酶联免疫、化学发光、胶乳凝集试验、对流免疫电泳等技术检测患者血液及体液标本中未知的病原体抗原,其诊断价值因标本不同而各异。无菌体液、血液等标本中,检测出特异性病原体抗原,具有诊断意义。蛋白质芯片(protein chips)是近年来随着蛋白质组学的发展而出现的蛋白质及多肽分析的新技术。标本中若含有较多正常寄居微生物,可因交叉抗原存在而不能明确诊断。使用特异性好、效价高的单克隆抗体检测只能在活细胞内增殖的病毒或立克次体、衣原体,在设有严格的对照和排除试验时,阳性结果可作出准确的病原学诊断。检测细菌不同的抗原构造,还可分析细菌的菌群和血清型,如沙门菌属、志贺菌属和霍乱弧菌等。从临床标本中直接检测病原体抗原,简便快速,有较高的敏感性,适用于多种感染性疾病的早期快速诊断。在使用抗生素治疗前,显微镜检查和培养均为阴性时,这类实验对诊断有较大的帮助。

### （三）病原体核酸检查

目前临床常用的核酸检测技术主要有聚合酶链反应(polymerase chain reaction, PCR)、核酸探针杂交技术和实时荧光定量 PCR 技术。PCR 技术是一种体外基因扩增技术,利用 DNA 聚合酶介导一系列循环反应,对来自基因组 DNA 的信号进行放大,然后将扩增出的 DNA 片段进行鉴定判断是否存在目的基因。利用这一技术,可在短时间内将对标本中微生物的每一个基因扩增至几百万倍,从而检出极其微量的微生物 DNA,具有很高的敏感性和特异性。PCR 技术对分枝杆菌、肝炎病毒、人免疫缺陷病毒(HIV)、巨细胞病毒、轮状病毒等的临床标本检测表明,该方法简便、敏感性好、特异性也强。核酸探针杂交技术可检测临床标本中的多种细菌和病毒,但敏感性偏低。如

笔记

果将 PCR 技术与核酸探针杂交技术结合,可使检测的敏感性和特异性都大为提高。实时荧光定量 PCR 技术(real-time fluorescence quantitative PCR,RT-PCR)是通过始点定量和荧光检测系统实时监测累积荧光强度而实现核酸定量的一种 PCR 技术,具有全封闭单管扩增、灵敏度高、特异性强、操作简单等优点,目前已经应用于临床多种病原体的快速检测。基因芯片技术(gene chip 或 DNA microarray)是近年来发展快速的前沿技术。

病原体核酸检测适用于目前尚不能或者很难分离培养的病原体,尤其在病毒学研究和诊断方面应用广泛,在判断病毒是否处于活动期、抗病毒治疗的监测等方面具有一定的临床意义。此外,病原体核酸检测也适用于检测核酸变异的病原微生物。

（四）病原体的分离培养和鉴定

1. 细菌感染性疾病病原体的分离培养 分离培养是微生物学检验中确诊的关键步骤。根据临床症状、体征和镜下检查特征做出病原学初步诊断,采取合适的培养方法,包括适当的培养基、接种前的标本处理和适宜的孵育条件,然后根据菌落性状(大小、色泽、气味、边缘、光滑度、色素、溶血情况等)和细菌的形态、染色性,检测细菌生化反应结果和血清学实验、动物接种实验(白喉杆菌),对分离菌作出鉴定,也可借助于全自动鉴定系统快速简便鉴定分离菌。在鉴定细菌的同时,需作抗生素药物敏感试验。

2. 不能人工培养的病原体感染性疾病 将标本接种于易感染的动物、鸡胚或细胞培养。接种于动物后,可根据动物感染范围、动物发病情况及潜伏期,初步推测为某种病原体。接种于鸡胚的病毒,根据不同接种途径的敏感性及所形成的特殊病灶,有助于初步鉴定。细胞培养的病毒,可依据细胞病变的特点或红细胞吸附、干扰现象、血凝性质等缩小病毒鉴定范围,最后用血清学方法做最后鉴定。

（五）血清学试验

用已知病原体的抗原检测患者血清中相应抗体以诊断感染性疾病,人体感染病原体后经过一定时间产生特异性抗体。这种抗体在体内可维持数月或更长时间,因而检测抗体不但可用于现症诊断,而且还是疾病追溯性调查的一种方法。血清学实验可以辅助诊断某些不能培养或难以培养病原体的感染性疾病,但是,抗体检出最早也需在感染 4~5 天以后,一般在病程 2 周后效价才逐渐增高,因而不适于疾病的早期诊断。在进行血清学实验时,一般要在病程早期和晚期分别采血清标本 2~3 份检查,如抗体效价在病程中呈 4 倍以上增长者有现症诊断价值。若每次抗体效价无变化,则可能是因为阴性感染或回忆反应所致。单份血清一般诊断意义不大,除非检测 IgM。检测患者血清 IgM 不仅可辅助早期诊断,还可区分原发性感染和复发性感染,前者急性期血清检出 IgM,而后者为 IgG。常用的血清学检测方法有凝集试验、沉淀试验、补体结合试验、间接免疫荧光技术、放射免疫测定、酶联免疫吸附试验等。血清学诊断试验的价值常用敏感性、特异性和预测值来评价。

临床医师必须合理选择试验项目达到确诊某一疾病、排除某一疾病或监测疾病治疗的效果(表 44-1)。

表 44-1　病原体检测方法、诊断价值和检测周期

| 方法 | 鉴定类型 | 速度 |
| --- | --- | --- |
| 直接镜检 | 初步诊断 | 5～10 分钟 |
| 免疫荧光(直接法) | 快速诊断 | 1～2 小时 |
| 胶乳凝集 | 快速诊断 | 15～30 分钟 |
| 对流免疫电泳 | 快速诊断 | 2 小时 |
| 核酸探针 | 快速诊断、鉴定 | 1～3 天 |
| PCR | 快速诊断 | 数小时 |
| 微量鉴定系统 | 鉴定 | 3～6 小时 |
| 常规培养鉴定 | 确定诊断 | 数天或以上 |

（六）细菌毒素检测

1. 内毒素检测　内毒素是革兰阴性菌细胞壁上的一种脂多糖(lipopolysaccharide，LPS)和蛋白的复合物，随细菌死亡或自溶后释放。鲎试验是目前检测内毒素最敏感的方法，可检测出 0.005～0.0005μg/ml 的内毒素，在 2 小时内即可得出结论，广泛应用于革兰阴性菌感染的快速诊断，可对患者的血液、尿液及脑脊液进行直接检查。

2. 外毒素检测　外毒素的检测主要有生物学法、免疫血清法、基因探针技术及自动化仪器检测法。生物学方法包括体内或者体外毒力试验，这些试验操作复杂，且不易获得敏感动物，一般只用在发现新的毒素的特殊情况先使用。免疫血清法快速、灵敏，可进行大批量筛选；基因探针技术可检测单个菌落产生的毒素的性质，通常选取病原体菌染色体或质粒毒素基因片段制备成探针进行检测；自动化检测仪器根据微生物形态、代谢产物和血清学反应设计，检测通量高。

# 第二节　临床感染常见病原体检测

感染性疾病指各种生物性病原体(病原微生物、寄生虫)寄生于人体所引起的传染性疾病和非传染性疾病。随着现代医学技术的迅猛发展，新的医学诊断技术的广泛应用，大量老年人及慢性疾病患者的存在，抗生素滥用所导致的细菌变异耐药株的增多，使当今感染性疾病的特点已经发生了一定的变化。

## 一、流行病学和临床类型

（一）流行病学

目前，感染性疾病的流行病学具有下述特点：

1. 疾病谱发生变迁，新传染病陆续被发现。近 20 年来在全球范围内先后发现了 30 多种新传染病，如嗜肺军团菌引起的军团病、汉坦病毒引起的汉坦病毒肺综合征、埃博拉病毒引起的埃博拉出血热、尼巴病毒引起的马来西亚脑炎、朊病毒引起的牛海绵状脑病(俗称"疯牛病")、冠状病毒引起的严重急性呼吸道综合征(SARS)等。

2. 多重耐药株的出现，导致抗感染治疗的困难。

3. 器官移植、抗肿瘤化疗和放疗的开展，减弱了机体的免疫防御功能，造成医院

感染及条件性致病菌感染的增加。

由于人们对新传染病认识和准备不足,人群对之尚无免疫力,使感染性疾病传播快、范围广、传播途径多,往往造成巨大的经济和社会影响。

（二）临床类型

可导致人类感染性疾病的病原体约 500 种以上,包括病毒、衣原体、立克次体、支原体、螺旋体、细菌、真菌和寄生虫等。目前,细菌感染仍是发病率较高的感染性疾病,病原菌种类以革兰阴性菌、耐甲氧西林金黄色葡萄球菌和耐药的白假丝酵母菌为主。病毒性感染是人群发病率最高的感染类型,常见的有肝炎病毒、流行性感冒病毒、人类免疫缺陷病毒、流行性出血热病毒等,病毒感染传染性强,传播迅速,大多缺乏特效药物。近年来,随着肿瘤的放射治疗、化学治疗、广谱抗生素及免疫抑制剂的广泛应用,使真菌感染的发病率显著增高,在器官移植患者和恶性肿瘤患者中真菌感染的患病率高达 20%~40%,而且往往是致命的感染;在高度免疫抑制的患者中,由不常见的致病真菌引发感染概率越来越高,而且多为致病真菌的混合感染。

## 二、检查项目和临床应用

（一）细菌感染

细菌引起的感染性疾病,除个别因有特征性临床症状不需细菌学诊断外(如破伤风引起的典型肌痉挛),一般均需进行细菌学诊断以明确病因。然而自标本分离到细菌并不一定意味该菌为疾病的病原,因此应根据患者的临床情况、采集标本的部位、获得的细菌种类进行综合分析。细菌感染性疾病的检查主要可以从以下三个方面着手:①检测细菌或其抗原:主要包括直接涂片显微镜检查、培养、抗原检测与分析;②检测抗体;③检测细菌遗传物质:主要包括基因探针和 PCR 技术。上述多种检查手段中,细菌培养是最重要的确诊方法。根据细菌形态、菌落特点、生化反应、血清学鉴定、动物接种等可综合鉴定病原菌。近年来,随着计算机的发展和应用,一些微量鉴定系统和自动化细菌培养和鉴定系统已经应用于临床细菌感染性疾病的诊断,检测原理是将待测菌对底物的生化反应类型与数据库中类型相比较,从而得出鉴定结果。

（二）病毒感染

病毒是只能在易感细胞内以复制方式进行增殖的非细胞型微生物,因此,其检验程序不同于细菌。病毒感染实验室检查包括病毒分离与鉴定、病毒核酸与抗原的直接检出以及特异性抗体的检测。临床医师根据流行病学资料、患者症状与体征预判可能为何种病毒感染,留取适宜的标本送检。分离病毒首先要采集含足量病毒的临床标本,然后接种到敏感动物、鸡胚或培养细胞,使其生长增殖,再加以鉴定。

细胞培养是最常用的病毒分离方法,需根据宿主细胞对病毒的敏感性和病毒的嗜性来选择适当的组织细胞和细胞培养液。病毒感染的最初诊断可根据临床症状、流行病学特点、标本来源、易感动物范围、细胞病变特征确定何种病毒。再在此基础上,对已分离的病毒和已知参考血清进行中和试验、补体结合试验、血凝抑制试验做最后鉴定。显微镜检查也是病毒实验诊断不可忽视的手段,如光学显微镜检查感染组织或脱落细胞中特征性病毒包涵体,电镜检查病毒颗粒等,均是早期诊断手段之一。

病毒分离鉴定和血清学诊断一般需要较长时间,利用核酸杂交技术和 PCR 技术检测标本中病毒的核酸物质,或用免疫荧光标记技术、化学发光技术检测组织细胞内的病毒抗原和胞外游离病毒抗原是一种快速的早期诊断手段。

（三）真菌感染

真菌是以腐生或寄生方式摄取养料的真核细胞型微生物。真菌的微生物学诊断手段包括直接显微镜检查、培养检查、免疫学试验和动物实验。由于不同真菌具有各自的典型菌落形态和形态特异孢子与菌丝，因此，形态学检查是真菌检测的重要手段，常采用点滴法、小培养法，在显微镜下直接观察经培养后菌体在自然位置状态下的形态结构（菌丝和孢子），有助于真菌的菌种鉴定。真菌的抗原检测只适合于检测血清中和脑脊液中隐球菌、念珠菌、荚膜组织胞浆菌检测。真菌的血清学诊断适用于深部真菌感染的标本。基因组核酸电泳核型分析技术、随机引物扩增 DNA 多态性（RAPD）技术、荧光定量 PCR 技术、rDNA 序列测序、核酸杂交技术等是近年来发展起来的可快速诊断真菌感染的新型手段，但这些方法存在一些局限性，且不能帮助判断检测的阳性结果是感染还是定植，在检测过程中易出现假阳性和假阴性等，因此，其结果判读需要结合临床全面分析。

（四）寄生虫感染

寄生虫是单细胞或多细胞体，当其侵入宿主后，可在宿主体内寄生、发育而导致感染，所引起的感染性疾病统称为寄生虫病。寄生虫实验诊断包括病原学诊断、免疫学诊断和其他实验室常规检查。由于每种寄生虫均在其特定的生活阶段以一定的方式脱离宿主，以求得转换宿主个体而延续宗系。因此，根据寄生虫生活史的特点，从患者的血液、组织液、排泄物、分泌物或活体组织中检查寄生虫的某一发育期，是最可靠的诊断方法，广泛应用于寄生虫病的诊断。但是，病原学诊断方法检出率较低，对轻度感染需要反复检查，以免漏诊。对于在组织中或器官内寄生而不易取得材料的寄生虫，可考虑采用免疫学诊断方法。近年来发展起来 DNA 探针技术和聚合酶链反应技术为寄生虫病的诊断或寄生虫分类提供新型、高敏感的检测方法，有广泛应用前景。

（五）其他病原体感染

1. 支原体检测　支原体是一群介于细菌和病毒之间，能通过滤菌器、无细胞壁，能在无生命的人工培养基中生长繁殖的最小原核微生物。迄今已分离到 150 余种，其中寄生性的有 90 多种，其余 15 种有病原性。与人类疾病有关的是肺炎支原体，唾液支原体、口腔支原体、解脲支原体、人型支原体等。支原体因缺乏细胞壁，呈高度多形性，革兰染色不易着色，直接显微镜检测一般无临床意义，分离培养是支原体感染的确诊依据。不同种支原体在培养基中生长速度不一，如解脲脲原体和人型支原体生长较快，利用培养后所见的典型菌落形态可做出初步鉴定，再以特异性抗血清作生物抑制试验或代谢抑制试验即可确诊。肺炎支原体和生殖道支原体初次分离较慢，一般需10 天左右才生长出"荷包蛋"状菌落，不适合于临床快速诊断。DNA 探针技术和荧光定量 PCR 技术可用于支原体的快速诊断。

2. 螺旋体检测　螺旋体是一群细长、柔软、运动活泼、呈螺旋状的微生物。将标本置于暗视野显微镜下检查运动活泼、特殊形态的螺旋体具诊断意义。除钩端螺旋体外，其他螺旋体如梅毒螺旋体、伯氏疏螺旋体、回归热螺旋体等尚不能人工培养，因而，螺旋体检测多采用血清学诊断。显微镜凝集试验、间接凝集试验、酶联免疫吸附试验检测患者血清中的特异性抗体是常用的血清方法。用性病研究实验室玻片试验

（VDRL）或快速血浆反应素环状卡片试验（RPR）对梅毒患者的血清进行过筛试验,阳性者须用荧光密螺旋体抗体吸附试验（FTA-ABS）或抗梅毒螺旋体微量血凝试验（MHA-TP）进行确诊试验。PCR 检测可快速检测出螺旋体特异性核酸片段,目前,已逐步成为常用的检测方法。

3. 立克次体检测 立克次体是一类严格细胞内寄生的原核细胞型微生物,在形态结构、化学组成及代谢方式等方面均与细菌类似:具有细胞壁;以二等分裂方式繁殖;含有 RNA 和 DNA 两种核酸;由于酶系统不完整需在活细胞内寄生;对多种抗生素敏感等。立克次体病多数是自然疫源性疾病,且人畜共患。取血液或组织进行立克次体血清学试验,分离培养和鉴定,通过荧光染色从皮肤或其他组织中找到病原体有助于确定诊断。血清学诊断需取 3 份血清标本,分别在发病第 1 周、第 2 周、第 4~6 周采集标本。外斐试验为非特异性血清学诊断试验,用于斑疹伤寒、斑点热和恙虫病的辅助诊断。特异性血清学试验有免疫荧光试验、酶联免疫吸附试验、补体结合试验、微量凝集试验和胶乳凝集试验等。PCR 通过检测立克次体特异性核酸可进行早期诊断。

4. 衣原体检测 衣原体是不活动的专性细胞内寄生物,有化学成分上与革兰阴性菌相似的细胞壁,具有核糖体,可出现胞质内包涵体。直接显微镜检查细胞质内的典型包涵体对衣原体感染诊断有参考价值。衣原体的分离培养与病毒培养一样,在鸡胚卵黄囊内生长良好,还可采用动物接种和细胞培养法。传统的组织培养法,技术难度大,特异性和敏感性均不理想,且费时费钱。目前应用较多的是荧光标记单克隆抗体的直接荧光抗体法,可快速确定系何种血清型衣原体感染。DNA 探针技术和荧光定量 PCR 技术目前已经应用于衣原体疾病的诊断、流行病学调查和无症状衣原体携带者的诊断。

（六）实验结果分析和临床应用

各种实验室诊断方法中,临床标本分离和培养的阳性结果最具有诊断价值。经病原体鉴定,可明确诊断病原体的种类,并可做药物敏感试验。然而,分离培养的阴性结果并不能完全排除感染的可能。因标本采集运送的不当,培养条件不适合,病原体为苛养菌或已使用抗生素治疗的患者均会出现假阴性结果,尤其是标本直接涂片镜检见细菌而培养阴性者需考虑是否为 L 型细菌,厌氧菌或苛养菌。

病原体的抗原成分检测有助于早期诊断感染性疾病,阳性结果提示某种感染性病原体的存在,但对于那些存在正常菌群的标本,需考虑共同抗原引起的交叉反应,必须在设有严格对照试验和排除试验时,阳性结果才能做出正确判断。

核酸检测已成为现代感染性疾病早期诊断的可靠方法之一。由于 PCR 技术具有很高的敏感性,影响因素多,容易出现假阴性或假阳性结果,因此,操作者应严格按照操作规程,设立阴性和阳性对照,避免结果出现误差。阳性结果只能说明标本内有某种病原体的核酸,但是否为现期感染病原体则难以肯定。血清学试验是目前应用最广泛的感染性疾病检测方法。用已知特异性抗原检测患者体内存在的特异性抗体,以出现 IgM 抗体或高效价 IgG 抗体为阳性判断结果有重要诊断意义,并可做出现期感染的结论。为排除隐性感染或回忆反应,常需做双份血清抗体的动态检测。IgM 检测不仅可作早期诊断,且可区分为原发性感染或复发性感染,在检测时应注意排除类风湿因子的干扰。

### 三、医院感染

医院感染(nosocomial infection;hospital infection)又称院内感染或医院获得性感染(hospital acquired infection,HAI),是指住院患者在医院内获得的感染,包括在住院期间发生的感染和在医院内获得出院后发生的感染,但不包括入院前已开始或者入院时已处于潜伏期的感染。医院工作人员在医院内获得的感染也属医院感染。

下列情况属于医院感染:

1. 无明确潜伏期的感染,规定入院48小时后发生的感染为医院感染;有明确潜伏期的感染,自入院时超过平均潜伏期后发生的感染为医院感染。

2. 本次感染直接与上次住院有关。

3. 在原有感染基础上出现其他部位新的感染(除外脓毒血症迁徙灶),或在原感染已知病原体基础上又分离出新的病原体(排除污染和原来的混合感染)的感染。

4. 新生儿在分娩过程中和产后获得的感染。

5. 由于诊疗措施激活的潜在性感染,如疱疹病毒、结核杆菌等的感染。

6. 医务人员在医院工作期间获得的感染。

下列情况不属于医院感染:

1. 皮肤黏膜开放性伤口只有细菌定植而无炎症表现。

2. 由于创伤或非生物性因子刺激而产生的炎症表现。

3. 新生儿经胎盘获得(出生后48小时内发病)的感染,如单纯疱疹、弓形虫、水痘等。

4. 患者原有的慢性感染在医院内急性发作。

医院感染的发生包括3个重要的环节,即传染源的存在,传播途径和易感人群。医院感染的发生主要有两种类型,即外源性感染(系指由患者本身以外的微生物引起的感染)和内源性感染(系指由患者本身携带的微生物引起的感染)。要对不同类型的感染做出正确的诊断,必须进行微生物学检查。随着现代医学技术的迅猛发展,新的医学诊疗技术的广泛应用,大量老年人群及慢性疾病患者的存在,特别是抗生素滥用所导致的细菌变异耐药株的增多,使医院感染的感染源、传播途径、易感人群等都发生了显著变化。同时,其他一些相关问题,如医院污物处理、内镜消毒与灭菌、安全注射等,都使医院感染成为当今医学领域中的重要问题。

（一）流行病学

1. 病原学　细菌是最常见的病原菌。医院感染的病原菌种类繁多,近年来病原谱发生很大变化,总体来说革兰阴性杆菌比例在增加,革兰阳性球菌比例在减少。在革兰阴性杆菌中一些以往并不常见的病原菌逐渐变成医院感染的流行株,如阴沟肠杆菌、聚团肠杆菌、黏质沙雷菌等。嗜肺军团菌是一种新出现的医院感染病原体,往往在医院装备了空调机之后才出现的。医院感染的病原体,除了各种细菌外,还有病毒、真菌类和弓形虫、肺孢子虫等寄生虫。

2. 感染源　病原体来源于住院患者、医务人员、探视者、陪伴人员、医院环境及未彻底消毒灭菌的医疗器械、血液制品等。医院感染的病原体大多数为人体正常菌群或条件致病菌,免疫力低下的住院患者是医院感染的高危易感人群,同时,住院期间接受不同种类药物治疗和某些治疗措施为病原体感染创造了入侵和繁殖条件。

## （二）常见临床类型

1. 下呼吸道感染　为我国最常见的医院感染类型,当吞咽、咳嗽反射减弱、老年人意志障碍、气管插管或切开,切入咽部的定植菌是主要的发病机制。

2. 尿路感染　住院期间有尿路器械操作史的患者,常由于保留导尿系统的交叉污染造成导管外上行感染,常以大肠埃希菌、变形杆菌为主。

3. 手术切口感染　清洁伤口感染大部分为外源性感染,医务人员手指皮肤的接触传播起了十分重要的作用。

4. 胃肠道感染　主要见于使用抗生素所致肠炎。

5. 血液感染　主要为菌血症,可由静脉内输液、血液透析等引起,也可源于外科手术、下呼吸道感染或皮肤感染。

6. 皮肤和软组织感染　由金黄色葡萄球菌、溶血性链球菌等引起的蜂窝织炎、压疮和烧伤感染等。

住院患者中凡有气管插管、留置导尿、化疗、放疗、使用免疫抑制剂者以及老年患者,均应视为预防医院感染的重点对象。

# 第三节　性传播疾病病原体检测

性传播疾病(sexually transmitted disease,STD)简称性病,是一类能通过各种性接触、类似性行为及间接接触而传播,主要侵犯皮肤、性器官和全身脏器损害的疾病。包括梅毒、淋病、艾滋病、软下疳、性病淋巴肉芽肿、非淋病性尿道炎、生殖器疱疹、尖锐湿疣、生殖器念珠菌病、细菌性阴道病、滴虫等20余种疾病,其中前3种属于《中华人民共和国传染病防治法》规定管理的乙类传染病。STD的诊断包括病史、体格检查和实验室检测,三者缺一不可,其中实验室检测是性病诊断的重要依据,尤其是特异性病原学检查。

## 一、AIDS病原体检测

1. HIV的分离培养　病毒培养是检测HIV感染最精确的方法,一般采取培养外周血单个核细胞(PBMC)的方法进行HIV的诊断。该方法检测HIV专一性强,不会出现假阳性,对于确认那些抗原/抗体检测不确定的个体和阳性母亲新生儿是否感染HIV有着重要的意义。但是需要有一定数量的感染细胞存在才能培养和分离出病毒来,因而敏感性差、操作时间长、操作复杂,必须在特定的P3实验室中才能进行,且费用较高,不适用于临床常规应用。

2. 抗HIV-1和抗HIV-2的检测

(1) 颗粒凝集实验:此法操作简单,结果出现快,不需任何仪器设备,适用于大批量筛检,但敏感性和特异性较酶联免疫法差。

(2) 酶联免疫吸附试验(ELISA/EIA):此法敏感性高,但容易出现假阳性结果,故阳性者需用其他试剂盒重复一次,两次均阳性则可判为阳性或进一步做蛋白印迹法确诊。

(3) 免疫荧光法:此法敏感性高,但也存在非特异性,且结果的判定人为因素影响大,客观性差。

（4）蛋白印迹法：通常作为检测抗 HIV-1 和抗 HIV-2 的确诊实验,该法敏感性和非特异性皆好。

3. p24 抗原检测  能够在病毒开始复制后检测到血液中的可溶性 p24 抗原,但易出现假阳性。因此,阳性结果必须经中和试验确认,该结果才可作为 HIV 感染的辅助诊断依据。HIV-1 p24 抗原检测阴性,只表示在本试验中无反应,不能排除 HIV 感染。

4. HIV 核酸检测

（1）HIV 病毒载量检测:通常是通过检测 HIV RNA 水平来反映病毒载量,直接反映病情进展,病毒载量检测方法可用于 HIV 的早期诊断,如窗口期辅助诊断、病程监控、指导治疗方案及疗效测定、预测疾病进程等。

（2）HIV 耐药基因型检测:HIV 感染者抗病毒治疗时,病毒载量下降不明显或抗病毒治疗失败时,需要进行 HIV 病毒耐药性检测。

5. 其他实验室检查

（1）$CD_4$ 细胞计数。

（2）其他:机会性感染病原体病原或抗体的检测如卡氏肺囊虫、隐孢子虫、弓形虫、病毒性肝炎及巨细胞病毒等抗体,细菌、真菌和 kaposi 肉瘤、淋巴瘤的检查。

## 二、梅毒病原体检测

1. 暗视野显微镜检查  是诊断早期梅毒唯一快速、可靠的方法,尤其对已出现硬下疳而梅毒血清反应仍呈阴性者意义更大。除此法外,还有直接荧光素标记抗体检查法及涂片染色检查法。

2. 梅毒血清学试验  诊断梅毒常要依靠血清学检查,潜伏期梅毒血清学诊断尤为重要。人体感染梅毒螺旋体后,可产生抗梅毒螺旋体抗体 IgM 及 IgG,也可产生反应素,用不同的抗原来检测体内是否存在抗梅毒螺旋体抗体或反应素以诊断梅毒。

（1）非梅毒螺旋体抗原试验:目前常用性病研究实验室试验(VDRL)、快速血浆反应素环状卡片试验(RPR)及甲苯胺红不加热血清反应素试验(TRUST)。

（2）梅毒螺旋体抗原试验:因抗原是梅毒螺旋体,检测血清中梅毒螺旋体抗体,其敏感性和特异性均较高,现常用荧光螺旋体抗体吸收试验(FTA-ABS)及梅毒螺旋体血球凝集试验(TPHA)。

3. 脑脊液检查  对神经梅毒,尤其是无症状性神经梅毒的诊断、治疗及预后均有意义。检查项目包括淋巴细胞 $\geq 10 \times 10^6/L$,蛋白量 50mg/dl,VDRL 试验阳性等有诊断价值。脑脊液 PCR 检测,可以快速准确地诊断神经性梅毒。

4. 基因诊断技术检测梅毒螺旋体(TP-PCR)  TP-PCR 检测梅毒螺旋体 DNA,特异性很强,敏感性很高,是目前诊断梅毒螺旋体的先进方法,适用于梅毒孕妇羊水、新生儿血清和脑脊液标本的检查。PCR 检测梅毒螺旋体的 DNA,其敏感性、特异性均优于血清学方法。

## 三、淋病病原体检测

1. 涂片检查  男性急性淋病直接涂片检查到多形核白细胞内革兰阴性双球菌即可成立诊断,其阳性率可达95%;女性患者阴道宫颈口处杂菌很多,因此女性患者及症状轻或无症状的男性患者,应以做淋球菌培养检查为宜。

2. 培养　培养法为诊断淋病的金标准。

3. PCR　对淋球菌培养阴性、病史及体征怀疑淋球菌感染者,亦可应用 PCR 检测淋球菌 DNA 以协助诊断,因该法易出现假阳性结果,故目前临床上规定尚不用作常规检查。

### 四、非淋菌尿道炎病原体检测

1. 沙眼衣原体临床标本的直接检查　临床标本的沙眼衣原体可在敏感细胞中增生形成包涵体,对临床标本做吉姆萨染色和碘染色,如发现有一定数量的具特征性的包涵体即可做出诊断,此法操作简便易行,但仅适用于新生儿眼结膜炎刮片的检查,对 NGU 检查不够敏感。

2. 沙眼衣原体的培养。

3. 解脲支原体的分离培养。

4. 血清学试验。

5. 分子生物学方法　PCR 反应、荧光定量 PCR 反应、DNA 杂交等。

### 五、生殖器疱疹和尖锐湿疣病原体检测

1. 生殖器疱疹病原体检测

(1)培养法:从皮损处取标本进行组织培养分离病毒,特异性强,但敏感性取决于取材的损害,且所需技术条件高,从接种到做出鉴定需 5～10 天,价格昂贵。

(2)直接检测法:通常用皮损处细胞涂片直接检测病毒抗原,20 分钟至 4 小时可得出结果,其敏感性达到培养法的 80%。

(3)改良组织培养法:将细胞培养法与直接检测法结合起来,以便在 24 小时后得出结果,其敏感性为培养法的 94%～99%。

(4)细胞学法:此法简单、快速、便宜,可广泛应用,但敏感性只有培养法 40%～50%。

(5)PCR 法:用此法检测皮损内 HSV 核酸,敏感性和特异性均很高,但目前尚限于研究,有望能用于临床诊断。

(6)血清学方法:可用于血清流行病学调查,估计人群的感染,不能用作临床诊断。

2. 尖锐湿疣病原体检测

(1)宫颈涂片细胞学检查:常用来检测无症状宫颈 HPV 感染或者 HPV 感染筛查,但敏感度不高。

(2)5% 醋酸试验:俗称"醋酸白试验",即在可疑的受损皮肤上用 5% 醋酸涂抹或敷贴,3～5 分钟内皮肤局部发白为阳性。该试验对初步诊断尖锐湿疣有很大价值。

(3)免疫组化检查:用带有过氧化物的抗体检查 HPV 抗原。所用方法有过氧化物酶抗过氧化物酶方法(PAP 法)、抗生物素蛋白-生物素法(ABC 法)等。免疫组化检测具有对病原进行组织定位的优点。

(4)分子生物学方法:DNA 杂交用以检测 HPV-DNA 型别,DNA 吸引转移技术是最敏感的检测 HPV-DNA 的方法之一,PCR 检测 HPV-DNA 具有灵敏度高、特异性强的优点。还可以采用荧光定量 PCR 反应和基因芯片技术。

## 六、软下疳病原体检测

1. **直接涂片**　从溃疡或横痃处取材涂片做革兰染色,镜下可见到革兰阴性短杆菌,呈长链状排列,多条链平行,似"鱼群状",可考虑为杜克雷嗜血杆菌,但涂片的敏感性大约为50%。另外,溃疡中其他革兰阴性菌可造成假阳性。

2. **培养**　标本在选择性培养基上培养,可出现典型菌落,取典型菌落做细菌涂片,可见到革兰阴性短杆菌。细菌经分离鉴定,可明确为杜克雷嗜血杆菌。

3. **血清学检测**　目前认为 IgM 抗体敏感性为74%,IgG 抗体敏感性为94%,其特异性分别为84%和64%。尚未得以临床推广。

4. **PCR 反应。**

# 第四节　病原体耐药性检测

## 一、耐药性及其发生机制

### (一)耐药病原体

目前临床感染的病原微生物以革兰阴性菌居多(约占六成),主要是铜绿假单胞菌、大肠埃希菌、克雷伯菌属和肠杆菌属细菌等,主要耐药类型有质粒介导的超广谱 β-内酰胺酶(extended spectrum beta-lactamases,ESBLs)、染色体编码产生 β-内酰胺酶等。目前,多重耐药的铜绿假单胞菌和不动杆菌已成为临床上感染性疾病治疗的棘手问题。革兰阳性菌引起的感染约占三成,重要的耐药菌株有耐甲氧西林葡萄球菌(MRS)、耐青霉素肺炎链球菌(PRSP)、耐万古霉素肠球菌(VRE)和高耐氨基糖苷类抗生素的肠球菌等。不仅细菌可产生耐药,病毒也出现了耐药株,导致抗病毒治疗逃逸现象发生。如 HBV 发生突变,对核苷类似物药物(如拉米夫定和泛昔洛韦等)产生耐药。

### (二)耐药机制

对某种抗菌药物敏感的细菌变成对该药物耐受的变异称为耐药性变异。细菌的耐药性已成为当今医学的重要问题。细菌耐药性的获得可以通过细菌染色体耐药基因的突变、耐药质粒的转移和转座子的插入,使细菌产生一些酶类(灭活酶或钝化酶)和多肽类物质,通过下述几种机制导致细菌耐药:

1. **细菌水平和垂直传播耐药基因的整合子系统**　整合子(integron)是捕获外源基因并使之转变为功能性基因的表达单位,通过转座子和接合质粒在细菌中传播的遗传物质。整合子的基本结构由 1 个编码整合酶(integrase)的 Int Ⅰ 基因、2 个基因重组位点 att Ⅰ 和 attc、启动子和耐药基因盒组成。目前已确定有 60 多个耐药基因盒,常见的有:①aad 基因盒:编码氨基糖苷类的耐药性;②dir 基因盒:编码甲氧磺胺嘧啶类的耐药;③编码 β-内酰胺酶和超广谱 β-内酰胺酶;④其他基因盒,如 cat 基因编码对氯霉素耐药,aac 基因编码对氨基糖苷类耐药,aar 基因编码对利福平耐药,ere 基因编码对红霉素的耐药等。

2. **产生灭活抗生素的水解酶和钝化酶等**　常见的有以下几种:

(1) ESBLs:由质粒介导的、能赋予细菌对多种 β-内酰胺酶类抗生素耐药,主要由革兰阴性菌产生。

（2）AmpC：β-内酰胺酶（AmpC β-lactamases）：是由革兰阴性杆菌产生的不被克拉维酸抑制的丝氨酸头孢菌素酶组成的一个酶家族，可与β-内酰胺类抗生素分子中的内酰胺环结合并打开β-内酰胺环，导致药物失活。

（3）碳青霉烯酶：主要水解碳青霉烯类抗生素，表现为对碳青霉烯类抗生素高度耐药。按 Ambler 分类分为 A、B、D 三类酶，A 类酶见于一些肠杆菌科细菌；B 类酶为金属酶，见于铜绿假单胞菌、不动杆菌、肠杆菌科细菌；D 类酶仅见于不动杆菌。

（4）氨基糖苷类钝化酶：是细菌对氨基糖苷类抗生素获得性耐药的主要耐药机制，通过质粒介导产生，能使氨基糖苷类抗生素失活。

3. 细菌抗生素作用靶位的改变　靶位结构的改变，是引起细菌耐药的一个重要因素。如 MRS 是由于染色体上 mceA 基因编码产生低亲和力的青霉素结合蛋白（PBP2a），以致青霉素不能抑制细菌细胞壁的合成；VRE 的耐药是由于细菌染色体的改变，编码产生的酶导致与万古霉素作用的靶位改变；大肠埃希菌 DNA 拓扑异构酶Ⅱ的 gryA 基因突变，可造成对喹诺酮类中所有药物交叉耐药等。

4. 细菌膜的改变和外排泵出系统

（1）细胞壁和细胞膜屏障：细菌可通过细胞壁的障碍或细胞膜通透性的改变，使抗生素无法进入细胞内发挥抗菌所用。

（2）孔蛋白的改变：细胞外膜上存在着多种孔蛋白，是营养物质和亲水性抗菌药物进入细菌的通道，细菌发生突变造成某种孔蛋白减少、丢失或结构变异时，可阻碍抗菌药物进入细菌，导致细菌耐药。

（3）外排泵系统：细菌依靠主动外排泵出机制来减少细菌内药物的浓度，如铜绿假单胞菌有 6 套外排泵系统，常见的如 MexAB-oprM、MexCD-opJ、MexEF-oprN 等。

5. 细菌生物膜的形成　细菌生物膜（biofilm，BF）是指在缺少营养和（或）铁离子的时候，细菌分泌多糖、纤维蛋白、脂蛋白等，形成被膜多聚物，细菌的微克隆在膜上融合而形成带负电荷的膜状物，细菌可利用 BF 附着于有生命或无生命物体表面。与浮游菌相比，生物膜中的细菌抗生素的耐药性可提高 10～100 倍，其耐药性产生原因主要有：①生物膜中胞外多糖具有屏障作用，限制抗生素向细菌内部运输；②生物膜中微环境的不同可影响抗生素的活性；③诱导细菌产生特异性表型；④多菌种的协同作用。具有生物膜的细菌多见于铜绿假单胞菌、金黄色葡萄球菌、肠球菌、变异链球菌等。

## 二、检查项目、结果和临床应用

检查细菌是否对药物耐药的常用方法有定性测定的纸片扩散法、定量测定的稀释法和 E-试验法。对某些特定耐药菌的检测除药物敏感试验外还要附加特殊的酶检测、基因检测等方法。

（一）药物敏感试验

1. 纸片法　又叫 K-B 法，是将含有一定量抗菌药物的纸片贴在涂布测试菌的 M-H 琼脂平板上置 35℃孵育 18～24 小时，用游标卡尺量取纸片周围抑菌圈的直径，抑菌圈的大小反映细菌对药物的敏感程度，按敏感（susceptible，S）、中度敏感（intermediate，I）、耐药（resistant，R）报告。S：测试菌能被测定药物常规剂量给药后在体内达到的血药浓度所抑制或杀灭；I：测试菌能被测定药物大剂量给药后在体内达到的血药浓度抑制,或在测定药物浓集部位的体液(如尿)中被抑制;R:测试菌不能被在体内感染部位可能达到的抗菌药物浓度所抑制。

2. 稀释法　稀释法所测得的某些抗菌药物抑制检测菌肉眼可见生长的最低浓度称为最小抑菌浓度(minimal inhibitory concentration,MIC),有肉汤稀释法和琼脂稀释法两类,前者为临床实验室常用的一种定量试验。MIC 测定是药敏试验的金标准方法,其结果准确度可靠,以下情况往往需要做稀释法 MIC 测定:①临床用药剂量必须严格监控时;②需要对慢生长菌和扩散慢的药物进行药敏试验时;③K-B 纸片琼脂扩散法结果不肯定,需要进一步证实药敏结果时;④当感染菌对毒性较低的药物耐药或中介,需要大剂量进行治疗时;⑤某些药物在尿或某个组织中浓度较高,需要了解确切的抑菌浓度时。

3. 浓度梯度纸条扩散法(gradient diffusion method)　又称 E 试验,是结合稀释法和扩散法原理和特点面设计的一种操作简便(如同扩散法)、精确测定 MIC(如同稀释法)的一种方法。

4. 耐药筛选试验　是以单一药物、单一浓度检测细菌的耐药性,临床常用于对耐甲氧西林葡萄球菌、耐万古霉素肠球菌,对庆大霉素或链霉素高水平耐药的肠球菌。

5. 折点敏感试验　是仅使用特定抗生素浓度(敏感、中度或耐药折点 MIC)而不使用测定 MIC 时所用系列抗生素浓度测试细菌对药物的敏感性。当选择区分中度和耐药折点值药物浓度时,若两种抗药物浓度培养基均生长,可判断为耐药;如在两种不同浓度均生长则为敏感;仅在较低药物浓度培养基中生长提示为中度。

(二) 耐药菌检测试验

1. 耐甲氧西林葡萄球菌(MRS)的筛选试验　包括耐甲氧西林金黄色葡萄球菌(MRSA)和耐甲氧西林凝固酶阴性葡萄球菌(MRSCoN),此类葡萄球菌具有多重耐药性,对全部 β-内酰胺类及含酶抑制剂复合抗生素药物(除外抗 MRSA 的头孢菌素)均耐药。检测方法包括头孢西丁纸片法和苯唑西林琼脂稀释法,检测 mecA 耐药基因等。

2. 氨基糖苷类高水平耐药筛选　单用氨基糖苷类治疗肠球菌无效,但如果高浓度的氨基糖苷类与作用于细胞壁的抗菌需要药物如青霉素或糖肽类联用,则可发生协同作用而增强杀菌效力。如果肠球菌对氨基糖苷类产生了高耐药性,这种联合应用就会无效。所以筛选肠球菌氨基糖苷类高耐药株,有助于临床调整和重新确定治疗方案。检测方法包括纸片扩散法、琼脂稀释法和微量肉汤稀释法。

3. 耐青霉素肺炎链球菌(PRSP)的筛选试验　由于青霉素的纸片扩散法不能准确测试肺炎链球菌对青霉素的敏感性,因此必须采用 1μg 苯唑西林纸片进行筛选,当肺炎链球菌对苯唑西林抑菌圈直径≤19mm 时,需要进行青霉素 MIC 值测定。

4. β-内酰胺酶检测　β-内酰胺酶能裂解青霉素类和头孢菌素类抗生素的基本结构 β-内酰胺环,从而使其丧失抗菌活性。一般采用头孢噻吩纸片法进行快速检测。

5. 超广谱 β-内酰胺酶(ESBLs)检测　ESBLs 是指由质粒介导的能水解青霉素类、头孢菌素类和单环 β-内酰胺类抗生素的一类酶,检测方法有初筛试验和确证试验,包括纸片扩散法、琼脂稀释法、三维试验等。

(三) 病原体耐药基因的检测

细菌的耐药性通常由其耐药基因所决定。大多数情况下,细菌携带某种耐药基因

可推测该菌对某药物耐药,耐药基因检测正由研究走向临床实验室。检测病原菌耐药基因的临床意义在于:

1. 可比培养法更早检测出病原菌的耐药性,尤其适用于检测生长缓慢病原菌(如结核分枝杆菌),有利于临床早期合理选药治疗。

2. 耐药基因的检出对病原菌的耐药性具有确证意义,特别是病原菌对某一抗菌药物的耐药表型在 MIC 临界点时。如检测 mecA 基因可确证对苯唑西林表现为边缘耐药的 MRSA 或 MRSCoN。

3. 在细菌耐药性及其传播的流行病学监测中,检测耐药基因比耐药表型更准确。

4. 耐药基因的检测可作为其他耐药性检测方法的金标准。

细菌耐药性基因检测方法有:PCR 法、PCR-RFLP 分析、PCR-SSCP 分析、生物芯片技术和自动测序技术。

## 学习小结

1. 学习内容

2. 学习方法

在熟悉临床常用病原生物学检验标本采集送检的前提下,初步学会选择合适的检验项目和结果解读;了解临床感染常见病原体与耐药性,了解医院感染常见病原体。

(黄宪章)

## 复习思考题

1. 当患者急性上呼吸道感染时,如何申请病原生物学检查?
2. 当怀疑患者性病感染时,如何申请病原生物学检查?

# 第四十五章

## 心电图诊断

**学习目的**

通过学习,学会心电图的临床应用。能运用心电图诊断常见心律失常、急性心肌梗死,辅助诊断心房异常及心室肥大、心肌缺血和电解质紊乱。为日后临床专业课程学习和临床实践奠定坚实基础。

**学习要点**

心电图的描记方法、测量方法及分析方法;正常与异常心电图的识别;常见异常心电图的特征。

## 第一节 心电图基本知识

心肌细胞的电激动是触发心肌机械活动的始动因素。在心肌细胞电激动过程中所产生的微小生物电流(心电)可经人体组织传导到体表。如将测量电极放置在心脏或人体表面的一定部位,连接一个装有监测、放大和描记装置的仪器(心电图机),即可把每一心动周期的心脏电位变化描记成连续的曲线,这就是心电图(electrocardiogram,ECG)。

### 一、心电原理

#### (一)跨膜电位的变化与动作电位的产生

由于电信号的产生和传播都是在心肌细胞膜两侧进行的,所以要了解体表心电图产生的原理就需要了解心肌细胞跨膜电位(简称膜电位)的特性及其产生机制。细胞的跨膜电位有两种表现形式,即相对平稳的静息电位和受刺激时发生的迅速波动的、可传播的动作电位。

1. 静息电位 心肌细胞静息时,膜两侧存在外正内负的电位差,此电位差称为静息电位(resting potential)。若此时将记录电极刺入心肌细胞内,无关电极置于细胞外(接地),则可测得细胞膜内电位为$-80 \sim -90\text{mV}$。静息电位的产生主要与静息时心肌细胞膜对不同离子的通透性不同、钠泵活动所造成的膜内外离子浓度差有关。平稳的静息电位存在时,细胞膜电位呈现的这种外正内负的状态称为极化状态(polarization)。特殊传导系统的心肌细胞具有自动节律性,在一次动作电位之后随即自动发生缓慢去极化,接着爆发一次新的动作电位。因此此类细胞没有一个稳定的静息电位,通常用动作电位复极化到最大极化状态时的膜电位数值来代表静息电位值,称为最大舒张电位(maximum diastolic potential,MDP)

2. 动作电位 在静息电位的基础上,当心肌细胞受到适当的刺激,可产生快速的、可扩布的膜电位波动称动作电位(action potential,AP)。膜电位的波动是由于心肌细胞膜内、外离子跨膜流动引起的膜内、外表层电荷改变引起的。物理学上通常以正离子的移动方向来表示电流方向。心肌细胞内主要的离子是钾离子($K^+$)和蛋白质阴离子($A^-$);心肌细胞外的离子主要为钠离子($Na^+$)、钙离子($Ca^{2+}$)和氯离子($Cl^-$)。膜外的正电荷如 $Na^+$、$Ca^{2+}$ 流入膜内,称为内向电流(inward current)。内向电流使膜内电位负值减小,当达到一定的阈值则引起膜的去极化。反之,如果离子流动造成正电荷由细胞内流至细胞外,如 $K^+$ 由细胞内流出或者 $Cl^-$ 由细胞外流入,称之为外向电流(outward current)。外向电流造成膜两侧电位差增大,可引起膜的复极化或超极化(即过度极化,hyperpolarization)。心房、心室先后有序的去极化和复极化是心电图各波段产生的基础。心肌细胞的动作电位共分为5个时相:

(1) 除极(depolarization):即动作电位 0 期。此期的离子电流主要为快速 $Na^+$ 内流,膜内电位由静息时的 $-80 \sim -90mV$ 迅速上升至 $+30mV$ 左右,膜电位转变为内正外负的去极化状态。心房肌、心室肌、房室束、束支、浦肯野细胞的除极速度很快(占时仅 1~2 毫秒),电位变动幅值大,传导速度快,因而动作电位的升支陡峭,此类细胞又称快反应细胞。窦房结和房室交界区的一些细胞去极化速率较慢,电位变动幅值较小,传导速率较慢,因而动作电位的升支相对较缓,称作慢反应细胞。

(2) 复极(repolarization):当心室肌细胞去极化达到顶峰后,钠通道失活关闭,膜电位开始向极化状态恢复的过程称复极。心室肌细胞的复极过程较复杂,持续时间长,约 200~300 毫秒。

动作电位 1 期又称快速复极初期。此期仅发生部分复极,由一过性 $K^+$ 外流引起。在动作电位曲线上表现为一短暂的下降曲线,膜电位由 $+20 \sim +30mV$ 迅速降到 $0mV$ 左右。此期占时约 10 毫秒。

动作电位 2 期复极过程中 $K^+$ 外流与 $Ca^{2+}$ 内流处于一个相对平衡状态,形成一个微弱的外向电流,由此引起的复极化过程比较缓慢,动作电位图形较平坦,故又称平台期。此期持续约 100~150 毫秒。

动作电位 3 期又称快速复极末期。此期的离子电流主要为快速 $K^+$ 外流。膜内电位迅速由 2 期末的 $0mV$ 水平下降至 $-90mV$,完成复极,在动作电位曲线上形成一快速下降曲线,占时约 100~150 毫秒。

动作电位 4 期为恢复期。心房、心室等工作细胞在 3 期复极完毕时跨膜电位已恢复并稳定在静息电位,离子通道的性状和钠钾、钙泵的活性在此时期内逐渐恢复至正常。心脏内具有自律性的特殊传导系统细胞在动作电位 3 期复极化末达到最大复极电位后立即开始自动去极化。当去极化达到阈电位水平时,新一次的动作电位爆发(图 45-1)。

(二)电偶学说与动作电位的扩布

电偶(dipole)是一对电量相等、电性相反、相距很近的电荷。正电荷叫电偶的电

图 45-1 心脏各部分心肌细胞的动作电位

源,负电荷叫电偶的电穴。电偶既有电量大小又有方向,称为电偶向量。

在心肌细胞的静息状态时,细胞膜外任何两点之间的电位都相等,无电位差,因而无电流产生,探查电极仅描记到一水平线,称为等电位线或基线。当细胞膜的某一部位受到一定的刺激(阈刺激)时,该处细胞膜发生离子的跨膜转运产生除极。已除极部分的细胞膜外带负电荷,邻近尚未除极的部分仍带正电荷,两者组成电偶,产生了电位差,电流从未除极部分(电源)流向已除极部分(电穴)。继而未除极部分也开始除极,并成为它前方

尚未除极部分的电穴。一系列的电偶沿着细胞膜扩布,使动作电位沿细胞膜传播至整个细胞引起整个细胞的兴奋。除极结束时电位差消失,细胞膜外无电偶,描记的曲线回到等电位线。细胞膜先除极的部分先开始复极,故细胞膜的复极过程与除极过程方向相同。复极开始时,已复极部分的膜外重新获得正电荷和尚未复极部分的膜外负电荷组成新的电偶,电流由已复极部分(电源)流向尚未复极部分(电穴)。复极完毕,心肌细胞膜外电位差消失,描记的曲线再次回到等电位线(图 45-2)。就单个心肌细胞而言,复极与除极的电偶向量是相反的,相应记录的心电波的方向也是相反的。但就心室细胞群而言,复极向量方向却与除极向量方向一致,心电图记录到的复极波方向常与除极波方向一致。这是因为整体心室除极是从心内膜向心外膜推进,而复极则是从心外膜开始向心内膜推进的。其确切机制尚不明确,可能与压力、温度、供血等因素造成心外膜下心肌复极速度较心内膜下心肌快有关。

图 45-2 单个心肌细胞除极、复极过程及其所产生的电偶变化

（三）容积导电与体表心电位强度

人体的 60% 是体液,因而人体可以看作是一盐溶液(导电容积),位于身体中的心脏就相当于放在盐水中的电池(电偶),这样就形成容积导电,根据容积导电的原理,心脏每次激动所产生的心电通过体液、组织传导,形成一个心电场,使机体的各个部位都产生一定的电位变化。导电容积中任一点的电位(V)与电偶电动势(E)成正比,与该点至电偶中心的距离(r)的平方成反比,与该点方位角(θ)的余弦成正比。即:V =

411

$E \cdot \cos\theta / r^2$

虽然人体导电的实际情况比容积导电更为复杂,但容积导电的原理可以用来解释心电的传导。根据公式 $V = E \cdot \cos\theta / r^2$,体表某处所描记的心电位强度应与以下因素有关:①与心肌厚度成正比;②与探查电极和心肌之间距离的平方成反比;③与探查电极和心肌除极方向所构成的角度有关,夹角越小,心电位强度越强(图45-3)。

图45-3 容积导体中某点的电位强度与其方位角 θ 的关系示意图

## 二、心电图导联与导联轴

人体是一个良导体,心脏活动所产生的电位变化可以传导至身体的任何部位。因此,将两个电极放置在人体表面的任意两点,并分别用导线与心电图机相连接,即能记录出心电变化的曲线。但为了确定一个标准的心电图波形,以便不同病人或同一病人不同时期心电图的比较,就必须统一探查电极的安放位置及其与心电图机电流计的正负极的连接线路。这种探查电极与心电图机的电路连接方式叫心电图导联(lead)。

（一）导联

目前国际通用的导联体系为常规 12 导联体系。

1. 标准肢导联 标准肢导联由 Einthoven 首创于 20 世纪,反映两个肢体之间的电位差,包括Ⅰ、Ⅱ、Ⅲ导联。电极主要放置于右臂、左臂、下肢,连接此三点即成为所谓的 Einthoven 三角(图45-4)。

Ⅰ导联:心电图机电流计的正极接左上肢,负极接右上肢。

Ⅱ导联:心电图机电流计的正极接左下肢,负极接右上肢。

Ⅲ导联:心电图机电流计的正极接左下肢,负极接左上肢。

2. 加压肢体导联 为了反映体表某一点的实际电位变化,Wilson 把连接左上肢、右上肢和左下肢的 3 个电极各通过 $5000\Omega$ 的高电阻后连接到一点,此点称为中心电端(central terminal)。中心电端的电位在整个心脏激动过程中的每一瞬间始终稳定接近于零。把心电图机电流计的负极与中心电端相连接,构成无关电极,而正极连接探查电极并分别接于右上肢、左上肢、与左下肢,即构成所谓单极肢体导联 VR、VL、VF,其记录所得的电位可反映该探查电极所对应部位心肌的实际电位。Goldberger 在 Wilson 的基础上加以改进,将中心电端与探查电极所在肢体的连线断开,由剩下的另外两个肢体电极相连构成中心电端,则可使所记录到的波形振幅(电压)增大从而便于观察,此即为加压肢体导联 aVR、aVL 及 aVF(图45-5)。

图 45-4　标准导联的连接方式

图 45-5　加压单极肢体导联的连接方式

加压右上肢导联(aVR):探查电极置于右上肢并与心电图机正极相连,左上、下肢同时与心电图机负极相连。

加压左上肢导联(aVL):探查电极置于左上肢并与心电图机正极相连,右上肢与左下肢同时与心电图机负极相连。

加压左下肢导联(aVF):探查电极置于左下肢并与心电图机正极相连,左、右上肢连同时与心电图机负极相连。

标准导联Ⅰ、Ⅱ、Ⅲ和加压肢体导联 aVR、aVL、aVF 统称为肢体导联(limb leads)。

3. 胸导联　胸导联的连接方式是将心电图机电流计的负极与中心电端连接,正极与放置在胸壁一定位置的探查电极相连（图 45-6）。胸导联探查电极安放位置如下：

图 45-6　胸导联检测电极的位置及此位置与心室壁部位的关系

$V_1$ 导联：胸骨右缘第 4 肋间，反映右心室的电位变化。

$V_2$ 导联：胸骨左缘第 4 肋间，作用同 $V_1$。

$V_3$ 导联：$V_2$ 与 $V_4$ 连线的中点，反映室间隔及其附近的左、右心室的电位变化。

$V_4$ 导联：左锁骨中线与第 5 肋间相交处，作用同 $V_3$。

$V_5$ 导联：左腋前线 $V_4$ 水平处，反映左心室的电位变化。

$V_6$ 导联：左腋中线 $V_4$ 水平处，作用同 $V_5$。

常规 12 导联一般可满足临床需要，但在某些情况下还需附加某些导联，以探查常规 12 导联的盲区。比如：将探查电极分别置于右胸部与 $V_3 \sim V_6$ 对称处即为 $V_3R \sim V_6R$ 导联，可用于诊断右心室病变；将探查电极置于左腋后线 $V_4$ 水平处（$V_7$ 导联）、左肩胛线 $V_4$ 水平处（$V_8$ 导联）和左脊旁线 $V_4$ 水平处（$V_9$ 导联）有助于诊断后壁心肌梗死。

心电图机已将各导联电路的选择装置安装好，实际操作时，只要把电极安置妥当，导线连接正确，触动导联选择键，即可接通该导联的电路。心电图机上的导联线一般均以固定颜色表示，惯例是红色者接右上肢，黄色者接左上肢，绿色者接左下肢，黑色者接右下肢，白色者接胸壁相应处。胸导联 $V_1 \sim V_6$ 的标记颜色依次为红、黄、绿、褐、黑、紫。

（二）导联轴

某一导联正、负电极之间假想的连线称为该导联的导联轴（lead axis）。导联轴的方向是从该导联的负极指向正极。

1. 肢体导联轴　6 个肢体导联的导联轴都位于人体额面,将 Ⅰ、Ⅱ、Ⅲ导联的导联轴平行移动,使之与 aVR、aVL、aVF 的导联轴一样通过三角形的中心 O 点,就构成了额面六轴系统（six axis system of frontal plane）,简称为六轴系统（hexaxial system）。此坐标系采用±180°的角度标志,左侧为 0°,顺钟向为正,逆钟向为负。每一导联轴从中心点 O 处分为正、负两端（正极端以实线表示,负极端以虚线表示）,相邻两导联轴之间的夹角均为 30°。6 个肢体导联反映心脏在额面（上下、左右方位）的电位变化（图 45-7）。

图 45-7　额面六轴系统

2. 胸导联轴　胸导联各探查电极基本上在心脏的同一水平面（即横面）上,也可画出各胸导联的导联轴,组成横面六轴系统（six axis system of transverse plane）（图 45-8）。探查电极侧为正,以实线表示;另一侧为负,用虚线表示。$V_2$ 与 $V_6$ 之间的夹角为 90°,$V_1$、$V_2$、$V_4$、$V_5$、$V_6$ 各轴之间的夹角均为 30°,$V_3$ 平分 $V_2$ 与 $V_4$ 的夹角。6 个胸导联反映心脏在横面（左右、前后方位）的电位变化。

图 45-8　胸导联的导联轴

**知识链接**

Einthoven(1860—1927)荷兰生理学家,荷兰莱顿大学生理学教授,荷兰皇家科学院成员。1895年在英国生理学家 A. D. Waller 的研究基础上进行心脏动作电流的研究,改进了德·阿森瓦的镜影电流计,设计了弦线式电流计。1903年,他确定心电图的标准测量单位,用 P、Q、R、S、T 等字母命名心电图上的各波,并选择双手与左脚安放电极板,组成Ⅰ、Ⅱ、Ⅲ标准导联。1906年他提出双极导联的概念和"爱氏三角"理论。因发明心电图描记仪,获1924年度诺贝尔生理学或医学奖。

### 三、心电图的产生

（一）心电向量、瞬间心电综合向量及空间心电向量环

1. 心电向量　单个心肌细胞在除极与复极过程中所产生的心电位变化既有大小,又有方向,称为心电向量(electrocardial vector)。心电向量通常用箭矢来表示,箭头指向代表其方向(箭头为正电位,箭尾为负电位),箭杆长度代表其电位强度。

2. 瞬间心电综合向量　心脏由众多心肌细胞组成,故而在心脏除极与复极过程的每一瞬间都可产生许多大小不一、方向不尽相同的心电向量。两个以上的心电向量可用头尾相接法或平行四边形法求得综合向量(图45-9)。将某个瞬间心房或心室的所有细胞各自产生的心电向量按上述方法依次反复综合起来可得到某一瞬间的心电综合向量。

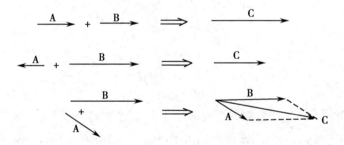

图 45-9　心电向量的综合

3. 空间心电向量环　将每一心动周期中各个瞬间心电综合向量的箭尾均放置在中心点 O,自 O 点开始按其产生的时间先后顺序排列,连接各个瞬间综合向量的顶端所构成的环形轨迹,称为心电向量环(vector cardiographic loop)。由于心脏是个空间立体结构,故心电向量环也呈立体图形。每一心动周期中心房除极、心室除极和复极都会形成相应的空间向量环,分别是 P 环(心房除极)、QRS 环(心室除极)和 T 环(心室复极)。

（二）空间心电向量环的二次投影

空间心电向量环是由一系列有大小、有方向并且按时间顺序排列的瞬间综合心电向量构成的。立体的空间心电向量环无法直接记录,通常采用它在互相垂直的三个平面(额面、横面、右侧面)上的投影来表示该空间心电向量的大小和方向。空间心电向量环在额面的投影反映空间向量环在左右、上下方位的变化;空间心电向量环在横面的投影反映空间向量环在左右、前后方位的变化;空间心电向量环在右侧面投影反映空间向量环在前后、上下方位的变化。此即空间心电向量环的第一次投影,临床上用

心电向量图来表示(图 45-10)。

图 45-10 空间心电向量环第一次投影

a:空间心电向量环;b:空间心电向量环往横面上投影示意图;c:横面心电向量图

空间心电向量环在横面及额面上的投影再一次投影到该平面的各导联轴上分别形成心电图肢导联及胸导联各波段,此即空间心电向量环的第二次投影。投影需按心电向量环运行的先后顺序依次进行,环体投影在导联轴的正侧得到向上的波,投影在负侧得到向下的波,波幅高低取决于环体投影量的大小及其和所投影导联的夹角。空间 P 环、QRS 环和 T 环经二次投影分别形成心电图上的 P 波、QRS 波和 T 波(图 45-11)。

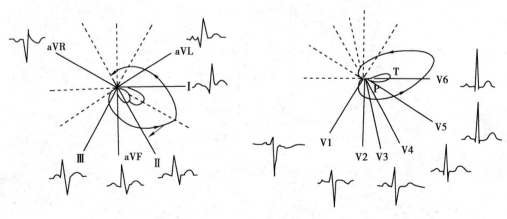

图 45-11 空间心电向量环第二次投影

## 第二节 正常心电图与心电图的测量方法

### 一、心电图各波段的形成及正常范围

正常情况下,每一心动周期心脏的电激动始于窦房结,兴奋心房的同时,经结间束传导至房室结,激动传导在此处延搁0.05~0.07秒,然后沿希氏束至左、右束支,再到普肯耶纤维,最后兴奋心室(图45-12)。这种有序的电激动传导,引起一系列心电位改变,依次形成了心电图上的相应的波段(图45-13)。

图 45-12　心脏的传导系统

图 45-13　心脏电激动与心电图相应波段

### (一)P波

P波反映左、右心房除极过程中的电位和时间变化。

1. P 波方向　正常情况下,心脏激动起源于窦房结,心房除极综合向量指向左、下、前。因此正极在左、下、前的导联(Ⅰ、Ⅱ、aVF 和 $V_4 \sim V_6$ 导联)可记录到直立的 P 波,正极在右上的导联(aVR 导联)则记录到倒置的 P 波,其余导联可以直立、低平、双向或倒置。如果 P 波的方向不符合上述特点则提示心脏节律起源异常。

2. P 波的形态、时间与电压

(1) 形态:正常 P 波形态多圆钝,可有轻微切迹,但双峰间距<0.04 秒。

(2) 时间:P 波≤0.11 秒。P 波时间>0.11 秒,切迹双峰间距≥0.04 秒,见于左心房异常。

(3) 电压:肢体导联 P 波<0.25mV,胸导联 P 波<0.20mV。右心房异常时可见 P 波电压增高、形态高尖。P 波低平一般无病理意义。

### (二) PR 段与 PR 间期

PR 段为 P 波终点至 QRS 波群起点的线段,反映心房复极过程及房室结、希氏束、束支的电活动,一般呈零电位而显示为等电位线。PR 间期指从 P 波起点至 QRS 波群起点的时间,代表自心房开始除极至心室开始除极的时间(房室传导时间),反映激动在房室间传导的过程。PR 间期受心率及年龄影响。成人心率在正常范围时,PR 间期为 0.12 ~ 0.20 秒。年龄小或心率快时 PR 间期较短,老年人及心动过缓的情况下,PR 间期可略延长,但一般不超过 0.22 秒。PR 间期延长见于房室阻滞;PR 间期缩短可见于心室预激或房室交界性激动。

### (三) QRS 波群

心室除极形成 QRS 波群,QRS 波群反映左、右心室除极过程中的电位和时间变化。心室除极从室间隔中部开始。首先由室间隔的左室面向右室面除极(室间隔向量),向量由左后指向右前。投影在胸导联形成 $V_1$、$V_2$ 导联的 r 波及 $V_5$、$V_6$ 导联的 q 波。接着心尖及左、右心室壁从心内膜向心外膜除极(心室壁向量),由于左室比右室厚,右室壁大部分除极后,还有相当大的一部分左室壁在继续除极,故心室壁综合向量指向左后下。投影在胸导联形成 $V_1$、$V_2$ 导联的 S 波、$V_5$、$V_6$ 导联的 R 波、$V_3$、$V_4$ 的 RS 波。最后是左心室后基底部及右心室的肺动脉圆锥部除极(基底部向量),向量指向后上。投影在胸导联形成 $V_5$、$V_6$ 导联的 s 波至此,整个心室除极完毕,历时约 0.08 秒。

在不同的导联,QRS 波群可呈现不同的形态。QRS 波群的命名原则为:QRS 波群中第一个向上的波称为 R 波;R 波之前向下的波称为 Q 波;R 波之后向下的波称为 S 波;S 波之后如再出现向上的波则称为 R′波;R′波之后再出现向下的波称为 S′波;整个 QRS 波群完全向下者称为 QS 波。各波按振幅大小(通常以 0.5mV 为界)不同,分别以大、小写字母表示(图45-14)。

1. 时间　正常成人 QRS 波群时间为 0.06 ~ 0.10 秒,儿童为 0.04 ~ 0.08 秒,随年龄增长逐渐接近成人。QRS 波群的时限如在正常范围内,通常被称作室上性 QRS 波群,提示引

图 45-14　QRS 波群的命名

起心室兴奋的激动来源于希氏束分叉以上。当 QRS 波群时间≥0.12 秒称宽 QRS 波群,主要见于室性 QRS 波群(产生 QRS 波群的激动来源于希氏束分叉以下),亦可见于室上性激动伴心室内传导阻滞、室上性激动伴心室内差异性传导、心室预激等情况。

2. 形态与电压

(1)胸导联:V$_1$、V$_2$ 导联多呈 rS 型,R/S<1。V$_1$ 的 R 波一般不超过 1.0mV,右心室肥大时可见 V$_1$ 的 R 波增高;V$_3$、V$_4$ 导联多呈 RS 型,R/S 接近 1;V$_5$、V$_6$ 导联以 R 波为主(可呈 qR、Rs、qRs 或 R 型),R/S>1,R 波一般不超过 2.5mV,左心室肥大患者可见左胸导联 R 波增高。胸导联的 R 波自 V$_1$ ~ V$_5$ 逐渐增高,胸导联中通常 V$_5$ 的 R 波最高。V$_2$ ~ V$_6$ 导联的 S 波逐渐变浅,胸导联中通常 V$_2$ 的 S 波最深。若 V$_3$、V$_4$ 导联的波型(RS 型)出现于 V$_5$、V$_6$ 导联,提示心脏沿长轴发生顺钟向转位,此时右心室向前、向左旋转,常见于右心室肥大;若 V$_3$、V$_4$ 导联的波型(RS 波为主)出现于 V$_1$、V$_2$ 导联,提示心脏沿长轴发生逆钟向转位,此时左心室向前、向右旋转,常见于左心室肥大(图45-15)。但心脏转位的图形变化并非都是心脏在解剖上转位的结果,可能同心电位变化有关,故此类图形亦可见于正常人。

图 45-15　心脏沿长轴转位

(2)肢体导联:肢体导联 QRS 波群形态和振幅变化较大。aVR 导联的 QRS 波群主波向下,可呈 Qr、rS、rSr′或 QS 型。aVL 和 aVF 导联 QRS 波群形态多变,可呈 qR、qRs 或 Rs 型,也可呈 rS 型,Ⅱ导联常表现为 QRS 波群主波向上,Ⅰ、Ⅲ导联上 QRS 波群形态则随 QRS 平均电轴而变化。正常 R$_{aVR}$<0.5mV,超过此值称右室面电压增高,常提示右心室肥大;R$_{aVL}$<1.2mV,R$_{aVF}$<2.0mV,如超过此值称左室面电压增高,常提示左心室肥大。如 6 个肢体导联中每个 QRS 波群正向波与负向波电压的绝对值之和均<0.5mV,和(或)每个胸导联 QRS 波群电压的绝对值之和均<0.8mV,称为低电压,常见于全身水肿、肥胖、肺气肿、心包积液、心肌炎、心肌梗死、心肌淀粉样变等,也可见于少数正常人。个别导联的 QRS 波群振幅小并无病理意义。

(3)Q 波:正常人除 aVR 导联外,其他导联 Q 波振幅小于同导联 R 波的 1/4,时间<0.04 秒,而且无切迹。正常时 V$_1$、V$_2$ 导联不应有 q 波,但可呈 QS 型,V$_3$ 导联极少有 q 波,V$_5$、V$_6$ 导联常可见正常范围内的 q 波。超过正常范围的 Q 波称为异常 Q 波,见于心肌梗死、心肌炎、心肌病、急性肺动脉栓塞等。

(四)J 点、ST 段与 T 波

1. J 点　QRS 波群终末与 ST 段起始部的拐点,反映心室早期快速复极(1 期)。J

点大多在等电位上,通常随 ST 段的偏移而移位。

2. ST 段　自 QRS 波群终点(J 点)至 T 波起点的线段,反映心室早期缓慢复极(2期)的电位和时间变化。正常 ST 段为一等电位线,有时可有轻度偏移,但任何导联 ST 段下移应<0.05mV,ST 段上抬在 V₁~V₃ 导联不应>0.3mV,其他导联均不应>0.1mV。ST 段下移超过正常范围称 ST 段下移,ST 段上抬超过正常范围称 ST 段抬高。

ST 段下移常见于心绞痛、非 ST 段抬高型心肌梗死、心肌炎、心肌肥厚、肺梗死等,其他某些因素如自主神经功能、内分泌、电解质异常或使用某些药物时亦可引起 ST 段下移。ST 段抬高常见于急性心肌梗死、急性心包炎、变异型心绞痛、室壁瘤、早期复极综合征等。ST 段压低和 ST 段抬高有多种形态(图 45-16)。其中,相邻导联 ST 水平型压低及下斜型压低对诊断心肌缺血有较大的临床意义;ST 段弓背向上型的抬高并呈动态改变对急性心肌梗死诊断意义较大。

正常ST段　　下斜型下移　　水平型下移　　水平型抬高　　斜直型抬高　　凹面向上抬高　　弓背向上抬高

图 45-16　ST 段的各种形态

3. T 波　反映心室快速复极(3 期)的电位和时间变化。

(1) 形态:正常 T 波前支较长,后支较短,形态光滑无切迹。

(2) 方向:正常 T 波与 QRS 波群的主波方向一致,即 aVR 导联 T 波倒置,Ⅰ、Ⅱ、V₄~V₆ 导联 T 波直立,其余导联的 T 波可直立、双向或倒置。但若 V₁ 导联 T 波直立,则 V₂、V₃ 导联 T 波就不应倒置。在幼儿,V₄ 导联 T 波仍可能倒置,但 V₅ 等左胸导联中,不论年龄,一概不应有倒置的 T 波。

(3) 电压:以 R 波为主的导联,T 波不应低于同导联 R 波的 1/10。胸导联的 T 波有时可高达 1.2~1.5mV(V₂~V₄),但 V₁ 导联的 T 波一般不应>0.4mV。若胸导联上 T 波均直立,V₅ 的 T 波不应低于 V₁ 的 T 波。

在以 R 波为主的导联中,T 波倒置、低平或双向常应视为 T 波异常(图 45-17),临床意义和 ST 段压低相似;T 波轻度增高通常无临床意义,若显著增高,可见于急性心肌梗死早期(超急期)与高血钾等。

正常T波　　T波倒置　　T波高尖　　T波低平　　T波双向　　冠状T波

图 45-17　T 波各种形态

4. ST-T 改变的临床意义　ST-T 共同反映心室复极,因此,一切引起心室复极改变的因素均可引起 ST-T 异常。临床上根据引起 ST-T 异常的原因将 ST-T 异常分为原发性与继发性两种。凡心室除极程序正常,而由心肌病变导致心室复极异常引起的 ST-T 改变称原发性 ST-T 改变,多提示心肌损害,如心肌缺血、心肌梗死、心肌炎、心肌病等。因心室除极程序异常而继发心室复极异常引起的 ST-T 改变称继发性 ST-T 改变,如室性 QRS 波群、束支传导阻滞、心室预激等。除了上述原因,还有许多其他因素可以造成 ST-T 改变,包括:①生理因素:如体位、体温、过度通气、焦虑、食物(葡萄糖)、心动过速、神经源性影响、体育锻炼、年龄等;②药物学因素:如洋地黄,抗心律失常药物和抗精神失常药物;③心包疾病;④心脏外疾病:如电解质紊乱、脑血管意外、休克、贫血、过敏反应、感染、内分泌失调、急腹症、肺栓塞等。

### (五)QT 间期

QT 间期是从 QRS 波群的起点到 T 波终点,反映除极与复极全程的时间。QT 间期的长短与心率及性别有关。心率越快,QT 间期越短,反之则越长。女性的 QT 间期略较男性为长。心率在 60 ~ 100 次/分时 QT 间期的正常范围应在 0.32 ~ 0.44 秒。由于 QT 间期受心率影响大,故临床常用校正的 QT 间期($QT_c$)为判断标准。$QT_c$ 为 RR 间期为 1 秒(心率为 60 次/分)时的 QT 间期。通常采用 Bazett 公式计算,$QT_c = QT/\sqrt{RR}$。式中 QT 为实测的 QT 间期,RR 以秒(s)为单位。正常 $QT_c$ 的最高值为 0.44 秒,超过此限即为 QT 间期延长。

QT 间期延长常见于心肌缺血、心肌损害、心室肥大、心室内传导阻滞、低血钙、低血钾及胺碘酮、奎尼丁等药物影响。QT 间期缩短可见于高血钙和洋地黄效应等。QT 间期异常可导致严重心律失常,如长 QT 综合征、短 QT 综合征等。

### (六)U 波

U 波为 T 波后 0.02 ~ 0.04 秒处的一个小波,产生机制未明。一般认为代表心室肌的后继电位,亦有人推测可能与普肯耶纤维网的复极有关。

正常 U 波方向与同导联 T 波方向一致,电压低于同导联的 T 波。一般以胸导联较清楚,尤其 $V_3$,最高可达 0.2 ~ 0.3mV。T 波与 U 波之间应有等电位线(TU 段),但在病理情况下 U 波可与 T 波连接或融合,以致不易与双向或有切迹的 T 波区别。

U 波明显升高见于血钾过低,也可见于服用奎尼丁、洋地黄、肾上腺素等药物后。U 波倒置见于高血压心脏病、冠心病、脑血管意外等。

## 二、心电图测量方法

心电图描记在特殊的记录纸上。心电图记录纸为坐标纸,由纵线和横线划分成边长为 1mm 的正方形小格组成。横坐标表示时间,常规心电图的纸速为 25mm/s,所以每小格(1mm)代表 0.04 秒。纵坐标反映电压,如标准电压 1mV 使曲线移位 10mm 时,每小格(1mm)代表 0.1mV(图 45-18)。若在描记时发现波形过大,可将定标电压

图 45-18 心电图记录纸的组成

调整为 1mV 等于 5mm,此时每小格则代表 0.2mV。

（一）心电图各波段的测量方法

1. 各波振幅（电压）的测量　P 波振幅测量的参考水平应以 P 波起始前的水平线（基线）为准。测量 QRS 波群、J 点、T 波和 U 波振幅,统一采用 QRS 起始部水平线作为参考水平。如果 QRS 起始部为一斜段（例如受心房复极波影响,预激综合征等情况）,应以 QRS 波起点作为测量参考点。测量向上的波应自基线的上缘垂直量到波的顶点;测量向下的波应自基线的下缘垂直量到波的底端。若为双向 P 波,上下振幅的绝对值之和为其电压数值（图 45-19）。

图 45-19　心电图各波段、间期的测量

2. 各波时间的测量　选择波形比较清晰的导联,从波的起始部内缘量到其终末部内缘。若为双向 P 波,则应测量该波 2 个方向总的时间。

QRS 起点至 R 波顶端与等电位线的垂直线的间距称为 R 峰时间（R peak time）,旧称室壁激动时间（ventricular activation time,VAT）。如 R 波有切迹或有 R′波,则以最后的 R′波顶点为准。一般只测 $V_1$ 和 $V_5$ 导联（图 45-19）。

3. 各间期的测量

（1）PR 间期:应选择有明显 P 波和 Q 波或 R 波的导联,自 P 波起点量至 QRS 波群的起点。

（2）QT 间期:应选择 T 波较清晰、QT 间期最长的导联,从 QRS 波群的起点量至 T 波的终点。若心律不规则时,取 3~4 个 QT 间期的平均值。

4. ST 段移位的测量　测量 ST 段移位时,一般以 TP 段为基线,如因心动过速等原因造成 TP 短或消失时以 PR 段为参考。一般取 J 点后 0.08 秒处（心率较快、ST 段短时取 J 点后 0.06 秒）与基线相比较。测量 ST 段抬高时自基线上缘垂直量至 ST 段上缘;测量 ST 段下移应自基线的下缘垂直量至 ST 段的下缘。

5. 12 导联同步心电图记录的测量　12 导联同步心电图记录能更准确地测量心电图,各波时间和间期的测量有如下新规定:①测量 P 波和 QRS 波群时间,应从 12 导联同步心电图中最早的 P 波起点测量至最晚的 P 波终点,以及从最早的 QRS 波群起

点测量至最晚的 QRS 波群终点;②测量 PR 间期,应从 12 导联同步心电图中最早的 P 波起点测量至最早的 QRS 波群起点;③测量 QT 间期,应从 12 导联同步心电图中最早的 QRS 波群起点测量至最晚的 T 波终点。

（二）心率的计算

正常情况下,PP 间期等于 RR 间期,代表心动周期,测量 PP 或 RR 间期,以秒(s)为单位。将 60 除以测得的 PP 或 RR 间期所得值即为心率。若有心律不齐者,则需连续测量 5~10 个 RR 或 PP 间期,取其平均值,然后算出心率,即心率(次/分)= 60/RR(或 PP)间期平均值。若房室脱节,则应分别测心房率和心室率。

为简便起见,临床上经常测出 RR(或 PP)间期平均值后查表(附录二),即可求得心率。

（三）心电轴的测定

心室除极过程中全部瞬间向量的综合称为平均 QRS 心电轴,简称心电轴(cardiac electric axis)。心电轴反映心室在除极过程这一总时间内的平均电势方向和强度。心电轴是空间性的,但心电图学通常指额面 QRS 环的平均电轴(QRS 环在额面的指向),因此可用任何 2 个肢体导联 QRS 波群的电压或面积来测算心电轴。一般采用心电轴与 I 导联正(左)侧段之间的角度来表示平均心电轴的方向。除测定 QRS 波群电轴外,还可用同样方法测定 P 波和 T 波电轴。

1. 测定方法

（1）目测法:一般根据 I 与 III 导联 QRS 波群的主波方向,可估测心电轴的大致方位。若 I、III 导联 QRS 主波均向上,为心电轴不偏;若 I 导联主波向上,III 导联主波向下,为电轴左偏;若 I 导联主波向下,III 导联主波向上,则为电轴右偏;若 I、III 导联(或 I、aVF 导联)QRS 主波均向下,称无人区心电轴(-90° ~ ±180°)(图 45-20)。

图 45-20　心电轴的目测法

（2）振幅法:分别测算出 I、III 导联 QRS 波群振幅的代数和(R 波为正,Q 与 S 波为负),然后将其标记于六轴系统中 I、III 导联轴的相应位置,并由此分别作出 I、III 导联轴的垂直线,两垂直线相交点与电偶中心点的连线即为所求之心电轴。测出该连线与 I 导联轴正侧段的夹角即为心电轴的度数(图 45-21)。

（3）查表法:根据计算出来的 I、III 导联 QRS 振幅的代数和直接查表(附录二),即得出心电轴的度数。此法为临床广泛使用。

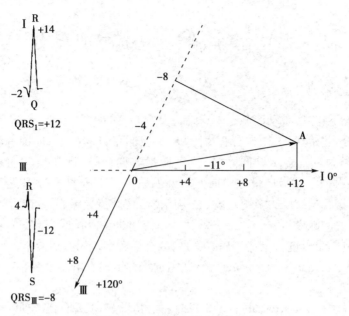

图 45-21　振幅法测定心电轴

2. 临床意义

（1）正常心电轴:正常心电轴一般在 0°～+90°。

（2）心电轴左偏:心电轴轻度或中度左偏（+30°～-30°），不一定是病态，可见于妊娠、肥胖、腹水、横位心脏和轻度左心室肥大。心电轴显著左偏（-30°～-90°）多为病态，见于左心室肥大、左前分支传导阻滞等。

（3）心电轴右偏:心电轴轻度或中度右偏（+90°～+120°），不一定是病态，可见于正常婴幼儿、垂位心脏和轻度右心室肥大。心电轴显著右偏（+120°～+180°）多为病态，可见于右心室肥大、左后分支传导阻滞等。

（4）无人区心电轴:无人区心电轴（-90°～±180°）除极少数可能为生理性变异外，95%以上为病理性。窦性心律伴无人区心电轴可见于冠心病、肺心病、先心病；宽QRS波伴无人区心电轴可确定其激动来源于心室（图 45-22）。

图 45-22　正常心电轴及其偏移

笔记

## 第三节 心房异常及心室肥大

### 一、心房异常

正常情况下,心房激动起源于窦房结,左、右心房的除极过程形成 P 波。P 向量环可分为三部分:起始 0.03 秒为右心房除极,除极向量方向向下、向前并略偏左;中间 0.03~0.08 秒为左右心房共同除极,除极向量方向向下、向左略偏前或偏后;终末 0.02 秒为左房除极,除极向量方向向左下并偏后。当心房的解剖、生理存在异常,如心房扩大、心房容量或压力负荷过度、心房内或心房间传导障碍等,或者当上述因素合并存在时,心房的除极过程受到影响,从而使 P 波的时限和(或)振幅发生变化。由于单纯依靠心电图难以进行上述的病因鉴别,故有学者建议用心房异常(atrial abnormality)或心房受累(atrial involvement)等诊断名词统称上述心电图改变。

#### (一)右心房异常

右心房异常(right atrial abnormality)时右心房除极电压增高,空间 P 向量环指向右前下方并随之增大,故使额面 Ⅱ、Ⅲ、aVF 导联 P 波高尖;在横面 $V_1$ 导联上,P 波既可表现为高尖也可表现为代表右心房除极的前段正向 P 波的高度(mm)和宽度(s)的积(即 P 波起始指数 initial P index,IPI)>0.03mm·s。由于右心房开始除极比左心房早,所以即使其除极时间延长也会与其后的左心房除极时间相重叠,不会延长至左房除极结束之后,故整个 P 波的时间多不延长。(图 45-23)。

图 45-23 右心房异常

【心电图特征】

(1)P 波电压增高:在肢体导联 Ⅱ、Ⅲ、aVF 上 P 波电压≥0.25mV;在胸前导联 $V_1$、$V_2$ 上 P 波电压≥0.15mV,或 IPI>0.03mm·s。

(2)P 波形态高尖,在下壁导联尤为突出。

(3)P 波电轴右偏,+75°~+90°。

(4)在 QRS 波群低电压的情况下,P 波高尖且振幅>同导联 R 波的 1/2 即可诊断。

【临床意义】上述 P 波改变常见于慢性肺源性心脏病、肺动脉高压患者,故称为"肺型 P 波"(pulmonary P wave)。右心房异常的 P 波改变也可见于先天性心脏病,如房间隔缺损、法洛四联症、肺动脉瓣狭窄、三尖瓣病变等,所以需结合其他临床资料进一步进行病因诊断。

## （二）左心房异常

左心房异常（left atrial abnormality）时左心房除极电压增高，向量环向左后上方增大；同时，由于 P 波终末部反映左心房除极，故当左心除极时间延长时可使整个 P 波时限延长。因而左心房异常时，在额面 I、II、aVF 及 aVL 导联出现增宽而有双峰的 P 波，双峰之间的距离大于 0.04 秒；而在横面 $V_1$ 导联轴上代表右房除极的 P 波起始部分正向波很小，后继以代表左房除极的宽阔的负向波。$V_1$ 导联的终末负向 P 波的深度（mm）与宽度（s）的乘积，称为 P 波终末电势（P terminal electromotive force，Ptf $V_1$），左心房异常时常小于 $-0.04$ mm·s（图 45-24）。

图 45-24　左心房异常

【心电图特征】

（1）P 波时限增宽：P 波时限≥0.12 秒，在 I、II、aVL、$V_4$ ~ $V_6$ 导联明显。

（2）P 波形态改变：I、II、aVL、$V_4$ ~ $V_6$ 导联常呈前低后高的双峰型，双峰间距≥0.04s；在 $V_1$、$V_2$、$V_3$R 导联可出现以负向波为主的正负双向型 P 波，Ptf $V_1$≤$-0.04$ mm·s。

（3）P 波电轴左偏，在 $-30°$ ~ $-45°$。

另外，由于左房肥大时 P 波时间延长，但 PR 间期无改变，故 PR 段相对缩短，致使 P/PR 段比值（Macruz 指数）增大，往往>1.6，这一标准有一定的参考价值。

【临床意义】上述 P 波改变最早被发现于二尖瓣狭窄的患者，故旧称其为"二尖瓣型 P 波（mitral P wave）"。左心房异常的心电图表现往往提示左心房扩大、左房负荷增加、左室舒张末压增加和左心功能不全。此外，还可以见于房内结间束传导阻滞等。单纯依靠心电图难以进行上述的病因鉴别，因此需结合临床其他资料加以判断。

## （三）双侧心房异常

双侧心房异常时，各自的除极向量均可表现出来，不会互相抵消。心电图表现既可见到异常高大，又明显增宽呈双峰型的 P 波（图 45-25）。

图 45-25　双侧心房肥大 P 波改变示意图

【心电图特征】

(1) Ⅱ、Ⅲ、aVF 导联 P 波振幅≥0.25mV,P 波时间≥0.12s。

(2) $V_1$ 导联 P 波呈双向,起始部分高而尖,≥0.15mV,终末部分宽而深,Ptf $V_1$≤ -0.04mm・s。

【临床意义】 双心房异常几乎均见于严重器质性心脏病和风心病联合瓣膜病变、左向右分流的先心病并发肺动脉高压等患者。

## 二、心室肥大

心室肥大多由心室舒张期或(和)收缩期负荷过重所致,达到一定程度时可引起心电图变化。心电图变化与以下因素有关:①心肌纤维增粗,除极向量增大,表现为相应 QRS 电压增高;②室壁增厚、室腔扩大以及心肌变性所致传导功能低下而使激动传导时间延长;③心室壁肥厚、劳损以及相对供血不足引起心肌复极顺序改变而产生相应的 ST-T 改变。但心电图在诊断心室肥大方面存在一定局限性。来自左、右心腔相反方向的心电向量可能相互抵消,使部分确有心室肥大的患者的心电图仍在正常范围之内;并且,心脏除极、复极向量的方向与大小还会受到不同的心外因素的影响。因而在使用心电图诊断心室肥大时,需结合其他临床资料综合判断。

### (一)左心室肥大

左心室位于右心室的左后方,厚度约为右心室壁 3 倍。故正常情况下,左室除极向量明显占优势。左室肥大时,心室除极总向量更加偏向左后,在横面导联上更加明显。投影左胸导联($V_5$、$V_6$)的正侧,使 R 波电压增高;投影右胸导联($V_1$、$V_2$)的负侧,使 S 波加深;另外,由于左心室壁肥厚,从心内膜到心外膜的除极时间延长,故心室尚未除极结束时,较早除极部位的心室肌便开始复极,使复极向量与除极向量的方向相反,产生 ST-T 改变。在心电图上常将这种继发于心室除极异常之后出现的 ST-T 改变,称之为“继发性 ST-T 改变”(图 45-26)。但是左心室肥大患者往往由于心肌细胞肥大、氧耗量增加、冠脉动脉储备功能降低,使心室在继发性复极改变的基础上并存原

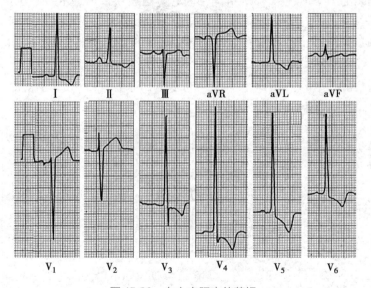

图 45-26 左心室肥大伴劳损

发性复极改变。左心室肥大伴继发性 ST-T 改变与原发性 ST-T 改变往往不易通过心电图区分开来。

【心电图特征】

（1）左室电压增高的表现：胸导联：$R_{V5}>2.5mV$ 或 $R_{V5}+S_{V1}>3.5mV$（女性）或 $4.0mV$（男性）。肢导联：$R_I>1.5mV$；$R_{aVL}\geq1.2mV$，$R_{II}>2.5mV$，$R_{aVF}>2.0mV$。Cornell 标准：$R_{aVL}+S_{V3}>2.8mV$（男性），$R_{aVL}+S_{V3}>2.0mV$（女性）。

（2）额面 QRS 心电轴左偏，多数不超过 $-30°$。

（3）QRS 波群时间轻度延长，一般不超过 0.11 秒。$V_5$、$V_6$ 左室室壁激动时间（VAT）$\geq0.05$ 秒；

（4）继发 ST-T 改变：在 $V_5$ 等以 R 波为主的导联中，ST 段下移 $\geq0.05mV$，T 波低平、双向或倒置。

另外，左心室肥大的患者可能伴有 QT 间期略延长或左心房异常 P 波。上述条件中以左室电压增高为诊断左心室肥大的基本条件，其他 3 项为辅助条件。符合基本条件，再加上一项辅助条件，诊断可基本确立。符合的条件越多，超过正常的范围越大，则诊断的可靠性越大。仅有左室电压增高的表现者，称为左室高电压；符合左心室高电压且有 ST-T 改变者称为"左心室肥大继发性 ST-T 异常"，旧称"左心室肥大伴劳损"。

【临床意义】左心室肥大常见于高血压性心脏病、二尖瓣关闭不全、主动脉瓣病变、冠心病、心肌病等。

（二）右心室肥大

正常情况下，右室壁厚度只有左室壁的 1/3，所以左、右心室除极的综合向量指向左后下。轻度的右室肥大时，左室的除极电势仍然占优势，综合心电向量的改变不明显。只有当右室肥厚相当明显时，才会较显著地影响心电综合向量的方向，使之向右前下增大。这在横面导联表现最为突出，心室除极总向量投影在 $V_1\sim V_3$ 导联正侧，形成以 R 波为主的 QRS 波群（Rs、R 或 qR 型），投影在 $V_5\sim V_6$ 导联的负侧，形成以 S 波为主的 QRS 波群（RS 或 rS 型）。在额面电轴上则几乎无一例外地表现为 QRS 电轴右偏。由于右心室肥大很少能超过正常左心室壁厚度，所以整个心室除极时间并不延长，但右室室壁激动时间可见延长。同左心室肥大一样，右心室肥大也影响和延缓了除极过程，使复极过程发生变化而出现 ST-T 变化（图 45-27）。

【心电图特征】

（1）心电轴右偏 $\geq+90°$，尤其是显著右偏 $>+110°$ 者。

（2）QRS 波群电压改变：$R_{V1}$ 或 $R_{V3R}>1.0mV$，$R_{V1}+S_{V5}>1.05mV$（重症 $>1.2mV$），$R_{aVR}>0.5mV$。

（3）QRS 波群形态改变：$V_1$ 导联的 R 波振幅增大，呈 RS、R 型，R/S>1，重度右心室肥大时 $V_1$ 可呈 qR 型（除外心肌梗死），$V_5$ 导联 R/S<1。aVR 导联以 R 波为主，R/Q>1 或 R/S>1。

（4）继发性 ST-T 改变：$V_1$、$V_2$ 或 $V_3R$ 等右胸导联 ST 段下移 $>0.05mV$，T 波低平、双向或倒置。

（5）$V_1$ 导联的 VAT>0.03s，但 QRS 波群时间并不延长。

另外，右心室肥大的患者常合并右心房异常 P 波。上述指标中，QRS 波群电压增

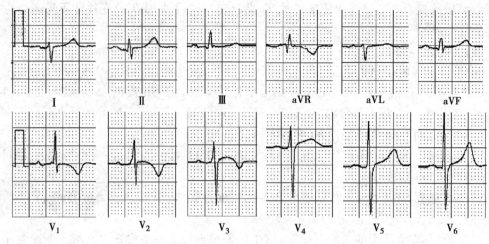

图 45-27 右心室肥大

高和形态改变以及电轴右偏是诊断右心室肥大的可靠条件,其他各项仅具参考意义。心电图对诊断明显的右心室肥大准确性较好,但敏感性较差。

【临床意义】右心室肥大常见于慢性阻塞性肺疾病、二尖瓣狭窄、肺动脉狭窄、房间隔缺损、室隔缺损等。

（三）双侧心室肥大

当左、右心室同时肥大时,在心电图上的表现可能是:①大致正常心电图。这是因为左、右心室的电力同时增加而又相互抵消所致,此时应结合临床进行判断。②一侧心室肥大的图形。此时只表现为占优势的一侧心室肥大,左室肥大图形较右室肥大图形多见。③左、右两心室肥大的图形并存,此种病例为少数,心电图一般仅能根据此类情况做出诊断。

【心电图特征】

（1）大致正常心电图。

（2）一侧心室肥大的图形:诊断标准见前文左室肥大及右心室肥大。

（3）在胸导联同时出现左、右心室肥大的心电图图形。

在诊断左室肥大基础上具备以下条件之一:①QRS 心电轴右偏;②$V_5$ 或 $V_6$ R/S<1;③几个导联出现高振幅的 RS 图形;④合并右心房异常。

在诊断右室肥大的基础上,$V_2 \sim V_4$ 导联出现高 R 波及深 S 波,且 R+S>6.0mV 提示左心室肥大存在。

【临床意义】双侧心室肥大多见于风湿性心脏病二尖瓣狭窄伴关闭不全,或二尖瓣及主动脉瓣联合瓣膜病,或某些先天性心脏病(如室间隔缺损、动脉导管未闭)、心肌病等。

## 第四节 心肌缺血与心肌梗死

心肌的血供来源于冠状动脉。当冠状动脉血流量相对或绝对减少,不能满足心肌代谢的需要,心肌消耗其糖原储备进行无氧代谢时称为心肌缺血。如果心肌缺血时间较长,储备的糖原大部分被消耗,即使恢复心肌供血,心肌细胞也不能立即恢复收缩能力,必须等心肌细胞恢复其糖原储备,才能重新参与泵活动,这种情况称为心肌顿抑。如果心肌缺血时间过长,心肌细胞糖原储备完全耗尽,心肌发生不可逆的损害,导致心肌坏死(梗死)。冠状动脉粥样硬化导致的冠脉狭窄或闭塞是引起心肌缺血最主要、最常见的病因。

### 一、心肌缺血及坏死的基本图形

心肌缺血的心电图改变类型取决于缺血的程度、持续时间和发生部位。冠状动脉发生闭塞后,随着时间的推移在心电图上可先后出现缺血、损伤、坏死 3 种类型的基本图形。这些图形出现在面对缺血/梗死区的导联上,主要表现为心肌除极和复极的异常。

（一）缺血型 T 波改变

正常情况下,心外膜处的动作电位时程较心内膜短,所以虽然心外膜下心肌最晚除极,但较心内膜先完成复极,因此心室肌复极过程可看作是从心外膜开始向心内膜方向推进。T 波向量朝向电极,记录出正相的 T 波。当冠状动脉的突然阻塞时,心电图上最早出现的变化是缺血型 T 波改变,并且伴有 QT 时间延长。这是由于被阻断供血部位的心肌细胞能量供给锐减,细胞膜损害导致离子通透性改变,K$^+$外流增多,复极时间延迟造成的。

（1）心内膜下心肌层缺血:一般情况下,缺血最早发生在心内膜下心肌,此时心肌复极仍从心外膜面开始,但心内膜下心肌复极时间较正常时更加延迟。由于复极延迟,致使电位差较正常时增大,朝向记录电极的正向量增大,从而形成较正常增高的两肢对称的直立 T 波(巨大高耸 T 波,towering T wave)(图 45-28)。

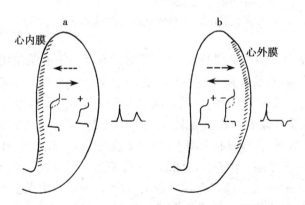

图 45-28　心肌缺血与 T 波改变的关系
a. 内心膜下心肌缺血;b. 心外膜下心肌缺血;虚线箭头
表示复极方向;实线箭头表示 T 波向量方向

（2）心外膜下心肌层缺血(包括透壁性心肌缺血):心外膜下心肌层缺血,心外膜动作电位时程比正常时明显延长,从而引起心肌复极顺序的逆转,即心内膜开始先复极,细胞膜外电位为正,而缺血的心外膜心肌尚未复极,细胞膜外电位仍呈相对的负,于是出现与正常方向相反的 T 波向量。此时面向缺血区的导联记录到两肢对称的尖深的倒置 T 波,一般称为"冠状 T 波(coronary T wave)"(图 45-28)。

（二）损伤型 ST 段改变

随着心肌缺血时间延长,可造成心肌损伤,心电图上出现损伤型 ST 改变。损伤型 ST 段偏移可表现为 ST 段压低及 ST 段抬高两种类型。当损伤因素去除以后,ST 段可迅速恢复原状。如果心肌损伤进一步持续或加重,则可导致心肌坏死。

心肌损伤时,ST 向量从正常心肌指向损伤心肌。心内膜下心肌损伤时,ST 向量背离心外膜面指向心内膜,使位于心外膜面的导联出现 ST 段压低;心外膜下心肌损伤(或透壁性心肌缺血)时,ST 向量指向心外膜面导联,引起 ST 段抬高(图 45-29),ST 段抬高仅出现在损伤区的导联,对侧部位的导联常可记录到相反的 ST 改变。发生心肌缺血时,心电图可仅表现为 ST 段改变或者 T 波改变,也可同时表现出 ST-T 改变。ST 段压低或抬高出现在解剖相邻的两个或两个以上的导联具有临床意义。胸导联 $V_1 \sim V_6$ 为解剖相邻导联;肢体导联 aVL、I、aVR(即 aVR 导联的负向)、II、aVF、III 为解剖相邻导联。并且值得注意的是,ST-T 改变只是非特异性心肌复极异常的共同表现。因此在根据 ST-T 改变做出"心肌缺血"或"冠状动脉供血不足"的心电图诊断前,必须结合临床资料进行鉴别诊断。

图 45-29　心肌损伤与 ST 段偏移的关系
a. 心内膜下损伤;b. 心外膜下损伤;箭头示 ST 向量方向

目前多数学者认为急性心肌缺血发生 ST 段抬高是由于心肌损伤电流所致。"损伤电流说"学说认为:心肌缺血可对心肌细胞的电生理特性产生时间依赖性的影响。急性缺血可降低静息膜电位水平,降低 0 期除极速度并缩短动作电位时间(病理性早期复极)。这些电生理改变在缺血心肌和正常心肌之间产生电收缩期与电舒张期的电位差,形成损伤电流,在体表心电图上产生 ST 段的漂移。电收缩期与体表心电图的 QT 间期相当,而电舒张期与体表心电图的 TQ 段相当。在电收缩期,损伤区心肌细胞因为早期复极和(或)不完全除极而相对带正电荷,以及动作电位上升速度降低,引起动作电位幅度和除极速度降低。损伤电流向量指向损伤区,导致原发性 ST 段抬高。在电舒张期,缺血部分心肌除极,损伤电流向量背离部分除极的缺血损伤区,导致原发性 TQ 段下移,TQ 段作为判断 ST 段有无偏移的基线,其下移使得 ST 段显得抬高(继发性 ST 段抬高)。ST 段抬高即可能是由于基线下移和 ST 段主动抬高的总和(图 45-30)。至于心肌缺血时出现的 ST 段抬高和压低两种情况是否均可由此机制解释,目前尚有争论。部分学者主张两者均由心肌损伤电流所致,仅由于缺血部位与探查电极方位不同而出现不同类型的 ST 段偏移。而部分学者则认为 ST 段抬高者由于细胞膜损伤比 ST 段压低者更严重,故而产生损伤电流。

图 45-30　损伤电流引起 ST 段抬高示意图

### （三）坏死型 Q 波改变

持久的缺血使心肌细胞在损伤的基础上进一步发生变性、坏死,已坏死的心肌丧失了除极及复极的电活动,坏死区心肌不产生心电向量,而坏死区周围正常心肌仍照常进行除极与复极,产生一个与梗死部位相反的综合向量。正常的心室除极首先从室间隔开始,QRS 波群的起始部(0.03~0.04 秒)体现室间隔除极过程。因心肌梗死主要发生于室间隔及左心室壁内膜下心肌,引起 QRS 波起始的心室除极向量背离坏死区,产生"坏死型"图形。主要表现为面向坏死区的导联出现病理性 Q 波(时间≥0.03秒,振幅≥1/4R)或 QS 型,往往同时伴有 R 波振幅降低,甚至 R 波消失而呈 QS 型(图45-31)。出现 Q 波的导联反映了心肌梗死的部位。一般来说,Q 波的宽度和深度代表了心肌坏死的范围和深度。出现 Q 波的导联越多,心肌梗死的范围越广。

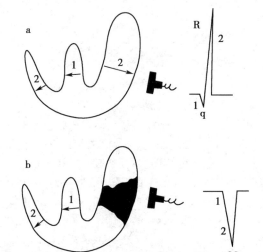

图 45-31　坏死型 Q 波或 QS 波发生机制
a. 正常心肌除极顺序:室间隔向量 1 产生 Q 波,左右心室综合除极向量 2 产生 R 波;
b. 心肌坏死后,电极透过坏死"窗口"只能记录相反的除极向量产生 QS 波

## 二、心肌梗死

绝大多数急性心肌梗死(myocardial infarction)是在冠状动脉粥样硬化的基础上,出现冠状动脉的突然阻塞(血栓形成或持久痉挛),导致持久而严重的心肌急性缺血而引起。一般情况下,冠状动脉完全闭塞超过 20 分钟后即开始出现不可逆损伤。急

性心肌梗死发生时,大多数患者的心电图有特征性的改变。心电图对本病的诊断、治疗、预后评估都有重要的价值,但需要结合临床症状、心肌酶及其他检查综合分析。

急性心肌梗死根据 ST 段是否抬高分为 ST 段抬高型心肌梗死(ST-segment elevation myocardial infarction,STEMI)和非 ST 段抬高型心肌梗死(non-ST-segment elevation myocardial infarction,NSTEMI)。ST 段抬高型心肌梗死指 2 个或 2 个以上相邻导联出现 ST 段抬高;非 ST 段抬高型心肌梗死指心电图上只有 ST 段压低和(或)T 波倒置或无 ST-T 异常。

在以往的临床工作中,曾经将心肌梗死根据是否出现 Q 波分为 Q 波型或非 Q 波型心肌梗死。非 Q 波型心肌梗死(non-Q-wave myocardial infarction)指心电图上无病理性 Q 波,仅表现为呈规律性演变的 ST 段抬高或压低及 T 波倒置的急性心肌梗死,既往曾称之为"心内膜下心肌梗死"或"非透壁性心肌梗死"。但近年来研究发现,非 Q 波型心肌梗死既可为非透壁性亦可为透壁性。与典型的 Q 波型心肌梗死比较,此种不典型心肌梗死较多见于多支冠脉病变。多部位的心肌梗死(不同部位的梗死向量相互抵消)、梗死范围弥漫或局限、梗死区位于心电图常规导联的盲区等因素均可引起 Q 波的不典型。由于心肌梗死后是否出现 Q 波通常是回顾性诊断,在坏死型 Q 波出现前及时采取不同的干预手段可以最大程度的改善心肌梗死患者的预后,因此近年来临床不再根据 Q 波来分类。

### (一) ST 段抬高型心肌梗死

1. ST 段抬高型心肌梗死的图形特点  当冠状动脉的一个较大分支突然发生了阻塞时,受损的心肌中心处将发生坏死,坏死外周心肌损伤较轻,呈损伤型改变;再靠外边的心肌,由于四周侧支循环供给了一部分血液,受损更轻,呈现缺血改变。因此,如果在一份心电图上同时出现缺血型、损伤型、坏死型特征的图形或其综合图形,则心肌梗死诊断基本成立(图 45-32)。

图 45-32  急性 ST 段抬高型心肌梗死心电图特点

1:为直接置于中心坏死区心外膜处的电极及记录到的坏死图形;2:为直接置于严重损伤区心外膜处的电极及记录到的损伤图形;3:为直接置于外周较轻的缺血区心外膜处的电极及记录到的缺血图形;a:位于坏死区中心的体表电极记录到的缺血和损伤、坏死图形;b:位于坏死区周围的体表电极记录到的缺血、损伤图形

2. ST 段抬高型心肌梗死图形的演变规律  在面对病变室壁的心电图导联上,随着时间推移可先后出现缺血型 T 波改变、损伤型 ST 段移位和坏死型 Q 波改变三种心肌缺血及坏死的基本图形;而在背离梗死区的导联上,则表现为形态大致相反的图形,

一般称为"对应性改变"。因此，在随访心肌梗死心电图的演变时，通常当标记胸导联电极的定位，以便连续对某一部位的心电图波形进行动态观察。如果随访中三种基本图形呈动态演变则心肌梗死诊断基本成立。随访观察心电图的演变过程，对心肌梗死的诊断及其病情的估计具有重要意义。

　　根据临床、病理以及其他特征，典型的 ST 段抬高型心肌梗死可分为四个阶段：进展期(<6 小时)、急性期(6 小时～7 天)、愈合期(7～28 天)和陈旧期(≥29 天)。但是由于近年来临床溶栓及冠脉介入手术的开展，闭塞的冠状动脉及时再通，大大缩短了各期的进程，并可使其心电图表现不再呈现上述典型演变过程(图 45-33)。

　　　　正常　　　进展期　　　急性期　　　　愈合期　　　陈旧期

图 45-33　急性 ST 段抬高型心肌梗死图形演变过程及分期

　　(1) 进展期(<6 小时)：见于急性心肌梗死发生后数分钟或数小时内。主要表现为缺血性 T 波及损伤性 ST 段的图形演变。心电图可见：①T 波高耸；②S-T 段斜行上升；③尚未出现坏死性 Q 波；④有时可见急性损伤性阻滞：R 峰时间≥0.045 秒，R 波升支可有切迹。

　　(2) 急性期：此期开始于梗死后数小时或数日，可持续 6 小时～7 天。此期坏死型 Q 波、损伤型 ST 段抬高和缺血型 T 波倒置可同时并存及演变。以病理性 Q 波或 QS 波出现为进入急性期的特征。心电图可见：①病理性 Q 波或 QS 波；②ST 段逐渐升高呈弓背型，并可与 T 波融合成单向曲线，继而 ST 段向等电位线逐渐下降；③T 波由直立逐渐演变为对称性倒置(图 45-34)。

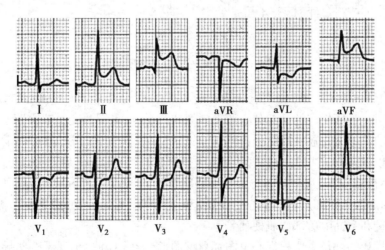

图 45-34　下壁心肌梗死（急性期）

　　(3) 愈合期：发生于梗死后 7～28 天，主要是坏死(Q 波)及缺血(T 波)图形。以 ST 段恢复至基线为进入愈合期的特征。此期主要演变为缺血型倒置 T 波的动态变化。心电图特点为：①抬高的 ST 段基本恢复至基线；②T 波呈现动态变化：从逐渐加深,到逐渐变浅,直到恢复正常或趋于恒定不变的 T 波倒置;③坏死型 Q 波持续存在(图 45-35)。

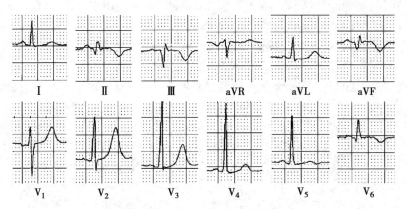

图 45-35　下壁心肌梗死(愈合期)

(4)陈旧期:梗死发后数月或数年,主要是坏死的图形。以异常图形稳定不变为进入陈旧期的标志。表现为:①恒定的 Q 波或 QS 波;②ST 段与 T 波恢复正常或 T 波倒置(或低平)不再变化(图 45-36)。

图 45-36　下壁心肌梗死(陈旧期)

3. 心肌梗死的定位诊断　冠状动脉对心肌的血液供应呈区域性分布,某一冠状动脉闭塞引起其所供应的某部分心肌发生坏死,故其心电图改变呈节段性。由于发生心肌梗死的部位多与冠状动脉分支的供血区域相关,因此,根据心电图确定的梗死部位大致可以确定梗死相关的血管病变。左冠状动脉前降支发生阻塞的机会为最多(引起左室前壁、心尖及室间隔前 2/3 部心肌梗死);其次为右冠状动脉(引起左室后下壁、室间隔后 1/3 部及右心室心肌梗死)和左冠状动脉回旋支(引起左室侧壁,或累及左室后壁和室间隔后部心肌梗死)。

心肌梗死的部位主要根据心电图坏死型图形(异常 Q 波)出现于哪些导联而作出判断。在急性心肌梗死早期,尚未出现坏死型 Q 波时,心肌梗死的部位可根据 ST 段抬高或压低,以及 T 波异常(增高或深倒置)出现的导联来判定。由于发生心肌梗死的部位多与冠状动脉分支的供血区域相关。因此,根据心电图确定的梗死部位大致可以确定梗死相关的血管病变(表 45-1)。

表 45-1　心肌梗死部位与相关动脉

| 部位 | 对应导联 | 供应血管 |
| --- | --- | --- |
| 前间隔 | $V_1$、$V_2$、($V_3$) | 左前降支 |
| 前壁 | ($V_2$)、$V_3$、$V_4$、($V_5$) | 左前降支 |
| 广泛前壁 | $V_1$、$V_2$、$V_3$、$V_4$、$V_5$、$V_6$ | 左前降支 |
| 侧壁 | I、aVL、$V_5$、$V_6$ | 左前降支的对角支或左回旋支 |
| 正后壁 | $V_7$、$V_8$、$V_9$ | 左回旋支或右冠 |
| 下壁 | II、III、aVF | 右冠或左回旋支 |
| 右室 | ($V_1$)、$V_{3R}$、$V_{4R}$、$V_{5R}$ | 右冠 |

注:(　)内为可能累及的导联

临床上,前间壁(室间隔及其附近的左室前壁)梗死较多见。孤立的右心室游离壁梗死很少见,右室梗死一般与左室下、后壁梗死并见。由于常规的十二导联心电图往往不能提供右心室梗死的依据,因此对急性下壁或下后壁心肌梗死应常规做 $V_3R \sim V_5R$ 导联检查,其中任一导联 ST 段抬高>0.1mV 均提示右心室梗死,尤以 $V_4R$ 导联更有价值。出现 ST 段抬高的导联越多,诊断右心室梗死的特异性越高。如果 $V_1$ 导联 ST 段抬高而 $V_2$ 导联 ST 段不抬高或压低,也提示右心室梗死。同时应注意发现临床右心功能不全的体征与血流动力学障碍。

（二）非 ST 段抬高心肌梗死

非 ST 段抬高型心肌梗死指 STEMI 以外的所有心肌梗死,较常见于急性心内膜下心肌梗死、小灶性心肌梗死等。患者可有长时间的胸痛,伴有心肌酶及 cTn(心肌肌钙蛋白)阳性,而心电图上无明显 ST 段抬高或虽有抬高而未达标准,心电图通常表现为只有 ST 段压低和(或)T 波倒置或无 ST-T 异常(图 45-37)。

图 45-37　非 ST 段抬高型心肌梗死

## 三、心绞痛

心绞痛为心肌一过性缺血,心电图表现为一过性 ST-T 改变。根据其发生机制、症状及预后不同可分为稳定型心绞痛(stable angina pectoris)和不稳定型心绞痛(unstable angina pectoris)。

（一）稳定型心绞痛

稳定型心绞痛又称劳力性心绞痛,是在严重的固定狭窄基础上由于心肌耗氧量增加而产生的心内膜下心肌缺血。典型心绞痛的临床表现为:由劳力诱发的胸骨后或心前区压榨性疼痛,常牵涉到左上肢,发作为一过性(持续时间常在 1 分钟以上,多在 3~5 分钟,一般不超过 20 分钟),休息或含服硝酸甘油可迅速缓解。发作症状数月乃至数年基本相同。

此类患者的静息心电图多表现为正常,部分患者可能有轻度 ST 段下移,T 波低平、双向或倒置,提示此类患者已存在心肌供血不足。心绞痛的症状发作时心电图出现:面对缺血区的导联上出现 ST 段下移,可呈水平型或下斜型压低≥0.1mV,或在原有的基础上进一步下移达 0.1mV 以上。随着缺血缓解心电图恢复正常或缺血发作前状态。ST 段下移的幅度和持续的时间常反映心肌缺血的程度。T 波改变在反映心肌缺血的特异性方面不如 ST 段明显,但如果和平时心电图进行比较,如有明显差别,也具有诊断意义。

（二）不稳定型心绞痛

不稳定型心绞痛是由动脉粥样斑块不稳定,表面破裂糜烂而使血栓形成、血管收缩,导致血管不全堵塞造成。目前多将静息型心绞痛,初发型心绞痛和恶化型心绞痛归为不稳定心绞痛的三大临床类型。静息心绞痛(rest angina pectoris)的胸痛发作于休息时,持续时间通常>20 分钟。初发型心绞痛(new-onset angina pectoris)指 1~2 个月内新发的心绞痛,很轻的体力活动即可诱发。恶化型心绞痛(accelerated angina pectoris)指在相对稳定的稳定劳力性心绞痛基础上心绞痛在发作程度、持续时间及发作频次方面逐渐增强。变异型心绞痛(variant angina pectoris)多为单纯冠状动脉痉挛引起,亦可能由原有的冠状动脉粥样硬化的基础上产生痉挛所致发作常与体力活动和情绪波动无关,心绞痛疼痛的程度较一般心绞痛剧烈,持续时间较久,往往在夜晚、凌晨或白天的同一时间发作。有些学者将其归为不稳定心绞痛的特殊类型。不稳定心绞痛与非 ST 段抬高型心肌梗死、ST 段抬高型心肌梗死并称急性冠状动脉综合征(acute coronary syndrome,ACS),是一组有关急性严重心肌缺血甚至坏死的一系列疾病谱的总称。

虽然不稳定型心绞痛各自的临床表现特点有所不同,但心电图表现相似。大多数患者胸痛发作时有一过性的 ST 段抬高或压低,T 波低平或倒置,其中 ST 段的动态改变(≥0.1mV 的抬高或压低)是严重冠状动脉疾病的表现。不稳定型心绞痛的心电图改变会随着症状的缓解而完全或部分消失。但是如果心绞痛反复发作或可出现异常 Q 波,提示严重缺血导致一定范围的心肌顿抑,如果症状反复或持续时间较长,心电图改变持续 12 小时以上,则提示发生非 ST 段抬高型心肌梗死可能。

变异性心绞痛心电图表现为:①ST 段抬高的同时往往伴有对应导联 ST 段压低的改变,ST 段抬高有时呈单向曲线,但发作后可恢复正常;②T 波增高相当常见,发作时 T 波可由原来低平变为直立,严重者可见在 ST 段抬高的同时,T 波高尖,有时 T 波增高更为显著。可能伴有 QRS 波改变(R 波增高、变宽及 S 波幅度减小)、U 波倒置及一过性室性心律失常或房室阻滞。

#### 四、无症状性心肌缺血

此类患者平时多无典型的心绞痛发作,心电图改变也是长期的、相对稳定的异常变化。这些变化的敏感性和特异性相对较低,有时仅依据心电图的异常改变难以做出无症状性心肌缺血的正确诊断。

无症状性心肌缺血主要是心内膜下心肌缺血,心电图约有 2/3 呈现 ST-T 异常改变(图 45-38):ST 呈缺血型(水平型或下垂型)压低≥0.05mV,或近似缺血型压低>0.075mV,以缺血型压低较有诊断意义。T 波主要表现为低平(在以 R 波为主的导联上,T 波振幅<1/10 同导联 R 波振幅)、双向(尤其是先负后正)或倒置而呈现"冠状 T 波"。

图 45-38　ST-T 改变

上述心电图改变是非特异性的,应结合患者年龄、血压、血脂、血糖及其他辅助检查资料,全面分析,并排除其他原因所致的 ST-T 类似改变,方能做出正确诊断。

## 第五节　心律失常

### 一、心律失常概述

#### (一)正常心律

心脏的基本起搏点(pacemaker)在窦房结。正常情况下,窦房结的激动控制着整个心脏的活动,称为窦性心律(sinus rhythm)。

窦房结的激动频率、激动在各部位的传递顺序及速度符合一定的规律。因此,正常心律的心电图表现为:①激动起源于窦房结。由于一般心电图机描记不出窦房结激动电位,故以窦性激动发出后引起的心房激动波(P 波)的特点来推测窦房结的活动。如果 P 波在 Ⅰ、Ⅱ、aVF、$V_3 \sim V_6$ 导联直立,aVR 导联倒置,此类 P 波称之为窦性 P 波。窦性 P 波是激动起源于窦房结的标志。②窦性 P 波规律发生,PP 间期基本匀齐,静息状态下窦性 P 波的频率为 60 ~ 100 次/分。③P 波与 QRS 波群顺序发生,PR 间期0.12 ~ 0.20 秒。窦房结发出的激动,凡经正常房室传导途径下传心室者,其房室传导时间不应短于 0.12 秒。④QRS 呈室上性,QRS 时间<0.12 秒。

#### (二)心律失常分类

由于某些原因,使心脏激动起源的部位、频率以及激动传导的顺序、速度任意一项发生异常,则称之为心律失常(arrhythmia)。90%以上的器质性心脏病患者可出现心律失常,心律失常亦可见于正常人。

心律失常按其发生的电生理机制可分为激动起源异常和激动传导异常两大类。

## 二、窦性心律失常

### (一)窦性心动过速

成人窦性心律的频率超过100次/分时称为窦性心动过速(sinus tachycardia)(图45-39)。

图45-39 窦性心动过速

【心电图特征】

(1)窦性P波:即P波在Ⅰ、Ⅱ、aVF、$V_4 \sim V_6$导联直立,aVR导联倒置。

(2)窦性P波规律发生,P波频率>100次/分,通常不超过160次/分。儿童窦性心动过速的频率可达200次/分。

(3)有时可伴有继发性ST-T改变。

【临床意义】窦性心动过速通常情况下是由于迷走神经张力减弱,或交感神经张力升高所致。常见于运动、情绪激动吸烟、饮酒、浓茶等生理刺激;也见于发热、贫血、甲状腺功能亢进症、缺氧、休克、心力衰竭等病理性应激反应,以及麻黄碱、阿托品、肾上腺素等药物作用。近年来,其他一些少见原因如窦房结自律性升高、折返机制等因素引起的病理性窦性心动过速已被逐渐认识。

### (二)窦性心动过缓

成人窦性心率低于60次/分,称为窦性心动过缓(sinus bradycardia)(图45-40)。窦性心动过缓常可伴有不同程度的窦性心律不齐。

图45-40　窦性心动过缓

【心电图特征】

（1）窦性P波：即P波在Ⅰ、Ⅱ、aVF、$V_4 \sim V_6$导联直立，aVR导联倒置。

（2）窦性P波规律发生，频率<60次/分，通常不低于40次/分。

【临床意义】窦性心动过缓生理情况下见于运动员、长期从事体力劳动者及老年人；病理情况下见于病态窦房结综合征、颅内高压、阻塞性黄疸、甲状腺功能减退症、洋地黄过量及应用β受体阻滞剂等。

（三）窦性心律不齐

窦房结发出的激动显著不匀齐，称为窦性心律不齐（sinus arrhythmia）（图45-41）。窦性心律不齐常与窦性心动过缓同时存在。

图45-41　窦性心律不齐

【心电图特征】

（1）窦性P波：即P波在Ⅰ、Ⅱ、aVF、$V_4 \sim V_6$导联直立，aVR导联倒置；PR间期≥0.12秒。

（2）在一次心电图记录中，最长的P-P间距与最短的P-P间距之差>0.12秒。

【临床意义】如果窦性心律在吸气时频率加快，呼气时减慢，屏气时心律不齐消失称为呼吸性窦性心律不齐，属于生理现象，多见于青年人和儿童。如果屏气后窦性心律不齐仍然存在，称为非呼吸性窦性心律不齐，多见于冠心病、颅内压增高、脑血管意外以及洋地黄、吗啡等药物作用，亦可见于老年人。

（四）窦性停搏

窦房结在一段时间内暂时停止发放激动，导致心房和心室活动相应停止的现象，称为窦性停搏（sinus arrest），亦称窦性静止（图45-42）。

图45-42　窦性停搏

441

【心电图特征】

（1）在规则的窦性心律中，突然出现一段长的 PP 间歇，其间无 P-QRS-T 波群。

（2）长 PP 间歇长短不定，但长 PP 间歇与正常窦性 PP 周期不成整倍数关系。

（3）长间歇后，可出现窦性心律，也可出现逸搏或逸搏心律。

【临床意义】 窦性停搏常由迷走神经张力过高或窦房结功能障碍引起，是病态窦房结综合征（sick sinus syndrome，SSS）的常见临床表现。亦可见于洋地黄与胺碘酮等药物作用、高血钾等。

（五）病态窦房结综合征

起搏传导系统退行性病变以及冠心病、心肌炎（尤其是病毒性心肌炎）、心肌病等疾患，可累及窦房结及其周围组织而产生一系列缓慢性心律失常，并引起头昏、黑蒙、晕厥等临床表现，称为病态窦房结综合征。

【心电图特征】

（1）持续的窦性心动过缓，心率<50 次/分，且不易用阿托品等药物纠正。常伴有窦性停搏或窦房阻滞。

（2）在显著窦性心动过缓基础上，常出现室上性快速心律失常（房速、房扑、房颤等）。由于房性快速性心律失常均发生在缓慢性心律失常的基础上，故又称"慢快综合征"。

有些患者平时不伴有症状性窦性心动过缓和窦性停搏，但有各种主动性的房性快速性心律失常，主要是频发房性期前收缩、短阵房扑和阵发性房颤。心律失常发生前为正常窦性心律，在各种房性快速性心律失常终止后出现一过性的窦房结功能的明显抑制，从而出现 R-R 长间歇，临床见头昏、胸闷、黑蒙，可以出现晕厥症状。可以定义为原发性房性快速性心律失常和继发性窦房结功能障碍，不同于"慢快综合征"的房性快速性心律失常是发生在缓慢性心律失常的基础上，故称之为"快慢综合征"。

## 三、期前收缩

期前收缩（premature systole）又称过早搏动，简称早搏，是指窦房结以外的异位起搏点提前发出冲动，引起心脏的一部分或全部除极，是临床上最常见的心律失常。期前收缩的产生机制包括：异位起搏点自律性增高、折返激动和触发活动。期前收缩常发生在窦性心律中，也可发生于心房颤动或其他异位心律的基础上。期前收缩可按发生部位分为窦性（包括窦房交界性）、房性、交界性及室性四大类。临床常见房性、交界性、室性三种期前收缩（又称房性早搏、室性早搏、交界性早搏），窦性期前收缩极为罕见。

配对间期（coupling interval）亦称联律间期，是指期前收缩与其前的主导心搏的时距，反映期前收缩的提前程度，也是判断单源、多源性期前收缩和并行心律等的重要依据。

代偿间歇（compensatory pause）亦称代偿间期，是指提前出现的异位搏动代替了一个正常窦性搏动，其后出现一个较长的间歇。当含有提前搏动的两个基本心搏间距小于两个基本心律的心动周期时，称为不完全性代偿间歇；若等于两个基本心律的心动周期时，称为完全性代偿间歇（图 45-43）。在基础心律为心房颤动的情况下，期前收缩后面较长的间歇称为"类代偿间歇"。

图 45-43　代偿间歇

a. 不完全代偿间歇；b. 完全代偿间歇

　　根据期前收缩出现的频率，可分为偶发（≤5 次/分）和频发（≥6 次/分）。某些频发的期前收缩可见一定的配对规律，如每 1 个窦性搏动后均出现 1 个期前收缩，连续发生 3 次或 3 次以上，称为二联律（bigeminy）（图 45-44a）；如每 2 个窦性搏动后出现 1 个期前收缩，连续发生 3 次或 3 次以上，则称为三联律（trigeminy）（图 45-44b）。连续出现的 2 个期前收缩，称为连发期前收缩或成对出现的期前收缩（couplets of premature complexes）（图 45-44c）。

图 45-44　期前收缩的配对规律

a. 室性期前收缩二联律；b. 室性期前收缩三联律；c. 室性期前收缩连发

　　期前收缩多见于器质性心脏病（如冠心病、风湿性心脏病、心肌炎、心肌病等）；其他因素如药物、电解质紊乱、缺氧、麻醉、心脏的直接机械刺激（如心导管检查、心脏手术）等亦可引起心律失常；另外，期前收缩亦多见于健康人，可由精神紧张、疲劳、消化

443

不良、烟酒过多或喝浓茶等诱发。偶发期前收缩或发生多年而无其他临床表现者,大多无重要意义。影响其预后重要的因素还在于患者有无器质性心脏病基础及其类型。如急性心肌梗死时的室性期前收缩可发展为室速或室颤而导致原发性心脏骤停。发生于风湿性心脏病、甲状腺功能亢进症及冠心病的频发、多源性房性期前收缩常常是心房颤动的先兆。

（一）室性期前收缩

起源于希氏束分叉以下的异位节律点所引起的过早搏动,称为室性期前收缩(premature ventricular beat)。由于激动起源于心室异位节律点,故心电图上首先出现QRS波群。由于室性期前收缩在心室内的除极程序与正常明显不同,且异位激动在心室内的传导缓慢,故室性期前收缩的QRS波群宽大畸形。室性期前收缩收缩的复极往往从先除极的异位节律点开始,其复极程序的异常造成了其后T波方向和主波方向相反。室性异位起搏点距窦房结较远,不易逆传窦房结,绝大多数情况下不干扰窦房结的节律,窦性激动始终按固有的频率发出,故多表现为完全性代偿间歇。在室性异位激动使心室激动的同时,心房仍由窦房结或其他心室以上的节律点所激动,在心电图上有时可见窦性P波重于期前收缩波的任意位置,这些P波和QRS波群不相关(图45-45)。偶有室性异位激动逆传于心房,QRS波群出现之后可见逆行P波。

图45-45　室性期前收缩（1）

【心电图特征】

（1）提早出现的宽大畸形的QRS波群(时间>0.12秒),其前无相关P波。

（2）其后T波方向与QRS波群主波方向相反。

（3）代偿间歇一般完全。

有时在窦性心律的频率较慢时,室性期前收缩可插入一个基本窦律周期之间,不取代一次窦性搏动,其后无代偿间期,称为插入性或间位性室性期前收缩(图45-46a)。同一异位兴奋灶引起的室性期前收缩称为单源性室性期前收缩,其联律间期基本相等,一般相差≤0.08秒,QRS波群形态完全相同。同一导联中,有2种或2种以上形态的室性期前收缩,但联律间期相等者称为多形性室性期前收缩(图45-46b)。同一导联中,如果室性期前收缩的QRS波群有两种或两种以上形态,且联律间期不等,称为多源性室性期前收缩(图45-46c)。若过早搏动的形态相同但联律间期不等,当注意观察各异位搏动间的距离是否存在某一最小公倍数或者是否存在室性融合波,而考虑并行收缩型期前收缩(parasystolic premature complexes),提示心脏内还存在一个或多个异位起搏点,与主导心律同时存在并竞争控制心室。

（二）房性期前收缩

起源于窦房结以下心房内任何部位的期前收缩,称为房性期前收缩(premature atrial complex)。房性异位激动使得心房除极过程与正常窦性激动下传时不一样,故

图 45-46 室性期前收缩（2）

a. 插入型室性期前收缩；b. 多形性室性期前收缩；c. 多源
性室性期前收缩

在心电图上可见提早出现的、与窦性 P 波形态不同的房性 P′波。因为房性异位激动
必须经过传导速度最慢的房室结下传心室，其房室传导途径与窦性激动相同，故 P′-R
间期至少≥0.12 秒。因为房性异位激动距窦房结近，故房性异位激动下传心室时的
同时逆行上传，容易侵入窦房结并使窦房结提早激动，引起窦房结节律重整，出现不完
全性代偿间歇或早搏后窦性节律和速率改变（图 45-47）。

图 45-47 房性期前收缩

a. 房性早搏二联律；b. 房性早搏三联律

【心电图特征】

（1）提早出现 P′波，P′与窦性 P 波形态不同。

（2）提早出现的 P′波有三种房室传导房室：①正常下传：此种类型最常见，表现
为 P′后紧随室上性 QRS 波群，P′-R 间期≥0.12 秒。如果过早的激动落在房室结的相
对不应期内，下传时可见 P′-R 间期延长。②伴室内差异性传导下传：若 P′波下传到房
室传导系统时，心室一侧束支尚未脱离不应期，激动只能沿已脱离不应期的另一侧束
支下传，则 QRS 波群表现为束支阻滞图形（右束支阻滞多见），称为房性期前收缩伴室

内差异传导。③不下传:过早的激动落在房室结的绝对不应期内,则形成未下传的房性期前收缩(亦称阻滞型房性期前收缩),表现为 P′波后未继以 QRS 波群(图 45-48)。

图 45-48　房性期前收缩未下传,房性期前收缩伴心室内差异性传导

第一个 P′波后随宽大的 QRS 波群,为房性期前收缩伴心室内差异传导,第二个 P′波后无 QRS 波,为房性期前收缩未下传

(3) 代偿间歇常不完全:如果在同一导联中房性期前收缩的 P′波形态不一,联律间期不等,则称为多源性房性期前收缩,往往是心房颤动的先兆。

（三）交界性期前收缩

起源于房室交界区的期前收缩动,称为交界性期前收缩(premature junctional beat)。异位激动既可向下传入心室产生 QRS 波群,也可逆行传入心房产生逆行型 P 波(P′)。P′与 QRS 波群的关系取决于交界性激动传入心房、心室的先后。激动逆传到达心房早于下传到达心室,则 P′在 QRS 波群之前(P′-R 间期<0.12 秒);激动先到达心室,则 P′在 QRS 波群之后(R-P′间期<0.20 秒);激动同时传至心房与心室,心房与心室同时除极,则 P′波可被 QRS 波群掩盖而不可见。由于异位激动产生于房室交接区,故异位激动在心室内的传导过程与窦性激动者相同激动,提早出现的 QRS 波群形态基本正常。房室交界区的激动虽能逆传至心房,但往往不能侵入窦房结,窦房结不能被提早除极,仍按原来的节律发出冲动,故代偿间歇多数完全(图 45-49)。

图 45-49　交界性期前收缩

a. 交界性早搏,P′波在 QRS 波群前,P′-QRS<0.12 秒;b. P′波隐藏在 QRS 波群中;c. P′波在 QRS 波群后

【心电图特征】

(1) 提早出现的室上性 QRS 波群。

(2) P′波可在 QRS 波群之前(P′-R 间期<0.12 秒);亦可被 QRS 波群掩盖而不可见;P′亦可位于 QRS 波群之后(R-P′间期<0.20 秒)。

(3) 常有完全性代偿间歇。

## 四、异位性心动过速

异位性心动过速(ectopic tachycardia)是指异位节律兴奋点兴奋性增高或折返激动引起的快速异位心律,也有小部分心动过速和触发活动有关。心电图可表现为期前

收缩的连续状态(期前收缩连续发生 3 次或 3 次以上),是临床上较常见的心律失常。按其异位节律的起源部位分为房性、房室交界性及室性心动过速 3 类。通常由于在心动过速时 P′或 P′波重叠于前面的 T 波上而使房性心动过速和交界性心动过速难以分辨,故常将两者统称为室上性心动过速。

临床常根据心动过速发作时的 QRS 波形态,简单地将心动过速分为窄 QRS 波心动过速和宽 QRS 波心动过速。在 QRS 波时限≤0.10 秒的窄 QRS 波心动过速中,大约 95% 为室上性心动过速,也有 5% 是室性心动过速(特别是儿童基底部起源的特发性室性心动过速)。在 QRS 波群时间≥0.12 秒的宽 QRS 波心动过速中最常见的是室性心动过速(约占 70% ~80%)。

(一)室上性心动过速

心房和房室交接区自律性升高可引起房性和交界性心动过速,但此在室上性心动过速的发生机制中仅占很小部分。临床心脏电生理研究证实,折返激动是室上性心动过速的主要发生机制。折返激动是指心脏激动进入环形传导途径,并又回到或指向激动的起始部位的现象。它的形成和持续一般需要 3 个条件:①心脏至少两个部位的传导性与不应性各不相同,相互连接形成一个闭合的折返环。②折返环的一条通道在一定条件下(比如适时的期前收缩)发生单向阻滞,即只允许冲动沿一个方向上传导,相反方向传来的激动则不能通过。③另一条通道的传导减慢,使原来发生阻滞的通道有足够的时间恢复兴奋性。④原先阻滞的通道再次激动从而完成一次折返。室上性心动过速的折返途径可以是房室折返、房室结折返,也可是房内折返。其中房室结双径路引发的房室结折返性心动过速(atrial-ventricular nodal reentry tachycardia,AVNRT)(图 45-50)及旁路引发的房室折返性心动过速(atrial-ventricular reentry tachycardia,AVRT)(见本章后续心室预激)最为常见,此两者引发的心动过速约占室上性心动过

图 45-50　房室结双径路形成慢快型房室结折返性心动过速机制

a. 部分人群房室结中存在双径路:快径路传导速度快而不应期长;慢径路传导速度缓慢而不应期短。一般情况下,窦性心律经快径前传至心室。b. 适时的房性期前收缩(快径路尚处于有效不应期内)由慢径路前向下传。由于传导缓慢,快径路获得足够时间脱离不应期,冲动经快径路返回心房,产生单次心房回波。c. 慢径路已脱离前次激动的不应期,使经快径路逆传至心房的激动再次沿慢径路下传激动心室形成慢快型房室结折返性心动过速

速的90%。折返机制形成室上性心动过速的共同点是期前收缩刺激可以诱发也可以终止心动过速,其心动过速具有突发突止的特点,呈阵发性,因此由折返机制引起的室上性心动过速常被特称为阵发性室上性心动过速(paroxysmal supraventricular tachycardia,PSVT)。

【心电图特征】

(1)心动过速发作时 QRS 波频率大多数为150~250 次/分。

(2)节律一般绝对规则。

(3)QRS 波群形态基本正常(伴心室内差异性传导或原有束支阻滞时 QRS 波群增宽)。

(4)ST-T 可无变化,或呈继发性 ST 段下移和 T 波倒置(图 45-51)。

纸速:25mm/s　灵敏度:10mm/mV　滤波:0.03~100Hz

图 45-51　室上性心动过速

室上性心动过速的心电图上如能确定房性 P′波存在,且 P′-R 间期≥0.12 秒,则可称为房性心动过速(atrial tachycardia),相当于连续 3 次或 3 次以上的房性早搏(图45-52)。如果同一导联中如异位 P′波呈多种形态(至少 3 种),P′-R 间期>0.12 秒且多变,心房率>100 次/分称为紊乱性房性心动过速(图 45-53)。常由多源房性期前收缩发展而来,并为心房颤动的前奏。如存在逆行 P 波,考虑交界性心动过速(junctional tachycardia)。由于交界性激动传入心房、心室的先后不同,逆行 P 波可出现于 QRS 波群之前(P-R 间期<0.12 秒),或 QRS 之后(或 R-P′间期<0.20 秒),或隐藏于 QRS 中

图 45-52　房性心动过速

而不可见（图 45-54）。如不能明确找到房性 P′波或逆行 P 波,可统称为室上性心动过速。

图 45-53 紊乱性房性心动过速

图 45-54 交界性心动过速

【临床意义】AVNRT 及 AVRT 常见于心脏无器质性病变的患者,多由于情绪波动、精神紧张、过分疲劳、烟酒过度等而诱发。自律性增高引起的室上性心动过速则多见于器质性心脏病患者如风湿性心脏病、冠心病、慢性肺源性心脏病、甲状腺功能亢进症等,亦常见于急性感染、缺氧、低血钾和洋地黄中毒。

（二）室性心动过速

室性心动过速(ventricular tachycardia,VT)是指发生在希氏束分叉以下,连续 3 个或 3 个以上的快速室性异位搏动形成的异位心律称为室性心动过速。室性心动过速的发生机制与心室自律性增高、折返激动、后除极及触发活动有关。

【心电图特征】

（1）相当于一系列连续很快的室性期前收缩（连续 3 次或 3 次以上）,频率多在 100～250 次/分,R-R 大致相等,可略有不齐。

（2）QRS 波群宽大畸形,时限>0.12 秒,T 波方向与 QRS 主波方向相反。

（3）房室分离、心室夺获与室性融合波。室性心动过速时,异位起搏点的频率较窦性频率快,窦性激动下传到心室常遇到心室的不应期,使窦房结只能控制心房而心室则由室性异位起搏点控制,形成房室分离(atrioventricular dissociation)。在心电图上可以发现比 QRS 波群的频率明显缓慢的窦性 P 波,P 波与 QRS 波群之间无固定关系。室性心动过速时,从心房传下来的激动（常为窦性激动）,偶可落在心室的反应期引起的正常形态的 QRS 波群,称为心室夺获(ventricular capture),心电图表现为形态正常的 QRS 波群提早出现,其前有相关的 P 波。如果心室夺获时室性异位激动又几乎同时激动心室的另一部分,则产生室性融合波(ventricular fusion beat),又称不完全性心室夺获。心电图表现为 QRS 波群提早出现,其前有相关的 P 波,QRS 波群形态介于心室夺获与室性异位 QRS 波群之间。房室分离、心室夺获、室性融合波在室性心动过速的心电图中偶尔被发现,它们均为诊断室速的重要依据（图 45-55）。

若发作持续<30 秒,称为非持续性室速;若发作持续>30 秒或虽未到 30 秒已导致意识丧失,需药物或电复律方能终止者,称为持续性室性心动过速。QRS 波群形态单一者,称为单形性室性心动过速;QRS 波群呈多种形态者,称为多形性室性心动过速。

图 45-55 室性心动过速

【临床意义】室性心动过速绝大多数发生于器质性心脏病患者,最常见于冠心病,也可见于其他心脏病、代谢障碍、药物毒性及先天性 Q-T 间期延长综合征等,偶可见于无心脏病者。室性心动过速频率超过 160～200 次/分、多形性室性心动过速、持续性室性心动过速、有基础器质性心脏病尤其是心力衰竭、室性心动过速发作时伴有症状、血压偏低、Q-T 间期延长者,均提示病情严重。

知识链接

### 宽 QRS 波群心动过速的 Brugada 四步诊断法

(1) 是否所有胸前导联都不存在 RS 波? 如果是可诊断室性心动过速。如果不是,过渡到下一步。

(2) 是否任何一个胸前导联的 R-S 间期均大于 100 毫秒? 如果是,可以诊断室性心动过速,如果不是,再进行下一步。

(3) 是否存在房室分离? 如果是,可以诊断室性心动过速。如果不是,过渡到下一步。

(4) 是否具室性心动过速的形态学特征? 如果是诊断为室性心动过速,不是则诊断为室上性心动过速。

## 五、扑动与颤动

扑动(flutter)与颤动(fibrillation)是发生于心房或心室的较异位性心动过速频率更为快速的主动性异位心律。扑动波快而规则,颤动波更快且不规则。根据异位搏动起源的部位可分为心房扑动(简称房扑)、心房颤动(简称房颤)、心室扑动(简称室扑)与心室颤动(简称室颤)。扑动与颤动发生的主要电生理基础为心肌兴奋性增高,不应期缩短,同时存在一定的传导障碍,形成环形激动与多发微折返激动。

### (一) 心房扑动

心房扑动(atrial flutter, AF)多为短阵发作,也可以是持续性的,如持续 1 周以上,则常转变为心房颤动。典型房扑的发生机制属于房内大折返环路激动。

【心电图特征】

（1）P 波消失，代之以间距匀齐、波形一致、连续呈锯齿状的心房扑动波（F 波），F 波间无等电位线，其频率约 250～350 次/分，在Ⅱ、Ⅲ、aVF 导联上明显。

（2）心室率随不同的房室传导比例（常为 2∶1 或 4∶1）而定，心室律可规则，也可不规则。此与房室传导比例的固定与否有关。

（3）QRS 波群形态和时限正常，有时也可因室内差异性传导而使 QRS 波群增宽、畸形（图 45-56）。

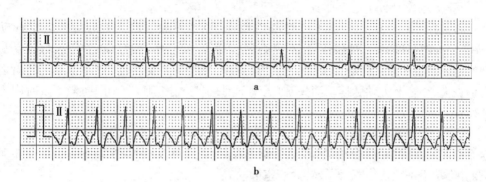

图 45-56 心房扑动

a. 心房扑动（4∶1 房室传导）；b. 心房扑动（2∶1 房室传导）

【临床意义】 心房扑动绝大多数见于心脏有病变者，如冠心病、风心病、甲状腺功能亢进性心脏病、高血压，少数见于无器质性心脏病者。

（二）心房颤动

心房颤动（atrial fibrillation，Af）是一种极速而不规则的房性快速心律失常，常与心房扑动同时存在，并可以互相转变。心房颤动可以呈阵发性或持续性发作。心房颤动的发生机制是由数量不等的杂乱的微折返环所致。

【心电图特征】

（1）P 波消失，代之以一系列大小不等、间距不均、形态各异的心房颤动波（f 波），其频率为 350～600 次/分，通常在 $V_1$ 导联最清楚，其次为Ⅱ、Ⅲ、aVF 导联。f 波之间无等电位线。按 f 波形态，可将心房颤动分为"粗颤"（f 波振幅>0.1mV）与"细颤"（f 波振幅≤0.1mV）。

（2）R-R 间距绝对不匀齐，即心室率完全不规则。其原因与 f 波节律不齐，生理性房室干扰，隐匿房室传导、迷走神经张力变化等因素有关。

（3）QRS 波群形态一般与正常窦性者相同。如伴有心室内差异性传导，则 QRS 波群增宽（图 45-57）。

图 45-57 心房颤动

【临床意义】心房颤动见于各种类型的心脏病,最常见于风湿性心瓣膜病,其中以二尖瓣狭窄占首位。心房颤动亦常见于冠心病、高血压病、心肌病、甲状腺功能亢进症等。另有少数病例长时期内有阵发性或持久性心房颤动而并无器质性心脏病的证据,临床称为孤立性心房颤动。房颤时心室搏动极不匀齐,从而引起心悸、乏力等症状;并且由于心房失去协调一致的收缩,可使心室充盈度及心输出量明显减少而诱发或加重心功能不全;长期的心房颤动还可导致心房内附壁血栓形成,血栓脱落往往造成栓塞尤其是脑栓塞。

（三）心室扑动与心室颤动

心室扑动(ventricular flutter)是心室快速、规则而微弱的无效收缩。心室颤动(ventricular fibrillation)是快速的、不规则的、不同步的心室收缩。心室扑动与心室颤动均是最严重的致死性心律失常,它们可导致心脏丧失泵血功能,常使患者迅即出现意识丧失、心音及大动脉搏动消失、血压测不到、全身抽搐、呼吸停止,抢救不及时则迅速死亡。

【心电图特征】心室扑动的心电图特征为:QRS-T 波群完全消失,代之以连续、快速而相对规整的"正弦曲线样"波形。频率在 200～250 次/分（图 45-58）。心室扑动不能持久,不是很快恢复,便会转为心室颤动。

心室颤动的心电图特征为:P-QRS-T 波群消失,代之以形状不一、大小不等、极不规整的心室纤颤波。频率在 250～500 次/分（图 45-59）。最初的颤动波常较粗大,以后逐渐变小,如抢救无效最终将变为等电位线,示心脏电活动停止。

图 45-58 心室扑动

图 45-59 心室颤动

【临床意义】心室扑动与心室颤动常见于冠心病急性心肌缺血或其他疾病临终前循环衰竭时。此外,也可见于触电、药物中毒、严重酸碱平衡失调和电解质紊乱等。心室扑动与心室颤动属致命性心律失常,一经发生,应立即紧急抢救。

## 六、传导阻滞

心脏任何部位的心肌不应期延长所引起的激动传导延缓或阻断,称为心脏传导阻滞(heart block)。传导阻滞按发生情况,可分为永久性、暂时性、交替性及渐进性。传导阻滞根据其发生部位的不同,可分为窦房阻滞(sinoatrial block)、房内阻滞(intraatrial block)、房室阻滞(atrioventricular block, AVB)和室内阻滞(intraventricular block)。窦房阻滞和房室阻滞可根据其阻滞程度的轻重分为三度:一度传导阻滞时激动均能下传,但出现传导延缓。二度传导阻滞时有部分激动不能下传,可分为两型:①Ⅰ型为激动传导进行性延缓直至脱落,此种现象称为文氏现象(Wenckebach phe-nomenon)。文氏现象可发生于心脏传导系统的任何部位,发生于窦房交界区产生文氏型窦房阻滞,发生于房室交界区则产生文氏型房室阻滞。②Ⅱ型指激动突然不能下传造成脱落。三度传导阻滞指激动完全不能下传。

（一）窦房阻滞

由于常规心电图不能直接描记出窦房结的电位，故一度窦房阻滞不能被观察到，而三度窦房阻滞难于与窦性停搏相鉴别。因此，只有二度窦房阻滞出现心房和心室漏搏时方能诊断。二度窦房阻滞可根据窦性激动脱落的特点分为Ⅰ型和Ⅱ型。窦房阻滞后可出现逸搏。

1. 二度Ⅰ型窦房阻滞　二度Ⅰ型窦房阻滞又称文氏型阻滞，表现为窦房结的激动向心房传导的时间逐渐延长，最后传导中断。心电图上见 P-P 间期逐渐缩短，最后突然延长，该长 PP 间期短于基本 PP 间期的两倍。但是，二度Ⅰ型窦房阻滞在普通心电图上和窦性心律不齐相鉴别非常困难，检查时需患者屏住呼吸以排除呼吸对心律的影响（图 45-60a）。

2. 二度Ⅱ型窦房阻滞　窦房结的激动向心房传导突然中断。表现为长 PP 间期为基本 PP 间期的整倍数（图 45-60b）。

图 45-60　窦房阻滞

a. 二度Ⅰ型窦房阻滞；b. 二度Ⅱ型窦房阻滞

（二）房室阻滞

1. 一度房室阻滞　房室传导系统的相对不应期延长导致激动在房室间传导延缓，但所有的激动均能下传心室（图 45-61）。

图 45-61　一度房室阻滞

【心电图特征】

（1）窦性 P 波规则出现，P 波之后均有 QRS 波群。

（2）PR 间期延长：PR 间期≥0.21 秒（老年人>0.22 秒）；或 PR 间期超出对应年龄和心率的最高值；或在心率未变的情况下 PR 间期较前一次的心电图延长 0.04 秒以上。

【临床意义】一度房室阻滞多发生于器质性心脏病、药物作用、电解质紊乱等，也可见于正常人。

453

2. 二度房室阻滞  房室传导系统相对不应期与绝对不应期延长,造成房室间传导的延缓与中断,出现心室漏搏,称为二度房室阻滞。二度房室阻滞的心电图表现为部分 P 波后 QRS 波群的脱漏。通常用房室传导比率来表示阻滞程度的轻重。房室传导比率是指 P 波的数目与它下传产生的 QRS 波的数目之比。例如 3:2 房室传导,表示 3 次心房激动只有 2 次传入心室,有 1 次未能下传。P 波与 QRS 波群还可呈 2:1、4:3、5:4 等不同比例。有时把 3:1 或更高程度的二度房室阻滞(4:1、5:1、6:1 等)称为高度房室阻滞,阻滞程度介于二度和三度之间。也有学者把绝大部分 P 波被阻滞而仅个别或极少 P 波能下传心室的二度房室阻滞,称为几乎完全性房室阻滞。根据 P 波脱漏的特点将二度房室阻滞分为 I 型与 II 型。固定的 2:1 或 3:1 传导可以是 I 型也可以是 II 型,体表心电图难以区分。

二度 I 型房室阻滞绝大多数发生于房室结或希氏束近端。其产生机理为:房室传导组织绝对(有效)不应期与相对不应期均延长,但绝对不应期延长较轻。激动在绝对不应期内完全不能传布,而在相对不应期内发生递减传导,传导速度减慢。在一个文氏周期中,第 1 个下传的 P 波引起的不应期延长,使第 2 个 P 波抵达房室传导组织时,后者尚处于相对不应期内,所以 P-R 间期延长;第 3 个 P 波便落在相对不应期的更早阶段,P-R 间期更延长;循此下去,直到最后一个 P 波落在前一激动的绝对不应期内而完全不能下传,发生一次心室脱漏。经过心室漏搏的长间歇后,房室传导组织的兴奋性有所恢复,故长间歇后的第 1 个 P 波又能以缩短的 P-R 间期下传心室(图 45-62)。典型的文氏周期中,虽然每搏 P-R 间期的延长是进行性,但其每次的增加量是递减的。由于心室周期(R-R 间期)是由基本窦性周期(P-P 间期)和当时的 PR 间期增量所决定的,因此在窦性心律规则的情况下,在 P-R 间期进行性延长时,R-R 间期便逐渐缩短。

图 45-62  二度 I 型房室阻滞(3:2 房室传导)

【心电图特征】

(1) 窦性 P 波规则出现。

(2) PR 间期逐渐延长,RR 间距逐渐缩短,直至出现一次心室漏搏,心室漏搏所致的最长 RR 间歇,短于任何两个最短 RR 间距之和。漏搏后房室阻滞得到一定改善,PR 间期又趋缩短,之后又逐渐延长,如此周而复始地出现。

【临床意义】二度 I 型房室阻滞可见于正常人,由迷走神经张力增高所致,预后较好。也可见于心肌炎、下壁心肌梗死等。

二度 II 型房室阻滞,又称莫氏 II 型(Morbiz II 型)房室阻滞。此型房室传导系统的阻滞部位较低,大多在房室束分叉以下。房室传导系统绝对不应期延长,而相对不应期正常(少数延长),出现 PR 间期恒定而周期性 QRS 脱漏(图 45-63)。

【心电图特征】

(1) 窦性 P 波规则出现。

图 45-63　二度Ⅱ型房室阻滞（3∶2 房室传导）

（2）PR 间期固定（多正常，亦可延长）。

（3）QRS 波群 QRS 波群呈周期性或不定期性脱漏。

【临床意义】二度Ⅱ型房室阻滞多为病理性，见于前壁心肌梗死、心肌病等，易发展为三度房室阻滞，预后较差。

3. 三度房室阻滞　三度房室阻滞又称为完全性房室阻滞。因房室传导组织的绝对不应期极度延长，以致所有室上性激动都落在此绝对不应期内而不能下传心室，这时心房与心室分别由两个起搏点控制，心房由窦房结或房性异位点控制，心室则由房室交界区或心室的节律点控制，两者互不相干形成房室分离（图 45-64）。

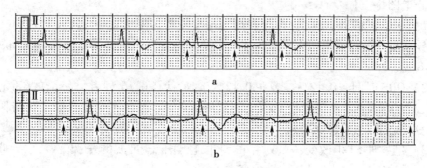

图 45-64　三度房室阻滞
a. 三度房室阻滞交界性逸搏节律；b. 三度房室阻滞室性逸搏节律

【心电图特征】

（1）房室分离：当心房由窦房结控制时，可见 P 波规则出现，但 P 波与 QRS 波群无固定关系，PP 间期与 RR 间期各自有其固定规律性。P 波频率大于 QRS 波群频率。

（2）心室由逸搏心律控制。当房室交界区以上的激动完全不能通过阻滞部位时，阻滞部位以下的潜在起搏点就会发放冲动。当阻滞发生在房室结或希氏束上端时，QRS 波群形态正常，频率 40~60 次/分，为交界性逸搏心律；如阻滞发生在希氏束下端或束支水平，则 QRS 波群宽大畸形，频率在 20~40 次/分，为室性逸搏心律。

【临床意义】三度房室阻滞多见于器质性心脏疾病。阻滞部位越低，潜在起搏点的稳定性越差，危险性越大。

（三）心室内阻滞

心室内阻滞是指发生在希氏束以下的传导障碍，包括右束支阻滞（right bundle branch block，RBBB）、左束支阻滞（leftbundlebranchblock，LBBB）和左束支分支阻滞。

1. 右束支阻滞　右束支细而长，由单侧冠状动脉分支供血，其不应期较左束支长，故较易发生传导阻滞。当右束支阻滞发生时，心室激动仍始于室间隔中部，自左向右除极，接着激动沿左束支传到左心室，使左心室先除极，最后激动通过缓慢的心室肌传导激动右室。因此 QRS 波群前半部接近正常,但后半部 QRS 时间延长、形态发生改变(图 45-65)。

图 45-65　完全性右束支传导阻滞

【心电图特征】

(1) QRS 波群形态改变:$V_1$ 导联呈 rsR′型或粗钝宽大的 R 型,或 R 波升支有切迹,$V_5$ 导联呈 qRs 型或 Rs 型,S 波宽钝。Ⅰ及 aVL 导联有宽钝的 S 波,aVR 导联呈 QR 型或 qR 型。

(2) QRS 时间≥0.12 秒,多在 0.12~0.14 秒,>0.16 秒者,提示有严重心肌病变,$V_{1VAT}$≥0.05 秒。不完全性右束支阻滞时,QRS 形态和完全性右束支传导阻滞相似,仅 QRS 波群时间<0.12 秒。

(3) 继发性 ST-T 改变:$V_1$、$V_2$ 导联 ST 段轻度压低,T 波倒置;Ⅰ、$V_5$、$V_6$ 导联 T 波方向一般与终末 S 波方向相反,仍为直立。

【临床意义】右束支传导阻滞既可见于健康人,也可见于器质性心脏病的患者。无明确心脏病证据的孤立性右束支传导阻滞常无重要临床意义。

2. 左束支阻滞　左束支粗而短,由双侧冠状动脉分支供血,不易发生传导阻滞。如发生则提示有器质性病变。当左束支阻滞时,激动沿右束支下传,室间隔右下 1/3 处先除极,同时右室前壁亦开始除极,然后缓慢通过室间隔到达室间隔左侧及其附近的左心室室壁,此后激动进一步沿室间隔向后上偏左推进,最后缓慢除极左室游离壁。整个心室激动过程中,各个主要向量都指向左,由于左室壁较右室壁厚,因而激动扩布较右束支传导阻滞时更为迟缓(图 45-66)。

【心电图特征】

(1) $V_1$、$V_2$ 导联呈 rS 或呈宽而深的 QS 型,Ⅰ、$V_5$、$V_6$ 导联呈平顶、宽钝、切迹的 R 波。

(2) QRS 波群时间≥0.12 秒,$V_{5VAT}$≥0.06 秒。如 QRS 波群时间<0.12 秒,称为不完全性左束支传导阻滞,其图形有时与左室肥大很相似,需要鉴别诊断。

(3) 继发性 ST-T 改变:ST-T 方向与 QRS 波群主方向相反。

【临床意义】左束支较粗且分支也早,故往往有弥漫性心肌病变才被累及。常见病因有冠心病、高血压性心脏病,也可见于风心病、心肌病,传导系统退行性变及梅毒性心脏病等。

3. 左束支分支阻滞　左束支自房室束分出后,又分为两个较大的分支及一个不

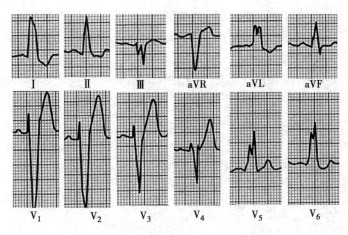

图 45-66　完全性左束支传导阻滞

太恒定的间隔支,其末梢相互吻合,互相交织成为普肯耶纤维网。两个较大的分支中,一支沿左心室内膜下,向前上方呈扇形展开,分布于前乳头肌及前侧壁,称为左前分支;另一支沿左心室内膜下,向后下方呈扇形展开,分布于后乳头肌及左室膈面,称为左后分支。正常情况下,激动主要通过这两个分支向左室内膜传布。当某种病理改变损伤两者之一时,便产生左束支分支阻滞。左前分支细长,位于压力较高的血液流出道,仅由左冠状动脉前降支供血,容易受损而发生传导阻滞;而左后分支较粗,位于压力较低的流入道,又有左前降支及右冠状动脉双重血供,故其传导阻滞较少见。

当左前分支发生阻滞时,激动只能通过左后分支传导,首先激动室间隔的后下部和左心室的后下壁,而后通过普肯耶纤维再激动前侧壁,使心室除极向量从右下转向左上,致使额面 QRS 电轴显著左偏(图 45-67)。

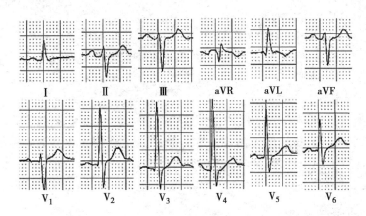

图 45-67　左前分支阻滞

【心电图特征】

(1) QRS 心电轴显著左偏超过 -45°。

(2) QRS 波群形态改变:Ⅰ、aVL 导联呈 qR 型,且 q≤0.02 秒;Ⅱ、Ⅲ、aVF 导联呈 rS 型,$R_{aVL}>R_I$,$S_Ⅲ>S_Ⅱ$。

457

（3）QRS 波群时间≤0.11s，无明显增宽。

【临床意义】左前分支阻滞的常见原因有冠心病、高血压、先心病、心肌病等。少数人也可以无器质性心脏病。

左后分支阻滞时，激动从左前分支向上除极室间隔左前部及左心室前侧壁，然后通过普肯耶纤维传布到左心室后下部，使整个心室除极，向量由左上转向右下，与左前分支传导阻滞恰好相反。

【心电图特征】

（1）QRS 电轴右偏：一般在+90°～+120°。

（2）QRS 波群时间轻度延长，但一般≤0.11 秒。

（3）QRS 波群形改变：Ⅰ、aVL 导联呈 rS 型，Ⅱ、Ⅲ、aVF 导联呈 qR 型，q≤0.02 秒，$R_Ⅲ>R_Ⅱ$，$S_{aVL}>S_Ⅰ$。

【临床意义】左后分支传导阻滞虽少见，然而一旦发生往往提示有较弥漫的心肌损害，常与右束支传导阻滞同时发生，并容易发展为完全性房室阻滞。引起左后分支阻滞的常见疾病有冠心病尤其是心肌梗死、高血压病等。

## 七、逸搏和逸搏心律

当高位起搏点激动停止或延缓发放冲动或者冲动传导受阻时，作为一种保护性措施，低位起搏点代之发出一个或一串冲动。如果低位起搏点仅发生 1～2 个称为逸搏（escape beat），连续 3 个或 3 个以上逸搏形成的节律称为逸搏心律（escape rhythm）。逸搏按发生部位可分为房性、房室交界性和室性逸搏，其 QRS 波群的特点与相应的期前收缩相似，两者的区别是期前收缩属提前发生，为主动节律，而逸搏则在长间歇后出现，属被动节律。临床上以房室交界性逸搏最为多见，室性逸搏次之，房性逸搏较少见。

### （一）交界性逸搏

交界性逸搏是最常见的逸搏心律，常见于窦性停搏及三度房室阻滞。其心电图特点为：长间歇后出现一个 QRS 波群，QRS 呈室上性，其形态与窦性 QRS 波群相同或略有差别。连续出现 3 次或 3 次以上的交界性逸搏称交界性逸搏心律，逸搏频率为 40～60 次/分，节律规则。

### （二）室性逸搏

室性逸搏多见于双结（窦房结及房室结）病变或发生于束支水平的三度房室阻滞。其心电图特点为：长间歇后出现一个 QRS 波群，其 QRS 波群宽大畸形。连续出现 3 次或 3 次以上的室性逸搏称室性逸搏心律，频率 20～40 次/分，节律缓慢而规则，亦可不规则。

## 八、心室预激

预激是指冲动经正常房室传导系统以外的先天性房室附加通道（简称旁路）下传的一种异常房室间传导现象，属于捷径传导。由于旁路的传导速度快，因此经旁道下传的部分冲动提早兴奋心室的一部分，引起部分心室肌提前激动，其余心室肌由经正常房室传导途径下传的激动兴奋，表现为一系列心电图异常。

预激的附加传导径路已经组织学证实，可分为以下 3 类：①房室旁道（Kent 束）：

大多位于左、右两侧房室沟或间隔旁,直接连接心房肌和心室肌。此种旁道最为常见。②房结旁道(James 束):连接心房与房室结下部或房室束的纤维束。③结室、束室连接(Mahaim 纤维):连接房室结下部、房室束或束支近端至室间隔肌部的纤维束。不同患者可有不同的旁道,同一患者亦可有多条旁道(图 45-68)。

图 45-68　预激旁道

预激系先天性疾病,一般预后良好。但由于旁路的存在,冲动易在旁路和正常下传通路间形成折返,故临床上心室预激常合并房室折返性心动过速。如果预激合并心房颤动则可引起极快的心室率,甚至引发室颤而危及生命。

（一）WPW 综合征

WPW 综合征(Wolf-Parkinson-White syndrome)又称为经典型预激综合征,临床最为常见,由 Kent 束传导参与。

WPW 综合征的心电图特征为:①PR 间期缩短<0.12 秒。有时窦性 P 波常与预激波融合,以致 P-R 段消失。②RS 波群增宽≥0.12 秒。QRS 波起始部顿挫或切迹,有预激波(δ 波)。QRS 波宽度及 δ 波的大小与预激成分的多少有关,少数 QRS 波的宽度可<0.12 秒。③PJ 间期正常<0.27 秒。④常有继发性 ST-T 改变:以 R 波为主的导联 ST 段下降,T 波低平,双向或倒置。

根据心电图上预激波和 QRS 波群主波的方向将经典预激分为:①A 型预激:预激波和 QRS 波群主波在右胸导联($V_1 \sim V_3$)和左胸导联($V_4 \sim V_6$)上均向上(图 45-69)。②B 型预激:预激波和 QRS 波群主波在右胸导联向下、左胸导联向上(图 45-70)。

（二）LGL 综合征

LGL 综合征(Lown-Ganong-Levine syndrome)又称短 PR 综合征。由绕过房室结的房结旁道(James 通路)参与形成,也有观点认为可能是由于房室结较小发育不全或房室结内存在一条传导异常快的通道引起房室结加速传导,其后激动沿希氏束-普肯耶纤维系统正常下传。

图 45-69　A 型预激

图 45-70　B 型预激

LGL 综合征的心电图表现为：①PR 间期少于 0.12 秒。②QRS 波群正常,无预激波(图 45-71)。

图 45-71　LGL 综合征

（三）Mahaim 型预激

Mahaim 纤维是一种特殊的房室旁路,具有类房室结样特征,传导缓慢,呈递减性传导。部分激动自房室结下部或房室束近端提前激动部分心室肌,故心电图表现为：①PR 间期≥0.12 秒;②QRS 综合波起始波有 δ 波,但 δ 波小;③QRS 时间≥0.12 秒,但增宽轻微。Mahaim 可以引发宽 QRS 波心动过速,并呈左束支图形。

## 第六节　电解质紊乱及药物所致心电图改变

### 一、电解质紊乱对心电图的影响

#### （一）低钾血症

凡血清钾低于 3.5mmol/L 时,称为低钾血症(hypokalemia)。血钾过低时常导致心室复极障碍,心肌自律性、兴奋性增高,传导延缓,低钾血症的心电图主要表现有:①ST 段下降≥0.05mv;②T 波降低、平坦、双向或倒置;③U 波增高,U 波>0.1mV 或 U/T>1,血钾减低至 2.5mmol/L 以下时,上述改变更加明显,并出现 T 波与 U 波融合。T、U 波可部分融接而呈"驼峰状";T 波与 U 波融合难分时,可致 QT 间期不易测定或误为 QT 间期延长。④可出现各种心律失常:如房性心动过速、室性期前收缩和室速、室内传导阻滞、房室阻滞等(图 45-72)。

| 正常 | T波变低 | U波增高 | ST段压低 TU融合 | PR延长 P波增高 |

图 45-72　低钾血症

#### （二）高钾血症

凡血钾高于 5.5mmol/L 时,称为高钾血症(hyperkalemia)。血钾过高导致心肌除极缓慢,心肌自律性降低,兴奋性先升高后降低,激动传导延缓,复极过程缩短,因此心电图主要表现有:①出现"帐篷状"T 波(T 波高尖,双支对称,基底部变窄);②P 波及 R 波振幅降低、S 波增深、时限延长;③ST 段下降≥0.05mV;④可出现房室阻滞、室内传导阻滞、窦性停搏、室速、室扑、室颤及心脏停搏等。当严重高血钾时,则出现所谓的"窦室传导",即冲动仍由窦房结产生,但心房肌因高血钾影响,传导受到抑制,激动由房内特殊传导纤维直接激动心室(图 45-73)。

| 正常 | T波高尖 | ST段压低 | PR延长 P波增宽低平 | P波消失 | QRS增宽 与T波融合 |

图 45-73　高钾血症

#### （三）高钙血症和低钙血症

凡血清钙高于 2.75mmol/L 时,称为高钙血症(hypercalcemia)。血清钙低于 2.25mmol/L 时,称为低钙血症(hypocalcemia)。血钙过高使心室肌细胞动作电位 2 位相时间缩短,而血钙过低使心室肌细胞动作电位 2 位相时间延长,因此高血钙心电图主要改变为 ST 段缩短或消失,QT 间期缩短。严重者可发生窦性停搏、窦房阻滞、室早和室速。低血钙心电图主要改变为 ST 段平坦延长、QT 间期延长和 T 波平坦或倒置。

## 二、药物作用对心电图的影响

某些药物对心肌的除极和复极过程产生影响,从而引起心电图改变。如果使用不当,所有的抗心律失常药物都有致心律失常作用,应引起临床工作者的重视。

洋地黄类药物是治疗心力衰竭和某些室上性异位心律的重要药物。洋地黄对心电图的影响可分为治疗剂量时所致的洋地黄效应和中毒时所致的心律失常两类表现。

### (一)洋地黄效应

应用治疗量的洋地黄后,洋地黄可加速心室肌的复极化作用,引起特征性心电图改变:①以 R 波为主的导联 ST 段斜行下降,T 波负正双向,前支长,后支短,形成"鱼钩状"(图 45-74)。②QT 间期缩短,U 波振幅增大。

图 45-74 洋地黄引起的 ST-T 改变

### (二)洋地黄中毒

临床最常见的洋地黄毒性反应是心律失常。洋地黄对起搏传导系统各部位的作用不同:抑制窦房结 4 相除极而出现窦性心动过缓、窦性停搏等;增加心房肌及交界区 4 相除极速度,易出现心房及交界区心动过速;抑制房室结 0 相除极而出现一、二、三度房室阻滞,其中高度或三度房室阻滞是洋地黄严重中毒的表现。影响浦肯野纤维组织的膜电位、膜反应及传导速度,出现各种室性心律失常,如频发性期前收缩、二联律、三联律、多源性、多形性、扭转型室性心动过速、心室扑动或颤动等。洋地黄毒性反应往往是某一部分心肌自律性增强而另一部分心肌出现传导障碍的综合表现,如房性心动过速伴不同比例的房室阻滞。

# 第七节 其他常用心电学检查

## 一、动态心电图

动态心电图(ambulatory electrocardiogram,AECG)是指可以在自然活动状态下连续长时间描记的心电图。1961 年,Holter 首先将其应用于临床,故又称之为 Holter 监测系统。动态心电图能够在患者自然生活状态下连续 24 小时或更长时间记录二导或多导心电信号,借助计算机进行分析处理,报告心搏总数、异常心律的类型及次数、最快与最慢心率以及 ST-T 改变等数据,并可根据需要查找某一时刻的心电图改变,将异常心电图与患者当时的活动情况或症状对照分析,有效地弥补了常规心电图仅能作短时、静态记录的不足。动态心电图对于常规心电图正常但有心脏症状,或者心律变化与症状并不相符时,可作为首选的无创检查方法,以获得有意义的诊断资料。

### (一)适用范围

1. 与心律失常有关症状的评价 心律失常可产生心悸、眩晕、气促、胸痛、晕厥、抽搐等症状,动态心电图检测可连续记录此类症状发生时的心电图变化,以初步判断症状发生是否与心律失常有关。由于心律失常既可有明显症状,也可以无症状,而眩晕、晕厥等症状也并不一定是心源性的,因此,如果检测时无症状发生,又未记录到心律失常,一般需结合临床综合评价,必要时做动态心电图复查及进一步检查,如运动试验、心电生理检查等。

2. 心肌缺血的诊断和评价　对于不适宜做运动试验者,在休息或情绪激动时有心脏症状者以及怀疑有心绞痛者,动态心电图是最简便的无创诊断方法。

3. 心脏病患者预后的评价　器质性心脏病患者的室性早搏,尤其是复杂的室性心律失常,是发生心脏性猝死的独立预测指标。对这类患者进行动态心电图检查,可对病情和预后做出有价值的估计。心率变异性(HRV)是一项评价患者自主神经病变的重要指标。交感神经张力越高兴奋性越高,室颤阈值越低。迷走神经张力越高兴奋性越低,室颤阈值越高。心率变异性分析主要包括时阈分析及频域分析,对急性心肌梗死、心力衰竭、心肌病等心血管病预后观察有意义。

4. 评定心脏病患者日常生活能力　日常活动、劳累、健身活动、情绪激动等,对一些心脏病患者可能会诱发心肌缺血和(或)心律失常,动态心电图可对其进行检测和评价,以使医师对患者的日常活动、运动方式及运动量和情绪活动作出正确指导,或给予适当的预防性治疗。

5. 心肌缺血及心律失常的药物疗效评价。

6. 起搏器功能评定。

7. 流行病学调查。

（二）动态心电图的常用导联

1. $CM_5$导联正极置于$V_5$位置,负极置于右锁骨下窝中1/3处。对缺血性S-T段下移的检出最为敏感,且描记到的QRS波幅最高,是常规使用的导联。

2. $CM_1$导联正极置于$V_1$位置或胸骨上,负极置于左锁骨下窝中1/3处。可清楚地显示P波,常用于检出及分析心律失常。

3. $M_{aVF}$导联正极置于左腋前线肋缘,负极置于左锁骨下窝内1/3处。主要用于检测左室下壁的缺血改变。

4. $CM_3$导联正极置于$V_3$位置,负极置于右锁骨下窝中1/3处。怀疑为变异型心绞痛时,常联合选用CM3和$M_{aVF}$导联。

无关电极可以放置在胸部任何部位,一般置于右胸第5肋间腋前线或胸骨下段中部。

## 二、运动平板试验

运动平板试验是受检者在心电监护下,在有一定坡度和转速的活动平板上行走,通过逐渐增加运动量以提高心率,从而增加心肌耗氧量来诱发患者心绞痛症状或心电图的缺血性改变,借以判断受检者是否有冠状动脉供血不足的试验方法。

（一）适应证与禁忌证

运动平板试验适用于:①有胸痛症状需要与冠心病心绞痛相鉴别或静息心电图正常而疑有冠心病者;②冠心病患者进行药物或手术治疗后效果观察;③估计心功能或进行劳动力鉴定。

下列情况不适合运动平板试验:①不稳定型心绞痛;②急性心肌梗死或心肌梗死合并室壁瘤;③严重心律失常;④重度心功能不全;⑤急性心肌炎、高度主动脉瓣狭窄及其他急性或严重疾病。

（二）检查方法

1. 试验前的准备　受检者于试验前2~3周停用洋地黄,检测前2~3天停用冠状动脉扩张剂。检测现场应备有必要的抢救设备和药物,并有医护人员在场严密监护。准备好心电、血压动态监护。受检者于试验前描记十二导联卧位平静心电图,测量血压以作对照。

2. 设定运动量 运动试验可分为极量或次极量试验。极量运动试验是让受检者承受最大的运动负荷以达到极量心率(次/分)为(220-年龄),次极量运动试验的运动量相当于极量运动的85%~90%,其预期心率为(195-年龄),次极量运动试验对心脏病患者较为合适。

试验中由平板的转速和坡度决定每一级别的运动强度,从低量级开始逐步递增运动负荷,根据每一级别坡度与平板的转速递增速度不同可分为 Bruce 方案和改良 Bruce 方案,年龄较大的患者可使用改良 Bruce 方案。每级运动时间为 3 分钟,并记录心电图和测量血压一次。在达到预期亚极量符合后,使预期最大心率保持 1~2 分钟再终止运动。运动终止后每 2 分钟记录 1 次心电图,一般至少观察 6 分钟。如果 6 分钟后缺血性 ST 段改变尚未恢复,需观察至恢复至运动前水平。

3. 运动终止标准 ①达到预期目标心率;②出现严重心绞痛;③心电图出现 S-T 段水平型或下垂型下移>0.1mV;④出现严重心律失常(室性早搏二联律、"R′onT"型室性早搏、多源性室性早搏、短阵室速等);⑤收缩压较运动前下降 10mmHg,或运动中收缩压剧升,超过 210mmHg;运动中心率下降者。⑥出现头晕眼花、面色苍白、呼吸困难、发绀、步态不稳、运动失调。

4. 阳性标准 符合下列情况之一者为阳性:①运动中出现典型心绞痛或血压下降;②运动中或运动后心电图出现 S-T 段缺血型压低≥0.1mV,持续 1 分钟以上;如运动前原有 S-T 段下降者,运动后应在原有基础上再压低 0.1mV 且持续 1 分钟以上。

## 第八节 心电图的分析方法与临床应用价值

### 一、分析心电图的步骤与方法

1. 将导联按 Ⅰ、Ⅱ、Ⅲ、aVR、aVL、aVF 和 $V_1 \sim V_6$ 的顺序排列,检查有无伪差,导联有无接错,定准电压、纸速等。

2. 寻找 P 波与 P 波、QRS 波群与 QRS 波群、P 波与 QRS 波群之间的关系,确定节律及心率。

3. 测定 PR 间期、QT 间期及 QRS 波群的时间,必要时测 $V_1$、$V_5$ 导联的室壁激动时间。

4. 测定平均心电轴,观察有无偏移,观测各导联 P、QRS、ST-T 及 U 波的形态、电压、时间以及相互间的比例关系。

5. 综合心电图所见,结合临床病史及表现、用药情况等判定心电图是否正常,从而做出心电图诊断。

### 二、分析心电图的注意事项

(一)伪差的识别

1. 导联线接错 常见的差错是将左、右上肢导联线接错,使描记出的 6 个肢体导联心电图图形酷似右位心,即 Ⅰ 颠倒(Ⅰ 导联 P 波和 T 波倒置,QRS 主波向下),Ⅱ 与

Ⅲ互换,aVR 与 aVL 互换,aVF 正常。与右位心所不同的是胸前导联图形正常。

2. 导联线松脱或断线　记出的心电图在一段时间内突然无波形出现,极易被误认为窦性静止或窦房阻滞。

3. 交流电干扰、肌肉震颤　交流电干扰特点是在全部导联中可以见到一种很有规律的每秒 50～60 次的纤细波形;而肌肉震颤干扰的特点为一系列快速而不规则的细小芒刺样波,频率多在 100～300 次/分。两者均可产生类似心房颤动或扑动的图形。

4. 心电图基线不稳　描记心电图时,患者移动身体、呼吸不平稳或导联线牵拉过紧等可使基线上下摆动或突然升降,影响 ST-T 的正确判断,尤其是急性心肌梗死的诊断。

5. 体位改变、定标不当　此两者产生的伪差均类似室性期前收缩。

（二）必须结合临床资料综合分析

在检查心电图之前应仔细阅读心电图申请单,必要时应询问病史和重作必要的体查,根据患者病情对可能出现的心电图改变做出初步估计,以便在心电图描记时加做某些附加导联。由于心脏病患者的心电图可正常,正常人心电图也可有某些变异,多种疾病可以引起同一种图形改变。因此,在分析心电图时必须结合临床资料综合分析才能得出正确的诊断。

（三）熟悉某些心电图的正常变异

儿童 P 波偏高尖,QRS 波群电压随年龄增加而递减,儿童右室电压占优势,横位心时Ⅲ导联易见 Q 波,"顺钟向转位"时 $V_1$、$V_2$ 导联易出现 QS 波型,呼吸可以导致电交替现象,体位、情绪、饮食等也常引起 T 波减低,儿童和妇女易出现 $V_1$～$V_3$ 导联 T 波倒置等。

## 三、心电图申请单与心电图报告的书写

（一）心电图申请单

填写心电图申请单时除了姓名、年龄、性别、住院号、病室及床号等常规内容外,还应注明下列情况:①临床诊断:包括主要诊断和次要诊断,以及与心脏有关的临床资料;②近期用药情况:特别是洋地黄、奎尼丁以及其他对心脏有影响的药物,如锑剂、依米丁及利尿剂等。

（二）心电图报告

心电图报告格式主要包括以下几项内容:①基本心律及类别。②心电图的特征性改变。③是否有电轴偏移。④心电图是否正常。是否正常可分为 4 类:A. 正常心电图;B. 大致正常心电图(多指个别导联 ST-T 轻微改变);C. 可疑心电图,指多个导联有轻度异常改变,如Ⅱ、aVF、aVL T 波低平,可疑右室大,可疑右束支传导阻滞等;D. 不正常心电图,指心电图有病理意义的变化,如急性心肌梗死、左室肥大、室性心动过速、心房颤动等,此时应写明心电图诊断。

## 四、心电图的临床应用价值

（一）心电图的主要应用范围和临床价值

1. 心电图是检查心律失常最准确的方法,目前还没有任何其他方法能代替心电图。

2. 确定心肌梗死的有无,病变部位、范围、演变及分期;确定心肌缺血的有无、部位及持续时间。

3. 协助诊断心肌炎、心肌病。

4. 判定有无心房、心室肥大,从而协助诊断某些心脏病。

5. 协助诊断心包疾病。

6. 观察某些药物对心肌的影响,如治疗心血管疾病的药物及对心肌有损害的药物。

7. 可观察某些电解质紊乱,如血钾、血钙的过高或过低。

8. 心电监护应用于心脏外科手术、心导管检查、人工心脏起搏、电击复律、心肺复苏及其他危重患者的抢救。

9. 心电图与心音图、超声心动图、阻抗血流图等同步描记,可以进行心脏功能测定和其他心脏电生理研究。

（二）心电图检查的局限性

1. 某些心电图改变并无特异性,只能提供诊断参考,如左心室肥大可见于高血压心脏病、主动脉瓣疾病、二尖瓣关闭不全、心肌病,亦可见于冠心病。

2. 心电图正常不能排除心脏病,如轻度心脏瓣膜病变或某些心血管疾病的早期心电图可正常,双侧心室肥大因电力互相抵消而心电图正常。

3. 心电图某些异常也不能肯定有心脏病,因为影响心电图改变的原因很多,如内分泌失调、电解质紊乱、药物作用等都可引起心电图异常,偶发期前收缩亦常见于健康人。

4. 心电图对心脏病的病因不能做出诊断,心电图亦不能反映心脏的储备功能。

## 学习小结

1. 学习内容

## 2. 学习方法

在系统掌握心脏解剖、生理、病理,熟知心电产生原理的基础上,结合临床心脏疾病知识,以及相关的心脏超声、X线检查、冠脉造影等知识,运用列表归纳法、举一反三法,配合相应的典型心电图图片,进行临床常见心电图诊断和鉴别诊断的学习。

(王肖龙 金涛)

## 复习思考题

1. 窦性心律的心电图特征有哪些?
2. 何谓二尖瓣 P 波?何谓肺型 P 波?
3. 心肌缺血典型心电图特征包含哪些方面?
4. 急性心肌梗死的演变分期有哪几期?各有何特点?
5. 各类期前收缩的异同点有哪些?
6. 心房扑动和心房颤动心电图上如何区别?
7. 房室传导阻滞分为哪几类?各有何心电图特征?
8. 何谓房室分离?
9. 洋地黄中毒有哪些心电图表现?
10. 如何分析一份心电图?

# 第四十六章

# 肺功能检查

**学习目的**

通过学习肺功能检查,有助于:①肺功能损害及程度的判定;②通气功能障碍类型的判别;③辅助诊断支气管哮喘和慢性阻塞性肺疾病;④呼吸衰竭的诊断;⑤常见酸碱平衡紊乱的诊断。

**学习要点**

肺功能检查的分析方法;常见肺功能检查指标异常的临床意义。

肺功能检查的应用范围包括:①了解呼吸系统的生理状态,明确肺功能障碍的机制与类型;②早期发现亚临床期的呼吸系统疾病的肺功能损害;③判定肺功能损害程度及可复性;④估计肺功能储备,评估手术适应情况;⑤评价药物疗效;⑥呼吸衰竭的诊断及监护;⑦职业性肺病的劳动力鉴定。但肺功能检查常不能提示病因诊断。

检查前的注意事项有:①检查校正仪器;②测定前被检者安静休息 15 分钟;③输入被检者的姓名、年龄、性别、身高、体重等临床资料;④说明检查要求并示范;⑤高热、剧咳、气胸、衰竭患者或不能配合检查的患者均不宜进行肺功能检查,咯血患者应止血 2 周后方能检查。

## 第一节　肺容积检查

肺容积(pulmonary volume)即静态肺容积,是一次呼吸所出现的容积变化,反映外呼吸的空间,是最基本的肺功能检查项目(图 46-1)。

### 一、测定方法

被检者安静休息 15 分钟后,立位,上鼻夹,含口器与肺量计相连,平静呼吸 5 次后开始测量。肺量计可直接测定潮气容积、补吸气容积、补呼气容积、深吸气量、肺活量。功能残气量、残气容积不能用肺量计直接测得,需用气体分析法间接测算,肺总量由测得的肺活量加上残气容积求得。

图 46-1　肺容积的组成及其关系

## 二、肺容积及其组成

1. 潮气容积(tidal volume,VT)　指平静呼吸时,一次吸入或呼出的气量。正常成人约 500ml。呼吸肌功能不全时 VT 减少。

2. 补吸气容积(inspiratory reserve volume,IRV)　指平静吸气后再用力所能吸入的最大气量。呼吸肌功能减退时 IRV 减少。

3. 补呼气容积(expiratory reserve volume,ERV)　为平静呼气后再用力呼出的最大气量。呼吸肌功能减退时 ERV 减少。

4. 残气容积(residual volume,RV)　指补呼气后仍残留于肺内的气量。正常成年男性(1615±397)ml、女性(1245±336)ml。RV 增大,RV/TLC(残气量与肺总量的比值)>40% 提示肺充气过度,见于阻塞性肺气肿、支气管哮喘发作等。RV 减少,见于限制性通气功能障碍。

5. 深吸气量(inspiratory capacity,IC)　为平静呼气末用力吸气所能吸入的最大气量,IC=VT+IRV。正常成年男性(2617±548)ml、女性(1970±381)ml。呼吸肌功能减退时 IC 减少,限制性通气功能障碍与阻塞性通气功能障碍时 IC 也可减少。

6. 肺活量(vital capacity,VC)　指最大吸气后所能呼出的最大气量。VC=IC+ERV。正常成年男性(4217±690)ml、女性(3105±452)ml。正常 VC 不应低于预计值的 80%。VC 减少常见于限制性通气功能障碍,如胸廓、胸壁、胸膜的病变,以及肺实质病变性肺顺应性下降。VC 减少也可见于阻塞性通气功能障碍、呼吸肌功能障碍等。

7. 功能残气量(functional residual capacity,FRC)　指平静呼气后肺内所含气量。FRC=RV+ERV。正常男性(3112±611)ml、女性(2348±479)ml,FRC 改变的临床意义与 RV 相同。

8. 肺总量(total lung capacity,TLC)　指深吸气后肺内所含有的气体总量。TLC=VC+RV。正常男性(5766±782)ml、女性(4353±644)ml。TLC 增加见于阻塞性通气功能障碍,如阻塞性肺气肿。TLC 减少见于限制性通气功能障碍,如气胸、胸腔积液、肺纤维化、肺水肿、肺不张、肺叶切除术后等。

各项肺容积测定值及其他的各种肺功能测定值均受性别、年龄、体重、身高、体位等诸多因素影响,个体差异较大,故临床上常用各项肺功能指标的预计值作为参考值,以相对值即实测值占预计值的百分比作为评判依据。

## 第二节　通气功能检查

### 一、肺通气量

1. 每分钟静息通气量(minute ventilation，VE)　指静息状态下每分钟吸入或呼出的气量。由潮气容积(VT)乘以每分钟呼吸次数而测得。正常男性约(6663±200)ml、女性约(4217±160)ml。VE>10L，提示通气过度。VE<3L，提示通气不足。

2. 肺泡通气量(alveolar ventilation，VA)　指静息状态下每分钟吸入气量中能到达呼吸性细支气管及肺泡进行气体交换的有效通气量。潮气容积为500ml，存留在呼吸性细支气管以上气道中的气体，不参与气体交换，称为解剖无效腔(即死腔气)，约150ml。已进入肺泡的气量可因局部肺泡毛细血管血流不足，不能进行气体交换，则形成肺泡无效腔。解剖无效腔加上肺泡无效腔，合称生理无效腔(dead space ventilation，VD)。肺泡通气量 VA=(VT−VD)×RR。正常人生理无效腔与解剖无效腔基本相等。生理无效腔增大，肺泡通气量必然下降。

3. 最大通气量(maximal voluntary ventilation，MVV)　指单位时间内以最大的速度和幅度呼吸所得到的通气量。

(1) 测量方法：有密闭式与开放式两种。开放式者只适用于基层医院大规模筛查。密闭式测定方法为受检者立位、加鼻夹、含口器与肺量计相连，平静呼吸 4~5 次后以最大呼吸幅度、最大呼吸速度持续呼吸 12 秒或 15 秒，要求其间的呼吸次数达 10~15 次。休息 10 分钟后再重复一次。严重心肺疾病及咯血患者不宜做此项检测。

(2) 计算方法：选择呼吸速度与幅度基本一致的持续达 12 秒(或 15 秒)的曲线段，将 12 秒吸入或呼出气量乘以 5 得每分钟最大通气量(15 秒的测定结果则乘以 4)。要求两次测得的结果差异<8%，且应取其中最大值作为实测值，实测值低于预计值的 80% 则 MVV 降低。

(3) 临床意义：MVV 降低见于阻塞性通气功能障碍，如阻塞性肺气肿；限制性通气功能障碍，如胸廓、胸膜、大面积肺组织病变；呼吸肌功能不全。

### 二、用力肺活量

用力肺活量(forced vital capacity，FVC)指深吸气至肺总量(TLC)位后用最大力及最快速度所能呼出的全部气量。FVC 由于不受时间限制，故对阻塞性通气障碍的诊断作用有限，因此，肺功能检测时常更侧重一些由 FVC 衍变出来的呼气流量指标，常用的有以下几个(图46-2)。

1. 一秒钟用力呼气容积(forced expiratory volume in one second，$FEV_{1.0}$)　指最大吸气至 TLC 位后，开始呼气第 1 秒钟之内的快速呼出量。常以 $FEV_{1.0}$ 占 FVC 的百分比($FEV_{1.0}$/FVC%)表示，简称一秒率。同理，三秒钟用力呼气容积($FEV_{3.0}$)是指最大吸气至 TLC 位后，3 秒内的全部呼气量。正常 $FEV_{1.0}$/FVC% 为 83%，$FEV_{3.0}$/FVC% 为 99%。$FEV_{1.0}$/FVC%<70% 提示阻塞性通气障碍，见于慢性阻塞性肺疾病和支气管哮喘发作期。限制性通气障碍时，$FEV_{1.0}$/FVC% 正常甚至增加。

2. 最大呼气中段流量(maximal mid-expiratory flow，MMEF)　用力肺活量曲线中，

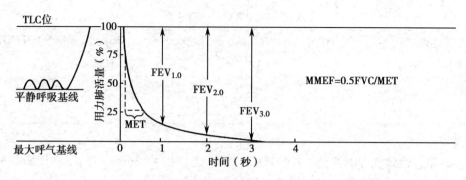

图 46-2　用力肺活量及最大呼气中段流量

用力呼出中期 50% 肺活量所需的时间,称为最大呼气中段时间(mid expiratory time, MET)。中期 50% 肺活量除以最大呼气中段时间,称为最大呼气中段流量,即 MMEF= 0.5FVC/MET。

正常男性为(3452±1160)ml/s;女性为(2836±946)ml/s。

MMEF 主要取决于 FVC 非用力依赖部分,即呼气流量随用力程度达到一定限度后,尽管继续用力,但流率固定不变,与用力无关。MMEF 主要受小气道直径影响,比 $FEV_{1.0}$/FVC% 能更早反映小气道阻塞情况。MMEF 下降反映小气道阻塞。

3. 呼气流量峰值(peak expiratory flow,PEF)　用力肺活量测定中呼气流速最快时的瞬间流率称为呼气流量峰值,主要反映呼吸肌的力量与气道阻力。24 小时内的不同时间点 PEF 值可有差异,称 PEF 日内变异率。

正常 PEF 日内变异率<20%,≥20% 对支气管哮喘的诊断有意义。

## 三、临床应用

1. 通气储备功能考核　通气量储备能力用通气储量% 来表示,93% 以上为正常,<86% 提示通气功能储备不佳,<70% 提示通气功能严重损害。常用于手术耐受力的评价及职业性肺病的劳力鉴定。

$$通气储量\% = \frac{最大通气量-静息通气量}{最大通气量} \times 100\%$$

2. 肺功能不全分级　见表 46-1。

表 46-1　肺功能不全分级

| | VC 或 MVV 实测值/预计值% | $FEV_{1.0}$/FVC% |
| --- | --- | --- |
| 基本正常 | >80 | >70 |
| 轻度减退 | 80～71 | 70～61 |
| 显著减退 | 70～51 | 60～41 |
| 严重减退 | 50～21 | ≤40 |
| 呼吸衰竭 | ≤20 | |

3. 通气功能障碍分型　阻塞性通气功能障碍是以流量($FEV_{1.0}$/FVC%)降低为特征,限制性通气障碍则以肺容量(如 VC)减少为特征(表 46-2)。

表 46-2　通气功能障碍分型

| | VC | RV | RV/TLC% | MMEF | FEV$_{1.0}$ | FEV$_{1.0}$/FVC% |
|---|---|---|---|---|---|---|
| 阻塞性 | N 或 ↓ | ↑↑ | ↑↑ | ↓↓ | ↓↓ | ↓↓ |
| 限制性 | ↓↓ | ↓↓ | N 或 ↑ | N 或 ↓ | N 或 ↓ | N 或 ↑ |
| 混合性 | ↓ | 不等 | 不等 | ↓ | ↓ | ↓ |

注:N 为正常

4. 阻塞性肺气肿的评判　RV/TLC≤35%:无肺气肿;36%～45%:轻度肺气肿;46%～55%:中度肺气肿;≥56%:重度度肺气肿。

5. 气道阻塞和气道高反应性判断

(1) 支气管舒张试验:判断气道阻塞有无可逆性及药物疗效:改善率>15%,判定为阳性。15%～24%为轻度可逆,25%～40%为中度可逆,>40%为高度可逆。支气管哮喘患者改善率至少在15%以上,慢性阻塞性肺疾病患者改善率常不明显。

(2) PEF 日内变异率:正常值一般<20%,慢性阻塞性肺疾病患者<15%,≥20%对支气管哮喘诊断有意义。日变异率越大,提示病情越重,因该法操作简便,故常作为哮喘患者病情监测的指标。

(3) 支气管激发试验:气道高反应性是支气管哮喘的特征,而支气管激发试验是测定气道反应性的一种方法,主要用于协助支气管哮喘的诊断。对于无症状、体征,或有可疑哮喘病史,或在症状缓解期,肺功能正常者,或仅以咳嗽为主要表现的咳嗽变异性哮喘等患者,若支气管激发试验阳性可确定诊断。

## 第三节　换气功能检查

(一) 气体分布 (gas distribution)

气体分布不均匀,通气不足的肺泡区域的通气/血流比值下降,导致静-动脉样分流效应,引起低氧血症。

1. 测定方法　常用单次呼吸法:受检者于深呼气至残气位后吸入纯氧至肺总量位,然后缓慢均匀地呼气至残气位。呼出的气体被持续引入快速氮气分析仪,连续测定呼出气的氮浓度,并描记出呼出气氮浓度曲线(图 46-3)。单次呼吸法所得的氮浓度曲线分为 4 相:Ⅰ相为不含氮浓度的死腔气,为平段;Ⅱ相为气道与肺泡的混合气,氮浓度迅速升高,曲线上扬;Ⅲ相为各区域肺泡呼出气的混合气,呈高浓度氮的水平线,又称肺泡坪;Ⅳ相因下肺小气道关闭,含有较高氮浓度的气体从上肺呼出,曲线又呈上扬。

2. 临床意义　对测定吸入气体分布有重要意义的是Ⅲ相肺泡坪。正常人肺组织各区域肺泡气体分布相对均匀,肺泡气的氮浓度基本一致,故Ⅲ相肺泡坪近于水平。如气体

图 46-3　单次呼吸法氮浓度曲线

分布不均匀,通气不足区域的肺泡吸入纯氧少,则肺泡气含氮浓度高,而且呼气排空在后,故氮浓度曲线Ⅲ相就会由近于水平变为上扬。

单次呼吸法评价吸入气体分布不均的主要指标有:①$\Delta N_2$(曲线中呼出气750~1250ml间的氮浓度差),正常<1.5%;②Ⅲ相斜率,健康人平均为$(1.98\pm1.37)$%/L。

$\Delta N_2$和Ⅲ相斜率增大,提示吸入气体分布不均匀,见于:①出现不均匀的气道阻力,如支气管痉挛;②肺顺应性下降,如肺纤维化、肺淤血、肺水肿、肺气肿、胸腔积液等。

（二）通气/血流比值（ventilation/perfusion，$\dot{V}/\dot{Q}$）

有效的肺泡气体交换要求肺泡通气量和肺血流量两者匹配,正常肺泡通气量约4L/min,肺血流量约5L/min,$\dot{V}/\dot{Q}$为0.8。$\dot{V}/\dot{Q}>0.8$说明肺泡无效腔气增多。$\dot{V}/\dot{Q}<0.8$提示存在无效血流灌注,导致静-动脉样分流效应,$\dot{V}/\dot{Q}$比值失调见于支气管痉挛与阻塞、阻塞性肺不张、肺炎、肺水肿、呼吸窘迫综合征（ARDS）、肺栓塞等。$\dot{V}/\dot{Q}$比值严重失调,会导致换气功能障碍,可引起缺氧,但常无$CO_2$潴留。通气/血流比值不能直接测定,常是通过一些生理指标来间接判定$\dot{V}/\dot{Q}$比值,如肺泡-动脉血氧分压差$[P(A-a)O_2]$。

（三）弥散功能

反映弥散功能的指标有肺弥散量（pulmonary diffusing capacity，$D_L$）。肺弥散量是指肺泡膜两侧气体分压差为1mmHg时,每分钟透过呼吸膜的气体量（ml）。$CO_2$的弥散速率为$O_2$的20倍,故一般不存在$CO_2$弥散障碍。$O_2$的弥散量测定虽是可能的,但技术上困难,临床多用CO进行$D_L$测定。

正常男性为18.23~38.41ml/（mmHg·min）;女性为20.85~23.9ml/（mmHg·min）。$D_L$下降见于肺弥散障碍,如肺水肿、肺纤维化、肺泡细胞癌、阻塞性肺气肿、弥漫性肺间质疾病、肺切除术后。

# 第四节 小气道功能检查

在吸气状态下,内径≤2mm的气道叫小气道,相当于6级以下的细支气管区域。小气道总的横断面积大（100cm²以上）,故气流阻力小（占气道总阻力的20%以下）。小气道由于解剖和生理的原因,易发生反复的慢性炎症,比大气道更易阻塞,如慢性阻塞性肺疾病的早期病变位于小气道。小气道气流阻力小,发生病变时临床上可无症状及体征,普通的肺功能检测也常无异常发现,而小气道功能检查能早期发现小气道病。

（一）闭合容积

闭合容积（closing volume，CV）指从肺总量位一次呼气过程中,肺低垂部位小气道开始闭合时所能继续呼出的气量。小气道开始闭合时的肺内存留气量,称为闭合总量（closing capacity，CC）。CC=CV+RV。CV与CC是反映小气道功能的重要指标。

1. 测定原理 直立位或坐位时,胸腔负压自上而下呈梯度递减,在深呼气至残气位时,肺尖部的胸腔内压为-2.2cmH₂O,而肺底部的胸腔内压则为+4.8cmH₂O。吸气时,由于上肺区肺泡负压大于下肺区肺泡压,故吸入气先进入上肺区,后进入下肺区。呼气时,由于下肺区肺泡内压>上肺区肺泡压,故下肺区肺泡先排气;继而上、下肺区同时排气;最后下肺区小气道先闭合停止排气、而上肺区则继续排气,此时的排气量即为 CV。

上肺区肺泡容量小于下肺区肺泡容量,吸纯氧时进入上肺区的氧气量较小,故上肺区肺泡中氮的浓度高于下肺区。利用此原理,可进行氮气法测定 CV。

2. 测定方法 一口气氮测定法:受检者取坐位,加鼻夹,含口片。进行 2 次深呼吸后,缓慢深呼气至残气位。然后令受检查者以<0.5L/s 流量缓慢吸入纯氧至肺总量位后,不要屏气,立即以 0.3 ~ 0.5L/s 流量缓慢均匀地呼气。呼气过程中呼出气体的氮浓度改变和呼出气容量变化以函数记录仪描记成曲线,即闭合容积曲线(图 46-4)。曲线上有 4 相,Ⅰ 相为气道与测定仪器管道内不含氮的无效腔气,氮浓度为零;Ⅱ 相为无效腔气与肺内上、下各区肺泡气混合而成的呼出气体,氮浓度上升。Ⅲ 相为上、下肺区同等排气,氮浓度较高且相对稳定;Ⅳ 相为下肺区小气道开始闭合、停止排气,而来自含氮浓度高的上肺区气继续呼出,氮浓度突然上升,直至残气位。Ⅳ 相呼出的气体量即 CV。

图 46-4 闭合容积曲线

3. 临床意义 正常人:CV/VC% :30 岁为 13% 、40 岁为 16% 、50 岁为 20% ;CC/TLC% <45% 。

小气道有病变时,低垂部小气道可提前闭合于功能残气位,因而 CV 与 CC 增大。引起小气道病的常见原因有慢性阻塞性肺疾病、吸烟、大气污染等。

(二)最大呼气流量-容积曲线

1. 测定原理 最大呼气流量-容积曲线(maximal expiratory flow-volume curve,MEFV),也称 V-V 曲线。测定原理与最大呼气中段流量相同。深吸气后用力呼气至残气位的过程中,呼气初期单位时间呼气流量与用力程度有关,但到呼气中、后期则呼气流量只取决于小气道的功能,与用力程度无关。故 MEFV 与 MMEF 一样可作为反映小气道功能的指标。

2. 测定方法 受检者立位,夹鼻,先平静呼吸数次,适应后嘱受检者深吸气到肺总量位,然后立即以最大的力气、最快的速度用力呼气至残气位。在此过程中流量-容积记录仪能自动描记呼气流量与相应肺容积的相关曲线,X 轴代表肺容积,Y 轴代表呼气流量(图 46-5)。

图 46-5　最大呼气流量-容积曲线

3. 临床意义　一般以 50% VC 和 25% VC 时的呼气瞬时流量($V_{max50}$ 和 $V_{max25}$)作为检测小气道阻塞的指标。$V_{max50}$ 和 $V_{max25}$ 受性别、年龄、身高影响。如两项指标的实测值与预计值之比小于 70%,且 $V_{max50}/V_{max25} < 2.5$,则提示小气道功能障碍。

（三）最大呼气中段流量

最大呼气中段流量(MMEF)也是反映小气道功能的指标。

（四）频率依赖性肺顺应性

肺顺应性(compliance of lung, $C_L$)是指肺扩张的难易性,是单位压力改变($\Delta P$)时所引起的肺容积变化($\Delta V$),$C_L = \Delta V / \Delta P$。肺顺应性分为静态肺顺应性与动态肺顺应性两种。正常人的肺顺应性不受呼吸频率影响,故静态肺顺应性与动态肺顺应性基本一致。但小气道有病变时,随着呼吸频率加快,肺顺应性下降,此现象为频率依赖性肺顺应性(frequence dependence of dynamic compliance, FDC)。

检测时,常分别检测每分钟 20 次呼吸频率时的肺顺应性($C_{ldyn20}$)与每分钟 60 次呼吸频率时的肺顺应性($C_{ldyn60}$)。正常人 $C_{ldyn60}/C_{ldyn20} \geq 0.75$,如小于 0.75 则反映小气道病变。目前认为 FDC 是检测小气道病最敏感的指标。

# 第五节　血液气体分析与酸碱度测定

血气分析的标本有动脉血与静脉血两种,动脉血常用。血气分析测定标本采集的基本要求有:①常用的采血部位为股动脉、肱动脉;②严格地隔绝空气;③在海平面大气压,安静状态下,采集肝素抗凝血;④标本采集后立即送检,否则应将其保存在 4℃环境中,但不得超过 2 小时;⑤吸氧者,若病情允许应停止吸氧 30 分钟后再采血,否则应标记给氧浓度与流量。

1. 动脉血氧分压($PaO_2$)　是指物理溶解于血液中的氧分子所产生的压力。

【参考值】　95 ~ 100mmHg(1mmHg = 0.133kPa)。

【临床意义】

（1）$PaO_2$ 下降表示机体缺 $O_2$。根据 $PaO_2$ 的高低将缺 $O_2$ 分为轻度($PaO_2$ 60 ~

80mmHg)、中度(PaO₂ 40 ~ 60mmHg)、重度(PaO₂<40mmHg)3 型。

（2）由于 $PaO_2$ 在 60mmHg 以上时氧合血红蛋白解离曲线近似水平线、动脉血氧饱和度为90%，在 60mmHg 以下曲线斜率变大、动脉血氧饱和度<90%，所以 $PaO_2$<60mmHg 才会引起组织缺氧。故 $PaO_2$<60mmHg 为诊断呼吸衰竭的主要指标。

（3）引起 $PaO_2$ 下降的原因有：①吸入气氧分压过低，如高原病；②外呼吸功能障碍，如各种原因导致的呼吸衰竭；③静脉血分流入动脉血，如右向左分流的先天性心脏病。

2. 肺泡-动脉血氧分压差 $[P(A\text{-}a)O_2]$　是肺泡氧分压($PAO_2$)与动脉血氧分压($PaO_2$)之差。

【参考值】青年人约为 15 ~ 20mmHg，随年龄增加 $P(A\text{-}a)O_2$ 增大，但上限一般不超过 30mmHg。

【临床意义】$P(A\text{-}a)O_2$ 是反映肺换气功能的主要指标，能间接反映通气/血流比值。

$P(A\text{-}a)O_2$ 增大伴 $PaO_2$ 下降见于：①肺弥散功能受损，如肺水肿、急性呼吸窘迫综合征；②静脉血分流入动脉血，如右向左分流的先天性心脏病；③$\dot{V}/\dot{Q}$ 比例失调，如肺栓塞、肺不张、肺气肿等。

3. 动脉血氧饱和度($SaO_2$)　是指动脉血中 Hb 的氧含量(实际 $O_2$ 含量)与氧容量(Hb 所能结合的最大 $O_2$ 容量)的比值，即 $SaO_2 = \dfrac{HbO_2}{\text{全部 Hb}} \times 100\% = \dfrac{\text{血氧含量}}{\text{血氧容量}} \times 100\%$。

【参考值】95% ~ 98%。

【临床意义】

（1）$SaO_2$ 反映动脉血中氧与 Hb 结合的程度，主要受血氧分压影响，可作为机体是否缺氧的一个指标，但反映缺氧并不敏感。

（2）$SaO_2$ 与 $PaO_2$ 的相关曲线，称氧合血红蛋白解离曲线。氧离曲线受 pH、$PaCO_2$、温度和红细胞内 2,3 二磷酸甘油酸(2,3-DPG)影响。pH 下降、$PaCO_2$ 增加、温度升高和 2,3-DPG 增加，使氧离曲线右移，氧合 Hb 易释放氧，以保证组织的氧供应；pH 升高、$PaCO_2$ 下降、温度下降和 2,3-DPG 减少，使氧离曲线左移，氧合 Hb 不易释放氧，故可使缺氧者的组织缺氧加重。

4. 混合静脉血氧分压($P\bar{v}O_2$)　为取自右心房、右心室或肺动脉的混合静脉血的血氧分压。

【参考值】35 ~ 45mmHg。

【临床意义】$P\bar{v}O_2$ 是反映组织缺氧程度的指标。$P\bar{v}O_2$ 下降说明机体缺 $O_2$ 或组织耗 $O_2$ 量增多；$P\bar{v}O_2$ 升高说明组织的氧利用有障碍。

5. 动脉血氧含量($CaO_2$)　是指 1L 动脉血液中实际含氧的 mmol 数，或 100ml 动脉血液中实际含氧的 ml 数。包括物理溶解的氧及与血红蛋白结合的氧，通常情况下，物理溶解的氧非常少，可忽略不计。

【参考值】8.55 ~ 9.45mmol/L(19 ~ 21ml/dl)。

【临床意义】动脉血氧含量是影响动脉血氧含量的综合因素的反映，动脉血氧分压下降、贫血或血红蛋白异常，均可引起 $CaO_2$ 下降，导致机体缺 $O_2$。

6. 动脉血 $CO_2$ 分压($PaCO_2$)　是指动脉血中物理溶解的 $CO_2$ 分子所产生的压力。
【参考值】35 ~ 45mmHg。

【临床意义】

（1）$CO_2$ 的弥散系数比 $O_2$ 大20倍，$CO_2$ 的扩散速度是 $O_2$ 的20倍。故弥散障碍时不会导致 $PaCO_2$ 改变。$PaCO_2$ 只反映肺泡通气功能，$PaCO_2$ 与肺泡通气量成反比。通气不足，$PaCO_2$ 升高；通气过度，$PaCO_2$ 下降。

（2）$PaCO_2$ 因能反映肺泡通气状况，故其意义有：①判断呼吸衰竭的类型：Ⅰ型（低氧血症型）呼吸衰竭，由换气功能障碍所致，故 $PaO_2$<60mmHg 而 $PaCO_2$ 低于正常或在正常范围；Ⅱ型（高碳酸血症型）呼吸衰竭，由肺通气功能障碍所致，故 $PaO_2$<60mmHg，$PaCO_2$>50mmHg。②判断酸碱平衡的类型：$PaCO_2$>50mmHg 表示肺通气不足，见于呼吸性酸中毒或代偿后的代谢性碱中毒，但代谢性碱中毒的代偿极限为55mmHg；$PaCO_2$<35mmHg，提示肺通气过度，见于呼吸性碱中毒或代偿后的代谢性酸中毒，但代谢性酸中毒的代偿极限为10mmHg。

7. pH　是指体液中氢离子浓度的负对数值，是反映酸碱平衡的重要指标。

【参考值】7.35～7.45。

【临床意义】pH<7.35 为失代偿性酸中毒；pH>7.45 为失代偿性碱中毒。pH 正常可见于：①酸碱平衡正常；②酸碱平衡紊乱，但代偿良好；③同时存在酸、碱中毒而相互抵消。

8. 碳酸氢盐　是指血浆中 $HCO_3^-$ 含量。反映碳酸氢盐的指标有两个：标准碳酸氢盐（standard bicarbonate，SB）和实际碳酸氢盐（actual bicarbonate，AB）。

（1）标准碳酸氢盐：指全血在标准条件下（即在38℃、血红蛋白氧饱和度但为100%、$PaCO_2$ 40mmHg 的气体平衡后）所测得的碳酸氢盐浓度。

【参考值】22～27mmol/L。

【临床意义】SB 不受呼吸因素的影响，即不受 $PaCO_2$ 影响，只受 $HCO_3^-$ 的影响。SB 下降见于代谢性酸中毒（原发性 $HCO_3^-$ 减少）及呼吸性碱中毒（肾代偿后继发性 $HCO_3^-$ 减少，急性呼吸性碱中毒的代偿极限为 18mmol/L，慢性呼吸性碱中毒的代偿极限为 12mmol/L）。SB 增多见于代谢性碱中毒（原发性 $HCO_3^-$ 增多）及呼吸性酸中毒（肾代偿后继发性 $HCO_3^-$ 增多，急性呼吸性酸中毒的代偿极限为 30mmol/L，慢性呼吸性酸中毒的代偿极限为 45mmol/L）。

（2）实际碳酸氢盐：是指隔绝空气的血液标本，在实际的温度、$PaCO_2$ 和血氧饱和度的条件下测得的血浆 $HCO_3^-$ 浓度。

【参考值】22～27mmol/L。

【临床意义】正常人由于不存在 $CO_2$ 排出过多及潴留，故 AB=SB，且等于正常值。如 AB>SB 则表明有 $CO_2$ 潴留，见于呼吸性酸中毒及肺代偿后的代谢性碱中毒；AB<SB 则表明有 $CO_2$ 排出过多，见于呼吸性碱中毒及肺代偿后的代谢性酸中毒。如 AB=SB，且小于正常值，见于未代偿的代谢性酸中毒；AB=SB，且大于正常值，见于未代偿的代谢性碱中毒。

9. 缓冲碱（buffer bases，BB）　是指血液中一切具有缓冲作用的负离子碱的总和。包括血浆和红细胞中的 $HCO_3^-$、$Hb^-$、$HbO_2^-$、血浆蛋白和 $HPO_4^{2-}$，通常在标准状态下测定，故不受呼吸因素影响。

【参考值】45～55mmol/L。

【临床意义】BB 下降见于代谢性酸中毒及肾代偿后的呼吸性碱中毒；BB 升高见于代谢性碱中毒及肾代偿后的呼吸性酸中毒。

10. 剩余碱(bases excess,BE)　是指在 38℃、$PaCO_2$ 40mmHg、$SaO_2$ 100% 的情况下,用酸或碱将 1L 的全血或血浆滴定到 pH 7.40 时所用的酸或碱的量,用 mmol/L 表示。需用酸者为正值,说明碱剩余;需用碱者为负值,说明碱缺失。

【参考值】0±2.3mmol/L。

【临床意义】BE 的临床意义与 SB 基本相同。

11. 血浆 $CO_2$ 总量(total plasma $CO_2$ content,T-$CO_2$)　指血浆中以各种形式存在的 $CO_2$ 的总量。主要是结合形式的 $HCO_3^-$,少量是物理溶解的 $CO_2$,还有极少量碳酸、氨甲酰基化合物。

【参考值】25.2mmol/L。

【临床意义】代谢性酸中毒和呼吸性碱中毒,T-$CO_2$ 下降;代谢性碱中毒和呼吸性酸中毒,T-$CO_2$ 增加。

12. 二氧化碳结合力(carbon dioxide combining power,$CO_2$CP)　主要指血浆 $HCO_3^-$ 中的 $CO_2$ 含量。

【参考值】22 ~ 31mmol/L。

【临床意义】其临床意义与 SB 基本相同。

13. 阴离子间隙(anion gap,AG)　是血浆中未测定的阴离子(undetermined anion,UA)与未测定的阳离子(undetermined cation,UC)的差值。未测定的阳离子主要是 $K^+$、$Ca^{2+}$、$Mg^{2+}$,未测定的阴离子主要包括乳酸、酮体、$SO_4^{2-}$、$HPO_4^{2-}$、蛋白质等。由于细胞外液阴离子与阳离子总当量数相等,故 AG 等于血 $Na^+$ 减去血 $Cl^-$ 和血 $HCO_3^-$。

【参考值】8 ~ 16mmol/L。

【临床意义】

(1) 一般 AG>30mmol/L 时,肯定有酸中毒;AG 在 20 ~ 30mmol/L 时,酸中毒可能性很大;AG 在 17 ~ 19mmol/L 时,可能有酸中毒。

(2) AG 增高见于:AG 增高型代谢性酸中毒,如乳酸酸中毒、糖尿病酮症酸中毒、水杨酸中毒等。也可见于与代谢性酸中毒无关的情况,如脱水、使用大量含钠盐的药物等。

常见的几种酸碱平衡紊乱的血气分析及酸碱度、电解质测定结果见表46-3。

表46-3　常见酸碱平衡紊乱的实验室检查结果

| | pH | $PaCO_2$ | $HCO_3^-$ | BE | AG | $K^+$ | $Cl^-$ |
|---|---|---|---|---|---|---|---|
| 代谢性酸中毒 | ↓≈ | ↓≈ | ↓ | —→ | ↑ | ↑ | ↑≈ |
| 代谢性碱中毒 | ↑≈ | ↑≈ | ↑ | +→ | | ↓ | ↓ |
| 呼吸性酸中毒 | ↓≈ | ↑ | ↑≈ | ≈<br>或+→ | | ↑ | ↓≈ |
| 呼吸性碱中毒 | ↑≈ | ↓ | ↓≈ | ≈<br>或—→ | | ↓ | ↑≈ |
| 呼酸合并代酸 | ↓↓ | ↑ | ↓ | ≈<br>或—→ | | ↑ | |
| 呼酸合并代碱 | ↑≈↓ | ↑ | ↑↑ | +→ | | ↓ | ↓ |
| 呼碱合并代碱 | ↑↑ | ↓ | ↑≈ | ≈<br>或+→ | | ↓ | |
| 呼碱合并代酸 | ↑≈↓ | ↓ | ↓↓ | —→ | ↑ | ≈ | ↑≈ |

注:AG:阴离子间隙;≈:接近正常;+:正值;-:负值;→:增大

## 学习小结

### 1. 学习内容

肺功能检查
- 通气功能检查
  - 静态肺容积:4种基础肺容积、4种基础肺容量
  - 动态肺容积:肺通气量、用力肺活量
  - 临床应用:肺功能不全分级、阻塞性肺气肿的评判
- 换气功能检查
  - 气体分布:单次呼吸法测定
  - 通气/血流比值
  - 弥散功能:肺弥散量测定
- 小气道功能
  - 闭合容积
  - 最大呼气流量-容积曲线
  - 最大呼气中段流量
  - 频率依赖性肺顺应性
- 血液气体分析与酸碱度测定:缺氧、呼吸衰竭及酸碱平衡紊乱的诊断

### 2. 学习方法

在熟悉呼吸生理与呼吸功能障碍的病理生理的基础上,理解与掌握肺功能检查的临床运用。

(成战鹰)

## 复习思考题

1. 试述二氧化碳结合力增多、减少的临床意义。
2. 动脉血 pH 正常可见于哪些情况?
3. 试述 I 型呼吸衰竭与 II 型呼吸衰竭的 $PaO_2$ 与 $PaCO_2$ 变化。
4. 反映小气道功能的指标有哪些?

笔记

# 第四十七章

# 内镜检查

**学习目的**

通过学习各种内镜检查的适应证、禁忌证、注意事项，为临床正确选择内镜检查诊断疾病打下基础。

**学习要点**

内镜检查的适应证、禁忌证、注意事项。

内镜按其发展历程经历了硬管式内镜、光学纤维（软管式）内镜和电子内镜3个阶段。目前内镜按其功能可分为：

（1）消化道内镜：食管镜、胃镜、十二指肠镜、小肠镜、结肠镜、乙状结肠镜和直肠镜。

（2）呼吸系统内镜：喉镜、支气管镜、胸腔镜和纵隔镜。

（3）腹膜腔内镜：有硬管式、光学纤维式、电子手术式腹腔镜。

（4）胆道内镜：硬管式胆道镜、纤维胆道镜、电子胆道镜和子母式胆道镜。

（5）泌尿系内镜：①膀胱镜：分为检查用膀胱镜、输尿管插管用膀胱镜、手术用膀胱镜；②输尿管镜；③肾镜。

（6）妇科内镜：阴道镜和宫腔镜。

（7）血管内腔镜。

（8）关节腔镜。

另外，还出现了胶囊内镜、超声内镜。随着内镜快速发展，形成了一门崭新的学科，即内镜学。

## 第一节　上消化道内镜

上消化道内镜用于食管、胃及十二指肠病变的检查，也用于急性上消化道大出血的诊断与治疗，是应用最早、进展最快的内镜检查。

【适应证】

1. 出现原因不明的吞咽困难、胸骨后疼痛、烧灼感、上腹部疼痛、不适、饱胀、食欲下降等上消化道症状患者。

2. 原因不明的上消化道出血。

3. 疑似上消化道病变(特别是黏膜病变和疑有肿瘤者),而 X 线钡餐检查不能确诊者。

4. 需定期随访复查的食管、胃或十二指肠病变。

5. 手术后随访或药物治疗前后对比观察。

6. 需内镜下进行介入治疗者(内镜下止血、异物的取出、息肉及平滑肌瘤摘除、曲张静脉套扎、狭窄的扩张及置管)。

【禁忌证】

1. 严重心、肺疾病或重要脏器功能衰竭而无法耐受者,如严重心律失常、心肌梗死急性期、严重心功能不全、严重肺功能障碍、支气管哮喘发作期、肝性脑病等。

2. 精神异常不能合作者。

3. 处于休克、昏迷等危重状态者。

4. 疑有食管、胃及十二指肠穿孔的急性期患者。

5. 各种原因引起的内镜插入困难,如急性化脓性咽喉炎、消化道及口腔有腐蚀性炎症、严重肺廓畸形、胸主动脉瘤。

6. 传染性疾病活动期(开放性肺结核、活动性肝炎等)不应进行检查,慢性肝炎或抗原携带者应有专门消毒措施。

【术前准备】

1. 检查前禁食 8 小时。胃排空延缓者须禁食更长时间,幽门梗阻者应洗胃后再检查。

2. 术前先询问病史、体检及 X 线检查结果,向患者做好解释工作,消除患者恐惧心理。

3. 检查前禁食 8 小时。胃排空延缓者须禁食更长时间,幽门梗阻者应洗胃后再检查。

4. 一般无需使用镇静剂,精神过度紧张者肌注射地西泮 10mg。

5. 口服去泡剂二甲硅油 2～4ml,以使视野更清晰。

6. 检查胃镜及配件。检查光源、送水、送气阀及吸引装置、胃镜的线路、电源开关及监视器屏幕影像。检查室最好有监护设备及抢救药物。

【方法】

1. 患者取左侧卧位,双腿屈曲,头垫低枕,取下义齿,松开领口及腰带。

2. 检查前 5～10 分钟,吞服 1% 丁卡因胃镜胶 10mL 或用 2% 利多卡因喷雾鼻腔、咽喉部,连续 3 次。

3. 口边置弯盘,嘱患者咬紧牙垫。

4. 术者左手持胃镜操纵部,右手持胃镜先端约 20cm 处,直视下将胃镜经咬口插入口腔,缓缓沿舌背、咽后壁插入食管。操作过程中嘱患者深呼吸,配合吞咽动作减少恶心,有助于插管。动作应轻柔,避免用力粗暴及误入气管。

5. 胃镜先端进入胃腔、十二指肠球部见到十二指肠降段及乳头部后退镜,配合注气及抽吸,逐段检查十二指肠、胃窦、胃角、胃体、胃底及食管各段病变。注意各部位的大小、形态、黏膜皱襞、黏膜下血管、分泌物性状以及胃蠕动情况。特别应注意勿遗漏胃角上部、胃体垂直部及贲门下病变。

6. 对病变部位摄像、局部放大、活检、刷取细胞涂片及抽取胃液检查。

7. 取出胃镜,清洗并消毒。

【注意事项】

1. 术前应做肝功能检查、病毒肝炎血清标志物检测,异常者不能进行检查,以防交叉感染。

2. 退出胃镜时尽量抽气,防止发生腹胀。

3. 被检查者 2 小时后进温凉流质或半流质饮食。

4. 注意防止偶尔发生的并发症,如出血、穿孔、插入气管、吸入性肺炎等。

## 第二节 结肠镜检查

【适应证】

1. 原因不明的血便、腹痛、排便习惯改变、腹部包块、贫血。

2. 疑有溃疡性结肠炎、克罗恩病、慢性痢疾等结肠病变的诊断及随访观察。

3. 钡剂灌肠、乙状结肠镜检查有狭窄、溃疡、肿瘤、息肉者等。

4. 结肠癌手术后随访、癌前病变的监视。

5. 介入性治疗,如息镜下止血、息肉电凝切除、取结石、扩张肠狭窄及放置支架解除肠梗阻等。

【禁忌证】

1. 肛门狭窄、肛门急性炎症者。

2. 急性弥漫性腹膜炎、结肠穿孔,腹腔内有广泛粘连者。

3. 急性重症肠炎曾做腹部或盆腔手术而有广泛粘连者。

4. 严重心、肺功能不全或极度衰竭不能合作者。

5. 妊娠。

【术前准备】

1. 饮食 术前 1~2 日进食少渣半流食,检查当日早餐禁食。

2. 清洁肠道 方法有多种,可于检查前 3 小时嘱病人饮主要含氯化钠的平衡电解质液 3000~4000ml,或主要含磷酸缓冲液的清肠液,饮水总量不足 1000ml。也可口服 20% 甘露醇 250ml、糖水或糖盐水 750~1000ml。

3. 阅读结肠镜申请单,询问病史、体检及 X 线检查结果,了解检查指征,有无禁忌证。向患者做好解释工作,消除患者恐惧心理。

4. 术前用药 术前 5~10 分钟肌注阿托品 0.5mg 或山莨菪碱 10mg,以减少肠蠕动,但青光眼、前列腺肥大或近期发生尿潴留者禁用。情绪紧张者可肌注地西泮 5~10mg,必要时肌内注射哌替啶 50mg,但应特别注意,上述药物可使痛阈增高,降低结肠穿孔反应信号。

5. 检查结肠镜及配件,内镜室应备有监护设备及急救药品。

【方法】

1. 国内多采用无 X 线透视下双人(或单人)操作,检查难度较胃镜大,需要两人密切配合完成。

2. 患者换上开洞检查裤,取左侧屈膝卧位。

3. 术者先做直肠指诊,了解肛门是否通畅和直肠走向。助手将肠镜先端涂上润滑剂后,嘱患者张口呼吸,放松肛门括约肌,以右手示指按压镜头,使镜头滑入肛门循腔进镜。

4. 到达回盲部后,慢慢退镜,仔细观察各段的结肠黏膜,发现病变后详细记录部位及特征,可先摄影再做活检。退镜前应吸净所注气体,以减轻腹胀。

5. 术后休息半小时再离开。

【注意事项】

1. 做活检者应服止血药及抗生素。

2. 行息肉切除者,应留院观察 2~4 日,未出现并发症方可以出院。

3. 注意防止并发症,如肠穿孔、肠出血、肠系膜裂伤、心脑血管意外等,及时发现并治疗。口服 20% 甘露醇做肠道准备后,在作息肉电切时可引起肠道气体爆炸,最好使用盐性泻药进行肠道准备。

## 第三节　纤维支气管镜检查

纤维支气管镜因管径纤细、可弯曲,易插入段支气管和亚段支气管,直视下可做活检、刷检或支气管肺泡灌洗,进行细胞学检查,并可摄影或录像,已成为支气管、肺和胸腔疾病诊断、治疗不可缺少的手段。

【适应证】

1. 原因不明的咯血或痰中带血。

2. 原因不明或难以解释的干咳或局限性哮鸣音。

3. 临床表现或 X 线检查疑为肺癌者。

4. 同一部位肺炎反复发作。

5. 原因不明的肺不张或胸腔积液。

6. 原因不明的喉返神经麻痹、膈神经麻痹、上腔静脉阻塞。

7. 痰细胞学检查阳性,胸片无异常者。

8. 诊断不明的支气管、肺部疾病或弥漫性肺部疾病。

9. 用于辅助治疗　如清除支气管异物、肺化脓症及手术后吸痰、肺癌局部放射治疗或化学药物治疗等。

【禁忌证】

1. 对麻醉药物过敏者。

2. 严重凝血功能障碍者。

3. 主动脉瘤有破裂危险者。

4. 严重心肺功能不全、频发心绞痛、严重心律失常者。

5. 全身状况极差不能耐受者。

6. 近期有急性上呼吸道感染、大咯血、哮喘急性发作,需暂缓进行检查。

【术前准备】

1. 术前询问病史及做体格检查,向患者进行解释,消除其顾虑。

2. 做各项常规检查,如血小板、出血和凝血时间、心电图,通过胸片或 CT 确定病变部位。术前受检者禁食。术前半小时肌内注射阿托品 0.5mg 和西地泮 10mg。

3. 年老体弱者需在心电监护下进行,并备好氧气及抢救设备。

4. 检查前禁食 4~6 小时,术前 30 分钟肌注阿托品 0.5mg,肌注射地西泮 10mg。

5. 一般无需使用镇静剂。

6. 检查胃镜及配件。检查光源、送水、送气阀及吸引装置、胃镜的线路、电源开关及监视器屏幕影像。

【方法】

1. 患者取仰卧位,不能平卧者可坐位。

2. 用 2% 利多卡因喷雾鼻腔、咽喉部,连续 3 次,然后当镜管插入气管后滴入或环甲膜穿刺注入 2~5ml 利多卡因。

3. 多选择经鼻插镜,鼻腔内滴入 0.5% 麻黄碱,以减少黏膜充血、水肿,亦可经口插入。

4. 术者左手持支气管镜操纵部,转动角度调节钮,用右手将镜缓慢插入鼻腔(或口腔),找到会厌和声门,当声门张开时将镜快速送进气管,边向前推进边观察气管内腔,达到隆突见到两侧主支气管开口后,先进入健侧再进入患侧,依次插入各段支气管。

5. 检查时注意观察气管内腔、隆突形态、支气管黏膜表面情况,有无充血、水肿、渗出、糜烂、出血、溃疡、增生、结节等,还应注意管腔有无狭窄,管壁有无受压。对直视下可见病变,先取活检,然后用毛刷取涂片,或向病变部位注入 10ml 灭菌生理盐水进行灌洗,做病原学或细胞学检查。

【注意事项】

1. 术后禁食 2 小时,开始以半流食为宜,注意口腔卫生。

2. 常见并发症有喉或支气管痉挛、低氧血症、咯血、术后发热、鼻出血、气胸等,应及时发现并治疗。

## 学习小结

1. 学习内容

2. 学习方法

运用归纳总结方法掌握上消化道内镜检查、结肠镜检查及纤维支气管镜检查的适应证、禁忌证、注意事项,通过本章学习能恰当选择内镜检查为临床诊断提供帮助。

(王　玫)

## 复习思考题

1. 上消化道内镜检查的适应证、禁忌证、注意事项。

# 第六篇 病历与诊断方法

## 第四十八章

## 病 历 书 写

 **学习目的**

通过本章学习,认识病历书写的重要性,熟悉病历书写的基本要求,掌握书写格式和内容,为临床正确书写病历打下基础。

**学习要点**

病历书写的重要意义和基本要求;住院病历的书写格式和内容。

病历是医务人员在医疗活动过程中形成的文字、符号、图表、影像、切片等资料的总和,包括门(急)诊病历和住院病历,病历形式有电子病历和手写纸质病历。病历书写是指医务人员通过问诊、查体、辅助检查、诊断、治疗、护理等医疗活动获得有关资料,并进行归纳、分析、整理形成医疗活动记录的行为。

## 第一节　病历书写的重要性

1. 病历是患者从入院到出院甚至死亡的真实记载,反映了疾病的发生、发展、转归和诊疗情况的全过程,是医疗工作的基本资料,是临床医师借以确定诊断、抉择治疗和制定预防措施的科学依据,是医疗质量和学术水平的反映。

2. 病历是临床实践的客观记录,为临床科研和临床教学提供资料和素材。

3. 病历为健康档案和医疗保险提供信息与依据,也是医院管理的统计源,对医院的信息化和数字化建设至关重要。

4. 病历是涉及医疗纠纷及诉讼的法律依据。根据《医疗事故处理条例》有关规定,病历是医疗事故鉴定的主要依据,对于职业病、交通事故、工伤鉴定都具有法律意义。我国已对病历书写做出严格规范与要求,严禁涂改、伪造、隐匿、销毁或抢夺病历资料。

5. 患者有权复印或复制门诊病历、住院病历、体温单、医嘱单、检验报告、医学影像资料、特殊检查同意书、手术同意书、手术及麻醉记录单、病理资料、护理记录等。因此,真实、完整而规范的病历书写是每位医师必须掌握的一项临床基本功。

### 病历的由来

西方最早的病历可以追溯到公元前 1600 年,记录在莎草纸上的古埃及的一次手术记录。公元前 6 世纪,在古希腊阿戈利斯湾东海岸的伯罗奔尼撒半岛的一个村子,矗立着一座医神阿克勒庇俄斯像,每天都有病人前来膜拜,祈祷病得根治。为此,庙内的祭司们专门设立了一间房子,为这些虔诚的病人治病,并将每个病人的病情、症状、治疗结果一一记录在案,作为个人病历妥善保管起来。公元前 5 世纪希波克拉底学校的病历,对病历记录影响最为深刻,希波克拉底和其他古希腊科学家的病历记录,在中世纪时被译成阿拉伯文传入伊斯兰国家。

汉文帝时期,著名的医生淳于意是我国最早发明和使用病历的医生。淳于意籍贯山东临淄,曾做过齐国管理粮仓的小官,即齐太仓令,所以人称"仓公"。淳于意在长期行医的过程中,深感如果没有记录病人的病情,仅靠医生记忆是不行的,因此,在就医中,淳于意把病人的姓名、地址、病症、药方、诊疗日期等详细记录下来,并把治愈的和死亡的病例也详细记录,这样对于诊断和治疗都有很大益处。淳于意把这种记录称为"诊籍"。汉代史学家司马迁在《史记》中为淳于意作传时,曾摘录了他的 25 份病历,这是目前所能见到的我国古代最早的"病历"。

## 第二节　病历书写的基本要求与规则

### 一、病历书写的基本要求

1. 严肃认真,客观如实　以严谨的作风和科学的态度书写病历,实事求是地反映病情和诊治经过,不能有丝毫的臆断和虚构。真实的内容来源于认真而仔细地问诊,全面而细致的体格检查。

2. 系统完整,条理清楚　病历应将搜集到的资料进行综合分析,系统、完整地记录。无论是住院病历还是病程记录,都要按规定格式做到条理清楚。各项、各次记录要依次注明记录时间。

3. 语言规范,描述准确　病历书写应当使用中文,通用的外文缩写和无正式中文译名的症状、体征、疾病名称、药物名称等可以使用外文。病历书写应规范使用医学术语,描述力求精练、准确,语句通顺、标点正确,并要运用规范的汉语和汉字书写,避免使用俗语或俚语。度量衡单位一律采用中华人民共和国法定计量单位。

4. 字迹清晰,切忌涂改　病历记录一定要做到字迹清晰,不可潦草或涂改。记录结束时须签全名并易于辨认。上级医务人员有审查修改下级医务人员所书写病历的责任。实习医务人员、试用期医务人员书写的病历,应当经过本医疗机构注册的医务人员审阅、修改并签名。上级医师审核签名应在署名医师的左侧,并以斜线相隔。进修医务人员由医疗机构根据其胜任本专业工作实际情况认定后书写病历。凡修改和补充之处,应用红色墨水笔书写并签全名。病历书写过程中出现错字时,应当用双线划在错字上,保留原记录清楚、可辨,并注明修改时间,修改人签名。不得采用刮、粘、涂等方法掩盖或去除原来的字迹。

## 二、病历书写的基本规则

1. 新入院患者的入院记录由住院医师认真书写。有实习医师者,除入院记录外,另由实习医师系统书写住院病历。住院病历不可代替入院记录。在病史询问及体格检查时,住院医师应指导实习医师。除首次病程记录以外的日常病程记录可由实习医务人员或试用期医务人员书写,但应有住院医师签名。

2. 住院病历及入院记录须在采取病史及体格检查后,经过综合分析、加工整理后书写。所有内容与数字须确实可靠、简明扼要,避免含糊笼统及主观臆断。

入院记录格式分为传统式入院记录和表格式入院记录两种,两者在记录的格式和项目基本上一致。前者系统而完整,经多年实践证明无论是资料储存还是人才培训都是十分有用的;后者简便、省时,便于计算机管理,有利于病历的规范化。

3. 住院病历及入院记录除着重记录与本专科密切相关的病史、体征、检验及其他检查结果外,对于患者所患非本科的伤病情况及诊疗经过也应注意记录。所有未愈伤病,不论病史久暂,均应列入现病史中,如患者以"发热伴咳嗽 10 天"入院,但同时存在高血压、糖尿病等,需在描述发热、咳嗽主要症状后另起一段描述高血压、糖尿病诊治概况。已愈或已久不复发者方可列入既往病史。在书写诊断时,也应将当前存在,尚未痊愈的伤病名称逐一列举。

属于他院转入或再次入院的患者,均应按新入院患者处理。由他科转入者应写转入记录。由本科不同病区或病室转入者,只需在病程记录中做必要的记载与补充即可。

4. 门(急)诊病历须及时书写,住院病历、入院记录应于患者入院后 24 小时内完成。危急患者的病历应及时完成,因抢救危急患者未能及时书写病历的,应在抢救结束后 6 小时内据实补记,并注明抢救完成时间和补记时间。大批收容时,由主任医师酌情规定完成病历的时间。

5. 除产科及大批同类病患者入院外,不可采用表格代替病历;如需用表格式病历,须经院长批准,报省级卫生行政部门备案。

6. 疾病诊断、手术和各种操作的名称书写及编码,应采用世界卫生组织出版的《国际疾病分类》(ICD-10、ICD-9-CM-3),该分类现已更新至第 12 版,注意跟踪,便于统计和分析。所用译名暂以《英汉医学词汇》(人民卫生出版社,2005)为准,疾病名称及个别名词如尚无妥善译名者,可用原文或拉丁文。患者述及的既往所患疾病名称和手术名称应加引号。

7. 任何记录均应注明年、月、日,一律使用阿拉伯数字书写日期和时间,应按 24 小时制记录方式,急诊、抢救、手术等记录应注明至时、分;月、日、时、分为单位数时,应在数字前加 0,如 2015 年 11 月 6 日下午 9 时 30 分,可写作 2015-11-06,21:30。

8. 每张用纸均须填写患者姓名、住院号、科别及用纸次序页数。入院记录、住院病历及病程记录应分别编排页码。

9. 根据医院具体情况,必要时书写中西医结合病历,于西医病历中增加中医四诊所得资料及中医辨证分析。西医诊断与中医诊断或辨证分型并列。其他医护记录亦应反映中西医结合情况。

10. 病历中应注意体现患者的知情权和选择权。同时,医护人员也保存了相关的证据,以保护医患双方的合法权利。医务人员应将治疗方案、目的,检查和治疗中可能发生的不良后果,以及可能出现的风险和预处理方案如实告知患者家属,并在病历中详细记载,由患者或授权人(法定代理人)签字确认,以保护患者的知情权。诊疗过程中应用新的治疗方法、输血、麻醉、手术等多种治疗手段,及治疗中可能发生的不良后果,需与患者或授权人(法定代理人)充分沟通,并将结果记求在案,患者对诊疗方法自主决定应签字确认。患者不具备完全民事行为能力时,应当由其法定代理人签字;患者因病无法签字时,应当由其授权的人员签字;为抢救患者,在法定代理人或被授权人无法及时签字的情况下,可由医疗机构负责人或被授权的负责人签字。

## 第三节 病历书写的格式和内容

### (一)门(急)诊病历书写内容及要求

门(急)诊病历内容包括门(急)诊病历首页、门(急)诊手册封面、病历记录、化验单(检验报告)、医学影像检查资料等。

门(急)诊病历首页内容应当包括患者姓名、性别、出生年月日、民族、婚姻状况、职业、工作单位、住址、药物过敏史、身份证号及门诊病历编号等项目。门(急)诊病历记录分为初诊病历记录和复诊病历记录。儿科患者、意识障碍患者、创伤患者及精神病患者就诊须写明陪伴者姓名及与患者的关系,必要时写明陪伴者工作单位、住址和联系电话。

初诊病历记录书写内容应当包括就诊时间、科别、主诉、现病史、既往史、阳性体征、必要的阴性体征和辅助检查结果,诊断及治疗意见和医师签名等。复诊病历重点记录病情变化和治疗效果,并对初步诊断和处理提出进一步的意见。急诊病历书写就诊时间应当具体到分钟。门(急)诊病历记录应当由接诊医师在患者就诊时及时完成。

急诊留观记录是急诊患者因病情需要留院观察期间的记录,重点记录观察期间病情变化和诊疗措施,记录简明扼要,并注明患者去向。抢救危重患者时,应当书写抢救记录。门(急)诊抢救记录书写内容及要求按照住院病历抢救记录书写内容及要求执行。

### (二)住院病历书写内容及要求

住院病历内容包括住院病案首页、入院记录、病程记录、手术同意书、麻醉同意书、输血治疗知情同意书、特殊检查(特殊治疗)同意书、病危(重)通知书、医嘱单、辅助检查报告单、体温单、医学影像检查资料、病理资料等。

入院记录是指患者入院后,由住院医师通过问诊、查体、辅助检查获得有关资料,并对这些资料归纳分析书写而成的记录。可分为入院记录、再次或多次入院记录、24小时内入出院记录、24小时内入院死亡记录。实习医师、进修医师需写完整住院病历。

完整住院病历、入院记录、再次或多次入院记录应当于患者入院后24小时内完成;24小时内入出院记录应当于患者出院后24小时内完成,24小时内入院死亡记录应当于患者死亡后24小时内完成。

1. 完整住院病历的格式和内容

（1）一般项目（general data）：包括姓名、性别、年龄、婚姻、民族、职业、籍贯、住址、工作单位、入院日期、记录日期、病史陈述者（应注明与患者的关系）以及可靠程度。

（2）病史

1）主诉（chief complaints）：指促使患者就诊的最主要的症状（或体征）及持续时间。如主诉多于一项则按发生的先后次序列出，并记录每个症状的持续时间。主诉要精练扼要，一般不超过20字。一些无症状或体征的实验室检查异常也可直接描述，如"发现血糖升高1个月"。在一些特殊情况下，疾病已明确诊断，住院目的是为进行某项特殊治疗（手术、化疗）者可用病名，如白血病患者入院定期化疗。

2）现病史（history of present illness）：围绕主诉，详细记录从发病至就诊时的全过程。包括发病时间、起病情况及原因或诱因、主要症状特点、伴随症状、病情进展情况、诊治经历及结果（对患者提供的药名、诊断和手术名称需加引号以示区别）等，以及发病以来患者的精神状态、睡眠、食欲、大小便、体重等一般情况。应记录目前未愈的伴发疾病。

3）既往史（past history）：记录患者既往健康状况、疾病史、预防接种史、传染病史、外伤史、手术外伤史、输血史、食物或药物过敏史及系统回顾（review of systems）等。

4）个人史（personal history）：简要记录患者的出生地及长期居留地、生活习惯、饮食、嗜好、居住环境、精神状态、常用药物、职业与工作条件及有无工业毒物、粉尘、放射性物质接触史，有无冶游史等。

5）婚姻史（marital history）：记录婚姻情况、结婚年龄、配偶健康状况、子女状况、夫妻关系及性生活情况等。

6）月经及生育史（menstrual history and childbearing history）：女性患者月经史（menstrual history）记录月经初潮年龄、月经周期和经期天数、末次月经时间或闭经年龄等情况，采用月经式来表示，记录格式为：

$$初潮年龄 \frac{行经期（天）}{月经周期（天）} 末次月经时间或绝经年龄$$

并记录经血的量和颜色，有无血块、经期症状（痛经等）、白带情况。

生育史（childbearing history）按下列顺序写明：足月分娩数-早产数-自然或人工流产数-存活数。并记录计划生育措施。

7）家族史（family history）：直系亲属的健康状况、疾病或死亡原因，有无与患者类似的疾病、家族性遗传性疾病及传染性疾病等。

（3）体格检查：体格检查应按系统循序进行书写。内容包括体温、脉搏、呼吸、血压，一般情况，皮肤黏膜，全身浅表淋巴结，头部及其器官，颈部，胸部（胸廓、肺部、心脏、血管），腹部（肝、脾等），直肠肛门，外生殖器，脊柱，四肢，神经系统等。专科体格检查情况应当根据专科需要记录专科特殊情况。具体记录的内容及格式见下：

体温（℃） 脉搏（次/分） 呼吸（次/分） 血压（mmHg/kPa） 体重（kg）

一般状况：发育、营养、体位、步态、面容与表情、神志意识、检查能否合作等。

皮肤、黏膜：颜色、温度、湿度、弹性、毛发，有无水肿、皮下出血、皮疹、皮下结节或肿块、蜘蛛痣、肝掌、溃疡、瘢痕等,并明确记录其部位、大小及形态。

淋巴结:全身或局部浅表淋巴结有无肿大及其部位、大小、数目、压痛、硬度、活动度或粘连情况,局部皮肤有无红肿、波动、瘘管和瘢痕等。

头部及其器官

头颅:大小、形状,有无肿块、压痛、瘢痕,头发(量、色泽、分布)。

眼:眉毛(脱落、稀疏),睫毛(倒睫),眼睑(水肿、下垂、运动状况),眼球(凸出、凹陷、运动状况、震颤、斜视),结膜(充血、水肿、苍白、出血、滤泡),巩膜(黄染),角膜(混浊、云翳、白斑、软化、溃疡、瘢痕、反射、色素环),瞳孔(大小、形态、对称性、对光反射及调节和聚合反射)。

耳:有无畸形、分泌物、乳突压痛等,听力。

鼻:有无畸形、鼻翼扇动、阻塞、分泌物、出血、鼻窦压痛;鼻中隔是否偏曲或穿孔。

口腔:气味,有无张口呼吸,唇(畸形、颜色、疱疹、皲裂、溃疡、色素沉着),牙齿(龋齿、缺牙、义齿、残根、斑釉齿等,并注明其位置),牙龈(色泽、肿胀、溃疡、溢脓、出血、铅线),舌(形态、舌质、舌苔、溃疡、运动、震颤、偏斜),颊黏膜(发疹、出血点、溃疡、色素沉着),扁桃体(大小、充血、分泌物、假膜),咽(色泽、分泌物、反射、腭垂位置),喉(发音清晰、嘶哑、喘鸣、失音)。

颈部

是否对称,有无强直、颈静脉怒张、肝-颈静脉回流征、颈动脉或颈静脉异常搏动,气管位置,甲状腺(大小、硬度、压痛、结节、震颤、血管杂音)。

胸部

胸廓(对称、畸形、局部隆起或塌陷、压痛、异常搏动);乳房(大小、乳头,有无红肿、压痛、肿块和分泌物);胸壁有无静脉曲张、皮下气肿等。

肺脏

视诊:呼吸运动(两侧对比),呼吸类型;呼吸(频率、节律、深度);肋间隙增宽或变窄。

触诊:呼吸活动度、语颤(两侧对比)、胸膜摩擦感、皮下捻发感。

叩诊:叩诊音(清音、过清音、浊音、实音、鼓音及其部位),肺下界及肺下界移动度。

听诊:呼吸音(性质、强弱、异常呼吸音及其部位),有无干、湿性啰音和胸膜摩擦音,语音传导(增强、减弱或消失)。

心脏

视诊:心前区是否隆起,心尖搏动或心脏搏动的位置、范围及强度。

触诊:心尖搏动的位置、强度,有无震颤(部位、期间)、心包摩擦感。

叩诊:心脏左、右浊音界,可用左、右第 2、3、4、5 肋间距前正中线的距离(cm)表示,并注明左锁骨中线至前正中线的距离(cm)。

听诊:心率、心律、心音[强度、心音分裂、额外心音、肺动脉瓣第二音($P_2$)与主动脉瓣第二音($A_2$)的比较]、杂音(部位、性质、收缩期或舒张期,连续性、强度、传导方向以及与运动、体位和呼吸的关系)、心包摩擦音等。

血管

桡动脉:脉率,节律(规则、不规则、脉搏短绌),有无奇脉或交替脉,搏动强度、动脉壁的弹性和紧张度。

周围血管征:有无毛细血管搏动征、枪击音、水冲脉、动脉异常搏动等。

腹部

视诊:呼吸运动,腹围,形状(对称、平坦、膨隆、凹陷),静脉曲张(及其血流方向),皮疹、色素沉着、条纹、瘢痕、脐,疝和局部隆起(器官或包块)的部位、大小、轮廓,腹部体毛,胃肠蠕动波、上腹部搏动。

触诊:腹壁紧张度,有无压痛、反跳痛、液波震颤、包块(部位、大小、形态、硬度、压痛、搏动、移动度、表面情况)。

肝脏:大小,质地,表面及边缘情况,有无结节、压痛、搏动等。

胆囊:大小,形态,有无压痛,墨菲征。

脾脏:大小,质地,表面及边缘,移动度,有无压痛及摩擦感。

肾脏:大小,形状,硬度,移动度,有无压痛。

膀胱:膨胀与否,肾及输尿管压痛点。

叩诊:肝浊音界,有无肝区叩击痛、移动性浊音、高度鼓音、肾区叩击痛。

听诊:肠鸣音(正常、增强、减弱或消失、金属音),有无振水音及血管杂音。

肛门、直肠

有无痔、肛裂、脱肛、肛瘘。直肠指诊有无狭窄、包块、压痛、出血,及括约肌紧张度;前列腺大小、硬度、有无结节及压痛。

外生殖器

根据病情需要做相应的检查。

男性:包皮、阴囊、睾丸、附睾、精索状况,有无发育畸形、包茎、鞘膜积液。

女性:检查时须有女医护人员在场,有特殊情况时可请妇产科医生检查,包括外生殖器(阴毛、大小阴唇、阴蒂、阴阜)和内外生殖器(阴道、子宫、输卵管、卵巢)。

脊柱

活动度,有无畸形(侧凸、前凸、后凸)、压痛和叩击痛。

四肢

有无畸形、杵状指(趾)、静脉曲张、骨折,关节有无红肿、疼痛、压痛、积液、脱臼、活动度受限、畸形、强直,有无水肿、肌肉萎缩、肢体瘫痪或肌张力变化。

神经反射

浅反射、深反射,有无病理反射及脑膜刺激征。必要时做运动、感觉及神经系统其他检查。

专科情况

外科、耳鼻咽喉科、眼科、妇产科、口腔科、介入放射科、神经精神科等专科,需写"外科情况"、"妇科检查"……主要记录与本专科有关的体征,前面体格检查中的相应项目不必重复书写,只写"见某科情况"。

(4)辅助检查:指入院前或入院后 24 小时内所做的与本次疾病相关的主要实验室和器械检查及其结果。应分类按检查时间顺序记录检查结果,如系在其他医疗机构所做检查,应当写明该机构名称及检查号。

(5)病历摘要:把病史、体格检查、实验室及其他检查等主要阳性体征和具有重要鉴别意义的资料,进行综合、整理、概述,揭示诊断的依据,字数以不超过 300 字为宜。

（6）诊断：诊断名称应确切，主次分清，顺序排列，主要疾病在前，次要疾病在后，并发症列于有关主病之后，伴发病排列在最后。诊断应尽可能包括病因诊断、病理解剖部位和功能诊断。对暂时不能确定诊断的疾病，可在病名后加"？"对暂时病因不清，形态和功能改变难以判定的疾病，可暂以某症状待诊或待查作为诊断，并应在其后注明一两个可能性较大或待排除疾病的病名，如"贫血原因待查，再生障碍性贫血？"在临床诊疗过程中，诊断包含初步诊断、修正诊断和最后诊断。

1）初步诊断：指经治医师根据患者入院时情况，综合分析所做出的诊断。如初步诊断为多项时，应当主次分明。对待查病例应列出可能性较大的诊断。

2）修正诊断：凡以症状待诊的诊断以及初步诊断不完善或不符合的诊断，上级医师在诊疗过程中应做出"修正诊断"，并注明修正日期，修正医师也需要签名。随着诊疗活动的进展，医师对之前的诊断可以进行多次修正和补充，可表述为"第一次修正诊断"、"第二次修正诊断"等。

3）记录者签名：上述住院病历由实习医师、进修医师记载完毕签名后，再由住院医师复阅，修正后签署全名在其左方，并以斜线隔开。字迹必须端正清楚。

4）最后诊断：主要疾病确诊后，及时写出最后诊断（记于病历纸左半侧与初步诊断同高），包括病名、确诊日期，并签名。最后诊断与初步诊断完全相同时，可在最后诊断项目下写："同右"。最后诊断由住院医师记录，主治医师审核后加签名。

2. 入院记录　由住院医师书写，其格式基本同住院病历。区别在于除主诉、现病史外，既往史、个人史、月经生育史、家族史、体格检查简明扼要，可省略系统回顾、病历摘要。

3. 再次或多次入院记录　患者因同一种疾病再次或多次住入同一医疗机构时书写的记录。要求及内容基本同入院记录。主诉是记录患者本次入院的主要症状（或体征）及持续时间；现病史中要求首先对本次住院前；历次有关住院诊疗经过进行小结，然后再书写本次入院的现病史。

4. 24 小时入院记录或 24 小时内入院死亡记录　患者入院不足 24 小时出院，可书写 24 小时内入出院记录。内容包括患者姓名、性别、年龄、职业、入院时间、主诉、入院情况、入院诊断、诊疗经过、出院情况、出院诊断、出院医嘱、医师签全名、患者入院不足 24 小时死亡的，可写 24 小时内入院死亡记录，内容和 24 小时内入出院记录基本相同，只是将出入院诊断项改写为死亡原因，死亡诊断。

5. 病程记录　是指继入院记录之后，对患者病情和诊疗过程所进行的连续性记录。内容包括患者的病情变化情况、重要的辅助检查结果及临床意义、上级医师查房意见、会诊意见、医师分析讨论意见、所采取的诊疗措施及效果、医嘱更改及理由、向患者及其亲属告知的重要事项等。

（1）首次病程记录：是指患者入院后由住院医师或值班医师书写的第一次病程记录，应当在患者入院 8 小时内完成。首次病程记录的内容包括病例特点、拟诊讨论（诊断依据及鉴别诊断）、诊疗计划等。

1）病例特点：应当在对病史、体格检查和辅助检查进行全面分析、归纳和整理后书写本病例特征，包括阳性发现和具有鉴别诊断意义的阴性症状和体征等。

2）拟诊讨论（诊断依据及鉴别诊断）：根据病例特点，提出初步诊断和诊断依据；

对诊断不明确的写出鉴别诊断并进行分析;并对下一步诊治措施进行分析。

3)诊疗计划:提出具体的检查及治疗措施安排。

(2)上级医师查房记录:是指上级医师查房时对患者病情、诊断、鉴别诊断、当前治疗措施疗效的分析及下一步诊疗意见等的记录,是病程记录的重要内容,代表上级医师及本医院的医疗水平。三级查房(主任、主治、住院医师)记录是卫生部规定的必做项目,下级医师应在查房后及时完成,在病程记录中要明确标记,并另起一行。书写中应注意:

1)书写上级医师查房记录时,须在记录日期后,注明上级医师的姓名及职称。

2)下级医师应如实记录上级医师的查房情况,尽量避免写"上级医师同意诊断、治疗"等无实质内容的记录。记录内容应包括对病史和体征的补充、诊断依据、鉴别诊断的分析和诊疗计划。

3)主治医师首次查房的记录至少应于患者入院48小时内完成;主治医师常规查房记录间隔时间视病情和诊治情况确定;对疑难、危重抢救病例必须及时有科主任或具有副主任医师以上专业技术任职资格医师查房的记录。

4)上级医师的查房记录必须由查房医师审阅并签名。

(3)日常病程记录:日常病程记录是指对患者住院期间诊疗过程的经常性、连续性记录,由经治医师书写,也可以由实习医务人员或试用期医务人员书写,但应有经治医师签名。书写日常病程记录时,首先标明记录时间,另起一行记录具体内容,对病危患者应当根据病情变化随时书写病程记录,每天至少1次,记录时间应当具体到分钟。对病重患者,至少2天记录一次病程记录对病情稳定的患者,至少3天记录一次病程记录。

6. 疑难病例讨论记录 是指由科主任或具有副主任医师以上专业技术任职资格的医师主持、召集有关医务人员对确诊困难或疗效不确切病例讨论的记录。内容包括讨论日期、主持人、参加人员姓名及专业技术职务、具体讨论意见及主持人小结意见等。

7. 转科记录 是指患者住院期间需要转科时,经转入科室医师会诊并同意接收后,由转出科室和转入科室医师分别书写的记录。包括转出记录和转入记录。转出记录由转出科室医师在患者转出科室前书写完成(紧急情况除外);转入记录由转入科室医师于患者转入后24小时内完成。转科记录内容包括入院日期、转出或转入日期,转出、转入科室,患者姓名、性别、年龄、主诉、入院情况、入院诊断、诊疗经过、目前情况、目前诊断、转科目的及注意事项或转入诊疗计划、医师签名等。

8. 阶段小结 是指患者住院时间较长,由住院医师每月所作病情及诊疗情况总结。阶段小结的内容包括入院日期、小结日期,患者姓名、性别、年龄、主诉、入院情况、入院诊断、诊疗经过、目前情况、目前诊断、诊疗计划、医师签名等。交(接)班记录、转科记录可代替阶段小结。

9. 抢救记录 是指患者病情危重,采取抢救措施时作的记录。因抢救急危患者,未能及时书写病历的,有关医务人员应当在抢救结束后6小时内据实补记,并加以注明。内容包括病情变化情况、抢救时间及措施、参加抢救的医务人员姓名及专业技术职称等。记录抢救时间应当具体到分钟。

10. 会诊记录(含会诊意见) 是指患者在住院期间需要其他科室或者其他医疗

机构协助诊疗时,分别由申请医师和会诊医师书写的记录。会诊记录应另页书写。内容包括申请会诊记录和会诊意见记录。申请会诊记录应当简要载明患者病情及诊疗情况、申请会诊的理由和目的,申请会诊医师签名等。常规会诊意见记录应当由会诊医师在会诊申请发出后 48 小时内完成,急会诊时会诊医师应当在会诊申请发出后 10 分钟内到场,并在会诊结束后即刻完成会诊记录。会诊记录内容包括会诊意见、会诊医师所在的科别或者医疗机构名称、会诊时间及会诊医师签名等。申请会诊医师应在病程记录中记录会诊意见执行情况。

11. 有创诊疗操作记录　有创诊疗操作记录是指在临床诊疗活动过程中进行的各种诊断、治疗性操作(如胸腔穿刺、腹腔穿刺等)的记录,应当在操作完成后即刻书写。内容包括操作名称、时间、步骤和结果,及患者一般情况,记录过程是否顺利、有无不良反应,术后注意事项及是否向患者说明,操作医师签名。

12. 手术记录　手术记录是指手术者书写的反映手术一般情况、手术经过、术中发现及处理等情况的特殊记录,应当在术后 24 小时内完成。特殊情况下由第一助手书写时,应有手术者签名。手术记录应当另页书写,内容包括一般项目(患者姓名、性别、科别、病房、床位号、住院病历号或病案号)、手术日期、术前诊断、术中诊断、手术名称、手术者及助手姓名、麻醉方法、手术经过、术中出现的情况及处理等。

13. 出院记录　即住院小结。包括入院、出院日期,入院时情况,诊疗经过,出院时情况,出院诊断,出院后注意事项(关于休养、饮食与治疗的医嘱,复诊时间等),为随访或随诊提供参考。

14. 死亡记录　是指住院医师对死亡患者住院期间诊疗和抢救经过的记录,应当在患者死亡后 24 小时内完成。内容包括入院日期、死亡时间、入院情况、入院诊断、诊疗经过(重点记录病情演变、抢救经过)、死亡原因、死亡诊断等。记录死亡时间应当具体到分钟。

## 第四节　病历书写举例

### 一、住院病历

姓名:王××　　　　　　　　性别:女
年龄:28 岁　　　　　　　　民族:汉族
婚姻:已婚　　　　　　　　职业:职员
籍贯:山东省济南市　　　　住址:济南市市中区经八路××号
入院日期:2015 年 11 月 12 日 07 时 10 分
记录日期:2015 年 11 月 12 日 07 时 45 分
病史叙述者:患者本人及家属　可靠程度:可靠

病　　史

主诉:上腹痛伴恶心、呕吐 7 小时,加重伴发热 3 小时。

现病史:患者 7 小时前饮酒、饱餐后出现上腹痛,伴有恶心、呕吐,呕吐物为胃内容物,呕吐后腹痛持续无减轻,且有阵发性加剧,并有向左腰背部放射的束带状痛,弯腰抱膝或前倾位疼痛可轻微减轻。3 小时前患者腹痛加剧,伴有发热,体温最高达

38.3℃,无畏寒、寒战,呕吐剧烈,呕吐物中含咖啡残渣样液体,量约200ml。家人急送至本院,查血常规示:WBC:10.60×10⁹/L,N%:80.82%,血清淀粉酶(Somogyi 法)4200U/L,呕吐物隐血阳性。腹部 B 超示胆囊结石、胆管扩张、胰腺肿大、弥漫性胰腺低回声。急诊以"急性胰腺炎"收入我科。自发病以来患者未进食,进少量水,难以入眠,大便 1 次,基本成形,小便正常。

既往史:平素体健,否认慢性病史,否认结核、肝炎等传染病史,无外伤与输血史,否认食物、药物过敏史。预防接种史不详。

系统回顾

呼吸系统:无咳嗽、咳痰、咯血,无胸痛、喘憋,无盗汗、消瘦。

循环系统:无心悸、活动后气短、水肿、晕厥及血压升高史。

消化系统:除本次上腹痛、恶心、呕吐、呕血、腹胀、发热,无反酸、嗳气、腹泻、黑便、便血、便秘、黄疸、皮肤瘙痒史。

泌尿生殖系统:无尿频、尿急、尿痛、腰痛、血尿、尿量异常、水肿、外阴瘙痒、阴部溃烂史。

内分泌代谢系统:无怕热、多汗、畏寒、乏力、食欲异常、烦渴、多饮、消瘦、肥胖史。

血液系统:无皮肤苍白、头晕、乏力、鼻出血、牙龈出血、皮下出血、骨骼疼痛史。

神经系统:无头痛、头晕、晕厥、记忆力下降、失眠、抽搐、瘫痪、感觉异常、意识障碍史。

运动系统:无关节肿胀、疼痛、肌肉萎缩、肌肉疼痛史。

个人史:出生本地,未到过疫区,工作稳定,喜爱音乐及上网,平素有少量饮酒史,无吸烟史。无宠物豢养史及粉尘接触史,无传染病接触史。

婚姻史:已婚未孕,性生活正常。

月经生育史:

$$13\frac{5\sim7}{28\sim30}2015.10.20$$

经量多,无血块和痛经,平素白带无异常。

家族史:父母均健在,无兄弟姐妹,否认家族遗传疾病史。

## 体　格　检　查

T:38.3℃,P:98 次/分,R:24 次/分,BP:110/70mmHg

一般状况:发育正常,营养良好,强迫仰卧体位,双下肢屈曲,急性病容,神志清晰,言语流利,问答合理,查体合作。

皮肤:色泽正常,弹性可,无水肿,无皮疹及瘀点、瘀斑。无皮下结节。

淋巴结:耳前、耳后、颈部、颌下、腋窝、腹股沟淋巴结未触及肿大淋巴结。

头部

头颅:头颅无畸形,发黑,分布均匀,眉毛无脱落,无瘢痕。

眼部:眼睑无水肿,角膜透明,巩膜无黄染,睑结膜无苍白及充血,双侧瞳孔等大正圆,直径约3mm,对光反射存在,辐辏反射对称存在。

耳部:耳郭无畸形,外耳道无分泌物,乳突无压痛,听力正常。

鼻部:无畸形、鼻翼无扇动,鼻腔通畅,鼻中隔无偏曲,鼻窦无压痛。

口腔：呼气无异味，口唇红润无发绀，牙齿排列整齐，无龋齿，牙龈无肿胀溢脓，舌苔薄白，伸舌居中，无震颤，口腔黏膜无溃疡、假膜、色素沉着。双侧扁桃体不大，咽部无充血，软腭运动正常，悬雍垂居中，吞咽正常，发声无嘶哑。

颈部：颈软，颈静脉无怒张，颈动脉未见明显搏动，肝-颈静脉回流征阴性，气管居中，甲状腺无肿大。

胸部

胸廓：胸廓对称无畸形，双侧呼吸运动对称，无肋间饱满或凹陷。

胸壁：无水肿、皮下气肿、肿块、静脉曲张。肋骨及肋软骨无压痛。乳房对称饱满，无肿块及触痛。

肺脏

视诊：两侧呼吸运动对称，节律规整。

触诊：语音震颤两侧相等，胸廓扩张度对称，无胸膜摩擦感。

叩诊：清音，肺下界位于右锁骨中线第 8 肋骨，腋中线第 8 肋骨，肩胛线第 10 肋骨；左侧腋中线第 8 肋骨，肩胛线第 10 肋骨；双肺下界移动度 6cm。

听诊：双肺呼吸音清，未闻及干、湿啰音及胸膜摩擦音。

心脏

视诊：心尖搏动位于左锁骨中线第 5 肋间隙内侧约 1cm 处最明显，心前区无异常搏动及局限膨隆。

触诊：心尖搏动最强部位于左锁骨中线第 5 肋间隙内侧约 1cm 处，无抬举性冲动，无震颤或摩擦感。

叩诊：心界不大，左锁骨中线至前正中线的距离约 8cm。

| 右 cm | 肋间 | 左 cm |
| --- | --- | --- |
| 2 | II | 2 |
| 2 | III | 3 |
| 3 | IV | 5 |
|  | V | 7 |

听诊：心率 98 次/分，律齐，$P_2 > A_2$，各瓣膜听诊区未闻及杂音，无心音分裂及第三、第四心音，无心包摩擦音。

周围血管征：无毛细血管搏动征、枪击音及水冲脉，动脉无异常搏动。

腹部

视诊：腹部平坦，腹壁无凹陷、膨隆、静脉曲张，未见胃肠型及蠕动波。脐部凹陷，未见分泌物。

触诊：上腹部肌紧张，有明显压痛，无反跳痛，未触及肿块，肝脏、脾脏未触及，墨菲征（+）。

叩诊：鼓音，肝肾区无叩击痛，无移动性浊音及液波震颤。

听诊：肠蠕动音减弱。无胃区振水声，肝、脾区无摩擦音，无血管杂音。

外阴及肛门：阴毛分布正常，外生殖器发育正常，无瘢痕及溃疡。无脱肛及痔核。

脊柱及四肢：脊柱呈生理性弯曲，无畸形、压痛及叩击痛；活动度正常。四肢无畸形、杵状指趾、水肿、静脉曲张,肌肉张力与肌力正常,关节无红肿、畸形及运动障碍。

神经系统:四肢运动正常,肌力 5 级,腹壁反射、膝腱反射、跟腱反射、肱二头肌腱反射、三头肌腱反射均对称存在,巴宾斯基征、奥本海姆征、戈登征、查多克征阴性,脑膜刺激征阴性。

辅 助 检 查

血常规:WBC:$10.60 \times 10^9$/L,N%:80.82%;血清淀粉酶(Somogyi 法)4200U/L,呕吐物隐血阳性。腹部 B 超示胆囊结石、胆管扩张,胰腺肿大、弥漫性胰腺低回声。

病 历 摘 要

患者王××,女,28 岁,因"上腹痛伴恶心、呕吐 7 小时,加重伴发热 3 小时",于 2015 年 11 月 12 日 07 时 10 分入院。患者 7 小时前饮酒、饱餐后出现上腹痛,伴有恶心、呕吐,腹痛持续无减轻,且有阵发性加剧,并有向左腰背部放射的束带状痛,弯腰抱膝或前倾位疼痛可轻微减轻。3 小时前患者腹痛加剧,伴有发热,体温最高达 38.3℃,呕吐剧烈,呕吐物中含咖啡残渣样液体,量约 200ml。

体格检查:T:38.3℃,P:98 次/分,R:24 次/分,BP:110/70mmHg。青年女性,双肺呼吸音清,未闻及干、湿啰音,心率 98 次/分,律齐,各瓣膜听诊区未闻及杂音,上腹部肌紧张,有明显压痛,无反跳痛,肝脾肋下未触及,墨菲征(+)肠鸣音减弱。

辅助检查:入院血常规:WBC:$10.60 \times 10^9$/L,N%:80.82%;血清淀粉酶(Somogyi)4200U/L。呕吐物隐血阳性。腹部 B 超示胆囊结石、胆管扩张,胰腺肿大、弥漫性胰腺低回声。

初步诊断:急性胰腺炎

　　　　　急性上消化道出血

　　　　　胆囊结石

医师签名:高××,手签:_____

## 二、入院记录

| | |
|---|---|
| 姓名:王×× | 性别:女 |
| 年龄:28 岁 | 民族:汉族 |
| 婚姻:已婚 | 职业:职员 |
| 籍贯:山东省济南市 | 住址:济南市市中区经八路××号 |

入院日期:2015 年 11 月 12 日 07 时 10 分

记录日期:2015 年 11 月 12 日 07 时 45 分

病史叙述者:患者本人及家属　　可靠程度:可靠

病 　 史

主诉:上腹痛伴恶心、呕吐 7 小时,加重伴发热 3 小时。

现病史:患者 7 小时前饮酒、饱餐后出现上腹痛,伴有恶心、呕吐,呕吐物为胃内容物,呕吐后腹痛持续无减轻,且有阵发性加剧,并有向左腰背部放射的束带状痛,弯腰抱膝或前倾位疼痛可轻微减轻。3 小时前患者腹痛加剧,伴有发热,体温最高达 38.3℃,无畏寒、寒战,呕吐剧烈,呕吐物中含咖啡残渣样液体,量约 200ml。家人急送至本院,查血常规示:WBC:$10.60 \times 10^9$/L,N%:80.82%,血清淀粉酶(Somogyi 法)4200U/L,呕吐物隐血阳性。腹部 B 超示胆囊结石、胆管扩张,胰腺肿大、弥漫性胰腺低回声。急诊以"急性胰腺炎"收入我科。自发病以来患者未进食,进少量水,难以入眠,大便 1 次,基本成形,小便正常。

既往史:平素体健,否认慢性病史,否认结核、肝炎等传染病史,无外伤与输血史,否认食物、药物过敏史。预防接种史不详。

个人史:出生本地,未到过疫区,工作稳定,喜爱音乐及上网,平素有少量饮酒史,无吸烟史。无宠物豢养史及粉尘接触史,无传染病接触史。

婚姻史:已婚未育,性生活正常。

月经生育史:

$$13 \frac{5 \sim 7}{28 \sim 30} \ 2015.10.20$$

经量多,无血块和痛经,平素白带无异常。

家族史:父母均健在,无兄弟姐妹,否认家族遗传疾病史。

以上病史已经陈述者认同。

陈述者签名: 与患者关系: 时间: 年 月 日

## 体 格 检 查

T:38.3℃,P:98 次/分,R:24 次/分,BP:110/70mmHg

青年女性,发育正常,营养中等,扶入病房,神志清楚,查体合作,全身皮肤黏膜无黄染、皮疹及出血点,浅表淋巴结未触及肿大。头颅大小正常,无畸形,眼睑无水肿,巩膜无黄染,球结膜无水肿,结膜无苍白及充血,双瞳孔等大正圆,直径约 3.0mm,对光反射灵敏。耳鼻口无异常分泌物,乳突及鼻窦区无压痛,口唇无发绀,无咽赤,扁桃体无肿大。颈软,颈静脉无充盈,气管居中,双甲状腺未触及肿大。胸廓对称无畸形,双侧呼吸动度一致,双侧触觉语颤对称,双肺叩诊清音,听诊双肺呼吸音清,未闻及干、湿啰音。心前区无隆起,剑突下未及搏动,无震颤,心界不大,心率 98 次/分,各瓣膜听诊区未及杂音。腹平坦,上腹部肌紧张,有明显压痛,无反跳痛,肝脾未触及,墨菲征(+),叩诊移动性浊音阴性,肠鸣音减弱。肛门和外生殖器未见异常。脊柱呈正常生理弯曲,活动不受限。四肢关节无红肿,活动自如,双下肢无水肿,双侧足背动脉搏动可。双侧腱反射对称存在,双侧巴宾斯基征阴性。

## 辅 助 检 查

入院血常规:WBC:$10.60 \times 10^9$/L,N%:80.82%;血清淀粉酶(Somogyi 法)4200U/L,呕吐物潜血阳性。腹部 B 超示胆囊结石、胆管扩张,胰腺肿大、弥漫性胰腺低回声。

初步诊断:急性胰腺炎

急性上消化道出血

胆囊结石

医师签名:高××,手签:_____

## 三、首次病程记录

2015 年 11 月 12 日 07 时 35 分 首次病程记录

王××,女,28 岁,因"上腹痛伴恶心、呕吐 7 小时,加重伴发热 3 小时。"于 2015 年

11月12日07时10分入院。

（一）病例特点

1. 主要病史:患者7小时前饮酒、饱餐后出现上腹痛,伴有恶心、呕吐,呕吐物为胃内容物,呕吐后腹痛持续无减轻,且有阵发性加剧,并有向左腰背部放射的束带状痛,弯腰抱膝或前倾位疼痛可轻微减轻。3小时前患者腹痛加剧,伴有发热,体温最高达38.3℃,无畏寒、寒战,呕吐剧烈,呕吐物中含咖啡残渣样液体,量约200ml。家人急送至本院,查血常规示:WBC:10.60×10⁹/L,N%:80.82%,血清淀粉酶(Somogyi法)4200U/L,呕吐物隐血阳性。腹部B超示胆囊结石、胆管扩张,胰腺肿大、弥漫性胰腺低回声。急诊以"急性胰腺炎"收入我科。自发病以来患者未进食,进少量水,难以入眠,大便1次,基本成形,小便正常。

2. 体格检查:T:38.3℃,P:98次/分,R:24次/分,BP:110/70mmHg。青年女性,发育正常,营养中等,扶入病房,神志清楚,查体合作,全身皮肤黏膜无黄染、皮疹及出血点,浅表淋巴结未触及肿大。眼睑无水肿,巩膜无黄染,球结膜无水肿,结膜无苍白及充血,双瞳孔等大正圆,对光反射灵敏。口唇无发绀,咽无充血,扁桃体无肿大。双肺呼吸音清,未闻及干、湿啰音。心率98次/分,各瓣膜听诊区未及杂音。腹平坦,上腹部肌紧张,有明显压痛,无反跳痛,肝脾未触及,墨菲征(+),叩诊移动性浊音阴性,肠鸣音减弱。双下肢无水肿,双侧腱反射对称存在,双侧巴宾斯基征阴性。

3. 辅助检查:入院血常规:WBC:10.60×10⁹/L,N%:80.82%;呕吐物隐血阳性。血清淀粉酶(Somogyi法)4200U/L。

腹部B超示胆囊结石、胆管扩张,胰腺肿大、弥漫性胰腺低回声。

（二）拟诊讨论

目前诊断:

1. 急性胰腺炎

诊断依据:

（1）因"上腹痛伴恶心、呕吐7小时,加重伴发热3小时入院"。

（2）查体:T:38.3℃,腹部平坦,上腹部肌紧张,有明显压痛,无反跳痛,肝脾未触及,墨菲征(+),叩诊移动性浊音阴性,肠鸣音减弱。

（3）辅助检查:血常规:WBC:10.60×10⁹/L,N%:80.82%;血清淀粉酶(Somogyi法)4200U/L;腹部B超示胆囊结石、胆管扩张,胰腺肿大、弥漫性胰腺低回声。

鉴别诊断:

急性胃炎:急性起病,也可有上腹痛、恶心、呕吐、呕血、发热,但一般血清淀粉酶不增高或无明显增高,胰腺B超检查无异常,胃镜下可见急性胃黏膜炎性病变,或伴出血。

2. 急性上消化道出血

诊断依据:

（1）患者7小时前饱餐后出现上腹痛,伴有恶心、呕吐,呕吐物为胃内容物,3小时前患者腹痛加剧,伴有发热,呕吐频繁,呕吐物为咖啡残渣样液体,量约200ml。

（2）查体:T:38.3℃,腹平坦,上腹部肌紧张,有明显压痛,无反跳痛。

（3）辅助检查:呕吐物潜血阳性。

3. 胆囊结石

诊断依据:

(1)患者 7 小时前饱餐后出现上腹痛,伴有恶心、呕吐,呕吐物为胃内容物,3 小时前患者腹痛加剧,伴有发热,呕吐频繁,呕吐物为咖啡残渣样液体,量约 200ml。

(2)查体:腹平坦,上腹部肌紧张,有明显压痛,无反跳痛,肝脾未触及,墨菲征(+)。

(3)辅助检查:腹部 B 超示胆囊结石、胆管扩张。

(三)诊疗计划

1. 一级护理,禁饮食,胃肠减压。

2. 静脉给予质子泵抑制剂抑制胃酸,生长抑素及其类似物抑制胰液分泌,抗生素预防和抗感染治疗及营养支持和对症治疗。

3. 完善相关化验及检查,指导下一步治疗。

医师签名:高××,手签:_____

## 四、出院记录

王××,女,28 岁,2015 年 11 月 12 日 07 时 10 分急诊入院,2015 年 12 月 10 日 07 时 00 分出院,共住院 28 天。

入院情况:患者 7 小时前饮酒、饱餐后出现上腹痛,伴有恶心、呕吐,呕吐物为胃内容物,呕吐后腹痛持续无减轻,且有阵发性加剧,并有向左腰背部放射的束带状痛,弯腰抱膝或前倾位疼痛可轻微减轻。3 小时前患者腹痛加剧,伴有发热,体温最高达 38.3℃,无畏寒、寒战,呕吐剧烈,呕吐物中含咖啡残渣样液体,量约 200ml。

查体:T:38.3℃,P:98 次/分,R:24 次/分,BP:110/70mmHg。青年女性,口唇无发绀,双肺呼吸音清,未闻及干、湿啰音,心率 98 次/分,律齐,各瓣膜听诊区未闻及杂音,腹部平坦,上腹部肌紧张,有明显压痛,无反跳痛,肝脾肋下未触及,墨菲征(+),肠鸣音减弱。

辅助检查:血常规:WBC:$10.60 \times 10^9$/L,N%:80.82%;血清淀粉酶(Somogyi 法) 4200U/L,呕吐物隐血阳性。腹部 B 超示胆囊结石、胆管扩张,胰腺肿大、弥漫性胰腺低回声。

入院诊断:1. 急性胰腺炎;2. 急性上消化道出血;3. 胆囊结石。

诊治经过:入院后完善血尿便常规、血清淀粉酶、肝肾功、血生化、血脂、血糖、心肌酶、C-反应蛋白等相关化验及腹部 B 超及 CT、心电图检查。给予一级护理,禁饮食,胃肠减压;静脉给予质子泵抑制剂抑制胃酸,生长抑素及其类似物抑制胰液分泌,抗生素预防和抗感染治疗,以及营养支持和对症治疗。

出院情况:现患者无腹痛、恶心、呕吐、发热,饮食、睡眠、大小便正常。查体:T: 36.5℃,P:80 次/分,R:16 次/分,BP:120/80mmHg,双肺呼吸音清,未闻及干、湿啰音,心率 80 次/分,律齐,各瓣膜听诊区未闻及病理性杂音。腹软,无压痛、反跳痛及肌紧张,肠鸣音正常。化验血常规、血尿淀粉酶均正常,复查 B 超示胰腺无异常。

出院诊断:1. 急性胰腺炎(水肿型);2. 急性上消化道出血;3. 胆囊结石。

出院医嘱:1. 注意休息,清淡饮食,避免劳累,适量运动。

2. 消化内科随诊(2 周后复查腹部 B 超)。

出院带药:米曲菌胰酶片(220mg/片)×40 片,口服,2 片/次,3 次/日。

医师签名:高××,手签:＿＿＿＿＿＿＿＿＿

## 第五节 医嘱及常用检查申请单书写要求

### 一、医嘱单

医嘱是指医师在医疗活动中下达的医学指令。医嘱单分为长期医嘱单和临时医嘱单。长期医嘱单内容包括患者姓名、科别、住院病历号(或病案号)、页码、起始日期和时间、长期医嘱内容、停止日期和时间、医师签名、执行时间、执行护士签名。临时医嘱单内容包括医嘱时间、临时医嘱内容、医师签名、执行时间、执行护士签名等。医嘱内容及起始、停止时间应当由医师书写。医嘱内容应当准确、清楚,每项医嘱应当只包含一个内容,并注明下达时间,应当具体到分钟。医嘱不得涂改。需要取消时,应当使用红色墨水标注"取消"字样并签名。

一般情况下,医师不得下达口头医嘱。因抢救急危患者需要下达口头医嘱时,护士应当复诵一遍。抢救结束后,医师应当即刻据实补记医嘱。

### 二、常用检查申请单

辅助检查申请单必须简要写明可供辅助科室参考的患者的病史、体征和初步诊断,检查部位和要求一定要准确具体。最忌随便写"入院常规"而无患者的病史和体征。实习医师不能代签执业医师姓名。

## 第六节 电子病历与表格式住院病历

### 一、电子病历

传统的书写病历、纸质版的表格式病历作为病历资料库,其信息采集、传递存储和管理利用都存在着许多不便之处。为提高医疗效率和管理效能,随着信息处理和智能化服务功能的计算机信息系统技术的发展,医院电子病历系统的创建应运而生,从而使以电子病历为核心的医院信息化建设成为公立医院改革的重要内容之一。

电子病历系统是医疗机构内部提供信息处理和智能化服务功能,用以支持电子病历的计算机信息系统;而电子病历则是指医务人员在医疗活动过程中使用医疗机构的电子病历系统,形成的文字、符号、图表、影像、切片等医疗数据化信息,并能实现采集、存储、管理、传输、访问和在线帮助的医疗记录。电子病历系统既包括应用于门(急)诊、病房的临床信息系统,也包括检验、病理、影像、心电等医技科室的信息系统。使用文字处理软件编辑、存储、打印的病历文档仍属纸质病历,不属于电子病历。电子病历能做到信息集成、信息共享、信息智能化,节约时间与资源,易于保存,大大提高临床工作质量和效率,同时也便于医疗管理、远程网上会诊、患者自我健康管理。从发展趋势看,电子病历将逐步取代纸质病历。

## 二、表格式住院病历

表格式住院病历主要对主诉和现病史以外的内容进行表格化书写,使得项目内容完整且省时,有利于资料储存和病历的规范化管理。

表格式病历的设计,应根据表格式病历规范和病历表格印制规范的要求,结合本专科病种特点和要求,选派高年资临床专家负责研究设计,需报省卫生行政部门备案,经省、自治区或直辖市卫生行政部门审批后使用。初学者应首先学会书写完整病历,而不能依靠表格式病历,待书写熟练之后,为了临床工作需要,再使用表格式住院病历。

### 学习小结

1. 学习内容

2. 学习方法

在熟悉病历书写的格式、内容与要求的基础上,反复临床实践书写病历。

(高燕鲁)

### 复习思考题

1. 什么叫病历?病历书写的基本原则有哪些?

2. 病历书写的重要性有哪些?

3. 案例分析:男性,45岁,自半年前劳累后反复出现胸闷、心慌、心前区疼痛,伴有左臂内侧及小指、无名指放射痛,每次发作10分钟,休息或口服硝酸甘油后可缓解。吸烟史15年。查体:心率85次/分,可闻及早搏,5~6次/分钟。心电图示:窦性心律,偶有房性早搏,ST-T改变。

问题:①请写出患者的主诉。病史和体格检查还需要补充哪些?②请写出该患者的初步诊断和鉴别诊断。

# 第四十九章

# 诊断步骤与临床思维

学习目的

通过学习疾病的诊断程序和临床思维,培养学生的临床思维能力。

学习要点

诊断步骤、临床思维方法、诊断的误区、诊断内容、格式与书写要求。

　　诊断是通过获取临床资料,分析评价临床资料,对患者所患疾病做出符合疾病本质及其客观规律的临床思维逻辑判断。临床实践首重诊断,没有正确的诊断,治疗是盲目的,甚至是有害的。良好的职业素质、扎实的医学知识、熟练的临床技能、丰富的临床经验、正确的临床思维,是获得正确诊断的条件。临床医师应为之不断努力,提高临床诊断水平。

## 第一节　诊　断　步　骤

　　疾病的诊断步骤包括搜集临床资料,透过临床表现探寻疾病的病理本质,做出诊疗决策,进行实践检验。即"调查研究、搜集资料;综合分析、提出诊断;反复实践、验证诊断"的认识疾病过程。

### 一、调查研究、搜集资料

　　临床资料是建立诊断的依据,它来源于周密的调查研究,包括问诊搜集病史,体格检查发现有价值的阳性与阴性体征,实验室及其他检查搜集相关资料。

　　1. 病史　疾病的发生发展与演变规律,症状的特征,症状之间的关系对疾病的诊断有重要作用。完整而详尽的病史大约可解决近半数的诊断问题,如慢性支气管炎、支气管哮喘、心绞痛、癫痫等,而且病史能为后续的检查提供线索与依据。采集病史并非单纯询问,而应边问边想。厘清疾病的动态变化、演变规律、个体特征。合理分析症状所反映的病理与病理生理改变,如呼气性呼吸困难提示下呼气道狭窄,劳累性呼吸困难提示心肺功能不全。

　　2. 体格检查　体征是病理的反映。在采集病史的基础上进行全面、系统又重点深入的体格检查,发现有价值的阳性与阴性体征。体格检查结合问诊可解决大多数诊断问题。如既往有风湿热病史,近来出现心悸气促的患者,体格检查发现心尖区舒张中晚期递增型隆隆样杂音,则马上可确立风湿性心脏病、二尖瓣狭窄、左心衰竭的诊断。体格检查时既要注意那些支持诊断的阳性体征,还要重视对诊断或鉴别诊断有重要意义的阴性体征。要求医师熟悉各种疾病的体征,熟悉体征所反映的病变脏器或组织的物理或病理改变,如鼓音反映含气空腔,压痛明显的包块提示炎性包块,杂音反映血流产生湍流。体格检查时应做到边查边想,边查边问,反复加以核实、验证,明确其临床意义。

3. 实验室及辅助检查  在获得病史和体格检查资料,形成一定的诊断意向的基础上,选择必要的实验室及辅助检查。这些检查对疾病的诊断与病情的评估都是有利的,有时是起决定作用的。各种检查的选择要有目的,切忌撒网式检查。应避免单纯依赖实验室检查或辅助检查结果来诊断疾病,解释实验室及辅助检查结果时一定要结合其他临床资料。在选择检查项目及评价检查结果时应考虑:①检查的目的;②检查的时机;③灵敏度与特异性;④影响因素及个体差异;⑤安全性;⑥成本与效益比等。

因为临床资料是建立诊断的依据,所以调查研究、搜集资料,要遵循客观性、完整性、系统性原则,这"三性"原则是获得正确诊断的前提。

客观性:问诊、体格检查、实验室及辅助检查必须实事求是、客观真实。先入为主、主观臆测,只注意合乎自己主观愿望的资料,对客观事实随意取舍,问诊及体格检查方法错误,实验室及辅助检查的时机或准备不恰当,或结果判断有误,都会影响临床资料的真实性,从而导致诊断失误。

完整性:临床资料不仅要真实,而且要完整,要详尽占有临床资料,病史应能反映疾病发生发展及演变的全过程,各项病史资料均应齐全。体格检查要全面细致,不能遗漏任何部位和任何一项有意义的线索。应有的实验室及辅助检查不能遗漏。

系统性:问诊应条理清晰,重点突出。医师应当以主诉为线索,有顺序、有层次地逐一全面深入问诊,并注意症状之间的内在联系及其发展规律。体格检查从一般检查,到头、颈、胸、腹、脊柱四肢和关节、生殖器、肛门和直肠,最后神经系统,逐一全面而系统地检查,并注意各种体征的病理意义及其内在联系。实验室及辅助检查不是撒网式的,而是有针对性、符合逻辑的。

## 二、综合分析、提出诊断

从接诊起,临床医师就开始根据获得的临床资料进行分析,随着实践的深入,认识不断深化,形成诊断印象。一般来说,形成诊断的方式有3种:①直接诊断;②肯定或排除诊断;③鉴别诊断。

一些单纯的疾病,病情简单、直观,临床表现往往能直接提示诊断。如急性扁桃体炎、带状疱疹。一些复杂的疾病,由于疾病表现复杂多样,有个体差异,有异病同症,有同病异症。要完全反映疾病的本质就必须将所得的临床资料进行归纳整理、分析评价,抓住主要的临床问题,进行排除诊断或鉴别诊断。如主要的临床问题是:劳累性呼吸困难伴全心扩大,而无瓣膜及负荷异常,则需考虑扩张型心肌病,而扩张型心肌病需通过排除其他特异性心肌病而做出确诊。如主要的临床问题是哮喘,考虑支气管哮喘诊断时需与其他有哮喘样发作的疾病鉴别。

在综合分析、提出诊断的过程中要进行临床资料的归纳整理、分析评价、思维推理、提出诊断,其中准确地提出主要的临床问题是解决诊断的关键环节。

1. 归纳整理、分析评价　在调查研究、搜集资料的临床实践中,对疾病的认识还停留在感性认识阶段,因此这些资料往往比较零乱,缺乏系统性,缺关联性,有些甚至不客观、不真实。必须对这些临床资料进行归纳整理,去粗取精、去伪存真、由表及里、由局部到整体,使临床资料更具有真实性、完整性和系统性。分析评价临床资料时必须考虑:①检查结果的灵敏度与特异性;②检查结果对鉴别受检者有无某种疾病的价值有多大;③检查结果的误差大小;④检查结果的影响因素及个体差异;⑤检查结果与其他临床资料是否相印证,如何解释。

2. 思维推理、提出诊断　根据归纳整理、分析评价后的临床资料,提出主要的临床问题,结合医学知识及临床经验进行推理判断,形成印象,即初步诊断。

### 三、反复实践、验证诊断

由于疾病的复杂性、多样性、动态性、不确定性,医师认识的有限性及临床工作的紧迫性,对疾病的诊断常不是一次就能完成的,诊断是否正确还需在临床实践中加以验证。这些临床实践包括:①给予对应的治疗或进行诊断性治疗,但诊断性治疗常是在病情不容等待,或无其他检查措施可选择时才采用的方法,且必须是特异性强、疗效确切、治疗终点和观察评价指标明确的疗法(如硝酸甘油缓解劳累性心绞痛);②观察病情演变及治疗反应;③某些资料的复查、核实、验证;④选择进一步的必要的检查;⑤甚至查阅文献,开展会诊讨论。如果疾病的演变、治疗反应,进一步的检查结果符合拟诊疾病的客观规律,则证明诊断是正确的。否则诊断是错误的或不全面的,必须进一步调查,评价,分析,修正诊断。

## 第二节　临 床 思 维

临床思维是医师认识疾病、判断疾病和治疗疾病等临床实践过程中的逻辑方法或哲学方法,贯穿于疾病诊断的全过程。正确的临床思维有助于正确诊断疾病。

### 一、临床思维要素

临床实践与科学思维构成临床思维的两大要素。没有临床实践,科学思维是无源之水、无本之木;而没有科学思维指导的临床实践则是盲目的。

1. 临床实践　实践是认识的源泉。临床(bedside)就是接触患者,通过问诊、体格检查、实验室及器械检查观察病情,搜集临床资料,发现问题,分析问题,解决问题。

2. 科学思维　在科学思维的指导下,进行临床实践,将搜集的临床资料进行分析、推理、判断,由感性认识上升到理性认识,建立疾病的诊断。这一过程是任何先进的技术与设备都不能代替的思维活动,对诊断有非常重要的意义。但科学思维不是孤立的,临床资料越翔实,医学知识越广博,临床经验越丰富,则思维更正确,更能做出正确的诊断。

### 二、临床思维方法

临床诊断常用的思维方法有以下几种。

1. 演绎推理　是从共性或普遍性的原理出发,对个别事物进行推论并导出新的结论。临床推理中,它是以疾病的一般规律为大前提,以一般规律与患者具体病情的联系为小前提,演绎的结论就是疾病的诊断。例如:急性胃肠穿孔属急腹症,可出现膈下游离气体(大前提);若急腹症患者 X 线检查发现膈下有游离气体(小前提);则考虑有胃肠穿孔(结论)。演绎推理的准确性是以前提的可靠性为基础,否则会推导出错误的诊断,如小穿孔可无膈下游离气体,人工气腹也可出现膈下游离气体。

2. 归纳推理 是从个别和特殊的事物推导出一般性或普遍性结论的推理方法。是从个别到一般的认识过程,如各种急性腹膜炎,无论是胃肠穿孔,肝脾破裂引起,还是急性胰腺炎、胆囊炎等所致,都有压痛、反跳痛、腹肌紧张这一组临床表现,故出现压痛、反跳痛、腹肌紧张的急腹症患者可诊断急性腹膜炎。由于临床上的归纳推理一般只能是不完全归纳推理,故其结论有不同程度的或然性。

3. 类比推理 临床上类比推理常用于鉴别诊断。它根据两个或两个以上疾病在临床上有某些相同或相似之处,但也有不同之处,经过比较、鉴别他们之间的差别,尤其是特征性的差别,推论而确立诊断。

4. 拟诊循证 临床上诊断常常是一过程,首先根据搜集的诊断线索和信息提出诊断与鉴别诊断(拟诊,即提出诊断假说),然后按拟诊的疾病再进一步去寻找更多的诊断依据来肯定或否定拟诊的疾病。如发热、贫血,心脏杂音、脾大患者,拟诊感染性心内膜炎,应追问有无心脏病史,是何种心脏病,进一步血培养寻找病原微生物,心脏超声检查寻找赘生物等诊断依据。

5. 对照标准或指南 临床上有一些疾病有公认的诊断标准或指南,分析患者的临床表现,形成印象(拟诊)再与拟诊疾病的诊断标准对照,最后提出诊断。

6. 经验再现 经验再现即模式识别,临床经验是临床医师在临床工作中积累的知识技能和认知能力,临床经验使医师的意识中形成某些特定疾病的特定临床表现模式,这在疾病的诊断中起重要作用。如 Charcot 三联征(右上腹绞痛、寒颤发热、黄疸)提示急性梗阻性胆管炎。但经验有时存在着局限性与片面性,经验再现只有与其他的临床思维方法结合起来,才能更好地发挥诊断作用。

对于具体疾病的诊断,以下临床思维程序有助于提高诊断水平。

(1) 从解剖的观点,有何结构异常?

(2) 从生理的观点,有何功能改变?

(3) 从病理生理的观点,提出病理变化和发病机制的可能性。

(4) 考虑几个可能的致病原因。

(5) 考虑病情的轻重,勿放过严重情况。

(6) 提出 1~2 个诊断假说。

(7) 检验该假说的真伪,权衡支持与不支持的临床表现。

(8) 寻找特殊的临床表现组合,进行鉴别诊断。

(9) 缩小诊断范围,考虑诊断的最大可能性。

(10) 提出进一步检查及处理措施。

## 三、临床思维哲学

1. 现象与本质 疾病的临床表现属事物的现象,疾病的病理及病理生理改变属事物的本质,这就是疾病的现象与本质的关系。诊断疾病时,应思外揣内,透过现象看本质,如肺部干啰音是气道狭窄的反映,而气道狭窄是产生干啰音的基础。如何透过临床表现去认识疾病的本质,这要求我们必须掌握各种症状、体征及各项检查结果与疾病病理及病理生理的联系,这是诊断疾病的最基本的哲学思想。

2. 主要表现与次要表现　有时疾病的临床表现和过程往往比较复杂,临床资料也较多,涉及多个系统。在纷繁复杂的临床表现中必须分清哪些是主要的,哪些是次要的;哪些是原发的、哪些是继发的;哪些是直接的、哪些是间接的。厘清各种临床表现之间的关系。反映疾病本质的是主要表现,缺乏这些资料则临床诊断不能成立,次要表现虽然不能作为疾病的主要诊断依据,但可为临床诊断提供旁证。

3. 共性与个性　共性即不同疾病出现的相同表现;而个性即不同疾病的同一表现又各有其临床特点。如心脏病、肾脏病、肝脏病及营养不良都可能出现同一症状:水肿,水肿为这些疾病的共性。心性水肿常以下垂性水肿伴体循环静脉压增高为特征;肾性水肿则以先出现于皮下疏松组织如眼睑等处为特征;肝性水肿以腹水伴门静脉高压为特征;营养不良性水肿则以低蛋白血症为特征。这些不同疾病的水肿特点即为上述各疾病的个性。熟悉共性有助于全面考虑可能产生该项临床表现的各种疾病,而抓住个性则有利于鉴别诊断。

4. 典型与不典型　典型与不典型是相对而言的,所谓典型表现只是由于较常见,为临床医师所熟知而已,不典型表现只是由于相对特殊少见而已。造成疾病临床表现不典型的因素有:①患者的因素:如年老体弱、婴幼儿、机体反应能力、个体差异等;②疾病的因素:如疾病的早期或晚期、多种疾病的干扰影响;③医师的认识水平;④治疗的干扰;⑤器官解剖变异;⑥地域、季节等因素。

5. 局部与整体　局部与整体是相互联系、相互影响的。局部的异常可以是全身性疾病临床表现的一部分,要能见微知著;全身性的表现又可由局部疾病引起,要能从纷繁复杂的临床表现中,抓住本质。如发热原因待诊的患者,皮肤的 Osler 小结有助于揭示疾病的本质;脓肿为一局部病变,却可以引起寒颤、高热、口干、呼吸心跳加快、白细胞增高等全身性表现,甚至败血症;风湿热是系统性疾病,却可突出地表现为心脏炎、关节炎、舞蹈症、皮疹等局部表现。

### 四、临床诊断原则

医学是一门不确定的科学和什么都有可能的艺术,误诊或漏诊是随时可能发生的,医师应遵循临床诊断原则,远离思维误区,以提高诊断的正确率。

1. 实事求是原则　实事求是原则是总原则,它要求从客观实际出发,尊重客观规律,不要主观臆断。搜集临床资料,应注意客观性、真实性;解释临床现象,应符合疾病的客观规律。疾病有其自身的一般规律,也有其特殊规律。医师不能因其不符合疾病的一般规律就根据自己的知识范围和局限的临床经验随意舍弃;也不能牵强附会地将其纳入自己理解的框架中,以满足不切实际的所谓的诊断要求;更不能不顾客观事实或歪曲客观事实,武断坚持己见。

2. 一元论原则　当疾病有多种临床表现时,抓住主要表现,最好能用一个主要疾病合理解释患者的各种临床表现,尽量不要"看图说话"罗列若干疾病诊断。当然,如遇到不能解释的现象,则应实事求是,重新全面考虑,不要勉强用一个疾病来加以解释。

3. 优先考虑常见病、多发病原则 这一原则符合概率分布的基本原理,有其数学、逻辑学依据。疾病的发病率及疾病谱随不同年代、不同地区而变化,但在同一时期、同一地区相对稳定。当几种疾病的可能性都存在时,要首先考虑常见病、多发病,再考虑少见病、罕见病。同样的道理,应考虑当时当地流行和发生的传染病与地方病。虽然"小概率事件"可以不考虑,但"黑天鹅事件"是可以发生的,当少见疾病的诊断条件充分时,这时就应遵循实事求是原则。

4. 优先考虑器质性疾病的原则 当器质性疾病与功能性疾病的鉴别存在困难时应优先考虑器质性疾病。在没有充分根据可排除器质性疾病前,不要轻易做出功能性疾病的诊断,以免导致延诊、漏诊或误诊,失去治疗机会,给患者带来不可弥补的损失。有时器质性疾病可能存在一些功能性疾病的症状,甚至与功能性疾病并存,此时也应重点考虑器质性疾病的诊断。但应实事求是,警惕不要把功能性疾病误诊为器质性疾病。

5. 优先考虑可治愈性疾病的原则 当诊断不明确,可治愈性疾病和不可治愈性疾病的诊断均有可能性时,应首先考虑可治愈性疾病,以便及时地给予恰当治疗,最大限度地减少诊断过程的周折,减轻患者的负担和痛苦。但这并不意味可以忽略不可治或预后不良疾病的诊断。

6. 简化思维程序原则 医师在获得临床资料后,根据医学知识与临床经验,抓住疾病的主要表现及规律特点,形成一定的诊断意向,逐一对照、逐一排除,在最小范围内选择最大可能的诊断,以给患者最及时的处理。这一原则在急诊患者中尤为重要。

7. 以病人为整体原则 人是一个整体,人与社会、自然是一个整体。生物-心理-社会医学模式要求医师考虑疾病的影响因素除病因、病理生理等生物学因素外,还应考虑年龄、性别、家庭、文化程度、生活环境、工作情况、心理状态、宗教信仰等因素。不能只见"病"不见"病人"。

8. 循证医学原则 20 世纪 80 年代以来,循证医学(evidence based medicine,EBM)对临床医学产生了重大影响。运用循证医学的基本原理,认真、明智、慎重地应用当前有关这些诊断方法的最佳证据,保证相关诊断性试验能为患者做出正确诊断。

 知识链接

**黑天鹅事件**

18 世纪之前,欧洲人一直相信所有天鹅都是白色的,所以在当时欧洲人眼中,天鹅没有可能不是白色的。直到 18 世纪,欧洲人发现澳洲,看到了当地的黑天鹅后,这个不可动摇的信念崩溃了,欧洲人发现了自己的无知。后来把极不可能发生,实际上却又发生的事件称黑天鹅事件(black swan event)。一般来说,黑天鹅事件具有意外性并产生重大影响,对临床的寓意是医学是一门不确定的学科,有时一些小概率事件也会产生重大后果,如肺出血型钩端螺旋体病可以是大咯血的原因,虽少见,但一旦误诊可造成严重后果。

## 五、临床诊断误区

疾病的复杂性、多样性和医师实践与认识的局限性往往使诊断偏离疾病的本质,走入误区,造成误诊、漏诊、表现为病因判断错误、疾病性质判断错误以及延误诊断等。

故医师应怀着"如履薄冰,如临深渊"的态度,在疾病诊断过程中,远离诊断误区。

临床上诊断失误的常见原因有:

1. 观察检测误差 临床观察不细致,各种检验、检查结果的准确性不够,或遗漏了一些重要的病史或体征;一些必要的辅助检查未进行,或解释错误都可能导致诊断失误。

2. 临床资料缺陷 临床资料不客观、不完整、不确切,无重点,缺乏系统性、动态性,难以成为诊断依据。

3. 思维判断有误 先入为主,主观臆断,单凭个人经验,或思维方法和诊断原则存在错误,都会产生"替罪羊"现象,使诊断偏离疾病的本质,走入误区。

4. 知识经验不足 医学知识不全面,临床经验不足,难以认识疾病的本质,造成诊断错误。

5. 疾病复杂罕见 对于一些复杂的疾病、罕见的疾病、新的疾病或疾病新的临床表现型缺乏认识与经验,又不查阅文献和会诊讨论,最终导致诊断失误。

 **知识链接**

### 张孝骞名言

"病人以性命相托,我们怎能不诚惶诚恐,如临深渊,如履薄冰"。

张孝骞(1897—1987),男,湖南长沙人,中国科学院院士、内科学专家、医学教育家、中国消化病学的奠基人。毕生致力于临床医学、医学科学研究和医学教育工作。

在协和医院代代之间流传着张孝骞的几句名言:对病人"如临深渊,如履薄冰";在临床中牢记四个字"戒"、"慎"、"恐"、"惧";"每一个病例都是一个研究课题"。这几句是他对"如何做一个好医生"的朴素回答。

## 第三节 诊断内容和书写

### 一、诊断内容

诊断是制订治疗方案的依据,应反映疾病的本质与全貌,应体现疾病的病因、性质、部位、病理形态、功能状态以及患者的全面健康状况。具体诊断内容包括:病因诊断、病理形态诊断、病理生理诊断、并发症诊断和伴发疾病诊断。

1. 病因诊断 病因诊断明确致病原因,体现疾病的性质,最能反映疾病的发生、发展、转归和预后,对疾病的治疗和预防都有决定性的意义。如风湿性心瓣膜病、病毒性心肌炎、肺结核、病毒性肝炎、有机磷中毒、新型隐球菌脑膜炎等。有些疾病的病因目前还不十分明确,临床诊断时只能用"原发"来表示,如原发性高血压、原发性痛风等。

2. 病理形态诊断 病理形态诊断也称病理解剖诊断。病理形态诊断对疾病的病变部位、性质以及组织结构的改变做出诊断。如二尖瓣关闭不全、肺纤维化、肝硬化、缩窄性心包炎等。

3. 病理生理诊断 病理生理诊断反映疾病引起的机体功能或生理改变。如心功能不全、心律失常、肝性脑病、肾衰竭等。

4. 疾病的分型与分期　不少疾病有不同的临床类型和病期，其治疗及预后有差异。如钩端螺旋体病有流感伤寒型、黄疸出血型、肺出血型、脑膜脑炎型等不同临床类型；肝硬化有肝功能代偿期与失代偿期。疾病的分型和分期可对治疗抉择及预后判断起指导作用。

5. 并发症诊断　并发症是指原发疾病的进一步发展引起机体、脏器进一步损害，出现了虽然与主要疾病性质不同，但发病机制有因果关系的病变，如胃溃疡并发穿孔、急性心肌梗死并发乳头肌功能不全、风湿性心瓣膜病并发脑栓塞等。

6. 伴发疾病诊断　伴发疾病是指与主要诊断的疾病同时存在、但在发病机制上又不相关的疾病，伴发病对机体和主要疾病可能产生影响。

临床实践中由于疾病的复杂性，医师认识的有限性，以及客观条件的限制，有时疾病暂时难以做出完整的诊断。未查明病因的，应根据疾病的病理和（或）功能改变，做出病理形态诊断和（或）病理生理诊断，如肺纤维化、心包积液、肾衰竭。对于一时查不清病因，也难以做出病理形态和病理生理诊断的疾病，可以主诉的原因待诊作为临时诊断，如"腹部肿块原因待诊"、"血尿原因待诊"等。对于待诊病例应尽可能根据临床资料的分析和综合，提出一些可能的诊断病名或待排除的疾病，以反映诊断的倾向性，如血尿原因待诊：①肾结核；②泌尿系统肿瘤待排除。并应选择进一步的检查与治疗，尽早明确诊断。

## 二、诊断书写要求

1. 病名要规范准确　疾病诊断的病名书写要规范、完整、准确，不要省略修饰词和限定词，疾病的部位要写具体。如脑膜炎、泌尿系结石、心肌梗死都属笼统的诊断，充血性心肌病属不规范的诊断，书写时都应尽量避免。

2. 选择好第一诊断　当患者存在一种以上的疾病时，对患者健康影响最大或威胁患者生命的疾病是主要疾病，应作为第一诊断。

3. 诊断要完整　诊断应尽可能体现疾病的病因、性质、部位、病理形态、功能状态以及患者的全面健康状况。与主诉和现病症完全无关的疾病也应记录，以示其存在。

4. 注意诊断顺序　一般是主要的、急性的、原发的、本科的疾病排列在前；次要的、慢性的、继发的、他科的疾病列在后面。

## 三、临床诊断举例

例一：诊断：1. 风湿性心瓣膜病　　　　　　　（病因诊断）
　　　　　　二尖瓣狭窄伴关闭不全　　　　（病理解剖诊断）
　　　　　　心力衰竭　　　　　　　　　　（病理生理诊断）
　　　　　　心功能Ⅲ级
　　　　　　持续性心房颤动
　　　　2. 左心房附壁血栓　　　　　　　（并发症诊断）
　　　　3. 胆囊结石　　　　　　　　　　（伴发疾病诊断）
例二：诊断：1. 冠状动脉粥样硬化性心脏病　　（病因诊断）
　　　　　　急性前壁心肌梗死　　　　　　（病理解剖诊断）

　　　　心功能Ⅱ级　　　　　　　　（病理生理诊断）
　　　　室性期前收缩
　　2. 2 型糖尿病　　　　　　　　　（伴发疾病诊断）

## 第四节　循证医学与临床诊断

### 一、循证医学的基本概念

　　20 世纪 80 年代以来，由于一些国际大规模随机双盲、设有对照的前瞻性临床试验，推动了医学模式的改变。1992 年加拿大麦克玛斯特大学的 David Sackett 及其同事提出了循证医学（evidence based medicine，EBM）的概念。David Sackett 定义 EBM 为："慎重、准确和明智地应用目前可获取的最佳研究证据，同时结合临床医师个人的专业技能和长期的临床经验，考虑患者的价值观和意愿，完美地将三者结合在一起，制订出具体的治疗方案"。

　　EBM 定义中的专业技能和临床经验是指临床医师应用从长期临床实践中所获得的临床知识、技能和经验对患者的疾病状态、诊断、干预措施的利弊、预后及患者的价值观、期望迅速做出决断的能力；最佳研究证据是指通过临床相关的研究，包括基础医学研究和以患者为研究对象的大样本随机对照临床试验（randomized controlled trial，RCT）及其系统性评价（systematic review）或荟萃分析（meta-analysis），得出的诊疗方法的效果和安全性；患者的价值观和意愿是指在临床决策中，患者对自身疾病状况的关心程度、期望和对诊断、治疗措施的选择。

　　EBM 定义的核心思想就是将最佳临床证据、专业知识与经验和患者的具体情况这三大要素紧密结合在一起为患者制定最佳医疗决策，旨在得到更敏感和更可靠的诊断方法，更有效和更安全的治疗方案。必须强调：临床医师应紧密结合这三大要素，客观地做出医疗决策。要防止教条式循证，也要防止有证不循。忽视临床专业知识与经验，机械地应用最佳临床研究证据，有可能被误导；相反，仅靠自己的临床专业知识与经验，而不应用最新、最佳的研究证据，有可能将过时的、甚至有害的方法应用于诊疗，给患者造成损害；患者参与临床医疗决策是为了尊重患者的知情权与选择权，不同的患者对自身疾病的关心程度、对医师所给予的诊疗措施的期望值及对不良反应的耐受性不同，最终的医疗选择会有差别。

　　运用循证医学的基本原理对临床诊断进行系统评价和可靠性分析，极大地提高诊断水平，如高血压、糖尿病等诊断标准的制定，急性心肌梗死诊断模式的改变。

### 二、循证医学与诊断性试验

　　临床工作中凡是用于疾病诊断的试验，如问诊、检体诊断、实验诊断、影像诊断和各种器械诊断，均称为诊断性试验。在进行这些诊断试验时，应遵照循证医学的原理，认真、明智、慎重地应用当前有关这些诊断方法的最佳信息，保证有关诊断性试验能为患者做出正确诊断。所有诊断性试验，无论是实验诊断、影像诊断和各种器械诊断，还是问诊、检体诊断，都具有特异性、灵敏度、准确度等特性，如心绞痛对心肌缺血的诊断就存在特异性、灵敏度、准确度等特性：有无痛性心肌缺血；有肺动脉栓塞症出现心绞

笔记

痛样表现。故对诊断性试验都应认真评估,合理做出诊断决策。

### 三、诊断性试验证据的真实性

诊断性试验证据的真实性是指研究证据的内在真实性(internal validity)。包括研究方法与科研设计是否科学、统计分析是否正确、结果和结论是否可靠、研究结果是否支持作者的结论等。内在真实性是评价诊断性试验证据的核心,如果有关诊断性试验的内在真实性有缺陷,则其价值是有限的。对于诊断性试验证据的真实性,我们应从以下内容进行评价。

1. 诊断性试验有无明确的金标准对照 金标准是指当今医学界公认的诊断某种疾病的最可靠方法,如医学专家共同制订的诊断标准、外科手术发现、病理学诊断、影像学诊断、长期临床随访等。肿瘤诊断的病理诊断、缺血性心脏病诊断的冠状动脉造影、肾结石的影像诊断都属金标准,而某些慢性、退变性疾病的金标准则应根据临床诊断标准或长期随访结果。

对照金标准,所有诊断性试验的研究对象均可划入"有病组"或"无病组"。正确选择金标准十分必要,否则会造成疾病分类错误,会影响对诊断性试验的正确评价。

2. 诊断性试验是否与金标准进行同步、独立、盲法比较 诊断性试验与金标准应进行同步、独立、盲法比较,要求判断诊断性试验结果的研究者与划分金标准结果的研究者不能预知对方的结果,这样才能保证结果的客观性。

3. 试验研究对象是否包括各种临床类型 研究对象的样本要足够大,应能反映临床实践的实际情况。诊断性试验的临床价值不是取决于能否区分正常人与典型、重型病例,而是能否区分容易混淆的疾病和区分各种不同时期与不同程度的疾病。包括典型和不典型,早、中、晚期,轻、中、重度,有或无并发症的病例。将所有研究对象同步进行金标准和诊断性试验检测,对结果进行比较,这样的诊断性试验才具真实性。

遵循诊断性试验真实性评价的原则,对研究证据进行评价,可得研究证据的论证强度和在疾病诊断中的推荐意见级别。研究证据的论证强度越高(如I级),则推荐意见的科学依据越充分(如A级)。

### 四、诊断性试验证据的临床价值

诊断性试验证据的临床价值是指诊断性试验的结果能否准确诊断受检者有无某种疾病的能力。用金标准将研究对象划分为病例组和对照组,比较诊断性试验检测所有研究对象获得的阳性、阴性结果(表49-1),计算灵敏度(sensitivity,SEN)、特异性(specificity,SPE)、预测值、似然比等指标,进行诊断性试验证据的临床价值评价。

任何诊断性试验都不可能具有100%的灵敏度和特异性,诊断性试验的灵敏度升高,则特异性会降低,反之亦然。因此,应根据临床需要选择具有不同灵敏度和特异性的诊断性试验,如排除疾病时选择灵敏度高的试验,而确诊疾病时选择特异性高的试验。实际上患病人群和"正常人群"的诊断性试验结果分布常互相重叠,为了避免简单将诊断性试验的结果分为正常和异常,可根据某一诊断性试验的连续性数据的不同临界值,计算不同的灵敏度、特异性及似然比来全面反映诊断性试验结果的临床价值。

表 49-1  诊断性试验证据的临床价值评价

| 诊断性试验 | 金标准诊断 | | 合计 |
| --- | --- | --- | --- |
| | 病例组 | 对照组 | |
| + | 真阳性 a | 假阳性 b | a+b |
| − | 假阴性 c | 真阴性 d | c+d |
| 合计 | a+c | b+d | N |

a:真阳性:为病例组内诊断性试验阳性的例数;b:假阳性:为对照组内诊断性试验阳性的例数;c:假阴性:为病例组内诊断性试验阴性的例数;d:真阴性:为对照组内诊断性试验阴性的例数。

各项评价指标的计算公式:

灵敏度(SEN)= $a/(a+c)$

特异性(SPE)= $d/(b+d)$

准确度 = $(a+d)/N$

患病率 = $(a+c)/N$

阳性预测值 = $a/(a+b)$

阴性预测值 = $d/(c+d)$

阳性似然比 = $[a/(a+c)]/[b/(b+d)]$ = SEN/(1−SPE)

阴性似然比 = $[c/(a+c)]/[d/(b+d)]$ = (1−SEN)/SPE

似然比(likelihood ratio,LR)能同时反映灵敏度和特异性,即有病者中得出某一试验结果的概率与无病者中得出这一概率的比值。因检验结果有阳性与阴性之分,故似然比可分为阳性似然比(positive likelihood ratio, LR⁺)和阴性似然比(negative likelihood ratio,LR⁻)。阳性似然比是试验结果的真阳性率与假阳性率之比,显示诊断试验正确判断阳性的可能性是错误判断阳性可能性的倍数。阳性似然比比值越大,试验结果阳性时为真阳性的概率越大,提示患病的概率越大。阴性似然比是试验结果的假阴性率与真阴性率之比,显示错误判断阴性的可能性是正确判断阴性可能性的倍数。其比值越小,试验结果阴性时为真阴性的可能性越大,提示患病的概率越小。

似然比的另一重要作用是帮助我们在临床诊断中,根据试验前患者的从基本情况、临床资料估计的患病概率(验前概率),利用诊断性试验的结果重新估计患者患病的可能性(验后概率),以帮助临床医师做出合理的诊断决策。

## 五、诊断性试验证据的实用性

诊断性试验证据的实用性,即外在真实性(external validity),或适用性(generalizability)是指诊断性试验的结果和结论在不同人群、不同地点和针对具体病例的推广应用价值。这是诊断性试验证据在临床实践中有无实用价值的问题,可从下列三方面进行评价。

1. 诊断性试验的重复性  对同一患者的多次检测结果是否相同或相近,有无高的重复性。这要求对检测方法、判断结果的标准等进行严格控制。

2. 诊断性试验的推广性  临床患者与诊断性试验研究对象的特点是否类似、所在医院是否具备开展该诊断性试验的条件,性价比如何,患者对诊断性试验,特别是有创性试验的接受程度。

3. 诊断性试验的决策性  是指诊断性试验的结果结合患者的其他临床资料,能重新估计患者患病的可能性。如诊断性试验的结果是阴性,验后概率很小,则患病的可能性小,需重新考虑患者的诊断;如果诊断性试验的结果为阳性,验后概率很大,患病的可能性大,则可确定诊断。

循证医学带来了医学模式的革命,但像任何新生事物一样,EBM 不是完美无缺的,更不是万能的。EBM 并不否定临床经验,EBM 也不能解决所有临床问题,还有很多临床问题尚无相应证据可循,在临床实践中不应夸大 EBM 的作用,更不能生搬硬套。应明白:循证医学的基本原理是要求临床医师在临床诊断过程中,应对所选择的诊断性试验的真实性、临床价值和实用性进行评价,合理选择最佳的诊断性试验,同时结合临床医师个人的专业技能和临床经验以及患者的个体情况和选择,客观地、科学地、经济高效地做出诊断决策。

## 学习小结

1. 学习内容

2. 学习方法

重视临床实践,从临床见习、病案分析、病历书写中获得疾病的诊断程序和诊断思维方法心得。

(成战鹰)

## 复习思考题

1. 试述诊断思维的基本原则有哪些? 有何指导意义?
2. 一个完整的诊断包括哪些内容?
3. 不同的疾病有不同的诊断方法与依据,但共同的诊断程序与诊断模式有哪些?

# 附录一　临床常用诊断技术

## 一、胸膜腔穿刺术

【适应证】

1. 诊断性穿刺,用于检查胸腔积液的性质。

2. 穿刺抽液(气)以减轻压迫症状。

3. 胸膜腔内穿刺给药。

【禁忌证】

1. 穿刺局部有皮肤感染。

2. 出血性疾病。

【方法】

1. 患者坐位面向椅背,两前臂置于椅背上,头部伏于前臂上。不能起床者可取半坐卧位,患侧前臂上举置于枕部。

2. 穿刺点选在胸部叩诊实音最明显的部位进行。通常选择肩胛线第7～8肋间、腋中线第6～7肋间或腋前线第5肋间作为穿刺点。也可结合超声波或X线检查确定包裹性积液的穿刺点。气胸者则选择患侧锁骨中线第2肋间隙为穿刺点。穿刺点可用蘸甲紫(龙胆紫)作标记。

3. 常规消毒穿刺部位皮肤,戴无菌手套,覆盖消毒洞巾。用2%利多卡因在下一肋骨上缘的穿刺点进针,自皮肤至胸膜壁层进行局部麻醉,注药前应回抽观察有无气体、血液或胸水。

4. 术者用左手食指与中指固定穿刺点皮肤,右手将穿刺针的三通活栓与胸腔相通处关闭(套有橡皮管的穿刺针将橡皮管用止血钳夹闭),将穿刺针在肋骨上缘麻醉点缓缓刺入,待针锋抵抗感突然消失时,表示已穿入胸腔。接上注射器,转动三通活栓与胸腔相通(或取下橡皮管处止血钳),然后进行抽液。注射器抽满后,转动三通活栓使其与外界相通(或夹闭橡皮管,取下注射器),排出液体,把液体注入消毒容器,以便记量或送检。在抽液过程中,助手用止血钳固定穿刺针,防止穿刺针刺入过深损伤肺组织。

5. 气胸患者穿刺成功后接上人工抽气箱连续抽气,如无人工抽气箱可按上述方法进行抽气。

6. 胸穿完毕拔出穿刺针,盖上无菌纱布,压迫穿刺部位片刻,用胶布固定,并嘱患者卧床休息。

【注意事项】

1. 术前向患者说明穿刺目的,消除患者顾虑。对于精神过度紧张患者可在术前半小时予地西泮 10mg 或可待因 30mg 镇静止痛。

2. 操作中应密切观察患者的反应,一旦出现头晕、心悸、汗出、面色苍白、胸部压迫感、昏厥等胸膜过敏反应;或出现连续性咳嗽、咳泡沫痰等现象时,应立即停止抽液,皮下注射 0.1% 肾上腺素 0.3～0.5ml,并进行其他对症处理。

3. 一次放液不可过多、过快。首次抽液量不超过 600ml,以后每次不可超过 1000ml;诊断性抽液 50～100ml 即可;如为脓胸,应尽量每次抽尽。

4. 穿刺或抽液时应严格无菌操作,同时还应防止空气进入胸腔,始终保持胸腔负压。

5. 应避免在第 9 肋间以下穿刺,以免损伤腹腔脏器。

## 二、心包穿刺术

【适应证】

1. 抽液检查,以确定心包积液的性质及病因。

2. 心包填塞时可穿刺放液以缓解症状。

3. 化脓性心包炎穿刺排脓并注药。

【禁忌证】

1. 出血性疾病。

2. 慢性缩窄性心包炎。

【方法】

1. 嘱患者取坐位或半卧位,用手术巾盖住面部,仔细叩出心脏浊音界。目前多采用心脏超声定位,确定穿刺点、进针方向和进针的距离。常用心尖部穿刺点在剑突与左肋弓缘所形成的夹角内;也可以根据横膈位置高低,一般在左侧第 5 肋间或第 6 肋间的心脏浊音界内侧 2cm 处进针。

2. 消毒局部皮肤,戴无菌手套并铺消毒洞巾。用 2% 利多卡因自皮肤至心包壁层作局部麻醉。

3. 进针前应用止血钳夹闭与穿刺针相连的橡皮管。在心尖部进针时,应使针自下而上向脊柱方向缓慢刺入心包。在剑突下进针时,应使针头与腹壁保持 30°～40° 角,向上、向后并稍向左进入心包腔后下部。待针锋阻力感突然消失,则表示穿刺针已穿过心包壁层,如此时针尖感到心脏搏动,应稍退针。助手用血管钳夹住针头以固定深度,术者将注射器套于针座的橡皮管上,然后打开橡皮管上止血钳,缓缓抽吸液体。将液体置于消毒容器中以便送检并记量。

4. 抽液完毕,拔出针头,盖消毒纱布压迫数分钟,用胶布固定。

【注意事项】

1. 严格掌握适应证。因心包穿刺术有一定危险性,应在心电监护下由经验丰富的医师操作或指导。

2. 术前向患者说明穿刺目的,消除患者顾虑,并嘱患者在穿刺时切勿咳嗽或深呼吸。术前半小时可服安定 0.1g 及可待因 0.03g。

3. 术前必须进行心脏超声波检查,确定液平段的大小与穿刺部位,液量少者不宜穿刺,或在超声影像指导下进行穿刺抽液更为安全。

4. 麻醉要完善,以免因疼痛引起神经源性休克。

5. 抽液速度要慢,不可过多、过快,以免因大量血液回心而致肺水肿。第一次抽液不宜超过 100ml,以后逐渐增至 300~500ml。

6. 如抽出液为鲜血,立即停止抽取,严密观察有无心包填塞表现。

7. 取下空针前应夹闭橡皮管,以免空气进入。

8. 术中及术后均需严密观察患者脉搏、心律、呼吸、血压等变化。

## 三、腹腔穿刺术

【适应证】

1. 诊断性穿刺,用于检查积液的性质,协助明确病因。

2. 大量腹水时,穿刺放液以减轻压迫症状。

3. 腹腔内给药。

【禁忌证】严重肠胀气、腹腔内广泛粘连、妊娠、有肝性脑病先兆或躁动不能配合者。

【方法】

1. 术前嘱患者排尿以防穿刺时损伤膀胱。

2. 嘱患者取坐位、半坐卧位、平卧位或侧卧位。

3. 穿刺点的选择:常选左下腹部脐与髂前上棘连线的中、外 1/3 的相交点;也可取脐与耻骨联合连线的中点上方 1cm、偏左(或右)1.5cm 处。侧卧位时选脐水平线与腋前线或腋中线相交处,用于诊断性穿刺。少量或包裹性腹水,常须 B 超指导下定位。

4. 常规消毒穿刺部位皮肤,戴无菌手套、铺消毒洞巾,然后自皮肤至腹膜壁层用 2% 利多卡因作局部麻醉。

5. 术者左手固定穿刺部位皮肤,右手持针于穿刺部位垂直进针刺入腹壁,当感到针锋阻力突然消失时,提示针尖已进入腹腔,即可抽吸腹水,留取标本送检。如需大量放液时,用专用腹腔穿刺套管针,针尾接橡皮管,用输液夹调整放液速度,将腹水流至容器内记量。

6. 放液后拔出穿刺针,盖上消毒纱布,压迫数分钟后用胶布固定。大量放液后则需用多头腹带包扎,以防腹压骤降,内脏血管扩张而引起低血压或休克。

【注意事项】

1. 术中应密切观察患者的反应,如有心悸、头晕、气短、恶心、脉搏加快或面色苍白等现象时,应立即停止操作,并对症治疗。

2. 避免放液过快、过多。肝硬化患者一般一次放液不超过 3000ml,一次放液过多可导致水盐代谢紊乱及诱发肝性脑病。

3. 如放腹水时液体流出不畅,可稍微移动穿刺针或变换体位。

4. 大量腹水者,为防止术后腹水继续漏出,在穿刺时注意勿使皮肤至腹膜壁层穿刺点位于同一条直线上,即当穿刺针针尖到达皮下后,稍向周围移动一下穿刺针尖,然后再穿入腹腔。如仍有漏出,可用蝶形胶布或火棉胶粘贴。

5. 为便于观察病情变化,于放液前、后均应测量脉搏、血压、腹围,检查腹部体征。

## 四、腰椎穿刺术

【适应证】

1. 中枢神经系统感染性疾病、脑血管疾病、脑瘤等的诊断及鉴别诊断。

2. 气脑造影或脊髓腔碘油造影。

3. 测定颅内压力,了解蛛网膜下腔是否阻塞等。

4. 鞘内注射药物和治疗性放脑脊液。

【禁忌证】

1. 颅内压明显增高,脑疝或疑有脑疝者。

2. 颅内占位性病变尤其颅后窝有占位性病变。

3. 穿刺部位局部皮肤感染或脊柱病变。

4. 有出血倾向、休克或垂危患者。

5. 有颅底骨折脑脊液漏者。

【方法】

1. 患者侧卧于硬板床,背与床板垂直,头颈尽量向前胸屈曲,屈髋抱膝呈弓字形,使脊柱尽量后凸,增宽脊椎间隙,便于进针。

2. 选择髂后上棘的连线与后正中线的交点(约为第3~4腰椎棘突间隙)为穿刺点,也可在上一或下一腰椎棘突间隙。

3. 常规消毒皮肤,戴无菌手套,铺消毒洞巾,用2%利多卡因自皮下至椎间韧带进行局部麻醉。

4. 医师用左手固定穿刺点皮肤,右手持穿刺针垂直、缓慢刺入,当针头穿过韧带与硬脑膜时,感到阻力突然消失,提示针已穿过硬脑膜。缓慢抽出针芯,即可见脑脊液滴出。进针深度成人为4~6cm,儿童为2~4cm。

5. 穿刺成功后接上测压管,正常侧卧位脑脊液的压力为70~180mmH$_2$O或40~50滴/分钟。如病情需要,继续做压颈试验(Queckenstedt试验),了解蛛网膜下腔有无阻塞。由助手压迫一侧颈静脉约10秒,然后再压另一侧,最后同时按压双侧颈静脉,若脑脊液压力迅速升高一倍左右,解除压迫后10~20秒又迅速降至原来水平,表示蛛网膜下腔通畅,为梗阻试验阴性;若压迫颈静脉后压力不升高,提示蛛网膜下腔完全阻塞,则为梗阻试验阳性;若压迫后压力缓慢上升,放松后又缓慢下降,提示该侧有不完全性阻塞。颅内出血或压力明显增高者禁作压颈试验。

6. 去除测压器,收集脑脊液2~5ml送检。如需做培养时,应严格无菌操作留取标本。

7. 穿刺结束将针芯插入穿刺针,并同时拔出穿刺针,覆盖消毒纱布,用胶布固定。

8. 术后患者去枕平卧4~6小时,以免引起术后低颅压性头痛。

【注意事项】

1. 严格掌握适应证,颅内出血或颅内压增高时禁做压颈试验。

2. 针头进入皮下组织后要缓慢进针,防止用力过猛刺伤马尾神经或血管,导致下肢疼痛或使脑脊液混入血液影响结果的判断。

3. 穿刺时患者如出现呼吸、脉搏、面色异常等表现时,应立即停止穿刺,并做相应治疗。

4. 在鞘内给药时,应注意药物注入量应与抽出脑脊液量相等。

## 五、骨髓穿刺术

【适应证】

1. 各类血液病及骨髓肿瘤的诊断及治疗观察。

2. 某些寄生虫病及细菌感染疾病的病原学检查如疟疾、黑热病、败血病等。

3. 骨髓干细胞培养或骨髓移植。

【禁忌证】 血友病等有出血倾向者禁做骨髓穿刺。

【方法】

1. 根据不同穿刺部位选择不同体位：①患者取仰卧位，常选择髂前上棘穿刺点，位于髂前上棘后 1～2cm 处，该处骨面相对较平，易于固定。②患者取侧卧位或俯卧位，选择髂后上棘穿刺点，位于骶椎两侧臀部上方突出部位。③胸骨骨髓液含量丰富，当其他部位穿刺失败时，需做胸骨穿刺。患者取仰卧位，穿刺点位于第 1、2 肋间隙所对应的胸骨柄或胸骨体部位。由于胸骨较薄（约 1cm 左右），胸骨后为心脏和大血管，进针不应过深，以防穿通胸骨发生意外。

2. 消毒穿刺区皮肤，戴无菌手套，铺无菌洞巾，用 2% 利多卡因自皮肤、皮下、骨膜依次进行麻醉。

3. 调节骨髓穿刺针的固定器长度。胸骨约 1cm，髂骨穿刺针尖长度约 1.5cm。

4. 术者用左手拇指和食指固定穿刺部位的皮肤，右手持针与骨面垂直进针（如为胸骨穿刺，穿刺针应与骨面成 30°～40°角）。当穿刺针接触到骨面时，以旋转方式用力向前缓慢钻入，至感觉阻力消失，穿刺针已能固定在骨内时停止，表明针尖已进入骨髓腔。

5. 拔出针芯，针芯前端有血迹，提示可能已进入骨髓腔。接上干燥注射器适当用力抽吸，不可用力过猛或抽吸过多，以防骨髓液稀释。抽吸时患者可感到有尖锐酸痛，随即有红色骨髓液进入注射器。抽取骨髓液约 0.1～0.2ml，取下注射器，将骨髓液滴于载玻片上，均匀涂片，制备骨髓液涂片数张，做细胞学检查。如需做细菌培养，可再取骨髓液 1～2ml 送检。

6. 如吸不出骨髓液时，则可能是针腔被皮肤或皮下组织堵塞或干抽，此时应重新插入针芯，深钻少许或退出少许，再拔出针芯，如见到针芯前端有血迹时，再接注射器抽取。

7. 抽吸完毕，插入针芯，拔出穿刺针，覆盖无菌纱布，局部按压 1～2 分钟后，如无出血现象再用胶布加压固定。

【注意事项】

1. 术前应做出、凝血时间检查，有出血倾向患者操作时宜特别注意，血友病患者禁忌穿刺。

2. 穿刺前检查注射器与穿刺针必须干燥，以免溶血。

3. 穿刺针头进入骨质后旋转钻入，防止摆动过大使针头折断；胸骨穿刺用力适当，注意穿刺角度及深度，以免穿通胸骨。

4. 抽取骨髓液时，应缓慢抽吸，当注射器内见血后应立即停止抽吸，以免骨髓稀释。

5. 吸出骨髓液应立即涂片，以免发生凝固导致涂片失败。

## 六、肝穿刺活组织检查术

【适应证】

1. 原因不明的肝脏肿大、肝功能异常或黄疸。

2. 病毒性肝炎的分期及肝硬化诊断。

3. 肝脏实质性占位的鉴别。

4. 全身性疾病疑有肝脏病变者如肝结核、血吸虫、疟疾等。

5. 代谢性肝病如脂肪肝、淀粉样变性、血色病等疾病的诊断。

【禁忌证】有出血倾向、重度阻塞性黄疸、肝淤血、肝包虫病、肝血管瘤、肝囊肿或其他液性囊肿、高度腹水、不能合作的患者。

【方法】

1. 体位 患者取仰卧位,身体右侧靠近床缘,右臂置于头后。

2. 选择穿刺点 一般取右侧腋前线第8、9肋间或右侧腋中线第9、10肋间肝实音处穿刺。疑为肝癌者,最好在超声下选择较突出的结节处穿刺。

3. 常规消毒局部皮肤,戴无菌手套,铺无菌洞巾,用2%利多卡因由皮肤至肝包的腹膜局麻。

4. 准备好快速穿刺套针(针长7.0cm,针径1.2mm或1.6mm),套针内装有2~3cm长的钢针芯活塞,空气和水可以通过,但可阻止吸进针内的肝组织进入注射器。将10ml注射器连接于穿刺针末端与之相连的橡皮管上,并吸入3~5ml无菌生理盐水。

5. 先用皮肤穿刺锥在穿刺点皮肤上刺孔,再用穿刺针经该孔沿肋骨上缘与胸壁垂直方向进针0.5~1.0cm。为防止针头堵塞,此时推出注射器内生理盐水0.5~1.0ml,冲出针内可能存留的皮肤与皮下组织。

6. 将注射器抽成5~6ml空气负压,嘱患者先深吸气后再深呼气并屏息,术者将穿刺针迅速刺入肝内并立即抽出,深度不超过6.0cm。拔针后患者才可呼吸。

7. 拔针后立即将无菌纱布盖于穿刺部位,用手按压5~10分钟,然后用胶布固定,并用小沙袋压迫,扎紧腹带。

8. 将肝组织条用生理盐水从针内冲入弯盘中并挑出,以95%乙醇或10%甲醛固定送检。

【注意事项】

1. 术前让患者反复练习深吸气后再深呼气并屏息。

2. 术前检查血小板计数、出凝血时间、凝血酶原时间,如有出血倾向,应肌注维生素 $K_1$ 10mg,每日1次,3天后复查,如上述检查仍不正常,不应强行穿刺。

3. 穿刺前应测量血压、脉搏。行胸部透视,观察有无肺气肿、胸膜肥厚。验血型,以备必要时输血。术前1小时服地西泮10mg。

4. 术后应卧床24小时,在4小时内每隔15~30分钟测脉搏、血压一次,严密观察患者一般情况及腹部情况。

5. 穿刺后如局部疼痛,应仔细查找原因,排除气胸、胸膜性休克或胆汁性腹膜炎等并发症,并及时处理。如为一般组织创伤性疼痛,可给予止痛药治疗。

## 七、肾穿刺活体组织检查术

【适应证】

1. 用于肾脏疾病尤其肾小球疾病的确定诊断,指导治疗及评估预后。

2. 原因不明的蛋白尿、血尿,不好解释的肾衰竭及有肾脏表现的系统性疾病。

【禁忌证】

1. 明显出血倾向。

2. 独肾或一侧肾已丧失功能者。

3. 重度高血压尚未控制者。

4. 肾功能衰竭终末期肾体积已明显缩小者。

5. 肾脏感染,包括急性肾盂肾炎、肾脓肿、肾盂积水、肾结核、肾周脓肿等。

6. 肾脏肿瘤,在穿刺部位有肿瘤,如恶性肿瘤、血管瘤、大囊肿等,无法避开时均不应穿刺。

7. 其他,如精神异常、心力衰竭、休克、妊娠或极度衰竭者。

8. 体位不良,如大量腹水、晚期妊娠或过度肥胖者。

【方法】

1. 选择穿刺针 多选用 Menghini 型穿刺针和 Tru-cut 槽型切割针。

2. 体位 俯卧于穿刺床上,腹部肾区相应部位垫 10cm 左右厚硬枕,以固定肾脏。

3. 经皮肾穿刺定位 多选择右肾下极的外侧缘。定位的方法有:①体表解剖定位,约相当于第 1 腰椎水平,第 12 肋缘下 0.5~2.0cm,脊柱中线旁开 6~8cm;②静脉肾盂造影定位;③B 超定位,测量右肾下极至皮肤的距离及肾厚度,是目前最常采用和比较安全的方法。

4. B 超定位后常规消毒整个背部,戴无菌手套,铺无菌孔巾。

5. 选择好穿刺的肾脏和穿刺进针点,沿穿刺针进针方向,用 2% 利多卡因局麻皮肤和皮下组织。

6. 测量皮肤到右肾下极的距离。一般先选右肾下极,现多用 B 超穿刺探头实时定位,采用自动穿刺针,直视下可见穿刺针尖部位,准确定位于肾脏下极。B 超监视下,用腰穿针经皮肤逐层刺入,并在吸气屏气后刺入肾周脂肪囊直达肾被膜(经过脂肪囊壁有穿透感,达肾被膜时有顶触感,此时针应随呼吸摆动)。记下针刺深度,边退针边注入 2% 利多卡因,拔针。

7. 在 B 超监视下穿刺针刺入,到肾包膜脂肪囊时随呼吸摆动。令病人吸气末屏气(用负压吸引穿刺针时,此时助手抽吸造成负压),立即快速将穿刺针刺入肾实质 3cm 左右取组织并迅速拔出,嘱病人正常呼吸。助手加压压迫穿刺点 5 分钟以上。

8. 检查是否取到肾组织,在显微镜下观察有无肾小球,如无肾小球应重复取材。肾组织应分别送光镜、电镜及免疫病理检查。

【注意事项】

1. 术前准备 ①解除患者的恐惧心理,取得患者的配合。②让患者练习屏气及卧床排尿(肾穿后需卧床 24 小时)。③检查患者出凝血状态,查血小板计数,出、凝血时间及凝血酶原时间。④了解患者肾功能,做血肌酐、尿素氮、肌酐清除率检查。⑤行肾脏超声检查,了解双肾位置、大小和结构,选择穿刺肾脏。⑥查血型、备血,术前 2~3 日口服或肌注维生素 K。

2. 术后观察与处理 肾穿刺后,捆绑腹带平卧 24 小时,密切观察尿液改变、脉搏、血压,连续查 3 次常规。有肉眼血尿者应延长卧床时间。鼓励患者多饮水,避免肾出血后形成血块梗阻尿路。于术后给予抗生素治疗 3 天及止血药预防感染及出血。几乎所有患者均发生镜下血尿,常于术后 1~2 天消失,个别患者出血严重时,应输血或输液,监测血压和血红蛋白。

3. 并发症 血尿、肾周血肿、动静脉瘘、感染、损伤其他脏器、肾撕裂伤等。

## 八、导尿术

导尿术是用无菌导尿管自尿道插入膀胱引出尿液的方法。导尿可引起医源性感染,因此,在操作中应严格掌握无菌技术,熟悉男、女性尿道解剖特点,避免增加患者的痛苦。

【适应证】

1. 解除尿潴留。

2. 收集无菌尿标本,做细菌培养。

3. 盆腔手术前准备,避免盆腔手术时误伤膀胱。

4. 检查膀胱功能,测膀胱容量、压力及残余尿量。

5. 危重、休克患者观察尿量变化。

6. 鉴别尿闭和尿潴留,以明确肾功能不全或排尿功能障碍。

7. 诊断及治疗膀胱和尿道的疾病,如进行膀胱造影或对膀胱肿瘤患者进行化疗等。

【禁忌证】月经期妇女、急性尿道炎、急性前列腺炎、急性附睾炎患者。

【方法】

1. 遮挡患者,向患者说明目的,取得合作。能自理者,嘱其自己清洗外阴,不能起床者,协助其清洗外阴。

2. 患者仰卧,两腿屈曲外展,臀下垫以油布及中单,先用肥皂水清洗外阴及尿道口,男患者则需翻开包皮冲洗,再用干棉球擦干。

3. 用0.1%新洁尔灭由内向外环形消毒阴道口与外阴部,也可用0.1%洗必泰溶液局部消毒。术者戴无菌手套,用无菌洞巾铺于消毒后的外阴部,男患者则用消毒巾裹住阴茎,露出尿道口。

4. 术者站于患者右侧,润滑导尿管前端。女性患者导尿时,以左手拇指、食指分开小阴唇露出尿道口,右手持导尿管(末端用血管钳夹闭)慢慢插入尿道,其末端置于消毒弯盘中,插入6~8cm。男性患者导尿时,左手拇指、示指挟持阴茎,提起阴茎使之与腹壁成60°,右手持涂有石蜡油的导尿管缓慢插入尿道,进入15~20cm。松开止血钳,尿液即可流出。

5. 如需做尿液细菌培养,应留取中段尿于无菌试管中。

6. 术后将导尿管夹住后再慢慢拔出,以免管内尿液流在检查床或衣服上。如需留置导尿时,应用胶布妥善固定导尿管,以免脱出。

【注意事项】

1. 应严格无菌操作,预防尿路感染。

2. 插入导尿管时动作要轻柔,以免损伤尿道黏膜,如插管时有阻力可更换方向再插,见有尿液流出后可再插入1~2cm,不可过浅、过深或反复抽动导尿管。

3. 选择粗细适宜的导尿管,对小儿或疑有尿道狭窄者应选用较细导尿管。

4. 膀胱过度充盈时,尿液放出速度不能过快,以免膀胱骤然减压引起尿血或晕厥。

5. 测定残余尿时,嘱患者先自行排尿,然后导尿。剩余尿量一般为5~10ml,如超过100ml则应留置导尿管。

6. 留置导尿管时妥善固定导尿管,应5~7日更换一次,再次插入前应让尿道松弛数小时,再重新插入。应接封闭式无菌引流袋,为防尿路逆行感染,应每日膀胱冲洗1次,预防尿路感染。

## 九、中心静脉压测定

中心静脉压(central venous pressure,CVP)是指右心房或上、下腔静脉胸腔段的压力。它可反映患者当时的血容量、心功能与血管张力等综合情况。中心静脉压的正常值为0.49~1.18kpa(5~12cmH_2O)。中心静脉压低,表示血容量不足,应补充血容量;中心静脉压高,提示血容量过多,或肺循环阻力增加、心收缩力降低,应控制输液速度,并给予强心药、利尿药或血管扩张剂。

【适应证】

1. 常用于对不明原因的急性循环衰竭进行鉴别。

2. 大量补液时观察血容量的动态变化,以避免发生肺水肿。

3. 鉴别少尿或无尿为肾前性还是肾后性。

4. 在紧急状态下可作为静脉通道进行输液。

【禁忌证】穿刺或切开部位感染,出血性疾病。

【方法】

1. 嘱患者仰卧,选好插管部位。

2. 常规消毒穿刺部位皮肤,戴无菌手套,铺无菌洞巾,用2%利多卡因进行局部麻醉。

3. 静脉插管方法有两种:①经皮穿刺法,目前较常采用此方法,经锁骨下静脉或头静脉插管至上腔静脉,或经股静脉插管至下腔静脉。②静脉切开法,现仅用于经大隐静脉插管至下腔静脉。因腹内压增高时下腔静脉压亦增高,因此上腔静脉压较下腔静脉压更精确可靠。

4. 将导管末端与"Y"形管相接,测压计的零点调到右心房的水平,如有体位变动则随时调整。

5. 操作时先把1处夹子扭紧,将2、3处夹子放松,使输液瓶内的液体充满测压管,到高于预计的静脉压之上。再把2处夹子扭紧,放松1处夹子,使测压管与静脉导管相通,则测压管内的液体迅速下降,至液面稳定时,所指刻度数即为中心静脉压。测压完毕夹紧3处夹子,放松1、2处夹子,使输液管与静脉导管相通,继续补液。

【注意事项】

1. 术前准备好测定中心静脉压的用品,包括清洁盘,静脉切开包1个,无菌深静脉导管、穿刺针、导引钢丝、中心静脉测压装置(包括带刻度的测压管、三通开关等)以及输液导管。

2. 如测压时出现静脉压力突然显著波动性升高,提示导管尖端可能进入右心室,应抽出一小段导管后再测压。

3. 保持静脉导管通畅,每次测压所流入导管的血液应冲洗干净。如导管不通畅,可以变动导管的位置或用肝素、3.8%枸橼酸钠冲洗。

4. 留置导管一般不超过5日,以免引起静脉炎或血栓。导管留置3日以上时,需用抗凝剂冲洗,防止血栓形成。

# 附录二  临床心电图常用表

附表 1  自 R-R 计算心率及 Q-T 正常最高限度表

| R-R 秒 | 心率 次/分 | Q-T 最高值 男 | Q-T 最高值 女 | R-R 秒 | 心率 次/分 | Q-T 最高值 男 | Q-T 最高值 女 | R-R 秒 | 心率 次/分 | Q-T 最高值 男 | Q-T 最高值 女 | R-R 秒 | 心率 次/分 | Q-T 最高值 男 | Q-T 最高值 女 |
|---|---|---|---|---|---|---|---|---|---|---|---|---|---|---|---|
| 0.3 | 200 | 0.24 | 0.25 | 0.72 | 83 | 0.37 | 0.39 | 1.14 | 53 | 0.46 | 0.49 | 1.56 | 38 | 0.54 | 0.57 |
| 0.32 | 187 | 0.25 | 0.26 | 0.74 | 81 | 0.37 | 0.39 | 1.16 | 52 | 0.47 | 0.49 | 1.58 | 38 | 0.54 | 0.57 |
| 0.34 | 176 | 0.26 | 0.27 | 0.76 | 79 | 0.38 | 0.4 | 1.18 | 51 | 0.47 | 0.5 | 1.6 | 37 | 0.55 | 0.58 |
| 0.36 | 167 | 0.26 | 0.27 | 0.78 | 77 | 0.38 | 0.4 | 1.2 | 51 | 0.48 | 0.5 | 1.62 | 37 | 0.55 | 0.58 |
| 0.38 | 158 | 0.27 | 0.28 | 0.8 | 75 | 0.39 | 0.41 | 1.22 | 49 | 0.48 | 0.51 | 1.64 | 37 | 0.55 | 0.58 |
| 0.4 | 150 | 0.27 | 0.29 | 0.83 | 73 | 0.39 | 0.41 | 1.24 | 48 | 0.48 | 0.51 | 1.66 | 36 | 0.56 | 0.59 |
| 0.42 | 143 | 0.28 | 0.3 | 0.84 | 71 | 0.4 | 0.42 | 1.26 | 48 | 0.49 | 0.51 | 1.68 | 36 | 0.56 | 0.59 |
| 0.44 | 136 | 0.29 | 0.3 | 0.86 | 70 | 0.4 | 0.42 | 1.28 | 47 | 0.49 | 0.51 | 1.7 | 35 | 0.56 | 0.59 |
| 0.46 | 130 | 0.29 | 0.31 | 0.88 | 68 | 0.41 | 0.43 | 1.3 | 46 | 0.49 | 0.52 | 1.72 | 34 | 0.57 | 0.6 |
| 0.48 | 125 | 0.3 | 0.32 | 0.9 | 67 | 0.41 | 0.43 | 1.32 | 45 | 0.5 | 0.52 | 1.74 | 34 | 0.57 | 0.6 |
| 0.5 | 120 | 0.31 | 0.32 | 0.92 | 65 | 0.42 | 0.44 | 1.34 | 45 | 0.5 | 0.53 | 1.76 | 34 | 0.58 | 0.61 |
| 0.52 | 115 | 0.31 | 0.33 | 0.94 | 64 | 0.42 | 0.44 | 1.36 | 44 | 0.51 | 0.53 | 1.78 | 34 | 0.58 | 0.61 |
| 0.54 | 111 | 0.32 | 0.34 | 0.96 | 63 | 0.43 | 0.45 | 1.38 | 43 | 0.51 | 0.54 | 1.8 | 33 | 0.58 | 0.62 |
| 0.56 | 107 | 0.32 | 0.34 | 0.98 | 61 | 0.43 | 0.45 | 1.4 | 43 | 0.51 | 0.54 | 1.82 | 33 | 0.58 | 0.62 |
| 0.58 | 103 | 0.33 | 0.36 | 1 | 60 | 0.43 | 0.46 | 1.42 | 42 | 0.52 | 0.54 | 1.84 | 33 | 0.58 | 0.62 |
| 0.6 | 100 | 0.34 | 0.36 | 1.02 | 59 | 0.44 | 0.46 | 1.44 | 41 | 0.52 | 0.55 | 1.86 | 32 | 0.59 | 0.62 |
| 0.62 | 97 | 0.34 | 0.36 | 1.04 | 58 | 0.44 | 0.46 | 1.46 | 41 | 0.52 | 0.55 | 1.88 | 32 | 0.59 | 0.63 |
| 0.64 | 94 | 0.35 | 0.36 | 1.06 | 57 | 0.45 | 0.47 | 1.48 | 40 | 0.53 | 0.56 | 1.9 | 32 | 0.6 | 0.63 |
| 0.66 | 91 | 0.35 | 0.37 | 1.08 | 56 | 0.45 | 0.47 | 1.5 | 40 | 0.53 | 0.56 | | | | |
| 0.68 | 88 | 0.36 | 0.38 | 1.1 | 55 | 0.45 | 0.48 | 1.52 | 39 | 0.53 | 0.57 | | | | |
| 0.7 | 86 | 0.36 | 0.38 | 1.12 | 54 | 0.46 | 0.48 | 1.54 | 39 | 0.54 | | | | | |

附表 2 自 I、III导联 QRS 测定心电轴表

| I＼III | -10 | -9 | -8 | -7 | -6 | -5 | -4 | -3 | -2 | -1 | 0 | 1 | 2 | 3 | 4 | 5 | 6 | 7 | 8 | 9 | 10 |
|---|---|---|---|---|---|---|---|---|---|---|---|---|---|---|---|---|---|---|---|---|---|
| 10 | -30 | -25 | -19 | -13 | -7 | 0 | 6 | 13 | 19 | 24 | 30 | 35 | 40 | 43 | 47 | 49 | 52 | 54 | 56 | 58 | 60 |
| 9 | -35 | -30 | -24 | -17 | -11 | -4 | 3 | 11 | 18 | 23 | 30 | 36 | 41 | 44 | 48 | 51 | 54 | 56 | 58 | 60 | 62 |
| 8 | -41 | -36 | -30 | -23 | -16 | -9 | -1 | 8 | 16 | 22 | 30 | 37 | 42 | 46 | 50 | 53 | 56 | 58 | 60 | 62 | 64 |
| 7 | -47 | -42 | -37 | -30 | -22 | -14 | -5 | 4 | 13 | 21 | 30 | 38 | 43 | 48 | 52 | 55 | 58 | 60 | 62 | 64 | 66 |
| 6 | -53 | -49 | -43 | -37 | -30 | -19 | -11 | -1 | 11 | 20 | 30 | 39 | 45 | 50 | 54 | 57 | 60 | 63 | 65 | 67 | 68 |
| 5 | -60 | -56 | -51 | -45 | -39 | -30 | -19 | -7 | 6 | 18 | 30 | 40 | 47 | 52 | 56 | 60 | 63 | 66 | 68 | 70 | 71 |
| 4 | -66 | -63 | -59 | -55 | -49 | -41 | -30 | -15 | -1 | 14 | 30 | 42 | 50 | 56 | 60 | 64 | 67 | 69 | 71 | 73 | 74 |
| 3 | -72 | -70 | -68 | -64 | -60 | -53 | -43 | -30 | -10 | 8 | 30 | 44 | 52 | 60 | 65 | 68 | 71 | 73 | 75 | 76 | 77 |
| 2 | -78 | -77 | -75 | -73 | -70 | -65 | -58 | -50 | -30 | -2 | 30 | 50 | 60 | 66 | 70 | 74 | 76 | 77 | 79 | 80 | 81 |
| 1 | -84 | -83 | -82 | -81 | -80 | -77 | -74 | -68 | -54 | -30 | 30 | 60 | 70 | 75 | 78 | 80 | 82 | 83 | 83 | 84 | 85 |
| 0 | -90 | -90 | -90 | -90 | -90 | -90 | -90 | -90 | -90 | -90 |  | 90 | 90 | 90 | 90 | 90 | 90 | 90 | 90 | 90 | 90 |
| -1 | 265 | 264 | 263 | 262 | 261 | 260 | 258 | 255 | 250 | 240 | 210 | 150 | 124 | 112 | 106 | 103 | 100 | 99 | 98 | 97 | 96 |
| -2 | 261 | 260 | 259 | 257 | 256 | 254 | 251 | 246 | 240 | 230 | 210 | 178 | 150 | 132 | 120 | 114 | 110 | 107 | 105 | 103 | 101 |
| -3 | 257 | 256 | 255 | 253 | 251 | 248 | 244 | 240 | 234 | 225 | 210 | 187 | 168 | 150 | 137 | 127 | 120 | 116 | 112 | 110 | 108 |
| -4 | 254 | 252 | 251 | 249 | 246 | 244 | 240 | 235 | 230 | 222 | 210 | 194 | 179 | 163 | 150 | 139 | 130 | 125 | 120 | 116 | 114 |
| -5 | 251 | 249 | 247 | 245 | 243 | 240 | 236 | 232 | 227 | 220 | 210 | 198 | 185 | 173 | 161 | 150 | 141 | 134 | 129 | 125 | 120 |
| -6 | 248 | 247 | 245 | 243 | 240 | 237 | 234 | 230 | 224 | 219 | 210 | 200 | 190 | 180 | 169 | 159 | 150 | 143 | 136 | 131 | 127 |
| -7 | 246 | 244 | 242 | 240 | 237 | 235 | 231 | 228 | 223 | 218 | 210 | 202 | 193 | 184 | 175 | 166 | 158 | 150 | 144 | 138 | 135 |
| -8 | 244 | 242 | 240 | 238 | 235 | 233 | 230 | 226 | 222 | 217 | 210 | 203 | 195 | 188 | 179 | 172 | 164 | 157 | 150 | 145 | 140 |
| -9 | 242 | 240 | 238 | 236 | 234 | 231 | 228 | 225 | 221 | 216 | 210 | 204 | 197 | 190 | 184 | 176 | 169 | 162 | 156 | 150 | 145 |
| -10 | 240 | 238 | 236 | 234 | 232 | 229 | 226 | 223 | 220 | 215 | 210 | 206 | 199 | 192 | 186 | 180 | 173 | 167 | 161 | 155 | 150 |

# 主要参考书目

1. 万学红,卢雪峰. 诊断学. 第 8 版. 北京:人民卫生出版社,2013.

2. 王建枝,殷莲华. 病理生理学. 第 8 版. 北京:人民卫生出版社,2013.

3. 黄宗干,陈运贞. 临床症状鉴别诊断学. 第 4 版. 上海:上海科学技术出版社,2011.

4. 葛均波,徐永健. 内科学. 第 8 版. 北京:人民卫生出版社,2013.

5. 陈新. 黄宛. 临床心电图学. 第 6 版. 北京:人民卫生出版社,2009.

6. 欧阳钦. 临床诊断学. 第 2 版. 北京:人民卫生出版社,2010.

7. 陈灏珠,林果为. 实用内科学. 第 13 版. 北京:人民卫生出版社,2009.

8. 邝贺龄. 内科疾病鉴别诊断. 北京:人民卫生出版社,2006.

9. 王鸿利. 实验诊断学. 第 2 版. 北京:人民卫生出版社,2011.

10. Goldman L., Ausiello D. Cecil textbook of medicine. 22th ed. Philadelphia:WB Saunders Company,2004.

11. Swartz MH. Textbook of physical diagnosis. 4th edition. Philadelphia:Sounders company,2003.

12. 尚红,王毓三,申子瑜. 全国临床检验操作规程. 第 4 版. 北京:人民卫生出版社,2015.

13. 钟南山,刘又宁. 呼吸病学. 第 2 版. 北京:人民卫生出版社,2012.

彩图 37-1　小红细胞

彩图 37-2　大红细胞

彩图 37-3　巨红细胞

彩图 37-4　红细胞大小不均

彩图 37-5　球形红细胞

彩图 37-6　椭圆形红细胞

彩图 37-7　口形红细胞

彩图 37-8　靶形红细胞

彩图 37-9　镰形红细胞

彩图 37-10　泪滴形红细胞

彩图 37-11　棘细胞及刺细胞

彩图 37-12　低色素红细胞

彩图 37-13　高色素红细胞

彩图 37-14　点彩红细胞

彩图 37-15　染色质小体

彩图 37-16　卡-波环

彩图 37-17　有核红细胞

彩图 37-18　网织红细胞

彩图 38-1　缺铁性贫血骨髓象

彩图 38-2　巨幼细胞贫血骨髓象

彩图 38-3　急性再生障碍性贫血骨髓象

彩图 38-4　慢性再生障碍性贫血骨髓象

彩图 38-5　ALL-L$_1$ 骨髓象

彩图 38-6　ALL-L$_2$ 骨髓象

彩图 38-7　ALL-L$_3$ 骨髓象

彩图 38-8　AML-M$_0$ 骨髓象

彩图 38-9　AML-M$_1$ 骨髓象

彩图 38-10　AML-M$_2$ 骨髓象

彩图 38-11　AML-M$_3$ 骨髓象

彩图 38-12　AML-M$_4$ 骨髓象

彩图 38-13　AML-M$_5$ 骨髓象

彩图 38-14　AML-M$_6$ 骨髓象

彩图 38-15　AML-M$_7$骨髓象

彩图 38-16　慢性粒细胞白血病骨髓象

彩图 38-17　慢性淋巴细胞白血病骨髓象

彩图 38-18　特发性血小板减少性紫癜骨髓象